现代妇产科疾病处置精要

XIANDAI FUCHANKE JIBING

CHUZHI JINGYAO

主编 薛 华 白冀蓉 王爱红 翟敬芳 位 军 徐 哲

科学技术文献出版社

SCIENTIFIC AND TECHNICAL DOCUMENTATION PRESS

·北京·

图书在版编目（CIP）数据

现代妇产科疾病处置精要 / 薛华等主编. — 北京：科学技术文献出版社,2018.8
ISBN 978-7-5189-4748-5

Ⅰ. ①现… Ⅱ. ①薛… Ⅲ. ①妇产科病—诊疗 Ⅳ. ①R71

中国版本图书馆CIP数据核字(2018)第184977号

现代妇产科疾病处置精要

| 策划编辑：曹沧晔 | 责任编辑：曹沧晔 | 责任校对：赵 瑷 | 责任出版：张志平 |

出 版 者	科学技术文献出版社
地 址	北京市复兴路15号 邮编 100038
编 务 部	(010) 58882938，58882087（传真）
发 行 部	(010) 58882868，58882870（传真）
邮 购 部	(010) 58882873
官方网址	www.stdp.com.cn
发 行 者	科学技术文献出版社发行 全国各地新华书店经销
印 刷 者	济南大地图文快印有限公司
版 次	2018年8月第1版 2018年8月第1次印刷
开 本	880×1230 1/16
字 数	457千
印 张	14
书 号	ISBN 978-7-5189-4748-5
定 价	148.00元

前　言

　　妇产科学是在社会发展及医疗实践过程中产生并逐渐成熟起来的，随着现代医学知识的积累与医疗技术的快速发展，妇产科学从古老的单纯医术开始发展成为近代的医学学科。时至今日，妇产科学已经发展成为一个相对独立而又具有很多分支学科的并与内科、外科及儿科并驾齐驱的学科。我们邀请了一批长期工作在临床一线的专家、教授及年轻的医师，根据自己多年的临床经验，编写了此书。

　　本书系统清晰地介绍了妇产科常见、多发疾病的诊疗思维及诊疗方法，针对妇科疾病的中医治疗也做了相关介绍，内容丰富，科学实用，贴近临床，可强化临床思维能力的培养，可供各基层医院妇产科同人及医学院校师生阅读参考。

　　本书由于参编人数较多，文笔不尽一致，加上编者时间和精力有限，虽经多次校稿，但书中疏漏在所难免，望广大读者提出宝贵意见和建议，以便再版时修订，谢谢！

编　者
2018 年 8 月

目　　录

第一章

女性生殖系统生理

女性一生各个系统、各个阶段具有不同的生理特征，其中以生殖系统的变化最为显著、最为突出，掌握女性生殖系统正常的生理变化，是诊治女性生殖内分泌相关疾病的基础。

第一节　女性一生各阶段生理特点

妇女的一生按照年龄，可以划分为新生儿期、儿童期、青春期、性成熟期、围绝经期和老年期几个阶段。每个时期都有其各自不同的特点。

一、新生儿期

出生后4周内称为新生儿期（neonatal period）。由于在母体内受到胎盘及母体性腺所产生的女性激素影响，其外阴较丰满，乳房略隆起，可有少许泌乳。由于出生后新生儿血中女性激素水平迅速下降，可出现少量阴道流血。

二、儿童期

从出生4周到10岁左右称为儿童期（childhood），是儿童体格快速增长和发育的时期，但生殖器发育缓慢。卵巢的卵泡大量生长，但仅低度发育即萎缩、退化。子宫小，宫颈较长，约占子宫全长的2/3，子宫肌层较薄。输卵管弯曲细长。阴道狭长，上皮薄，细胞内缺乏糖原，阴道酸度低，抵抗力弱，容易发生炎症。约10岁起，卵巢内的卵泡受垂体促性腺激素的影响有一定发育并分泌性激素，子宫、输卵管及卵巢逐渐向骨盆腔内下降，卵巢形态逐步变为扁卵圆形，女性第二性征开始呈现，乳房开始发育，皮下脂肪增多。

三、青春期

人类青春期（adolescence or puberty）是开始具有生育能力的时期，生殖器官成熟、第二性征发育，生长加速、情感发生变化、女性出现月经初潮为标志。人类进入青春期由两个生理性过程驱动：性腺功能初现（gonadarche）和肾上腺功能初现（adrenarche）。性腺功能初现包括性腺的发育和成熟，并伴有性甾体激素分泌增加，女性开始有卵泡发育和排卵，以及乳房开始发育和月经初潮。

青春期启动的年龄和青春期发育的速度取决于许多因素。在女孩，卵巢和肾上腺性甾体激素分泌的增加导致青春期的体征表现，乳房和阴毛开始发育。通常这些变化发生在8~13岁。月经初潮是一次无排卵周期的月经，通常发生在乳房开始发育后2~3年内。初潮后第一年内月经周期常不规律，而且无排卵，周期为21~45天。初潮后5年内，多数月经周期变得规律，周期为21~35天。

四、性成熟期

性成熟期（sexual maturity）又称生育期。其卵巢功能成熟并分泌性激素，一般自18岁左右开始，约30年。此期生殖器各部和乳房也均有不同程度的周期性改变,出现周期性的排卵、月经,并且具有生育能力。受孕以后,身体各器官发生很大变化,生殖器官的改变尤为突出。

五、围绝经期

围绝经期(perimenopause)指卵巢功能开始衰退至停止,从生育期过渡到老年期的一个特殊生理阶段,指40岁后任何时期开始出现与绝经有关的内分泌、生物及临床表现至停经后12个月,是妇女由成熟期进入老年期的一个过渡时期。此期间卵巢功能逐渐衰退,排卵变得不规律,直到不再排卵。月经渐趋不规律,最后完全停止。

六、老年期

老年期(senility)指妇女60岁以后,机体所有内分泌功能普遍低落,卵巢功能已衰竭,主要表现为雌激素水平低落,不足以维持女性第二性征。除整个机体发生衰老改变外,生殖器官进一步萎缩老化。易感染发生老年性阴道炎和尿道炎及骨质疏松,容易发生骨折。

(薛 华)

第二节 月经及月经期的临床表现

月经(menstruation)是女性生殖功能成熟的重要标志,是指在卵巢激素的周期性调节下,子宫内膜周期性的脱落及出血。

一、月经血的特征

正常月经血呈不凝状暗红色,内含血液、子宫内膜碎片、宫颈黏液、脱落的阴道上皮细胞及炎性细胞。因含大量纤溶酶的子宫内膜坏死脱落时,出血中的纤维蛋白原被纤溶酶溶解,故月经血呈高纤溶状态。当出血量过多过快时,纤溶酶来不及全部溶解血液中的纤维蛋白原,会使月经血中出现血块。

二、正常月经的临床表现

自月经来潮的第一天算起,两次月经第一天之间的间隔成为一个月经周期(menstrual cycle)。月经周期长度的中位数为28天,正常范围为21~35天。虽然在36~40岁月经周期的间隔会缩短,但在生育年龄的绝大多数时间内,月经周期的长度很少有变化。初潮后的短期和近绝经期,不同个体间及个体内,月经周期的间隔长度变化大。不同妇女之间及同一妇女随着年龄的增长将出现月经周期长度的不确定改变,周期长度主要取决于卵泡期长度的变化。周期的黄体期长度相对固定,95%在10~16天。在卵泡期,B超监测最大卵泡的直径,平均每天增长大约2mm直至排卵。同时,雌二醇水平逐渐升高,随之子宫内膜的厚度逐渐增厚。

月经的持续时间因人而异,一般在3~6天,可从1~2天到7~8天不等。经血量通常以用多少纸垫及浸透程度来做粗略的估计,如果失血总量超过80mL者为异常。

经期一般无特殊不适。因经期盆腔充血,有些妇女感下腹部或腰骶部不适,也有少数妇女出现胃肠道功能紊乱,头痛及轻度神经系统不稳定的表现。

(薛 华)

第三节 卵巢周期及卵巢激素

卵巢是一个充满活力的器官,卵泡是其中最主要的内分泌和生殖单位,是不可再生的组织结构,其数量决定生殖潜能和生育期限。卵泡单位分泌性甾体激素,为妊娠做好准备,垂体做出程序化的反应以促进卵泡成熟,当卵泡完全成熟时产生排卵LH峰,并维持黄体。尽管许多卵泡启动发育,但是只有很少（<1%）完成了到排卵的全部过程。

一、卵泡的发育

卵泡（follicle）是卵巢基本功能单位。卵泡的各个级别主要是由卵泡的大小和颗粒细胞的数量所决定，它们代表着卵泡向成熟发育过程中连续的阶段。从始基卵泡到优势卵泡的成熟过程可能需要大概1年的时间。一般认为卵泡在这段漫长时期的大部分时间内（大约300天）是以促性腺激素非依赖的方式生长；促性腺激素影响成熟过程中的最后50天。卵泡的生长过程见图1-1。

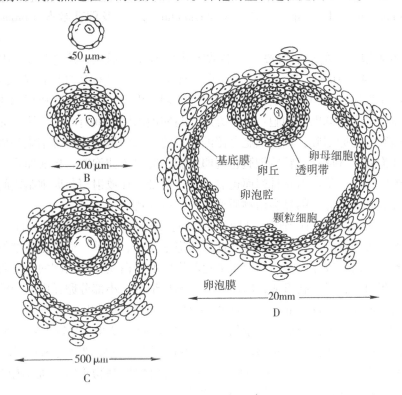

图1-1 卵泡的生长过程
A. 始基卵泡；B. 窦前卵泡；C. 窦腔卵泡；D. 排卵前卵泡

1. 始基卵泡的形成 始基卵泡（primitive follicle）是由初级卵母细胞与其周围单层的梭形颗粒前体细胞所组成。卵巢皮质内形成的始基卵泡不断地移向卵巢的髓质，为下个周期的卵泡发育提供来源。

2. 窦前卵泡生长 当初级卵母细胞周围的颗粒细胞前体分化成单层立方状的颗粒细胞时，初级卵泡（primary follicle）就形成了。初级卵泡的细胞数不断增加，发展为复层，由此卵泡进一步增大，形成了次级卵泡（secondary follicle）。与此同时颗粒细胞进一步增殖和分化、卵泡膜细胞变得肥大及卵母细胞的生长共同导致了正在成熟中的卵泡进一步增大。这些次级卵泡构成了窦前卵泡池（preantral），为依赖于FSH的卵泡征集提供卵泡来源。

此阶段出现卵泡生长发育所必备的三种特异性受体：促卵泡激素（follicle-stimulating hormone，FSH）、雌二醇（estradiol，E_2）及睾酮（testosterone，T）受体形成。卵泡基底膜附近的梭形细胞形成两层卵泡膜，即卵泡内膜与卵泡外膜，这时的卵泡称生长卵泡（developing follicle）。

3. 窦状（腔）卵泡 "募集"一词用于描述卵泡从静止池分离出来开始生长的这种过程。选择指这样一个过程，即成熟卵泡群被减少至合乎种属特异性排卵定额的数目。该过程需要对次要卵泡进行消极选择，以及对将要确立优势地位的卵泡进行积极的选择。超声研究提示有多个卵泡发育波发生。

在早卵泡期，已选择的卵泡与卵泡群的其他健康成员没有显著的形态学差别。不过，领先卵泡可以通过其大小和其颗粒细胞的高有丝分裂指数同其他成员区分开来。只有在领先卵泡的卵泡液中可检测到FSH。领先卵泡的雌二醇水平比其他卵泡高很多，这是被选择卵泡的特点。选择并不保证一定会排卵，但是由于确定选择与排卵时间临近，因此排卵通常会发生。

优势化表示指定排卵卵泡的地位，其作用是调节排卵的数额。在上一个周期的黄体退化 5~7 天之后，指定排卵的卵泡完成优势化。卵泡期卵泡的发育主要依赖于促性腺激素的刺激。在早卵泡期，FSH 刺激颗粒细胞芳香化酶活性，使卵泡产生雌激素明显增加，雌激素增加同时，又增强了卵泡对 FSH 的摄取，由此增加卵泡对 FSH 的敏感性。到中卵泡期，几个卵泡中的某个可能产生更多的雌激素，便成为了优势卵泡。于卵泡期的后半期，伴随雌激素分泌的进一步增加，负反馈作用结果使血中 FSH 水平下落，这使其他非优势卵泡产生雌激素减少，对 FSH 反应的敏感性也下降，停止了进一步发育。黄体生成素（luteinizing hormone，LH）、前列腺素（prostaglandin，PG）及催乳激素（prolactin，PRL）受体的产生。

4. **成熟卵泡**　在卵泡发育的最后阶段，大多数窦状卵泡发生退化，成熟卵泡的卵泡液急骤增加，卵泡腔增大，直径可达 14~20mm，卵泡移行向卵巢表面突出。其结构从外向内依次为：①卵泡外膜：由致密的卵巢间质组织形成，与卵巢间质无明显界限。②卵泡内膜：由卵巢皮质层间质细胞衍化而来的多边形细胞形成，血管丰富。③颗粒细胞：呈立方形，与卵泡内膜层间有一基底膜，无血管存在，其营养来自外围的卵泡内膜。④卵泡腔：颗粒细胞分泌的大量清亮的卵泡液将卵母细胞和周围的颗粒细胞挤到卵泡一侧，形成卵泡腔。⑤卵丘：颗粒细胞包绕卵细胞，突出于卵泡腔，形成卵丘。⑥放射冠：直接围绕卵细胞的卵丘颗粒细胞，呈放射状排列而得名。⑦透明带：在放射冠与卵细胞之间还有一层很薄的透明膜，是由颗粒细胞产生并分泌的黏多糖物质形成的，称为透明带。

5. **排卵**　卵细胞及其周围的颗粒细胞一起被排出的过程称排卵（ovulation）。排卵前增大的卵泡接近卵巢皮质，卵泡壁和腹腔仅有一层上皮细胞。此时卵泡壁变薄、水肿、血液循环增加，但卵泡内压力并未增加，蛋白溶解酶、活化胶原酶及前列腺素消化卵泡壁的蛋白质并使周围的平滑肌收缩，上皮细胞坏死，释放水解酶、蛋白酶，排卵孔形成，卵泡破裂，卵母细胞、小部分卵丘内的颗粒细胞与放射冠一起称为卵冠丘复合物（oocyte corona cumulus complex，OCCC），同时排出。

当接近周期中期时，优势卵泡释放雌激素的升高激发 LH 峰，以及一个较小幅度的 FSH 峰。这触发了减数分裂的再启动、排卵和黄素化。排卵前 LH 峰大约出现在卵泡破裂之前 36h。LH 诱导卵丘细胞和颗粒细胞内透明质酸合成酶 -2 表达，血清 inter - α - 胰蛋白酶抑制物重链与葡萄糖胺聚糖共价耦联，以及前列腺素 E_2 诱导透明质酸结合蛋白 TSG - 6 的表达。

6. **黄体形成及退化**　排卵后，破裂的卵泡重新组织成黄体。这个重新组织体的一个显著特征为建立了一个富含血管的网状结构。卵泡破裂后出血，血液进入卵泡腔，伴随有来自于周围基质的毛细血管和成纤维细胞的增殖和渗透。黄体发育中血管的生成使由血液运送的大分子，例如 LDL（提供合成黄体酮需要的胆固醇物质），到达颗粒和膜黄体细胞，而且分泌产物会被有效地转运到血液循环中去。黄体血供的发育与黄体酮的产生相平行。人类黄体的甾体激素生成细胞在大小和功能方面具有异质性。黄体化的颗粒细胞和膜细胞是两种代表。颗粒 - 黄体细胞较为主要的功能是产生黄体酮，并且由于其表达芳香化酶，因此是黄体雌激素合成的可能位点。

在非受孕周期，黄体的功能性寿命通常是 14 天加减 2 天。除非发生妊娠，否则它将转化成为无血管的瘢痕，称为白体。黄体的退化，即黄体溶解，包括功能改变（例如内分泌改变，最显著的是黄体酮生成降低）以及结构改变（例如凋亡和组织退化）。

二、卵巢产生的性激素

卵巢主要合成及分泌两种性激素，即雌激素和孕激素，同时亦会分泌少量雄激素。除卵巢外，肾上腺皮质亦能分泌少量雌激素和孕激素。

卵巢能利用经血运而来的胆固醇合成孕烯醇酮，再经两种途径合成雄烯二酮（androstenedione），雄烯二酮经 17β 羟甾脱氢酶的催化，生成 T，雄烯二酮和 T 在 P450 芳香化酶的作用下，转化为 E_1 及 E_2。

雌激素的生物合成需要颗粒细胞和它们邻近的膜细胞协同作用。这两种类型细胞以及它们各自主要的促性腺激素（FSH 和 LH），被归纳为卵巢雌激素生物合成的两细胞/两促性腺激素模型。LH 刺激膜细胞合成的雄激素为颗粒细胞 FSH 依赖性的芳香化酶提供底物。

颗粒细胞，如同膜－基质细胞，在 LH 峰之后就做好了孕激素生物合成的准备，LH 峰触发了编码 StAR、P450scc、2 型 3β－羟甾脱氢酶的基因表达，这三种蛋白质的组合是有效合成孕激素所需要的。

对分离的人膜细胞的研究说明，膜层是卵泡雄激素的主要来源。膜层表达的 StAR、P450scc、P450c17、2 型 3β－羟甾脱氢酶，均受 LH 调节。相反地，不管添加促性腺激素与否，由培养分离的人颗粒细胞所产生的雄激素可以忽略不计。

（一）雌、孕激素的代谢

1. 雌激素　卵巢主要合成 E_2 和 E_1 两种激素。在血液循环内尚有雌三醇，它是雌二醇和雌酮的降解产物。雌二醇生物活性最强，雌三醇活性最弱。

2. 孕激素　黄体酮是卵巢分泌具有生物活性的主要孕激素。它在血液中亦主要以和蛋白质相结合的状态存在。

甾体激素主要都在肝代谢，黄体酮在肝内降解为孕二醇，从尿中排出。

（二）雌、孕激素的周期性变化

育龄妇女性周期激素的分泌随着卵巢周期而变化。

1. 雌激素　在卵泡开始发育时，雌激素分泌量很少，随着卵泡渐趋成熟，雌激素分泌也逐渐增加，于排卵前形成一高峰，排卵后分泌稍减少，在排卵后 7~8 日黄体成熟时，形成又一高峰，但第二高峰较平坦，峰的均值低于第一高峰。排卵后 9~10 天黄体开始萎缩时，雌激素水平急剧下降，在月经前降至最低水平。

2. 孕激素　在排卵前黄体酮的产生较少，主要来自肾上腺；于排卵后孕激素的分泌量开始增加，在排卵后 7~8 日黄体成熟时，分泌量达最高峰，以后逐渐下降，到月经来潮时恢复到排卵前水平。

（三）雌、孕激素的生理作用

1. 雌激素的生理作用　如下所述。

（1）子宫肌层：促使子宫发育，肌层变厚，增加子宫血液循环，使子宫收缩力增强，提高平滑肌对催产素的敏感性。

（2）子宫内膜：使子宫内膜增生或（增殖期）变化。

（3）子宫颈：使宫颈口松弛，宫颈黏液分泌增加，内含的水分、盐类及糖蛋白增加，有利于精子的存活和穿透。

（4）输卵管：促进输卵管肌层的发育，加强输卵管节律性收缩的振幅，使管腔上皮细胞分泌增加及纤毛增长。

（5）阴道：使阴道黏膜增厚及成熟，上皮细胞增生和角化，细胞内糖原储存；阴唇发育、丰满。

（6）乳腺：使乳腺管增生，乳头、乳晕着色。促进其他第二性征的发育。

（7）卵巢：雌激素对卵巢的卵泡发育是必需的，从原始卵泡发育到成熟卵泡，均起一定的作用；有助于卵巢积储胆固醇。

（8）下丘脑、垂体：雌激素通过对下丘脑的正负反馈调节，控制脑垂体促性腺激素的分泌。

（9）代谢：促进水钠潴留；降低总胆固醇，降低胆固醇与磷脂的比例，扩张血管，维持血管张力，保持血流稳定，有利于防止冠状动脉硬化症。

（10）骨骼：促进骨中钙的沉积，儿童期雌激素能促进长骨生长，加速骨成熟，可使骨骺闭合。能直接促进成骨细胞功能，抑制破骨细胞分化，抑制骨吸收及骨转换。

2. 孕激素的生理作用　如下所述。

（1）子宫肌层：孕激素能抑制子宫肌层的收缩，使子宫肌松弛，活动能力降低，对外界刺激的反应能力低落；降低妊娠子宫对催产素的敏感性，有利于受精卵在子宫腔内生长发育。

（2）子宫内膜使增生期子宫内膜转化为分泌期内膜，为受精卵着床做好准备。

（3）子宫颈：使宫颈口闭合，抑制宫颈黏液分泌，使黏液减少、变稠，拉丝度减少，不利于精子穿透。

（4）输卵管：抑制输卵管肌节律性收缩的振幅，抑制上皮纤毛生长，调节孕卵运行。

（5）阴道：使阴道上皮细胞脱落加快，角化细胞减少，中层细胞增多。

（6）乳腺：在已有雌激素影响的基础上，促进乳腺腺泡发育。大量孕激素抑制乳汁分泌。

（7）下丘脑、垂体：孕激素通过对下丘脑的负反馈作用，影响脑垂体促性腺激素的分泌。

（8）体温中枢：通过中枢神经系统起升温作用，正常妇女在排卵后基础体温可升高 $0.3 \sim 0.5 \, ℃$，这种基础体温的改变，可作为排卵的重要指标，亦即排卵前基础体温低，排卵后由于孕激素作用基础体温升高。

（9）代谢：孕激素能促进水与钠的排泄。

（四）雌激素与孕激素的协同和拮抗作用

1. 协同作用　雌激素的作用主要在于促使女性生殖器和乳房的发育，而孕激素则在雌激素作用的基础上，进一步促使它们的发育，为妊娠准备条件。

2. 拮抗作用　子宫的收缩、输卵管的蠕动、宫颈黏液的变化、阴道上皮细胞角化和脱落以及钠和水的潴留与排泄等。

（五）雄激素

雄激素是维持女性正常生殖功能的重要激素。肾上腺皮质是女性雄激素的主要来源。长期使用外源性雄激素可出现男性化的表现。

雌激素虽能使生殖器官发育完善，与孕激素协同作用可使月经周期的各种特征完整地表现出来，但这并不意味雌激素和孕激素能代表全部卵巢功能，少量雄激素为正常妇女的阴毛、腋毛、肌肉及全身发育所必需。

雄激素可减缓子宫及其内膜的生长及增殖，抑制阴道上皮的增生和角化，促使阴蒂、阴唇的发育。

雄激素对机体的代谢功能有重要的影响。其在外周血中不易测出，但作用很强，能促进蛋白质合成，使基础代谢率增加，并刺激骨髓中红细胞增生。在性成熟期前，促使长骨骨基质生长和钙的保留，性成熟后可导致骨骺的关闭。它可促进肾远曲小管对 Na^+、Cl^- 的重吸收而引起水肿。

三、卵巢产生的蛋白质激素

1. 抑制素　是 $TGF - β$ 蛋白超家族的一个成员，相对分子质量为 32 000，是由两个亚基组成的异二聚体糖蛋白，亚基分别为 α（18 000）和 β（12 000），由二硫键连接。α 亚基是相同的，而 β 亚基不同，分别为 βA 和 βB。αβA 和 αβB 异二聚体分别称为抑制素 A 和抑制素 B。尽管不少组织产生抑制素，但是主要产生的部位是生殖腺。在卵巢内，抑制素的主要来源是颗粒细胞。抑制素的主要内分泌作用是抑制垂体 FSH 的产生，它由此被发现和命名。在体外，它增强 LH 和 IGF 刺激膜细胞产生雄激素。

尽管抑制素两种亚型的生物学性质看起来相似，但是在卵泡期和黄体期对它们合成的调节不同。抑制素 B 主要在早卵泡期分泌，在中卵泡期其水平下降，LH 峰之后则不能检测到。抑制素 A 在卵泡期的前半期浓度低，但是在卵泡期中期增加，于黄体期达到峰值。

抑制素 A 的分泌由促性腺激素调节，但是抑制素 B 的产生显然与之不同。对抑制素 A 和抑制素 B 生成的调节不同，一个例证是：在对不同大小卵泡进行的测定显示，抑制素 A 存在于小于 <6mm 的卵泡内，其水平随着卵泡的增大而升高；相反地，抑制素 B 的水平与卵泡大小或成熟状态无关。

2. 松弛素　是一种可能有促进内膜蜕膜化和抑制子宫肌层收缩活性作用的激素，由黄体中的大黄体细胞产生。免疫组化研究揭示，从黄体早期到晚期，它有一个渐进性累积的过程，黄体晚期的黄体含有染色密度最大的细胞。松弛素循环水平在妊娠 3 个月时达到峰值，随后下降大约20%，并在整个孕期保持这个水平。

四、卵巢衰退

伴随着年龄增长，卵泡池和卵母细胞的质量和数量都呈下降趋势。采用直线外推法（linear extrapolation）预测有规律月经妇女的卵泡消耗，到50岁，每个卵巢将会存有2 500～4 000个始基卵泡。因为绝经后的卵巢多半缺乏卵泡，卵泡消耗在生育期最后10年内明显加速。在平均年龄45～46岁时，达到低于几千个卵泡的临界数量，月经不规律发生。在一些研究中，切除单侧卵巢和未产与早绝经有关，产次增加与晚绝经有关。

（薛　华）

第四节　子宫内膜及其他生殖器的周期性变化

子宫内膜及其他女性生殖器随卵巢的周期性变化而发生改变，其中，子宫内膜的周期性变化最为显著。

一、子宫内膜的周期性变化

子宫内膜分为基底层和功能层，基底层与子宫肌层相连，不受卵巢激素周期性变化的影响，月经期不发生脱落。功能层靠近子宫腔，受卵巢周期性变化的调节，在月经期脱落坏死。子宫内膜的周期性变化一般分为三期，即增殖期、分泌期、月经期。

1. 增殖早期　在增殖早期，子宫内膜的厚度通常不超过2mm。基底层细胞和上皮的增殖在子宫下部及子宫角处持续进行，使腔上皮在月经周期第5天时修复。此时，子宫腺上皮和基质细胞的有丝分裂活动非常活跃。显然，这种反复的"伤口愈合"过程在正常情况下不会产生疤痕。

子宫内膜增殖早期的腺体窄、直、呈管状，由低柱状细胞排列而成，这种细胞的细胞核呈圆形、位于细胞的基底部。

2. 增殖晚期　在增殖晚期，由于腺体的增生和基质细胞外基质的增加，子宫内膜增厚。接近子宫内膜表面的腺体被宽松地隔开，而在较深层的子宫内膜腺体变得更拥挤、更弯曲。随着排卵时间的临近，子宫腺上皮细胞变高，并形成假复层。

3. 分泌早期　尽管在增殖期子宫内膜腔上皮和腺上皮细胞也有分泌活性，但是仍然以排卵作为子宫内膜周期性分泌期开始的标志。上皮细胞和基质细胞的有丝分裂活动仅限于排卵后前3天内，之后很少能再观察到。在分泌早期，腺上皮细胞和基质细胞核出现异染色质。腺上皮细胞开始在细胞的基底部聚集富含糖原的空泡，将细胞核推移到柱状细胞的中央。基质水肿使子宫内膜变得越来越厚。

4. 分泌中期　周期中此期的特征性表现为螺旋动脉的发育。由于这些血管的增长速度比子宫内膜增厚快，所以变得越来越卷曲。子宫腺体在分泌中晚期变得弯曲。它们的分泌活性在排卵后6天达到最大，表现为细胞质中的空泡散失。

5. 月经前期　月经前期的主要组织学特征包括：由基质金属蛋白酶催化的基质网的降解、基质内多形核白细胞和单核白细胞的浸润、子宫内膜腺体"分泌耗竭"，此时上皮细胞的核位于基底部。颗粒淋巴细胞核的形态学变化被认为是月经期来临的前兆之一，这种形态学变化包括提示细胞凋亡的核溶解和核碎裂。这些变化发生在细胞外基质降解和白细胞浸润之前。在腺上皮细胞中，分泌早期和中期形成的核仁管道系统和巨大线粒体均消失。月经形成之前，内膜萎缩，部分是由于分泌活性消失和细胞外基质降解。

6. 月经期　雌激素和孕激素的撤退导致月经到来，标志着为获得妊娠的一次失败，需要脱落掉子宫腔面被覆的自发蜕膜化的子宫内膜。

二、子宫颈的周期性变化

子宫颈作为一个生物瓣膜，控制着精子和微生物进入子宫腔。在妊娠期，它还有助于保留胎儿、胎儿附属物以及宫腔内的液体直至分娩。宫颈内被覆高柱状纤毛细胞和无纤毛的分泌细胞。颈管内上皮下是丰富的细胞外基质，由胶原纤维、弹性纤维、成纤维细胞和部分平滑肌细胞（约占10%）组成。在颈管内没有真正的腺体，但有一些隐窝或小沟组成的复杂系统。这些宫颈管细胞与宫颈阴道部有一条非常明显的分界线，宫颈的阴道部被覆复层扁平上皮。

育龄期妇女的宫颈管内分泌细胞平均一天能产生20～60mg黏液。在月经期中期，这个产量会增加10～20倍。宫颈黏液是水、电解质和黏蛋白的混合物，卵巢排卵时水的含量会增加到98%。无机盐约占黏液重量的1%。在围排卵期黏蛋白形成水化胶——一种有大筛孔的网状结构，它有利于运动的精子穿过。排卵前期，宫颈黏液量多、稀薄、透明无细胞，pH大于7.0。通过评价宫颈黏液的量，包括拉丝能力和蕨样变能力的流变学特点的半定量评分表和宫颈、宫颈口的外观表现，来判断女性雌激素水平的状态。

三、输卵管的周期性变化

输卵管的形态和功能在雌孕激素的周期性调节下发生变化。排卵时输卵管伞部变得充血和肿胀，出现脉冲性波浪式运动。雌激素主要促进纤毛产生，而孕激素主要促进上皮细胞的萎缩和去纤毛化。在雌、孕激素的协同作用下，受精卵在输卵管内的正常运行达子宫腔。

（薛　华）

第五节　月经周期的调节

正常妇女生殖功能包括周期性卵泡发育、排卵和内膜变化，后者为可能发生在本周期的妊娠着床做准备。这种规律的排卵周期是通过对下丘脑、垂体和卵巢发出的刺激和抑制信号进行功能精确和即时的整合而达到的（图1－2）。

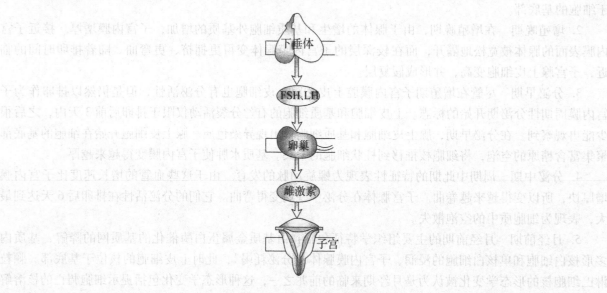

图1－2　下丘脑－垂体－卵巢轴

月经周期的调控是一个非常复杂的过程，受下丘脑－垂体－卵巢轴的支配。卵巢功能受垂体控制，而垂体的功能又受下丘脑的调节，下丘脑又接受大脑皮质的支配。但卵巢所产生的激素还可以反过来影响下丘脑与垂体的功能，即反馈作用。在中枢神经系统的影响及这些器官之间的相互协调作用下，才能发挥正常的生理功能。内、外因素的刺激均能影响这些相互协调的作用。子宫内膜之所以有周期性变化，是受卵巢激素的影响而产生周期性变化。生殖系统通过下面这种经典的内分泌模式发挥功能，由下丘脑向垂体门脉系统脉冲式地分泌促性腺激素释放激素（GnRH）所启动。GnRH调节FSH和LH在垂体前叶的合成和随后释放进入血液循环。FSH和LH刺激卵巢卵泡的发育、排卵和黄体形成。

生殖系统的神经、内分泌控制需要促性腺激素的脉冲式分泌并释放入垂体门脉系统，刺激促性腺细胞合成与分泌 LH 和 FSH。接下来，促性腺激素刺激卵泡发育和性腺甾体激素或肽类的分泌；后者负反馈作用于下丘脑和垂体，抑制促性腺激素的分泌。在月经中期，雌二醇水平升高的正反馈作用产生排卵前促性腺激素峰值。

这个系统的一个关键部分是卵巢甾体激素和抑制素对促性腺激素分泌的调节作用，这种调节作用或是直接作用于垂体水平，或是通过改变 GnRH 分泌的幅度和频率来实现。FSH 分泌的负反馈约束对于人类生殖周期独特的单个成熟卵细胞的发育是至关重要的。除了负反馈控制，月经周期在内分泌系统中的独特之处还在于依赖雌激素 - 正反馈产生排卵前的 LH 峰，后者对排卵是基本要素。

月经周期的卵泡期始于月经第一天，包括多个卵泡的募集、优势卵泡的出现和内膜的增殖，在排卵前 LH 高峰出现日结束。黄体期，始于 LH 高峰出现后，以黄体形成、分泌黄体酮为特征，并协调内膜的一系列改变为着床做准备，若未发生妊娠，内膜将随着黄体的萎缩失去血供，发生脱落。

E_2 对下丘脑产生两种不同的反馈作用，即负反馈和正反馈作用。随卵泡的发育，其产生的 E_2 反馈作用于下丘脑抑制 GnRH 的释放从而实现对促性腺激素脉冲分泌的抑制作用即负反馈作用。

随卵泡发育成熟，当 E_2 的分泌达到阈值（250 ~ 450pg/mL），并维持达 2 天时，E_2 就可发挥正反馈作用，刺激 LH 和 FSH 分泌出现高峰。一旦达到域值，促性腺激素分泌的高峰就不受 E_2 浓度是否进一步增高所影响。

在黄体期，高浓度的 P 对促性腺激素的脉冲分泌产生抑制作用。黄体失去促性腺激素的支持而萎缩，由其产生的两种卵巢激素也随之减少。子宫内膜因失去卵巢性激素的支持而萎缩、坏死、出血、剥脱，促成月经来潮。在卵巢性激素减少的同时，解除了对下丘脑的抑制，下丘脑得以再度分泌有关释放激素，于是又开始另一个新的周期。如此反复循环，使月经能按期来潮（图 1 - 3）。

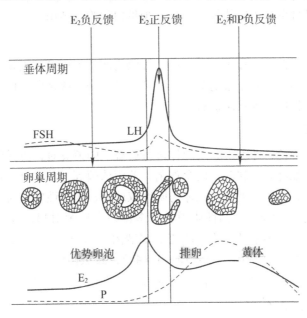

图 1 - 3　雌、孕激素的反馈

（薛　华）

第二章

妇产科疾病的检查与诊断方法

第一节　妇产科疾病的生物、生化及标志物检查与诊断方法

在妇产科疾病的诊断中，常用的生物、生化及标志物检查大致有以下几类：

一、阴道分泌物检查

阴道分泌物主要由宫颈腺体、前庭大腺分泌物、阴道黏膜渗出液、子宫内膜分泌物组成，正常者为无色稀糊状，无特殊气味，其量的多少与雌激素水平及生殖道充血情况有关。阴道上皮细胞受卵巢功能的影响，可发生周期性变化并发生脱落。阴道内的阴道杆菌可将脱落细胞中的糖原变成乳酸，而使阴道的 pH 维持在 4～4.5，因此通常阴道分泌物呈酸性。在阴道分泌物涂片上可见大量阴道杆菌及上皮细胞，少量的拟杆菌、消化链球菌、支原体等，不见或少见白细胞及杂菌。

（一）清洁度检查

阴道分泌物清洁度可分为四度。在Ⅰ、Ⅱ度中，分泌物涂片上可见到大量或中等量阴道杆菌及上皮细胞，无或少量白细胞及杂菌，此属正常情况；若见到大量白细胞或杂菌，而少见或不见阴道杆菌及上皮细胞时，则可定为Ⅲ度或Ⅳ度，提示阴道有炎症。

（二）微生物学检查

阴道分泌物涂片经革兰染色，即可对其病原体进行检查。阴道炎时，可见到正常菌群以外的各种革兰阴性或阳性杆菌和球菌，如淋病奈瑟菌、白念珠菌、葡萄球菌等，并伴有多数白细胞。在急性淋病奈瑟菌感染时，阴道分泌物呈脓性，可见其病原体为阴性双球菌；在慢性感染时，可能杂菌较多，则可进行培养鉴定或用 PCR 技术进行诊断；真菌性阴道炎则多由白念珠菌引起，分泌物呈豆渣状，革兰染色可见阳性的孢子和假菌丝；近几年来已确认由阴道加德纳菌（Gardnerella vaginalis）引起的阴道炎可见阴性（或染色不定的）小杆菌或球杆菌，分泌物 pH＞4.5，胺试验阳性，若见到线索细胞（clue cell）则更有诊断价值；由阴道毛滴虫所致的滴虫性阴道炎可于生理盐水涂片中检到毛滴虫。

（三）宫颈黏液涂片结晶检查

此为一种评估卵巢功能的简单方法，临床上可用于协助诊断早孕、月经失调功能性子宫出血或协助查找闭经原因等。宫颈黏液在月经周期中，随着雌、孕激素水平的变化，亦会出现周期性变化。在正常情况下，于月经周期的第 8～10 天，黏液涂片上可开始观察到羊齿状结晶，排卵时出现最多，以后逐渐减少，至第 22 天消失。所以：①如果月经过期，涂片中不见典型的羊齿状结晶达两周以上，则可能为妊娠；②若月经过期，涂片中仍见羊齿状结晶的，则提示为月经失调，而非妊娠；③闭经情况下，如果仍能从涂片中观察到此结晶的周期性变化，表明卵巢功能正常，此闭经可能由子宫本身的原因引起；④如果闭经后涂片中不再见到羊齿状结晶变化，则造成闭经的原因来自于卵巢及卵巢以上的部位；⑤在诊断子宫功能性出血时，若在出血前或出血当天，子宫颈黏液涂片上观察到典型的羊齿状结晶，则表明并无排卵，属功能性子宫出血。

二、宫颈或阴道细胞学检查

受卵巢激素的影响，阴道的上皮细胞会出现周期性变化。对这些阴道或宫颈脱落细胞进行检查，可对卵巢功能作出初步评估或协助诊断生殖器不同部位的恶性肿瘤。

（一）评估雌激素水平

雌激素可促进阴道上皮增生、成熟，从底层逐渐分化成中层及表层细胞，故根据阴道上皮细胞的成熟程度，可了解体内雌激素水平，从而对卵巢功能作出初步评估。检查时先从阴道上 1/3 侧壁处轻取脱落细胞，行巴氏染色后作镜检可见；当雌激素水平升高时，先出现表层致密核细胞，胞质红染；而当雌激素水平下降时，嗜伊红细胞先行减少，后致密核细胞减少。临床上常用两种方式来表示雌激素水平：

1. 用三种指数表示　如下所述。

（1）成熟指数（maturation index，MI）：低倍镜下计 300 个鳞状上皮细胞，算出各层细胞所占的百分率，以底层/中层/表层次序写出，如 30/50/20，其左侧数值增大，提示雌激素水平低；右侧数值增大则表示雌激素水平高；如果三层细胞的百分率相近，常提示有炎症，应治疗后重检。

（2）致密核细胞指数（karyopyknotic index，KI）：即计算鳞状上皮细胞中表层致密核细胞的百分率，指数越高，表明细胞越成熟，雌激素水平越高。

（3）嗜伊红细胞指数（eosinophilic index，EI）：即计算鳞状上皮细胞中表层红染细胞的百分率，指数越高表示上皮细胞越成熟，雌激素水平越高；但应注意，当阴道炎症时，红染细胞亦可增多。

2. 用"影响"及"低落"表示雌激素水平　如下所述。

（1）雌激素的影响：鳞状上皮细胞中表层嗜伊红性致密核细胞又称角化细胞，若角化细胞＜20%，称雌激素轻度影响，见于卵泡早期或接受小剂量雌激素治疗时；若角化细胞占 20%～60%，称雌激素中度影响，为卵泡期中后期或排卵前期的雌激素水平，或见于接受中等剂量雌激素治疗时；若角化细胞占 60%～90%，称雌激素高度影响，见于正常排卵期或接受大剂量雌激素治疗时；若角化细胞＞90%，则称雌激素过高影响，此已超过正常排卵期水平，常见于卵巢颗粒细胞瘤、卵泡膜细胞瘤等。

（2）雌激素低落：若镜检中计得底层细胞＜20%，为雌激素轻度低落，提示雌激素水平刚能维持阴道上皮的正常厚度；若底层细胞占 20%～40%，则称雌激素中度低落，常见于青年闭经者或其他卵巢功能障碍时；若底层细胞百分率＞40%，为雌激素重度低落，多见于绝经期妇女；若所见细胞均属底层细胞，则为雌激素水平极度低落，一般见于卵巢切除术后。

（二）宫颈细胞学诊断

用木质小戟式刮板或宫颈细胞双取器（毛刷制作）绕宫颈口鳞状上皮及柱状上皮交界处旋转 1～2 周，轻轻刮取宫颈细胞，涂片，固定后行巴氏染色，镜检。关于细胞学诊断的报告方式有：①巴氏五级分类法，全国宫颈癌防治研究协作会议决定我国采用巴氏五级分类法，并沿用至今；②巴塞斯特分类（the Bethesda system，TBS）系统宫颈/阴道细胞学诊断及报告方式。

1. 巴氏五级分类法　细胞学诊断标准以巴氏分类法分成五级。

Ⅰ级：为正常的阴道上皮细胞。

Ⅱ级：细胞核普遍增大、淡染，或有双核，有时染色质稍多，可见核周晕及胞质内空泡，为炎症。

Ⅲ级：核增大，核型可不规则，或有双核，染色加深，核与胞质比例改变不大，为可疑癌。

Ⅳ级：少量细胞具有恶性改变，核大，深染，核型不规则，核染色质颗粒粗，分布不匀，胞质量少，为高度可疑癌。

Ⅴ级；许多细胞具有典型癌细胞特征，为癌症。

此法简便易行，患者无痛苦，可广泛用于子宫颈癌的普查。这种涂片取材方法属非随意样本，异常细胞可能遗留于刮板或毛刷上，而影响诊断。本法有较高的假阴性率，已不适应当今社会发展的需要。

2. TBS 系统宫颈或阴道细胞学诊断　目前认为巴氏分级法对感染引起的细胞改变、化生细胞、组织修复细胞等良性病变表达不够，而且单纯数字分级报告虽然简便，但仅用数字表示诊断不能表达报告者对诊断的看法，并容易引起认识的混乱和诊断标准不统一。目前很多国家已不再接受巴氏分级法，国际交流也将受到限制，故建议 TBS 系统作为宫颈或阴道细胞学报告的依据。

TBS 报告方式及内容，应包括以下三项内容：

（1）核对报告单填写内容：受检者姓名、年龄、末次月经时间、简要病史、病案号和细胞学号等。

（2）评估取材标本质量，分为"满意""基本满意"及"不满意"（需要重新取材）三类。

（3）描述内容

1）感染：滴虫、真菌、细菌（变异菌群、放线菌属）及病毒所分别引起的细胞改变。

2）反应性和修复性改变：细胞对炎症（包括化生细胞）、损伤、放疗和化疗后、IUD 及激素治疗的反应性改变。

3）鳞状上皮细胞异常：①未明确诊断意义的非典型鳞状上皮细胞（atypical squamous cells of undetermined signification，ASCUS）；②低度鳞状上皮内病变（low grade squamous intraepithelial lesion，LSIL），包括 HPV 感染及 CIN Ⅰ 级；③高度鳞状上皮内病变（high grade squainous intraepithelial lesion，HSIL）包括 CIN Ⅱ、Ⅲ级及原位癌；④鳞状上皮细胞癌（squamous cell carcinoma）。

4）腺上皮异常：包括子宫内膜细胞（良性、绝经后）、未明确诊断意义的非典型腺细胞（atypical glandular cells of undetermined signification，AGCUS），宫颈管柱状上皮细胞轻度、重度非典型增生，腺癌（腺原位癌、宫颈腺癌、宫内膜腺癌），宫外腺癌（多来自卵巢）。

5）其他恶性肿瘤（原发或转移的肉瘤）。

6）激素水平的评估（阴道涂片）。

（三）细胞学现代新技术

宫颈涂片筛查异常细胞是肿瘤防治学上最重要的成就之一。巴氏染色及分类法的施行，为降低子宫颈癌的发病率及死亡率起到了重要作用，在维护妇女健康方面作出了重要贡献。时代在进步，科技在发展。由于传统巴氏人工阅片技术会出现较高的假阴性率（文献报告为 2%～50%，甚至 60%）及假阳性率，所以已不适应今日患者的要求，而且子宫颈癌及癌前病变的发病率又复上升并趋年轻化，已引起广泛关注。时代需要现代化高新技术能早期准确地发现子宫颈癌及癌前病变，做到早期诊断、早期治疗，把病变阻断在癌前期或早期癌阶段，以降低子宫颈癌的死亡率。近年问世的细胞学现代新技术主要分为以下两类，即自动制片系统与自动阅片系统。

1. 自动制片系统　由于传统刮片会出现 2%～50% 的假阴性率，除去人眼工作疲劳及所涂细胞不在一个层次（影响诊断）外，涂片上存在着大量的红细胞、白细胞、黏液及脱落坏死细胞等而影响正确诊断。所以，细胞工程专家又推出了一种新技术——液基薄层细胞学（liquid - based monolayers cytology），这是制片技术的重大革新，即去掉涂片上的杂质，直接制成观察清晰的薄层涂片。此薄层涂片效果好，涂片上的细胞没有重叠，背景清晰，阅片者容易观看，此细胞涂片属随意样本，理论上异常细胞都有机会选放到涂片上（仍会有异常细胞留有剩余的保存液中），诊断准确性比传统法涂片高。目前有两种技术：

（1）膜式液基薄层细胞制片技术：1996 年获美国 FDA 通过并用于临床。主要方法：将宫颈脱落细胞洗入放有细胞保存液的特制小瓶中，刮片毛刷在小瓶内搅动数十秒钟，再通过高精密度过滤器过滤后，将标本中的杂质分离，将滤后的上皮细胞制成直径为 20mm 薄层细胞于载玻片上，95% 酒精固定，巴氏染色、封片，由细胞学专家人眼在显微镜下阅片，按 TBS 分类法作出诊断报告。剩余在保存液中的细胞，还可用于其他检测，重复涂片时不需患者再次返院。本设备只能一次处理一份标本，并在制成超薄片后再染色。除美国进口设备外，国内可以生产这种单片机。

（2）沉降式液基薄层细胞制片技术：1999 年获美国 FDA 通过而用于临床。基本方法是对收集的细胞保存液（刮片毛刷头脱下放在小瓶中数小时，经过处理使毛刷中大部分细胞转移到保存液中，此法收集的细胞比前者多）。通过比重液离心后，经自然沉淀法将标本中的黏液、血液和炎性细胞分离，收集余下的上皮细胞制成直径为 13mm 超薄层细胞于载玻片上；每次并不是只处理 1 份标本，而是同时可以处理 48 份标本，并在全自动制片过程中同时完成细胞染色，也减少了技术员对标本的接触，达到更高质量及更高效率（剩余在保存液的细胞也可同样用于其他检测）。这种新技术将新阅片范围缩小到直径 13mm 范围内（阅片面积为 134mm²，而前者面积为 383mm²，传统涂片面积为 1 375mm²），同时阅片时间减少到仅需 2.5 分钟内（前者需 5.5 分钟，传统涂片则需 7 分钟），这样可使细胞学专家更容易观察每个视野，从而明显降低了假阴性率而提高了对低度以上病变的诊断率。除美国进口设备外，国内可以生产改良式的 12 片机及 24 片机。当前国产化技术优势明显发展，降低子宫颈癌筛查成本，符合当前中国实情。目前确实存在着鱼虾混杂、技术参差不齐情况，急需培训并提高阅片人员技术水平的任务。

2. 自动阅片系统　随着 20 世纪 80 年代后期计算机技术的发展和应用，于 90 年代初研制成功了计算机辅助细胞检测系统（computer - assisted cytologic test，CCT），也称为细胞电脑扫描（cellular computer tomography，也简称 CCT）。于 1992 年开始试用临床，并在 1995 年被美国 FDA 正式批准，曾获 1995 年国际重要科技成果一百项之一。1996 年经美国 FDA 获准进行质控，1998 年又获 FDA 批准进行普检。该技术有如下特点：①对发现宫颈异常细胞具有高度敏感性，擅长发现各种异常细胞，包括传统法易于漏诊的异常细胞，体积小的异常细胞及细胞分布少的涂片上为数不多的异常细胞；②对发现宫颈异常细胞具有高度的准确性，对宫颈涂片的诊断准确性 >97%；③具有多诊断用途，还能从微生物角度作出诊断，除识别炎症细胞以及滴虫、念珠菌外，还能识别疱疹病毒（HSV - Ⅱ）和人乳头瘤病毒（HPV）等感染，比传统法更全面、更实用、更具临床应用价值；④更适用于大面积的众多人口的普查。需要说明一点：当我国引入这种自动新阅片系统技术时，同时将国际最新阅片技术——TBS 分类法引入国内，为提高细胞学诊断水平作出了突出的贡献。

其基本程序：该诊断装置是运用人工智能"脑神经网络模拟"技术的计算机扫描系统。对宫颈涂片自动扫描（每百张涂片为一组），脑神经网络系统记忆了大量正常与异常细胞，对每张涂片选出 128 个最可疑的异常细胞（包括 64 个单细胞图像及 64 个细胞群图像），经过不断技术改良，新一代计算机已把涂片上可疑检查范围减少到在每张涂片上仅选择 8～15 个点，大大缩短了检查时间（由原来的每张 8 分钟，减少到目前 4 分钟）。经过计算机规则系统成像器，将可疑的异常细胞经彩色图像处理并数字化形式贮存在数码磁带中备检，对经选择的图像资料再复验，病理专家先复查每张涂片上磁盘记录的数字化图像，重点观察异常细胞图像。同时照相并将异常细胞精确定位在涂片上，以便在光镜下容易找到，从而实现计算机与人脑智慧的最佳组合。这种自动阅片系统明显优于液基细胞学仅靠人眼阅片带来的误差。后来又发展到了使用液基细胞学制作的涂片进入自动阅片系统，从而达到了更高水平的诊断。在 2004 年以后国内生产的液基细胞学技术似雨后春笋般涌现，呈现多元化迅速发展态势（多为膜式及沉降式技术也出现甩片式即离心式技术），这种先进的自动阅片系统撤出了国内的检测实验室。开发相应的阅片软件及配套的硬件设备是当务之急，应引起国内相关部门的关注。希望研制、开发先进的国产设备，满足医疗需求的发展。

（四）人乳头瘤病毒 L₁ 蛋白（HPV L₁ 蛋白）与液基细胞学联合检测的临床应用价值

最新研究认为高危型 HPV 感染是子宫颈癌发生、发展的必要条件，自从 HPV 检测作为子宫颈癌筛查方法应用临床以后，明显提高了宫颈病变的检出率，研究结果显示仅有不足 10% 的 HPV 感染者的病变能进展到癌前病变阶段。统计证实全世界每年约有 6.3 亿人 HPV 个体感染者，但仅有不足 1% 者发生癌变，大约有 91% 的感染者可被自身免疫系统"自我清除"，仅有 9% 的病变可以发展为子宫颈癌。实验研究发现，人乳头瘤病毒 L₁ 蛋白（HPV L₁ 蛋白）及 HPV L₁ DNA 的检测能够反映宫颈细胞中 HPV 病毒复制状态，并且通过检测 HPV L₁ 蛋白的表达情况，可以了解宫颈病变的进展与消退。研究显示病变程度越低则 HPV L₁ 蛋白阳性表达率越高；而病变程度增高则 HPV L₁ 蛋白阳性表达率下降。这个研究成果非常重要，提示前者自身的免疫系统能够清除 HPV 感染，患者的病变可以自愈，应该避免或减少过度治疗；而后者则缺乏对 HPV 的清除能力，预示着患者病变在进展，应给予积极治疗。

鉴于 HPV DNA 检测需要严格的操作环境或昂贵的设备（如 HC - 2），目前还不能从根本上解决众多 HPV 感染者的检查需要，且又不能检测患者是否存在抗体？考虑到国内众多医疗单位已经开展使用液基细胞学检查项目，如果在此基础上联合应用 HPV L₁ 蛋白检测就更有临床指导意义了（表 2 - 1）。

表 2-1　细胞学与 HPV L₁ 蛋白联合筛查的临床意义

细胞学检测结果	HPV L₁ 蛋白检测结果	临床判定
异常	阳性	病变呈非进展或自愈倾向
异常	阴性	病变呈进展倾向，应积极治疗
正常	阳性	亚临床改变，病变呈非进展或自愈倾向
正常	阴性	正常人群

总之，HPV L₁ 蛋白与宫颈液基细胞学联合检测，为临床上急需解决的 HPV 感染后的宫颈病变的进一步治疗指出了方向，使临床处理更科学、更准确、更合理，从而避免了较多医疗单位发生的"过度治疗"或贻误治疗，为正确治疗宫颈病变带来了新的曙光。

三、常用激素测定

一些激素的测定对某些产妇疾病的诊断有重要意义。自 20 世纪 60 年代以来，由于放射免疫技术、酶联免疫技术以及化学发光技术的建立，现已普遍采用这些新方法对激素进行准确的定量测定，可为临床提供更精确可靠的数据。

（一）促卵泡激素（FSH）和黄体生成素（LH）测定

FSH 和 LH 均是由腺垂体产生，并受控于下丘脑分泌的同一种促性腺释放素，它们的分泌水平均随月经周期而发生变化，FSH 可直接作用于颗粒细胞上的受体，刺激卵泡的生长和成熟，并能促进雌激素的分泌，它和 LH 共同作用，还可促进排卵、黄体形成及雌、孕激素的合成。在临床上 FSH 和 LH 血中浓度高于正常水平常见于：①卵巢性闭经；②卵巢功能不足，如更年期、绝经期、绝经期后、卵巢切除后或卵巢发育不良。其水平低于正常时，则常见于垂体性闭经。在多囊卵巢病变时，常见 LH 出现过多的突发性脉冲释放，多次血中 LH 测定值可在 15~40mU/mL，而 FSH 血中水平却不见升高，甚至降低。

（二）垂体催乳素（PRL）测定

PRL 是腺垂体分泌的单链多肽，其释放水平受下丘脑催乳素抑制因子调节。它的主要生理功能是促使乳房发育，维持产乳泌乳，并参与生殖功能的调节。在无药物作用及未孕情况下而出现泌乳现象，其血中 PRL 水平常见升高；在患垂体腺瘤时 PRL 也可出现异常升高现象，在治疗过程中连续检测 PRL 水平，可作为观察疗效的指标。

（三）绒毛膜促性腺激素（hCG）测定

hCG 由胎盘滋养层细胞产生，受孕后 9~13 天 hCG 水平即有明显上升，妊 8~10 周时达高峰，以后迅速下降，以峰值 10% 的水平维持至足月，产后即明显降低，2 周内下降至正常水平。hCG 在体内的主要生理功能是延长孕妇黄体期，以保证妊娠早期有足够的黄体酮分泌，同时它还可抑制淋巴细胞对植物血凝素的反应，具有抑制免疫反应的作用，使着床胚胎不被排斥。

由于 hCG 分子中的 α 链与 LH 中的 α 链有相同结构，为避免与 LH 发生交叉反应，在测定其浓度时，常测定特异的 β-hCG 浓度。hCG 水平的检测可用于：①早孕诊断：早孕妇女的 hCG 于排卵后 8 天即可从血中或尿中检到，用于早孕诊断十分可靠；②诊断先兆流产或异位妊娠：在妊娠的最初 6~8 周内，血 β-hCG 若不能持续以每天 66% 的速度递增，则提示妊娠失败；③滋养层细胞疾病的诊断和跟踪：葡萄胎时，可见血中 hCG 水平比正常孕妇同期 hCG 水平大大增高，刮宫 6 周后即不再能检出 hCG。当绒癌发生时，血中 hCG 浓度可异常升高，其癌瘤体积仅 1~5mm³（约 10^6~10^7 个细胞）时，测定血中 hCG 即可诊断，每个癌细胞每天约产生 10^{-5}UhCG，其分泌量与癌细胞总数成正比。治疗中连续检测 hCG 的升高或降低，可反映病情的恶化与好转。

（四）雌激素测定

雌激素主要由卵巢、胎儿-胎盘复合体产生分泌，少量则来自肾上腺。这类激素主要包括雌酮

（E₁）、雌二醇（E₂）、雌三醇（E₃），其中以 E_2 活性最高，对维持女性生理特征起重要作用，绝经后 E_1 分泌量增多。E_3 是 E_1 和 E_2 的代谢产物，妊娠期主要在胎盘中生成，含量很高，进入胎儿体内经 15α - 羟化酶作用，最终可生成雌四醇。通过雌激素测定主要可了解卵巢、胎儿 - 胎盘单位的功能状况：①如果雌激素无周期性变化，持续维持在早卵泡期水平或更低，常提示卵巢功能不足，可引起月经量过少或闭经；若雌激素分泌情况正常而出现闭经，则一般为子宫性闭经；②如果雌激素无周期性变化，持续维持在早、中卵泡期水平，则常见于无排卵性功能失调性子宫出血、多囊卵巢综合征等；③雌激素水平过高，常见于：性早熟、颗粒细胞瘤、卵泡膜细胞瘤、肝病（影响肝脏对雌激素的灭活）、绝经期后阴道流血等疾病；④妊娠 36 周后测定尿中 E_3 水平，连续多次均在 10mg/24h 以下或骤减 30% 甚至 40% 以上，常提示胎盘功能减退，若在 6mg/24h 以下或减低 50% 以上，则提示胎盘功能显著减退。但应注意，尿中 E_3 浓度受多种因素影响，在作出临床判断和处理前应作全面考虑。

（五）黄体酮测定

黄体酮由卵巢、胎盘和肾上腺皮质产生，通过肝脏代谢，最后形成孕二醇。测血中黄体酮水平，主要可以对卵巢或胎盘功能状况作出评估：①正常情况下，血清黄体酮水平高于 5ng/mL，常提示有排卵，对黄体酮分泌正常的不孕患者应从其他方面寻找不孕原因；②黄体形成期黄体酮水平低于生理值或月经前 4~5 天仍高于生理水平，则分别提示黄体功能不足和黄体萎缩不全；③妊娠后黄体酮水平连续下降常提示有流产可能；④黄体酮水平≥25ng/mL，一般可排除异位妊娠；⑤当肾上腺皮质功能亢进或肾上腺肿瘤发生时，黄体酮水平可异常升高。

（六）胎盘生乳素（hPL）测定

hPL 由合体细胞贮存及释放，其血中含量与胎盘大小有关，测定血中 hPL 度可作为观察胎儿生长和胎盘功能的指标。①先兆流产情况下，hPL 水平在正常范围内，连续测定结果呈上升趋势，提示妊娠可以继续；若连续测定结果呈下降趋势，则将出现流产；②hPL 水平低于正常妊娠同期水平，而 hCG 浓度却异常升高，则对诊断葡萄胎有重要意义；③定期测定血中 hPL 浓度，可掌握胎盘功能情况。

四、激素受体测定

激素受体是一种特异性细胞蛋白质，它能把内分泌刺激传递到细胞内，因此激素对靶细胞作用的强弱，虽然主要取决于血中激素的浓度，但同时还取决于激素受体的特异性、亲和力及其含量，所以在一些妇产科疾病的诊治和预后判断中，激素受体测定也有重要作用。

（一）雌激素受体（ER）和孕激素受体（PR）测定

雌、雄激素受体在体内的含量和分布有一定的规律。在生殖周期和胚泡着床的过程中，在雌、孕激素的调控下，雌、孕激素受体的含量也随之发生周期性变化。一般来讲，雌激素有刺激雌、孕激素受体合成的作用，而孕激素则有限制雌激素受体合成，并间接抑制孕激素受体合成的作用。

在乳腺癌患者中可见：①大约 50% 患者的癌组织中可检测到 ER，在约 45%~60% 的患者中可检测到 PR；②年老的或绝经后患者的 ER 和 PR 含量通常都比年轻的或绝经前的患者要高；③ER 和 PR 似乎与肿瘤分化程度无关；④当标本中可同时检测到 ER 和 PR 时，患者对内分泌疗法的敏感性可高达 75%~80%，而当 ER 阴性时，对激素疗法的敏感性则低于 3%。

在子宫内膜癌患者中可见：①有 48% 的人其组织标本中可同时检到 ER 和 PR，31% 的人 ER 和 PR 均为阴性，7% 的人只可检到 ER，14% 的人只可检到 PR；②ER 和 PR 的含量与肿瘤的分化程度有关，癌细胞分化程度越差，ER 和 PR 的含量越低，甚至无法检出；③ER（+）/PR（+）和 ER（-）/PR（+）的患者其 5 年生存率明显高于 ER（-）/PR（-）和 ER（+）/PR（-）的患者。

对雌、孕激素受体测定临床价值的探讨，还有许多工作要做，目前，通常把它们作为乳腺癌患者和子宫内膜癌患者行激素疗法的参考依据及判断预后的重要指标。

（二）LH - CG 受体和 FSH 受体测定

人的卵巢中存在能结合 hCG、LH、FSH、PRL 等的多种受体，目前研究较多的是其中的 hCG、LH、

FSH 受体。由于 hCG 和 LH 的 α 链相同，所以与它们结合的是同一个受体，称为 LH - CG 受体。研究结果表明，在多囊卵巢者中，卵泡 FSH 受体出现升高，而 LH - CG 受体则无明显变化。在卵巢癌患者中，可见高分化癌的 LH - CG 受体含量明显高于低分化癌，而且 LH - CG 受体含量高的，其 1 年、3 年生存率明显高于 LG - CG 受体含量低的。因此，测定 LH - CG 受体水平在判断卵巢恶性肿瘤临床预后和治疗效果方面有一定意义。

五、肿瘤标志物测定

所谓肿瘤标志物是指与恶性肿瘤有关的，能用生物化学或免疫化学方法进行定量测定，并能在临床肿瘤学方面提供有关诊断、预后或治疗监测信息的一类物质。

从理论上来说，一个理想的肿瘤标志物应该具有 100% 的癌瘤特异性（在良性病变中不会被检出）和 100% 的器官特异性（仅为单一癌变实体所分泌），以及 100% 的敏感度（在仅有极少量癌细胞的情况下即可检出）。但目前真正理想的肿瘤标志物并不存在。从临床实际应用考虑，能作为肿瘤标志物的物质必须具备下列条件：①在恶性肿瘤患者血中有明显的异常存在；②具有高敏感性，即它在血清中的浓度能对癌变的发生作出及时和敏感的反应；③在血中浓度变化与恶性肿瘤的生长、消退及转移能存在定量的比例关系；④高特异性，即对检出恶性病变的假阳性率极低。其中特异性和敏感度是最重要的标准。在临床应用中：

特异性 = 真阴性例数/（真阴性例数 + 假阳性例数）×100%

敏感性 = 真阳性例数/（真阳性例数 + 假阴性例数）×100%

一般在特异性 >95% 的情况下，敏感性能 >50%，就具有很好的临床价值了。

少数好的肿瘤标志物可以用于肿瘤筛选检查，如 AFP 在乙型肝炎高发区可用作为原发性肝细胞性肝癌的筛选工具；hCG 可用于对一般人群绒毛膜癌的筛选。但是大多数肿瘤标志物既无器官特异性，又无肿瘤特异性，在许多良性疾病情况下，也可出现血清浓度异常，再加上在癌变初期其敏感性很低（约 5% ~20%），所以除了对特定的高危人群以外，大多数肿瘤标志物在对大范围的无症状人群的肿瘤筛选检查中是无意义的。

用肿瘤标志物对恶性肿瘤进行早期诊断，一直是寻找好的肿瘤标志物所追求的目标。从目前情况来看，由于其在特异性及敏感性存在的固有不足，用肿瘤标志物来对恶性肿瘤进行早期诊断多不理想。一般来讲，除了前列腺特异抗原（PSA）和甲状腺球蛋白（TG）有很高的器官特异性外，其他许多肿瘤标志物均不为某一种恶性肿瘤所特有，如 CEA 最早是从人的结肠癌组织中提取到的，但它不仅在结肠癌时表现为血清浓度的增高，在肝癌、胰癌、肺癌、乳腺癌、子宫癌等情况下，也可出现血清浓度异常。另外，几乎所有的肿瘤标志物均不是恶性肿瘤的特异表达，如 CA125 不仅出现在卵巢恶性病变的患者血清中，某些良性病变，如肝、肾功能不好时，也可引起其血清水平的升高，更重要的是在肿瘤早期，大多数肿瘤标志物敏感性很低，通常会出现假阴性结果，因此若将肿瘤标志物测定作为早期诊断的唯一手段，将无法得到正确的结论，在临床上，现在经常将相关的几个肿瘤标志物同时测定，以提高其敏感度及检出率。

由于肿瘤标志物的血清浓度与肿瘤的病情的变化（如转移或恶化）之间具有良好的相关性，而且在肿瘤的发展期其敏感性最高，所以应该说，肿瘤标志物的最重要的临床价值在于监测病情变化及评估治疗效果。

手术切除癌变部位后，如果相应的标志物血清浓度迅速降至正常范围，这是一个好的预后信号；如果浓度下降缓慢，甚至长时间不能降至正常范围的，提示手术不太成功或者预后不良；标志物血清水平在下降后又持续升高，则是癌瘤复发或转移的强烈提示。而且在许多情况下，这一信号的发出，可以比临床症状的出现早几个月，所以肿瘤标志物在恶性肿瘤的复发或转移的早期检出上，具有特殊价值。在对放疗或化疗的效果观察上，肿瘤标志物也表现出了很高的敏感性，治疗中标志物浓度持续下降，往往是病情缓解的良好信息，标志物浓度居高不下或持续上升，则通常是疗效不佳或病情恶化的信号，关于这一点，也正是目前人们对肿瘤标志物的最大兴趣所在。

与女性恶性肿瘤有关的常用标志物有：

（一）癌抗原125（cancer antigen 125，CA125）测定

①CA125 为一种复杂的糖蛋白，分子量约为 200kD，常用于卵巢癌的检测。在患卵巢癌时，CA125 血清水平可明显增高（>40U/mL），所以它被作为卵巢癌的首选标志物。尤其是在非黏蛋白卵巢癌的早期诊断和复发诊断中，其总敏感性可达 65%~90%。②在绝经期妇女，CA125 对卵巢癌的诊断特异性和敏感性分别可高达 92% 和 84%，所以在这一高危人群中，可将 CA125 作为早期发现卵巢癌的筛选参数。此时，若结合腹部超声检查，其诊断正确率几乎可达到 100%。③一般来说，卵巢癌全切后，CA125 浓度在 5 天即可下降一半，之后即可下降至正常水平。临床资料显示，术后血清 CA125 水平下降速度快的，其 2 年和 5 年生存率均要比血清水平下降慢的要高。如果术后 CA125 水平迟迟降不到正常水平的，往往提示手术不甚成功；若术后 2~3 周 CA125 水平仍持续维持在 300U/mL 左右的，则很可能为手术造成腹膜创伤所致；CA125 水平下降又再次升高的，则是癌瘤复发或转移的信号，而且这种信号的发出时间通常要比用放射学方法能作出明确诊断的时间要早 3~4 个月。④CA125 对于宫颈腺癌及子宫内膜癌的诊断也有一定敏感性，对原发性腺癌，其敏感性约为 40%~60%，而对腺癌的复发诊断，敏感性可达 60%~80%。对子宫内膜癌来说，敏感性约为 20%~33%，而且与癌瘤的分期有关。当 CA125 水平 >40U/mL 时，有 90% 的肿瘤已发展到子宫肌外。在内膜癌复发情况下，若 CA125 水平出现再次升高，则 95% 可能已发展到盆腔范围以外了。⑤CA125 对输卵管癌的敏感性约为 38%，但对输卵管癌的复发的早期诊断敏感性可达 87%~94%。⑥部分良性卵巢瘤、子宫肌瘤患者有时也可出现血清 CA125 阳性反应。

（二）四黏蛋白（tetraneetin，TN）测定

TN 是一种分子量为 68kD 的黏蛋白，由四个相同的分子量为 17kD 的亚基组成。它在新生儿脐血中的含量约为 8mg/mL，随年龄增长而有所升高，青春期时达到最高水平，到老年时虽有所下降，但仍能维持在一定水平上（约 9.9mg/L）。现发现，当患卵巢癌时，血中 TN 水平可明显下降（<7.9mg/L，），故国外已推荐将其作为卵巢癌的标志物：①以 7.9mg/L 作为临界值时，特异性为 97%，对 Ⅰ、Ⅱ 期的敏感性为 58%，对 Ⅲ、Ⅳ 期的敏感性可达 80%。②若与 CA125 联用，对早期和晚期卵巢癌的诊断敏感性可分别提高至 76% 和 98%。③化疗前或术前的 TN 水平检测可作为卵巢癌患者很好的预后指标，有资料介绍，治疗前 TN 水平 >6.7mg/L 的，Ⅰ、Ⅱ 期和 Ⅲ、Ⅳ 期患者的 5 年生存率可分别达到 100% 和 29%，若 TN 水平 <6.7mg/L 的，Ⅰ、Ⅱ 期患者的 5 年生存率只有 33%，而 Ⅲ、Ⅳ 期患者的 2 年生存率也几乎为零。治疗前卵巢癌患者血清水平 <6.7mg/L 的，其死亡风险要比 TN >6.7mg/L 的高出 73 倍。④TN 的水平的变化，并非为卵巢癌所特有，在乳癌转移时，慢性 B 淋巴细胞性白血病，甚至一些良性疾病，如类风湿关节炎、急性心肌梗死时，也会出现 TN 水平降低现象。

（三）肿瘤相关黏蛋白72（tumour-assoeiated glycoprotein 72，TAG72）测定

TAG72 是一种分子量为 220~400kD 的黏蛋白，它对各种上皮癌均有较高的敏感性，在临床上通常被用作为胃癌的首选标志物，但对其他恶性肿瘤的诊断、治疗监测也有较高的临床价值，比如它对卵巢癌的敏感性为 58%~73%，对乳腺癌的敏感性为 41%。若与 CA19-9、CEA 等标志物合用，还可使敏感性有所提高。用于卵巢癌检测时，如果 TAG72 升高，往往提示为黏蛋白癌，在 Ⅰ 期时敏感性就可达 40%，到 Ⅳ 期时则可上升到 70%~80%。CA72-4（糖类抗原 72-4，Carbohydrate antigen 72-4）与 TAG72 有同样的临床意义，它是 TAG72 上的抗原决定簇。

（四）鳞状细胞癌（squamous cell carcinoma，SCC）抗原测定

SCC 是一种分子量为 48kD 的糖蛋白，1977 年首次从子宫颈的鳞状细胞癌中分离出来，后来发现在子宫、肺、口腔、头、颈等的鳞状上皮癌细胞的胞质中均有存在，因此它是鳞状细胞癌的良好标志物，有很高的特异性。①SCC 是外阴、阴道、子宫颈鳞状细胞癌的最有效和敏感的标志物。对外阴及阴道的原发癌，敏感性为 40%~50%，但与其癌变的大小并无明显相关性。②对原发性子宫颈鳞癌，其敏感性可达 50%~70%，而且 SCC 在血中浓度的高低与髂骨淋巴结的累及情况、基质的浸润深度、肿瘤的

大小、癌的外围生长情况都有密切关系。③对于复发癌的早期诊断敏感性则可达 65% ~85%，而且在可用放射学方法得以诊断以前 2~5 个月，便可看到 SCC 水平出现持续升高现象。④化疗过程中，在开始治疗后的 2~3 个月，就可以从 SCC 血清水平的降低或升高，得到病情好转或恶化的信息。⑤考虑到 SCC 对阴道、子宫颈癌等的敏感性，比起已经建立的细胞学方法和阴道镜检查的敏感性（85% ~90%）仍低很多，所以将 SCC 用于子宫颈癌等的筛选检查是不推荐的。⑥有报告说，对牛皮癣，肾衰竭或肺、乳、肝的良性疾病患者，其 SCC 也可出现非特异性血清浓度升高。⑦作 SCC 检测特别应防止汗液污染，汗液的污染可引起假阳性结果。

（五）癌抗原 15 - 3（cancer antigen 15 - 3，CA15 - 3）

CA15 - 3 是一种分子量为 400kD 的糖蛋白。在许多乳癌患者的血清中均可见到有异常升高（>25U/mL），所以临床上常把 CA15 - 3 作为乳腺癌的重要标志物。但有报道在乳癌早期，CA15 - 3 血清水平升高的并不多（仅 10% ~20%），所以在乳癌的早期诊断上意义不大。然而 CA15 - 3 浓度与病情的发展具有良好的相关性，因此通过 CA15 - 3 的测定可很好地跟踪病情的变化和监测治疗的效果。通常在行手术治疗和其他治疗后，CA15 - 3 水平迅速降低的，可作为手术成功或疗效显著的指标；若其血清水平降至正常范围后又再次持续升高，则往往提示已出现复发或转移，而且这种 CA15 - 3 水平的重新升高，一般比临床症状的出现或用诸如 B 超、X 线或 CT 等检出复发或转移的时间要早，所以 CA15 - 3 测定是用做乳癌复发和转移早期诊断的良好手段。

但是应该注意的是 CA15 - 3 血清浓度升高并非为乳癌所特有，在肝癌、胰癌、胆管癌、肺癌、卵巢癌时也可见到血清 CA15 - 3 水平的增高，对乳头瘤及一些肺部或肝部的良性病变，尤其是肝硬化、肝炎及其他一些病毒感染，它也具有一定的敏感性。

（六）癌胚抗原（carcinoembryonic antigen，CEA）

CEA 属于一种肿瘤胚胎抗原，早期胎儿的胃肠管及其他某些组织细胞均有合成 CEA 的能力，孕 6 个月后，CEA 生成量逐渐减少，出生后血中含量极低，但在许多恶性肿瘤患者血清中可发现 CEA 含量有异常升高（>5.0ng/mL）。CEA 是 1965 年从结肠癌组织中提取到的，但它并不是消化道肿瘤的特异抗原，而基本上是属于一种广谱肿瘤标志物，对女性各种肿瘤也都有不同程度的敏感性，如对外阴和阴道的原发癌，敏感性为 40% ~50%，对子宫颈腺癌的敏感性为 50% ~63%，对鳞癌的敏感性为 44% ~52%，而且若与 SCC 同时测定，则可将单独用 SCC 诊断子宫颈鳞癌的敏感性提高 10%。如果将 CEA 与 CA15 - 3 同时测定，在诊断乳癌时敏感性也可提高 10% 左右，而且 CEA 测定在跟踪各种妇科肿瘤的病情变化和观察治疗效果方面更有其较高的临床价值。

（七）组织多肽抗原（tissue polypeptide antigen，TPA）

TPA 是一种分子量为 40kD 的蛋白质，它与细胞的更新和增殖有关，主要存在于胎盘和大部分恶性肿瘤组织中，它一般在增殖细胞的有丝分裂期间分泌旺盛。在早期恶性肿瘤患者血清中 TPA 增高（>130U/L）的检出率可达 70% 以上。例如，对于宫颈鳞癌患者为 32% ~49%，对子宫内膜癌患者为 30% ~35%，对卵巢癌患者则可高达 67% ~85%。但是 TPA 增高与肿瘤发生部位及组织类型并无相关性，所以它对肿瘤特异部位的确定无多大意义，然而在术前测定 TPA 水平增高非常显著的，则往往提示预后不良；癌症患者经治疗病情好转后，TPA 水平再次升高的，常提示肿瘤有复发或转移；TPA 与 CEA 同时测定，还可对良性或恶性的乳腺病变起鉴别作用。

对于肿瘤标志物的测定，应该看到：①目前由于临床的绝大部分肿瘤标志物其肿瘤特异性和器官特异性均较差，因而单纯靠肿瘤标志物的测定还很难对恶性肿瘤作出早期诊断。②虽然各种肿瘤标志物在肿瘤发展期有较高的敏感性（假阴性率低），但在肿瘤早期还是较低的，初期更低（约 5% ~20%），所以除对小范围的高危人群以外，一般用肿瘤标志物对大范围的无症状人群进行早期肿瘤筛选检查是无意义的。③在出现恶性病变时，所分泌的肿瘤标志物的量个体差异很大，因此并不能用测定肿瘤标志物的浓度高低来对不同个体的肿瘤情况进行比较。④对外阴和阴道癌，几乎完全可以通过妇科检查和组织学检查得出诊断，所以并不推荐将肿瘤标志物作为它们的常规检测手段。⑤目前的肿瘤标志物的最大临床用途应该在于通过治疗前后的连续检测来跟踪观察病情变化和对治疗效果作出评估，或对肿瘤的复发或转移作出早期诊断。⑥由于现在肿瘤标志物通常都用免疫学方法进行测定，除了 AFP 和 CEA 以外，大都还没国际标准品，因此同一份标本用不同的方法测定，有可能会得到不同的结果，所以在对病患者监测的连续测试过程中，应尽量避免改变分析系统（包括试剂和仪器），如果不得不改变的话，应作平行试验，以求得结果的一致性。

（八）人附睾上皮分泌蛋白 4

人附睾上皮分泌蛋白 4（human epididymis protein 4，HE4），基因位于染色体 20q12～13.1，全长为 12kb 左右，由 5 个外显子和 4 个内含子组成，分子量为 25kD，含有 2 个 WAP（whey acidic protein）结构域，故也称为核心表位蛋白，即 WFDC2（WAP 4 - disulphide core domain 2）。HE4 基因多种剪切方式，其表达产物是一种分泌性小分子蛋白，是具有保护性免疫作用的蛋白酶抑制剂家族中的一员。

1991 年由 Kirchhoff 等最早发现 HE4 主要表达于人附睾上皮细胞中，被认为是附睾特异性、生殖相关的蛋白，其生物功能尚不清楚。1999 年 Schrnmer 等通过 cDNA 微阵列研究发现 HE4 与卵巢癌密切相关，在卵巢癌组织高表达，但是在癌旁组织中不表达。2003 年 Hellstrom 等通过免疫组化方法及对卵巢癌患者和健康人血清中的 HE4 蛋白水平的比较研究证实，发现 HE4 在卵巢癌组织中表达普遍上调，并且在大多数卵巢癌患者的血清中含量水平升高，证实该蛋白可作为临床诊断卵巢癌的一个新指标。HE4 可以作为预测卵巢癌的依据，有可能成为提高卵巢癌诊断敏感性的新的标志物。

HE4 可通过血清检测，主要在生殖系统、上呼吸道、乳腺上皮、肾脏远曲小管、结肠黏膜中表达，正常卵巢表面上皮中无 HE4 表达；在卵巢浆液性癌中的表达水平最高，在肺癌、乳腺癌、移行细胞癌、胰腺癌中 HE4 也有中到高水平表达，在结肠癌、肝癌、胃癌、前列腺癌中多为低水平表达。

HE4 在不同类型卵巢癌中的表达不同，在卵巢内膜样癌和高分化浆液性卵巢癌中具有较高的表达，而在透明细胞癌和黏液性卵巢癌中的表达水平较低，甚至不表达，这说明 HE4 对不同类别卵巢癌有着不同的预测价值。HE4 有较好的血清敏感度和特异度，就单一标志物而言，HE4 在良性疾病中的表达 < CA125，有较好的特异性；就组合标志物而言，Moore 等研究结果发现 HE4 与 CA125 联合检测不仅在不同的肿瘤标志物组合中敏感度最高，而且 HE4 还可增加 CA125 的敏感性和特异性，具有极高的预测性。由于 HE4 与 CA125 具有一致性，因此 HE4 可以作为监测卵巢癌患者病情变化的标志物，用于监测卵巢癌患者的病情变化，尤其是 CA125 水平与患者临床状态不相符的情况。Havnilesky 等研究发现 HE4 在卵巢良、恶性肿瘤的鉴别方面具有极高的灵敏性和特异性，能较早发现肿瘤复发，说明 HE4 可以作为临床上检测卵巢癌患者病情转归的手段之一，也是卵巢癌复发的标志物。

卵巢恶性肿瘤与卵巢子宫内膜异位症鉴别诊断中的意义：CA125 在所有类型的内膜异位症中均升高；而 HE4 在非卵巢性子宫内膜异位症中升高，在卵巢性子宫内膜异位症中却下降。应用 HE4 联合 CA125，诊断卵巢癌的准确度最高可达到 81.9%。肿瘤术后复查指标：HE4 联合 CA125 测定不但有助于对卵巢良恶性肿瘤的鉴别，而且 HE4 也是监测卵巢癌术后治疗效果及有无复发的重要指标。血清 HE4 检测可能是鉴别卵巢上皮性癌的良好指标，国内目前尚缺乏大样本的实验数据以进一步证实 HE4 作为卵巢上皮性癌肿瘤标志物的必要性，因此有必要从临床诊断、肿瘤随访等多方面开展广泛研究，并找出适合我国的 HE4 参考值范围。

综上可见，HE4 作为一种新型的肿瘤标志物，在卵巢癌的早期诊断、监测卵巢癌患者病情转归及预后方面有着广阔的临床应用前景，其价值有待进一步深入研究。

（白冀蓉）

第二节 妇产科疾病的影像检查

影像学检查对妇产科疾病的诊断具有重要的价值。20 多年以前，用于妇产科疾病的主要影像学方法和其他临床学科一样，主要是常规 X 线平片、造影和超声。考虑到 X 线的辐射损害，在产科的检查方面有一定的顾虑和限制。影像学诊断妇产科疾病的能力也是比较有限的。最近 20 多年来，影像学的飞速发展，在妇产科疾病诊断的领域不断拓宽，水平也不断提高，选择影像学方法与过去相比，也有了重大改变。

近20多年来，妇产科疾病诊断出现的最大变化是随着超声诊断技术的进步和超声检查的广泛应用，目前超声已是妇产科，尤其是产科的一项基本检查方法，在妇产科检查和诊断上起主导作用。但是这里可能会掩盖了另一种倾向，这就是 CT 和 MR 等先进的医学影像诊断方法在妇产科的应用和其他临床学科相比，似乎受到重视的程度不够，尤其是在我国，CT 和 MRI 在妇产科疾病的诊断方面应用相对较少和不足。为此，在本节介绍各种常用医学影像方法的同时，侧重介绍 CT 和 MRI 两种影像技术在妇产科的应用。

一、常规 X 线检查

（一）骨盆平片和透视

用于骨盆测量，了解骨盆形状、大小、有无畸形及骨质病变。观察盆腔内的钙化灶（炎症，结核）的后遗改变及畸胎瘤，宫内节育器等。过去还曾用于妊娠和胎儿的诊断，如多胎、畸胎、死胎及前置胎盘等。但考虑到 X 线对胎儿的辐射损害，多已不用，代之以超声检查。

（二）子宫输卵管造影

主要用于检查女性不孕症。包括子宫输卵管畸形、炎症、结核、输卵管积水及子宫疾病等。方法是将一锥形填塞器置于宫颈外口，经填塞器向宫腔内缓慢注入碘水或碘油，以显示子宫形态、输卵管是否通畅及造影剂在腹膜腔内自由弥散的情况。妇科急性炎症、月经期、子宫出血和妊娠期禁用。

（三）消化道造影和尿路造影

可作为鉴别诊断的重要手段。采用消化道气钡双重造影和静脉肾盂输尿管造影。检查目的：①鉴别生殖器肿瘤是原发还是转移。如卵巢库肯勃（krukenberg）瘤多继发于消化道原发瘤。②了解妇科肿瘤是否侵犯消化道和泌尿器官。如卵巢癌常侵犯乙状结肠和（或）盲肠、输尿管等。③了解盆腔脏器有否受压移位、粘连、瘘管、畸形等。

（四）盆腔动脉造影

与其他器官系统的血管造影一样，应用赛丁格（Seldinger）技术，经皮穿刺股动脉插管，将导管置于腹主动脉分叉处或髂总，或髂内动脉，然后注射造影剂进行造影。可显示髂内动脉及子宫动脉，置于肾动脉稍下方造影，可显示卵巢动脉。此种血管造影的适应证为：①血管性疾病，如动脉瘤和血管畸形等。②确定盆腔内肿瘤的供血动脉来源、数量。③经导管做介入治疗，如注射血管收缩药止血；注射抗癌药和（或）栓塞治疗妇科肿瘤等。

二、超声检查

超声在妇产科的应用已有近半世纪的历史。由于超声对人体损伤小，目前被认为是无创性检查；且可重复检查，诊断迅速、准确率高，当今已成为妇产科首选的影像学诊断方法，为医疗和科研提供较为可靠的依据。但是，当超声波在人体组织内传播时，可将超声能量转变为热能，引起局部组织升温导致其结构及功能发生改变，被称为超声的生物学效应。因此，对超声检查的时间及超声输出功率国际行业学会有一定的界定。目前妇产科使用的超声仪器，其功率应小于国际规定的安全阈。一般早孕期检查的时间应不超过 3 分钟，而且是非定点的滑行检查，对胚胎是基本安全。另外，由于超声操作者个人技术和判断能力各异在某种程度上会影响对诊断的准确性。

（一）方法

检查者在行超声检查前要详细阅读病历和临床要求超声波检查的目的。妇产科常用的超声检查分为经腹及经阴道两种途径。超声仪器常用"灰阶实时二维（B 型）超声诊断仪"及"彩色多普勒超声仪"。

1.B型超声检查方法　应用二维超声诊断仪,又称B型超声诊断仪,在荧光屏上以强弱不等的光点、光团、光带或光环,显示探头所在部位脏器或病灶的断面形态及其与周围器官的关系。

(1)经腹部B型超声检查:探头一般选用3.5Hz。为形成良好的"透声窗",应适度充盈膀胱。患者取仰卧位,暴露下腹部,检查区皮肤涂耦合剂。检查者手持探头以均匀适度的压力滑行探测观察。根据需要做纵断、横断和斜断等多断层面扫查。

(2)经阴道B型超声检查:选用高频探头5~7.5Hz,可获得高分辨率图像。

检查前,探头需常规消毒,套上一次性使用的橡胶套(常用避孕套),套内外涂耦合剂。患者需排空膀胱,取膀胱截石位,将探头轻柔地放入患者阴道内,根据探头与监视器的方向标记,把握探头的扫描方向。不需充盈膀胱,操作简单易行,无创无痛,尤其对肥胖患者或盆腔深部器官的观察效果更佳。但超出盆腔的肿物,图像欠佳;未婚者也不宜选用。

2.彩色多普勒超声检查　彩色多普勒和频谱多普勒同属于脉冲波多普勒,它是一种面积显示性显像技术。原理是利用超声波仪器探头发射出的声波进入人体血管后,血管内的主要成分红细胞接受声波并且再反射至探头,探头的发射频率和经红细胞反射接受回来的频率之间的频移。在妇产科领域中,用于评估血管收缩期和舒张期血流状态的常用三个指数为阻力指数(RI)、搏动指数(PI)和收缩期、舒张期比值(S/D)。

彩色超声波的探头也包括腹部和阴道探头。患者受检前的准备以及体位与B超相同。

(二)临床应用

1.B型超声检查法　如下所述。

(1)围生期应用:测定胎儿发育,有无胎儿畸形;测定胎盘位置、胎盘成熟度及羊水量。

1)正常妊娠

A.早期妊娠:妊娠5周时可见妊娠囊图像(圆形光环,中间呈无回声区);妊娠5~6周可见胎心搏动;妊娠6~7周,妊娠囊内出现强光点,为胚芽的早期图像。妊娠8周初具人形,可测量头臀径,以估计胎儿的孕周,即孕周=头臀径+6.5。

B.中晚期妊娠

a.胎儿径线测量:胎头表现为边界完整、清晰的圆形强回声光环,并可见大脑半球中线回声以及脑组织的暗区。测量垂直于中线的最大径线即为双顶径(BPD)。若双顶径≥8.5cm,一般提示胎儿成熟。在妊娠中、晚期,胎儿脊柱四肢、胸廓心脏、腹部及脐带均明显显示,以判断有无异常。根据胎儿生长的各种参数,如双顶径、头围、腹围、股骨长度以及各参数间的比例关系,连续动态观察,以判断孕周。其值低于正常,或计算出的体重小于孕周的第十百分位,即可诊断胎儿发育迟缓。根据胎头、脊柱及双下肢的位置可确定胎产式、胎先露及胎方位。

b.胎盘定位:妊娠12周后,胎盘轮廓清楚,为一轮廓清晰的半月形弥漫光点区,通常位于子宫的前壁、后壁和侧壁。胎盘位置的判定对临床有重要的指导意义,如宫内介入操作时可避免损伤胎盘和脐带;判断前置胎盘和胎盘早剥等。随着孕周增长,胎盘逐渐发育成熟。Grannum等根据胎盘的绒毛板、胎盘实质和胎盘基底层三部分结构变化进一步将胎盘成熟过程进行分级,分为0级、Ⅰ、Ⅱ、Ⅲ级。目前国内常用的胎盘钙化分度是:Ⅰ度:胎盘切面见强光点;Ⅱ度:胎盘切面见强光带;Ⅲ度:胎盘切面见强光圈(或光环)。

c.羊水量测定:羊水呈无回声的暗区。妊娠晚期,羊水中因有胎脂成分,表现为稀疏的点状回声漂浮。妊娠早、中期羊水量相对较多,至妊娠晚期羊水量逐渐减少。单一最大羊水暗区垂直深度>7cm为羊水过多;<2cm为羊水过少。若用羊水指数法,则为测量四个象限的最大羊水深度相加之和,如>20cm为羊水过多;<7cm为羊水过少。

d.确定胎儿性别:最早在妊娠20周可辨认性别,一般在妊娠28周以后准确率较高。

2)异常妊娠

a.鉴别胎儿存活:若胚胎停止发育则胚囊变形,不随孕周增大反而缩小;胎芽枯萎;胎心搏动消失。中孕后胎死宫内者为胎体萎缩,胎儿轮廓不清,颅骨重叠;无胎心及胎动;脊柱变形,肋骨排列紊乱，胎儿颅内、腹内结构不清，羊水暗区减少等。

b. 异位妊娠：异位妊娠时宫腔内无妊娠囊，而附件处可探及边界欠清、形状不规则的包块。如在包块处探及圆形妊娠囊，其内有胚芽或胎心搏动，则能在破裂前得到确诊。宫外孕流产或破裂时还可见到子宫直肠陷凹内或腹腔内有液性暗区。

c. 葡萄胎：典型的完全性葡萄胎为子宫增大，多大于孕周；宫腔内无胎儿及附属物；子宫腔内充满弥漫分布的蜂窝状大小不等的无回声区，其间可见边缘不整、境界不清的无回声区，为并发宫内出血的图像。当伴有卵巢黄素囊肿时，可在子宫一侧或两侧探到大小不等的单房或多房的无回声区。

d. 多胎妊娠：显示两个或多个胎头光环、两条或多条脊椎像。

e. 胎儿畸形：如脑积水、无脑儿、脊柱裂等。

（2）盆腔肿块

1）盆、腹腔包块的定位或（和）定性：卵巢肿瘤表现为卵巢增大，内为单房或多房的液性无回声区。如肿块边缘不整齐，欠清楚；内部回声强弱不均或无回声区中有不规则强回声团；或（和）累及双侧卵巢并伴腹腔积液者应考虑有卵巢癌的可能。盆腔炎性包块因与周围组织粘连，境界不清；积液或积脓时为无回声或回声不均。

2）来自子宫的肿块：子宫肌瘤时子宫增大，可伴有形状异常，切面呈凹凸不平的隆起；肌瘤发生变性时可见瘤体内回声减低甚至为低回声；壁间肌瘤凸向宫腔或黏膜下肌瘤时可使子宫内膜移位或变形。子宫腺肌症的声像特点是子宫均匀性增大；子宫断面回声不均匀，有低回声和强回声区，也可见小的无回声区。并发腺肌瘤时子宫呈不均匀增大，其内散在小蜂窝状无回声区。子宫内膜息肉或内膜癌者可见宫内不均质回声。

（3）其他：①子宫畸形；②探测宫内节育器位置；③监测卵泡发育。

2. 彩色多普勒超声检查法 如下所述。

（1）在产科领域中的应用

1）母体血流：子宫动脉血流是评价子宫胎盘血循环的良好指标之一。在妊娠早期，子宫动脉的血流与非孕期相同，呈高阻力低舒张期血流型。从妊娠 14～18 周开始逐渐演变成低阻力并伴有丰富的舒张期血流。子宫 RI、PI 及 S/D 均随孕周的增加而减低，且具有明显的相关性。而且，无论是单胎或双胎妊娠胎盘侧的子宫动脉的血流在整个孕期均较对侧丰富。此外，还可以测定卵巢和滋养层血流。

2）胎儿血流：目前可对胎儿脐动脉、大脑中动脉、主动脉及肾动脉等进行监测。尤其是测定脐动脉和大脑中动脉的血流变化已成为常规检查手段。在正常妊娠期间脐动脉血流的 RI、PI 和 S/D 与妊娠周数有密切的相关性。在判断胎儿宫内是否缺氧时，脐带动脉的血流波形具有重要意义，如果脐带动脉血流舒张末期血流消失进而出现舒张期血流的逆流，提示胎儿处于濒危状态。

3）胎儿心脏超声：彩色多普勒可以从胚胎时期原始心管一直监测到分娩前的胎儿心脏，一般认为妊娠 24 周后是对胎儿进行超声心动监测较清楚。

（2）在妇科领域中的应用：利用彩色多普勒超声可以很好地判断盆、腹腔肿瘤的边界以及肿瘤内部血流的分布，尤其对恶性滋养叶细胞疾患及卵巢恶性肿瘤，其内部血流信息明显增强，该区域血流阻力指数 <0.4 时，提示肿物恶性可能性较大。

三、CT 检查

这里仅指对盆腔的检查。盆腔内脂肪含量较丰富，诸器官之间具有良好的天然对比，盆腔器官受呼吸运动和肠蠕动的影响也较小，非常适宜 CT 检查。通常在 CT 检查前，常规用 1.5%～3% 的含碘水溶液灌肠，以标记直肠和乙状结肠。放置阴道栓标记阴道。膀胱充盈尿液。一般先做盆腔平扫，选择性静脉注射含碘水溶性造影剂，做增强扫描。增强后，子宫密度均匀增加，膀胱内因混有经肾脏分泌的造影剂而呈略高密度，血管和输尿管显示为高密度，较平扫易于识别。增强扫描可以显示妇科肿瘤的血供情况，各种病变增强程度、速度、均匀程度及形态均有所不同，这些特点有助于鉴别诊断。

（一）正常女性盆腔 CT 解剖

1. **子宫体**　在 CT 上显示为横置的密度较高的梭形影像，CT 值与肌肉相近，宫体中央密度略低区为宫腔。子宫大小受年龄和生理状态的影响，一般成人前后径在 1.5～3cm，左右横径为 3～5cm，老年人子宫较小。宫颈在宫体的下方，若阴道内有阴道栓标记，则不难辨认。子宫位于膀胱后、直肠前，CT 上可以清楚显示子宫膀胱凹陷和子宫直肠凹陷（道格拉斯窝）。

2. **卵巢**　位于子宫侧壁和髋臼内壁之间，前方为髂外血管，后方为髂内血管和输尿管，大小约为 1cm×2cm×3cm。CT 上不是总能清楚显示卵巢的。卵巢大小也随内分泌周期变化。

（二）女性盆腔 CT 检查常见的适应证

1. **宫颈癌和子宫肿瘤**　宫颈癌的分期诊断对临床治疗至关重要。CT 较多地用于分期诊断，而较少用于早期诊断。子宫肌瘤表现子宫外形改变、宫腔变形移位、增强后肌瘤密度偏低一般不难诊断。子宫体癌又称子宫内膜癌，显示宫腔扩大，其内有不规则软组织影，密度低于子宫肌层，有时并发低密度的坏死液化和宫腔潴留液。

2. **卵巢囊肿、卵巢肿瘤**　单纯卵巢囊肿，CT 表现为囊性密度，CT 值约为 0～20HU。囊性畸胎瘤表现为密度不均匀的低密度肿块，内含多种组织如脂肪、软组织、牙或骨组织。皮样囊肿的囊壁常有钙化。卵巢囊腺瘤常较大；浆液性囊腺瘤可为单房或多房，壁薄；黏液性囊腺瘤囊壁较厚，常为多房性；CT 值提示囊腺瘤内为液体，增强扫描囊腔和囊壁均不增强。囊腺瘤与囊腺癌在影像上不易鉴别。卵巢恶性肿瘤呈囊实性肿块影，实性部分 CT 值 40～50HU。增强扫描可有不同程度的增强。卵巢癌可产生腹腔积液，少数病例可见腹膜腔和大网膜转移，后者表现为贴近前腹壁的增厚的不规则软组织影像，称"网膜饼征"。

3. **附件积液、血肿**　积液表现为 CT 值 10～20HU 的区域，边界清，不增强。新鲜血肿平扫表现为较高密度，CT 值约为 50～80HU。

4. **盆腔感染和脓肿**　盆腔感染一般限于输卵管，表现为输卵管炎。有时感染蔓延至卵巢，形成输卵管－卵巢脓肿。影像学表现缺乏特异性，常常与肿瘤难以鉴别。参考临床表现，如有发热、血白细胞计数增高，提示脓肿。典型的脓肿，增强 CT 有薄壁坏形增强，外围一圈低密度的水肿，形成所谓"晕征"，比较有特征性。此外阑尾脓肿和起源于肠道感染（例如肠憩室炎）的脓肿也常位于盆腔内，需要与子宫输卵管脓肿鉴别。

5. **与非妇科疾病的鉴别诊断**　女性盆腔内肿物多数来源于子宫和附件，但是也有少数盆腔肿物原发于肠道（如阑尾脓肿，乙状结肠穿孔继发脓肿）、神经（如节细胞神经瘤）、盆腔内腹膜外起源的肉瘤等，有可能被误诊妇科肿瘤，或者难于鉴别。CT 和 MR 等影像学检查，能比较清楚地显示横断面解剖，借助肿物与周围器官的关系（例如与输尿管的关系），比较容易鉴别肿瘤来源于腹膜腔内或来源于盆腔腹膜外非女性生殖器官。

四、MRT 检查

盆腔内富含脂肪以及盆腔脏器较少受呼吸影响，这两个特点同样也使盆腔成为比较适合 MRI 成像的解剖部位之一。与 CT 比较，MRI 成像的软组织分辨率较高，图像质量较好。最大的优点是可以多方位成像，如轴位、矢状位、冠状位及任意方向的图像。这些图像比较直观，可以清楚显示生理的和病理的解剖关系，容易被临床医生理解。MRI 无射线的辐射损伤。需要提到的是有人认为 MRI 检查可能对胎儿有潜在的危害。主要是由于在 MRI 检查中应用射频磁场，后者产热使局部温度升高，对胎儿可能产生危害，所以产科应用 MRI 检查要审慎。然而，总的评价，MRI 对骨盆内脏器和病变的显示及诊断准确性优于 CT 和超声，预计在妇产科疾病的诊断中会发挥越来越重要的作用。

（一）正常女性骨盆的 MRI 解剖

MRI 经常采用自旋回波序列的 T_1 加权和 T_2 加权成像技术，显示横断面、矢状面和冠状面图像。阴道适宜于在矢状面上观察，膀胱内的尿液和直肠内的气体为显示阴道提供了良好的对比。在 T_1 加权像上阴道显示为较低信号，黑色，在 T_2 加权像上则信号稍高，灰黑色。子宫颈在矢状面和横断面上显示较好，在 T_2 加权像上宫颈管内黏膜呈线状高信号，白色；宫颈呈中等强度信号。生育期妇女子宫体在矢状面和横断面显示最好，在 T_1 加权像上宫体显示为中等强度信号，分辨率较差；而在 T_2 加权像上有较好的分辨率，宫体可分为三种信号：宫腔黏液及内膜显示高信号，子宫肌层显示为偏高的中等强度信号，两者之间有一薄而较低信号的中间层。在子宫前方的膀胱，T_1 加权像上为低信号，T_2 加权像上为高信号。卵巢在 T_1 加权像上为中等信号，但大约只有半数病例可以见到。

（二）妇产科疾病 MRT 检查的主要适应证

1. 子宫肿瘤　包括宫颈癌、子宫肉瘤、子宫内膜癌和子宫肌瘤等。宫颈癌在 T_1 加权像上难以识别，在 T_2 加权像上表现为信号增高的肿块，宫颈管增宽，正常分层消失。矢状面易于表现肿瘤是否侵犯周围组织。子宫内膜癌在 T_1 加权像上表现为宫内略低信号肿块，在 T_2 加权像上表现信号增高。子宫肌瘤在 T_1、T_2 加权像上均呈中等或略低信号，如伴有坏死囊变，则囊变区在 T_1 加权像上低信号，T_2 高信号。

2. 卵巢肿瘤　包括恶性和良性肿瘤，囊肿及转移瘤等。卵巢癌显示为轮廓不规则肿块，T_1 加权像上肿瘤呈中等信号，介于液体与肌肉信号之间。T_2 加权像上，肿瘤信号不均匀：液化坏死部分为高信号，实质性部分信号轻度增高。卵巢转移瘤与卵巢癌表现相似，必须以有无原发癌来鉴别。卵巢畸胎瘤以含有较多脂肪为特征，脂肪在 T_1 加权像上为高信号，在 T_2 加权像上仍为较高信号，但比 T_1 加权像上的低。

3. 盆腔疾病　盆腔脓肿、盆腔原发性肿瘤、转移瘤。

4. 胎儿畸形　MRI 诊断胎儿畸形有很大意义，但也有缺点。除了上述温度升高外，还需要麻醉胎儿，制止胎动，麻醉剂对胎儿有一定的危险。

5. 女性生殖器先天畸形　女性生殖系统先天畸形是不育症的原因之一。过去多用子宫输卵管造影显示子宫和输卵管畸形，确定类型，但不能发现卵巢异常。超声检查和 CT 检查能诊断出大多数子宫畸形，并可发现卵巢发育小或不发育。MRI 因其较高的软组织分辨率和多方位成像的能力，能清楚显示各种类型子宫畸形，诊断准确率优于 CT。

6. 子痫　MRI 检查子痫和先兆子痫方面非常可靠。有先兆子痫的孕妇，脑 T_2 加权像上深部脑白质呈高信号。子痫患者灰白质交界处信号增高，尤其是脑后部皮质有水肿和出血。子痫伴发的严重血管痉挛可以用 MRI 血管造影证实。

五、正电子发射体层显像（PET - CT）检查

正电子发射体层显像（positron emission tomography，PET）检查是将放射性核素与特定分子结合后注入体内，利用放射性成像的一项检查技术。肿瘤显像常用的示踪剂 ^{18}F - FDG（氟代脱氧葡萄糖）的分子结构与葡萄糖类似，进入体内后能被细胞通过葡萄糖转运机制摄取，但不会被进一步代谢，也不能透过细胞膜，而是保留在细胞内。所以，PET 检查除了能显示组织器官的形态外，还能够反映组织的糖摄取和利用率，被称为"活体生化显像"。肿瘤组织中细胞增生活跃、细胞膜葡萄糖载体增多和细胞内磷酸化酶活性增高等生物学特征，使得肿瘤细胞内的糖酵解代谢率明显增加。而 FDG 在细胞内的浓聚程度与细胞内葡萄糖的代谢水平高低呈正相关，一般来说，肿瘤恶性程度越高，FDG 摄取越明显。利用肿瘤细胞"捕获"FDG 的能力增高的特点，不仅可早期发现和确定恶性肿瘤原发灶的部位、大小、代谢异常程度，还可以准确测定转移肿瘤的淋巴结及远处转移。

一般认为 CT 可显示 1cm 以上病灶，而 PET 可显示直径 0.5~0.6cm 病灶。CT 一般依靠淋巴结大小诊断淋巴结转移，但相当比例的转移，特别在早期，并不造成淋巴结的肿大，反之，肿大淋巴结也不一定都有转移。这种情况下，淋巴结的代谢状况，特别是通过减薄的 PET 断层像，可大大提高临床诊断的可信度。在肿瘤手术治疗后，受瘤床局部及周围治疗后瘢痕等的影响，有时难以用 CT 鉴别治疗后改变与复发，PET 可相对特异性显示复发灶的高代谢和治疗瘢痕的低代谢特点，从而有助于鉴别诊断。

1. PET 在卵巢肿瘤的应用　PET 在妇科肿瘤目前多用于卵巢癌和宫颈癌治疗后的早期复发。血 CA125 检测对卵巢癌虽然较敏感但缺乏定位诊断信息，而其他影像学检查发现病灶时，往往病灶已经较大，延误进一步治疗。Roloert EB 等报道 3 例 CA125 逐渐升高，CT 或 MRI 阴性，PET 发现病灶者，手术证实存在直径 1～3cm 病灶。此外 PET 对于肠壁转移性癌有较好效果，而 CT 和 MRI 效果差。

此外 PET 尚应用于以下情况：①对于通常影像学检查结果有冲突时可应用 PET 鉴别；②对于影像学检查可疑复发的患者，鉴别是肿瘤复发还是术后改变；③卵巢癌治疗后完全缓解的患者出现进行性 CA125 升高，而临床及常规影像学检查均未见肿瘤复发的迹象，可应用 PET 了解有无复发及复发部位决定进一步处理方案；④PET 检查可以作为二次探查术前的辅助检查。但目前认为 PET 不能代替二次探查术，因为对于腹膜表面弥漫小结节，PET 敏感性差；⑤卵巢恶性肿瘤，未行明确分期的手术，诊断为早期，可行 PET 检查，了解病灶残留，协助提供分期信息。决定是否需要再次手术；⑥对于术前 CA125 不升高或 CA125 改变不明显的患者 PET 可用来随访是否复发及治疗效果；⑦对于以远处转移为主的患者，即卵巢正常大小的卵巢癌综合征，往往表现为早期远处淋巴结转移，可应用 PET 术前了解病变范围，决定治疗方案；⑧对于 CA125 升高复发的患者，PET 可了解是局部复发还是弥漫性病变，以决定再次肿瘤细胞减灭术还是二线化疗；⑨对于应用 PET 早期评价卵巢癌化疗效果尚有争议。

2. PET 在监测宫颈癌复发中的应用　文献报道 30% 的浸润性宫颈癌患者在接受初次治疗后会复发，复发宫颈癌的确诊有很大的困难性。由于对宫颈癌复发的检测手段有限：B 超、CT、MRI 及血清学检查很难发现早期的复发病灶，复发常见：20%～40% 宫颈癌患者初治时已经是晚期。早期发现很重要：为进一步治疗提供依据。PET 检测宫颈癌复发敏感性和特异性分别为 75% 和 100%。阳性和阴性的预测值分别为 75% 和 100%。

复发部位：在接受了广泛性全子宫切除的患者，只有 25% 的患者会发生阴道残端的复发，或是盆腔局限性的复发。在接受放疗为主的患者中 76% 的患者会是局限在盆腔的复发，24% 患者会是远处的复发。

早期发现困难：当然愈早发现复发愈好，早期发现局限性的复发病灶，常常是可以治疗的，但是很多情况下是无法发现早期复发病灶的。

接受 PET 检查的时间：一般有症状后再发现宫颈癌的复发常常是晚期或广泛的复发病灶，就会失去治疗机会，生存率大大降低。

有临床症状而行性 PET 检查的患者全部均发现有复发的病灶，因此有临床表现后的复发常常不是早期的，Boclurka 证实，在没有症状的患者中行 PET 检查发现复发为早期，比那些有症状而行 PET 检查发现复发的患者预后要好得多。

其他检查手段与 PET 比较：Pak 等认为，PET 这一方法远远优于 CT，他的研究表明，CT 对于宫颈癌复发的检测敏感性和特异性分别为 77% 和 83%，而 PET 对宫颈癌复发的检测敏感性和特异性分别为 100% 和 94%。Rose 认为 PET 对于淋巴结阳性的检测优于 CT。

PET 在宫颈癌复发的检测中是一种很好的有效的手段，尤其在没有症状的患者中可以发现早期的病灶。对于没有症状的患者 PET 检查可以发现早期病灶，可以得到及时的治疗，从而有很好的预后。这样的结果是令人欢欣鼓舞的。

但 PET 是否使其成为宫颈癌复发检测的常规手段还有待进一步的研究，而且何时开始对患者进行 PET 检查，多久重复一次，都有待进一步研究。

PET 检查价格昂贵，不能用于常规检查。示踪剂的高度生理性决定了 PET 结果受机体内外多种因素的敏感性，如组织摄取 ^{18}F-FDG 与血糖浓度有关，有胰岛素依赖性，因此糖尿病可能影响 ^{18}F-FDG 显像表现。PET 的分辨率还不足以显示极小的病灶（一般认为，受分辨率影响，专用 PET 的探测下限为 0.5～0.6cm），或受部分容积效应的影响显示标准摄取值过低，可以造成假阴性结果。病变的生物学特性也会引起判断上的失误，如肿瘤生长较缓慢，糖代谢增高不明显或一些肿瘤的代谢变异（如透明细胞癌），使 ^{18}F-FDG 摄取降低或排出过快，可出现假阴性。由于手术创伤放疗后组织修复、盆腹腔炎症等都可以影响非肿瘤组织的糖摄取率，根据 PET 检查的成像原理和特点，这些情况下一般不适宜短期内进行 PET 检查。

PET 显示代谢活性，CT/MRI 提示解剖信息，因而 PET – CT/PET – MRI 对于肿瘤鉴别和定位诊断有更加明显的优势，假阳性率和假阴性率均较低。PET – CT/PET – MRI 检查促进了临床 PET 的发展，弥补了形态学影像技术及单独 PET 的不足，在腹腔、盆腔恶性病变诊断中优越性更为明显。

（白冀蓉）

第三节　妇产科输卵管镜检查与诊断方法

一、简介

输卵管和腹膜因素一直是导致不孕症的主要因素。诸如感染、子宫内膜异位症、手术损伤等一系列的病理过程可导致输卵管近端、输卵管远端或输卵管周围损害。目前，输卵管阻塞的诊断主要依赖传统的子宫输卵管造影（HSG）、宫腔镜和腹腔镜检查。显影良好的 HSG，对于最初评价子宫和输卵管是最有价值的。

随着器械的更新，纤维内镜的发展，出现一种新的检查技术——输卵管镜。其中包括经阴道输卵管镜或经子宫插入的配有或不配有宫腔镜的纤维（光）束卵管镜。这一检查技术使得进入输卵管成为可能，提高对输卵管疾病的诊断，并可进行输卵管阻塞的治疗或植入配子或胚胎以进行 IVF。

纤维内镜的发展使内镜下评估输卵管成为可能。这一技术包括两种基本的检查方法：伞端输卵管镜和子宫输卵管镜。前者由输卵管伞端进入输卵管，观察伞端至壶腹部与峡部的交界。子宫输卵管镜经宫颈进入输卵管，观察输卵管间质部至伞端。通常不需要在全身麻醉下进行。由于不孕症患者中，10% ~ 20% 存在近端输卵管阻塞，因此，不能进行子宫输卵管镜检查。

输卵管镜检查可提供较单纯腹腔镜下输卵管通液术或 HSG 更敏感的信息。目前的诸如腹腔镜或 HSG 技术，仅有一部分输卵管的因素不孕症可以被诊断，而其中许多病例则被误诊。一研究表明，对 HSG 诊断为近端输卵管阻塞的 8 例不孕妇女进行输卵管镜检查来评估输卵管阻塞的病因：8 例中的 12 条输卵管，有 5 条输卵管发现多处阻塞，5 条显示正常（其中 2 例患者未经治疗即妊娠），而另一患者的 2 条输卵管经检查发现可进行输卵管阻塞的治疗。另一研究为 5 个不孕症中心的前瞻性临床研究，对比输卵管镜和传统的腹腔镜下输卵管通液术和 HSG 检查。腹腔镜下输卵管通液术和 HSG 检查后诊断为近端输卵管阻塞 16 例妇女（22 条输卵管）为 1 组，4 例（7 条输卵管）原因不明的不孕症妇女为 2 组。在输卵管镜下，输卵管全部通过率达 83.8%，1 组中 85% 的输卵管检查全部通过，35% 管腔显示正常。2 组中 40% 的输卵管显示不正常，因而 52.4% 的妇女因进行输卵管镜检查而改变治疗方案。传统的腹腔镜下输卵管通液术和 HSG 检查诊断为输卵管疾病的 75 例妇女，进行诊断性或治疗性输卵管镜检查，52 例（46%）输卵管黏膜显示为正常。这些研究证明输卵管镜检查可提供有关输卵管腔的有价值的信息，这些信息与传统的检查技术相关性差。近端输卵管阻塞时，输卵管镜检查即可获得可靠的腔内图像。尽管有相关文献表明腹腔镜的诊断和输卵管镜下的发现有一定相关性，但这些关系并不十分一致，因此输卵管镜在计划处理近端输卵管阻塞时有一定作用。输卵管镜检查提高了我们准确诊断输卵管疾病的能力。越来越多的人认为，内镜评估输卵管将成为不孕症评价的标准之一。

二、适应证

应用各种输卵管镜检查方法，可以代替现有的有创性不孕症检查。输卵管镜检查的适应证如下：

（1）不明原因的不孕症患者。

（2）双侧或单侧输卵管近端或远端阻塞的不孕症患者。

（3）异位妊娠输卵管切除术后的不孕患者，评估残余输卵管长短和损伤情况。

（4）应用于显微外科手术前：一研究评估显微外科手术前输卵管镜检查的必要性。105 例患者进行输卵管镜检查，检查为正常者妊娠率为 69%，而输卵管有病变者妊娠率仅为 17%。异位妊娠率为 2%。

因此显微外科手术前进行输卵管镜检查对正确选择病例是有益的。

为获得输卵管镜检查后更好的诊断和治疗，可以根据以下标准选择不孕症妇女：20～40岁妇女，正常性生活2年未孕，排卵正常，伴侣精液检查正常。

三、技术

输卵管镜是一种微型可弯曲的光导纤维内镜，外径为0.5mm，可以通过输卵管的全长，进行有效观察，描述管腔的结构、腔内的变化和黏膜表面的情况来评价输卵管。输卵管镜检查可在腹腔镜监护下进行，经阴道途径，应用同轴技术，配合导丝引导，将Teflon管沿导丝导入，然后将导丝换为3000像素0.5mm可弯曲的输卵管镜，在腹腔镜监护下退出。

一种简化的输卵管镜技术——无宫腔镜的输卵管镜技术业已发展起来，输卵管镜技术已成为一种理想的技术，在直视下进行输卵管套管的放置，配子或胚胎移植。

输卵管镜检查有时还会遇到一些小困难，约8%～10%在试图插入导丝时引起输卵管口痉挛，此时等待痉挛消失后插管便可成功。应注意输卵管镜检查时，若在接近子宫输卵管开口处冲洗、插导管，或快速转动会引起无麻醉的患者突发剧烈疼痛。

在一些大的医疗中心，这些技术已完善。插管率、手术时间、妊娠率、并发症发生率和预测输卵管镜也有一定水平。插管率平均为91%～94.5%。平均手术时间为每一输卵管19分钟，手术时间为30～40分钟，手术医生的经验丰富则手术时间短。约71%以上的病例输卵管管腔被完整畅通观察。由于技术原因约11%输卵管镜检查没能通过整个输卵管。

四、镜下所见

输卵管镜检查以无创的方法确定输卵管腔上皮的正常或异常情况。正常或异常上皮的特征性变化可见于输卵管的间质部、峡部、壶腹部和伞端。输卵管黏膜病变包括：堆积的碎片、非阻塞性输卵管内粘连、息肉、狭窄或完全的输卵管纤维性阻塞。大多数病变局限于输卵管近端的1/3，在子宫输卵管开口延伸到壶腹部与峡部交界部之间。

研究发现，输卵管镜检查确定有14例正常形态的管腔和16例病变形态，病变包括管腔梗阻或扩张，管腔粘连，黏膜受损。但组织学病理证实为17例正常，13例有病理情况。所以输卵管镜检查的敏感性和特异性分别为0.85和0.71；阳性和阴性预测值为0.69和0.86。这一研究结论为输卵管镜检查并成功分辨正常和病理情况提供了帮助，还可提供图文影像解释。

另一研究检查73例输卵管，72例成功插管（98.6%）。68例检查可达到壶腹部（94.4%）。平均手术时间为24.7分钟。术前其他检查未发现近端输卵管病变的，行输卵管镜检查发现30.3%存在近端输卵管疾病，57.5%有远端输卵管病变。

一个多中心研究报道了输卵管镜的局限性，研究涉及367例患者，输卵管镜进入输卵管困难，即使是可以进入输卵管，健康输卵管光源反光或白色光影响视野以及输卵管内粘连仍然是存在的主要问题。尽管一些生殖中心还在进行输卵管镜检查，许多当初开展输卵管镜手术的医生已经开始对输卵管镜失去兴趣，输卵管镜的应用已逐渐减少，相关研究已很少。

五、治疗

输卵管镜不单用于检查，也用于治疗输卵管的病变。在宫腔镜－腹腔镜－输卵管镜联合下可进行输卵管水分离技术（techniques of tubal aqua dissection）、导丝疏通术（guidewire cannulation）、导丝扩张术、直视下球囊输卵管成形术（directballon tuboplasty），以打开输卵管腔粘连，扩张狭窄部。联合应用这些输卵管成形技术对于去除碎片、分离粘连、扩张狭窄，成功率大约为58%。经宫颈的输卵管复通术可降低手术风险、费用及病率。

关于近端输卵管阻塞（proximal tubal occlusion）可行经宫颈球囊扩张术和（或）输卵管再通术治疗，在腹腔镜监护下进行，有很多成功的例子。在一研究中，42例患者经腹腔镜下输卵管通液术诊断为近端阻塞，所有患者均为原发性或继发性输卵管不孕，18 例患者存在双侧输卵管近端阻塞，其中 6 例经输卵管扩张术治疗后双侧复通；7 例单侧复通；其余 5 例无法复通。另一研究也报道，诊断为近端输卵管阻塞的 60 根输卵管，32 根术后复通（53.3%）；20 例输卵管正常，这 20 患者均在术后 3~6 个月内受孕，仅 5 例具有健康输卵管的患者妊娠至足月（占总数的 12%），且无异位妊娠发生。

远端输卵管阻塞通过腹腔镜或显微外科手术治疗是可以修复的。显微外科手术是处理输卵管炎症峡部阶段、子宫内膜异位症、纤维化、慢性泡状输卵管炎的有效方法。

虽然输卵管镜在直视下可对输卵管黏膜作准确的观察，同时也去除碎片及分离膜样粘连，处理微小病变的输卵管。但由于术后妊娠率低，应用目前的输卵管成形术治疗严重病变存在争议。因此这类不孕患者还应选择显微外科输卵管手术或进行 IVF 或胚胎移植技术。

六、并发症

输卵管镜并发症以穿孔为多，发生率约 5%，尤其是有病变的输卵管。在一随访研究中，输卵管镜检查术中发生输卵管穿孔的一位患者，6 个月后进行腹腔镜二次探查，未发现粘连或感染现象；行通液术，未发现输卵管瘘形成。腹腔镜术后 2 个月，患者自然受孕，妊娠及分娩过程均无并发症发生。因此，输卵管镜检查是一项安全的进入输卵管腔的技术；尽管可能会引起穿孔，但一般无远期并发症。无输卵管阻塞时，对比无麻醉的门诊输卵管镜检查和 HSG 时患者的疼痛程度，发现无麻醉的输卵管镜检查疼痛程度明显低于 HSG，但是手术时间较长。术后盆腔感染目前仍没有报道。目前，可应用管径更细的导丝、质地更柔软、弯曲自由的 Teflon 导管。改进显微内镜，利用新技术，则输卵管镜操作更安全。

七、发展

输卵管镜是一种安全、可重复的方法。输卵管镜检查使诊断更加准确，因而可作为不孕症患者的初始筛查手段。这种方法较 HSG 和腹腔镜检查等间接检查方法更准确。对于可疑输卵管不孕的患者，输卵管镜检查是一种有效的辅助评价手段，可提供其他方法所不能提供的有关输卵管黏膜情况的信息，并使得必要的手术更加精确。但尽管输卵管镜技术处理近端输卵管阻塞出现了根本性的变化，修复远端或输卵管周围病变尚没有满意的方法。

虽然越来越多的证据表明输卵管镜技术的潜在临床价值，但其仍未得到普遍应用，生产技术限制可能是一个重要原因。所以，这一检查新的方法仅做选择性应用。

（白冀蓉）

第四节　妇产科宫腔镜的检查与诊断方法

宫腔镜（hysteroscopy）能直接检视宫腔形态及宫内病变，比传统的诊断性刮宫、子宫输卵管碘油造影（HSG）乃至 B 超扫描直观、准确，能减少漏诊，并可定位取材活检，提高了诊断准确性。当前许多妇科宫内疾病可进行宫腔镜手术治疗，宫腔镜检查（hysteroscopy）可为其筛查适应证。宫腔镜诊断用途广泛，已迅速成为许多宫内病变的基本检查步骤。

一、适应证与禁忌证

（一）适应证

（1）绝经前及绝经后异常子宫出血：为宫腔镜检查的主要适应证，有助于区别出血原因为功能性还是器质性。

（2）探查不孕症、多次习惯性流产和妊娠失败的宫内因素和在 IVF 前检查宫腔和子宫内膜情况，偶可发现小的病灶或畸形。

（3）评估异常 HSG 和 B 超声、超声多普勒、CT、MRI、子宫声学造影（SHSG）的异常宫腔回声和（或）占位性病变宫腔镜所见对宫腔病变的诊断较造影及 B 超准确。

（4）宫腔镜治疗或手术前常规检查：评估手术的可能性，决定能否经宫颈取出黏膜下肌瘤或子宫内膜息肉等。

（5）定位 IUDs：观察 IUDs 在宫内的位置有无下移、嵌顿、穿孔等，并可试行取出。

（6）对疑有宫腔粘连的月经过少、闭经或宫腔手术后严重痛经患者，进行诊断及试行分离。

（7）宫腔内手术后随访：宫腔镜治疗或手术后复查宫腔形态、内膜情况及病变是否完全去除等。

（8）早期诊断颈管癌和子宫内膜癌，为子宫内膜癌分期。

（二）禁忌证

1. 绝对禁忌证　无。

2. 相对禁忌证　指检查时应加以注意者。

（1）盆腔感染。

（2）大量子宫出血。

（3）想继续妊娠者。

（4）近期子宫穿孔者。

（5）固定的子宫后倾。

（6）宫腔过度狭小或宫颈过硬，难以扩张者。

（7）巨大宫颈肌瘤。

（8）患有严重内科疾患，难以耐受膨宫操作。

（9）生殖道结核，未经抗结核治疗者。

（10）血液病无后续措施者。

（11）浸润性宫颈癌。

二、膨宫介质

膨宫介质基本要求为适合膨胀宫腔，减少子宫出血和便于完成直接活检。常用的膨宫介质有：

1. CO_2　其折光系数为 1.00，显示图像最佳，气泡和出血可影响观察效果。但有空气栓塞的危险。预防方法为：应用特殊的调压注气装置，限制每分钟流量 < 100mL，宫内压力 < 26.7kPa（200mmHg），术后头低臀高位 10 ~ 15 分钟可预防术后肩痛。

2. 低黏度液体　是目前最常用的膨宫介质，有生理盐水、乳酸林格液和 5% 葡萄糖液等，使用简便、价廉，可能最安全。但因其黏度低，易于通过输卵管，检查时间过长可致体液超负荷，故用连续灌流检查镜更安全。

3. 高黏度液体　有 32% 右旋糖酐 – 70（Hyskon 液）和羧甲基纤维素钠液等，其黏度高，与血不容，视野清晰。罕见情况有过敏，Hyskon 液用量 > 500mL 会出现肺水肿和出血性紫癜；羧甲基纤维素钠液也可引起肺栓塞致死。

三、器械的装置和消毒

（一）器械装置

1. 硬镜　由镜鞘和光学镜管两部分组成，镜鞘直径有 1.9、3.0、4.0、4.5、5.0、5.5、6.5mm 等不同规格。上有导光束和进水管的接口，连续灌流者有出水管的接口，治疗镜有操作孔道。光学镜管一般长 30cm，视野 90° ~ 120°，物镜有 0°、12°、30°。等不同的斜度，目镜托供连接照相机或摄像机用。

2. 软镜　融镜鞘和光学镜管为一体，物镜 0°，前端直径 3.6mm 或 4.9mm，尖端 2cm，可用操作杆调节向两侧弯曲 90° ~ 120°，后端为硬管形结构。4.9mm 带操作孔道，用林氏钳可取出 74.5mm 大小的活体组织和 IUDs。

（二）器械消毒

（1）浸泡法：打开器械阀门，用 2% 戊二醛溶液按消毒说明浸泡，软镜只浸入软管部分，注水孔用注射器抽进消毒溶液，使用前灭菌生理盐水冲净消毒液。

（2）高温高压灭菌法：是最可靠的消毒灭菌法，可耐受高温高压灭菌的光学视管、管鞘、器械和摄像头等，建议使用 2.3bar（$1bar = 10^5 Pa = 101.325kPa$，$1kPa = 7.5mmHg$）、134℃消毒 5 分钟。

（3）快速低温灭菌法：为低温环氧乙烷蒸汽灭菌法。

（4）导光束、电切镜、附件等，可用 75% 乙醇纱布擦拭消毒两遍，或采用一次性无菌塑料套套装，达到隔离消毒目的，但接触处仍应乙醇擦拭消毒。

（5）摄像头最好不浸泡，可用 75% 乙醇擦拭消毒或用一次性无菌塑料套套装。

四、检查方法及步骤

1. 检查前　询问病史，全面体检，必要时查血红蛋白，宫颈刮片，妊娠试验，给抗生素。

2. 检查时　最佳时期为子宫内膜的增殖早期到中期，即月经周期第 7～13 天，其他时间亦可检查。

3. 麻醉　现代的无创技术可在无麻醉下进行宫腔镜检查，定位活检，取出 IUDs，看清输卵管开口并向腔内插管、注入药液等，其操作简单，极少患者需要静脉麻醉或全身麻醉。

4. 宫腔镜检查　常规外阴、阴道消毒，放置窥器后，于直视下将宫腔镜的物镜端缓慢置入宫颈管，同时用膨宫介质扩张宫颈管并膨宫，膨宫压力略低于或等于其收缩压，必要时用器械扩宫。

5. 阴道内镜（vaginoscopy）检查　使用无创技术，即常规外阴消毒，不放窥器，不把持宫颈，不扩张宫颈，不探查宫腔深度。用细镜，低压膨宫，于直视下将宫腔镜的物镜端缓慢置入阴道，膨宫介质充盈阴道后，先抵及阴道后穹隆，再向上越过宫颈后唇，经宫颈外口，进入宫颈管，同时用膨宫介质扩张宫颈管并膨宫，以可保持清晰视野的最低膨宫压力膨宫。此法适用于幼女，可保持处女膜完整。

6. 宫腔充盈，视野明亮，转动镜体并按顺序全面观察　先检查宫底和宫腔前、后、左、右壁，再检查子宫角及输卵管开口，注意宫腔形态，有无子宫内膜异常或占位性病变，必要时定位活检，最后再缓慢退出镜体时，仔细检视宫颈内口和宫颈管。

五、并发症

宫腔镜检查时可能发生下列并发症：

1. 迷走神经紧张综合征　和人工流产术一样，宫腔镜检查也可引起此症，迷走神经反应来源于敏感的宫颈管，受到的刺激传导至 Frankenhauser 神经结、腹下神经丛、腹腔神经丛和右侧迷走神经，可能出现出汗、恶心、低血压和心动过缓等一系列症状，严重者可致心搏骤停。应用阿托品（0.5mg 肌内注射）有预防作用，尤其适用于宫颈明显狭窄和心动过缓者。

2. 感染　宫内感染可来源于上行感染，激活了慢性子宫内膜炎或输卵管炎，术时感染蔓延于腹腔等，出现发热及腹痛，抗生素治疗有效。器械污染可感染 AIDS 或 B 型肝炎。

3. 脏器损伤　少见，来源于操作错误，可致宫颈裂伤、子宫穿孔，常引起出血，有时需停止检查。输卵管破裂极罕见，应用调压装置，随时控制宫内压力，可避免发生此症。

六、正常宫腔的宫腔镜所见

1. 子宫颈管　呈圆形或椭圆形桶状，表面淡红，有时可见棕榈状皱襞，浅的纵形沟峡和白色黏液。

2. 子宫腔　膨宫良好时宫底被展平，有时略呈弧形，向腔内突出。子宫内膜的色泽、厚度、皱纹随月经周期变化而略有不同。正常宫腔前、后、左、右内膜形态基本一致，有时还可见白色发亮的黏液丝或黏液团、陈旧血块和气泡等。

（1）修复期子宫内膜：宫腔被新生平滑内膜所覆盖，呈淡黄红色，血管纹极少，可有散在出血斑，腺管开口不明显。

（2）增殖早、中期子宫内膜：紫红色，皱褶增多，部分呈息肉样，腺管开口较清晰。

（3）增殖晚期和分泌早期子宫内膜：呈息肉样突起，波浪起伏状，腺管开口凹陷尤为明显。

（4）分泌期子宫内膜：呈半球形或息肉样突起，腺管开口几乎难辨。间质水肿，内膜呈半透明黄红色，毛细血管清晰。

（5）月经前期子宫内膜：间质水肿消退，内膜重趋变薄，表面微细皱褶增多，可伴有散在红色斑块的内膜下小血肿，内膜较脆易出血。

（6）月经期子宫内膜：子宫内膜剥脱，伴有点状充血斑和苔样苍白的剥离面，可见毛糙的血管及腺体残端。

（7）哺乳期子宫内膜：多呈苍白色的贫血状、平整、无光泽，有时可见暗红色出血点及出血斑，输卵管开口易找到，状如瞳孔。

（8）绝经期子宫内膜：呈黄白色菲薄内膜，有时可见斑点状或片状瘀斑，其周围偶见细小或较粗的血管网。

3. 子宫角和输卵管开口　在宫腔尚未展开时子宫角呈较深且暗的漏斗状。完全展开后于其顶端或顶端内侧可见输卵管开口，呈圆形或椭圆形，收缩时呈星形或月牙状，膨宫不充分时呈眉样。

七、异常宫腔的宫腔镜所见

1. 宫腔内占位性病变　如下所述。

（1）子宫内膜息肉：单发或多发，大小不一，各有蒂与子宫壁相连，息肉表面光滑、柔软富有光泽，色黄红、粉红或鲜红。呈卵圆形、圆锥形或指状突出物，可随快速注入的膨宫液摆动，用镜体抵及息肉无阻力，偶见血管网。其顶端表面可出现溃疡和出血，坏死的息肉呈紫黑色，酷似陈旧血块。子宫内膜息肉为形态学诊断，如取材时刮碎或制片时组织包埋不全，病理检查结果可不报告息肉。

（2）子宫肌瘤：黏膜下者多呈圆球形或半球形光滑包块突向宫腔，可为单发或多发，表面覆盖菲薄内膜，呈黄白色或乳白色，宫腔镜下像石笋或钟乳石，有时可见血管网或走行规则的粗大血管。质地坚硬，不随膨宫液冲击而摆动，用镜体抵及肌瘤可感受其硬度。其突出部分的顶端可因机械磨损或感染而表皮脱落，形成溃疡和出血，突出部分压迫或擦伤对侧子宫内膜，可造成粘连。内突型壁间肌瘤则见宫腔变形，双侧子宫角和输卵管开口不对称。

（3）子宫内膜癌：病变可为局灶型或弥漫型，肿瘤生长呈外生性或内生性。外生性又分息肉、结节、乳头、溃疡型四型，其共同的特点为：病变隆起于周围组织，凸凹不平，组织脆弱，容易发生接触出血，可形成溃疡，表面血管怒张、迂曲。其中以乳头型比较常见，四种类型也常混合存在。

2. 子宫畸形　如下所述。

（1）鞍形子宫：子宫底部轻度向宫腔内突出，腹腔镜检查可见子宫底外形有凹陷。

（2）中隔子宫：分完全性和不完全性两种，镜下见自宫底部突出一片状隔板，将宫腔分为左右两个，每侧各有一输卵管开口，完全中隔末端达宫颈外口，不完全者末端在宫颈内口以上。

（3）单角子宫：宫腔狭窄，偏于一侧，向下移行到宫颈管，顶端呈半球形锅盖状，仅见一个输卵管开口。

3. 宫腔粘连　宫腔内有白色或粉红色纤维束状物，致宫腔部分或完全闭锁。

4. 宫腔异物　偶有胎儿骨片、钙化、残留胚物、IUDs残片、线结、复通术后的输卵管支架、扩张宫颈的海藻杆断片或其他存留于宫腔的异物，均可在宫腔镜下定性、定位。

5. 子宫内膜异常　均需病理活检确诊。

（1）子宫内膜增生过度：表现与月经周期不同步的局限或弥漫性增生、肥厚、瘀血、水肿。单纯性子宫内膜增生相当于旧分类的囊腺型子宫内膜增生，通常有腺体扩张及内膜间质的增生而呈现轻度的不规则形态。复合性子宫内膜增生相当于旧分类的腺瘤型子宫内膜增生，有明显的腺体增生，腺管的极性消失，排列不规则。

子宫内膜不典型增生指包含有异型细胞的子宫内膜腺体过度增生，只靠宫腔镜检查常难以与子宫内膜癌作鉴别诊断。

（2）子宫内膜结核：宫腔狭窄，不规则，宫腔充满黄白或黄灰色杂乱、质脆的息肉状突出物。晚期病例宫腔严重变形。

（3）慢性非特异性子宫内膜炎：内膜充血、水肿、渗出，甚至坏死。

八、妇产科宫腔镜检查的诊断价值

宫腔镜检查能直接检视子宫内景，对大多数子宫内疾病可迅速作出精确诊断。有人估计，对有指征者作宫腔镜检查，可使经其他传统方法检出的宫内异常由28.9%提高到70%。如与B超联合检查，则更能提高其准确性。B超可协助了解宫内病变与子宫肌壁的关系，为壁间肌瘤定位，为宫腔镜手术筛选适合病例，偶然在检查过程中发现子宫前壁出现云雾状强回声，可提示子宫腺肌病的存在。因此，宫腔镜检查是妇产科的一项具有临床实用价值的诊断技术，其操纵简单、直观、安全、可靠。今后随着器械的改进和技术的普及，宫腔镜检查术将成为妇产科宫腔疾病的常规检查手段。

（白冀蓉）

第三章

妇产科激素治疗

内分泌治疗是妇产科治疗学的重要组成部分。女性生殖功能具有独特的生理特征——周期性，受中枢神经系统，特别是下丘脑和垂体、性腺激素的调节，是人体中最复杂的调控系统之一。下丘脑 - 垂体 - 卵巢轴系间的精湛协调、相互制约、互为因果，促成正常女性生殖过程的周期性特征，是生殖内分泌学的核心；应用自然提取和人工合成的生殖激素和相关药物，来纠正、调整、恢复正常的女性生殖功能，治疗月经异常和妇产科内分泌疾病已成为妇产科每日面临的常规工作。尤其近年国际社会提出全球实现"生殖健康"这一崭新概念，要求实现人们在生殖全过程中具有完好的身体、精神和社会适应状态，而不仅是没有疾病和不适。要求妇产科工作者努力使妇女在其生命的每个阶段，保持生殖系统及其功能和生殖过程中的健康状态，包括：健康的性生活、具有生殖和调节生育的能力、安全地通过妊娠和分娩，生育健康的婴儿。因此，全面了解生殖内分泌学中的关键性特点、掌握生殖激素及其相关药物的药理作用、临床应用指征及正确治疗方法，对开展生殖健康工作、拓宽计划生育工作的思路、提高妇产科的临床诊治水平有很重要意义。

第一节 促性腺激素释放激素

下丘脑神经细胞具有神经及内分泌两种功能的特性。这类神经分泌细胞既能接受中枢神经发放的信号，又能像腺体分泌细胞那样分泌多肽激素。因此，下丘脑弓状核促性腺激素释放激素（GnRH）神经元的神经末梢不与另一神经末梢的突触或非神经性的效应细胞相沟通；而是通过纤维与垂体门脉毛细血管襻直接连接，向垂体门脉循环，定时、定量释放 GnRH，调节着垂体前叶促性腺激素的正常释放。

一、GnRH 的分泌与功能

（一）GnRH 的分泌

已知 GnRH 的释放是以脉冲的形式释放的。由于 GnRH 的半衰期仅为 $4 \sim 9\min$，在外周血中无法测定，只能通过测定血中的促性腺激素浓度变化，间接推断 GnRH 的释放。在正常月经周期中，LH 分泌脉冲在卵泡期为 $90\min$，黄体后期为 $220\min$ 1 次，由此推测 GnRH 的脉冲周期可能亦是这样。

GnRH 的释放严密控制着垂体促性腺激素（GnTH）的释放。GnRH 脉冲式释放的频率或幅度发生改变，垂体 LH 和 FSH 的释放量和 LH 与 FSH 的比值即发生显著的改变。如 GnRH 的脉冲频率减慢，GnTH 的相应脉冲释放量增加，FSH 的增加量更为显著；反之，GnRH 的脉冲频率加快，GnTH 的释放量减少，FSH 减少更为迅速。GnRH 脉冲幅度显著加大时，亦能选择性地抑制 FSH 分泌。上述情况还提示：生殖周期中 LH 与 FSH 的分泌不一定需要有两种释放或抑制激素分别予以调节，GnRH 与卵巢激素的共同作用可分别调节 LH 和 FSH 分泌；此外还说明 LH 和 FSH 并非平行分泌。临床出现 LH 和 FSH 比值的改变可能（至少一部分）是由 GnRH 释放的脉冲频率发生改变所致。

GnRH 的脉冲释放频率及振幅除影响 LH 和 FSH 的释放量和两者的比值外，脉冲式的释放型对垂体

GnTH 细胞的反应性也有重要影响。如对哺乳动物（包括人类）持续滴注 GnRH，不但不能使血中 GnTH 浓度持续升高，反而下降；这一情况并不是由于 GnTH 细胞内的激素排空所致，而是在 GnRH 的持续作用下垂体细胞对其失敏（desensitization），处于一种对 GnRH 不反应状态（refractoriness）；在其他刺激因子作用下，仍能分泌 GnTH，说明细胞虽然对 GnRH 失敏，但并未丧失分泌功能。撤除 GnRH 的持续刺激后，GnTH 细胞的反应性可逐渐恢复，随着刺激停止时间的延长，反应性亦越来越强；恢复过程与细胞内激素的储存量无关。

（二）GnRH 功能

脉冲式的 GnRH 释放不但保持 GnTH 细胞的反应性，还能产生自身增强效应（self-priming），即第二次 GnRH 脉冲作用于 GnTH 细胞时，可使其分泌更多的 GnTH。

GnRH 的脉冲式释放还受神经系统的高级中枢所调控。从大部分脑区，尤其是皮质和边缘系统，都有神经纤维和 GnRH 神经元发生突触联系，通过神经递质的作用调节 GnRH 的释放。中枢儿茶酚胺类及多巴胺是其中最主要的神经递质：在羊的实验中观察到去甲肾上腺素对新贮存的 GnRH 有促进释放作用，而 Havern 发现中枢多巴胺神经元通过与弓状核 GnRH 神经元的突触联系，对 GnRH 脉冲频率有直接的抑制作用。还有不少研究结果都表明 GnRH 的分泌，反映了去甲肾上腺素能神经的兴奋与多巴胺能神经抑制两者的平衡，由此可知来自视、听、触等内外感受器信息，可通过上述中枢神经系统的神经递质，影响下丘脑的肽能神经元的活动，随之发生内分泌系统的变动，其中尤以生殖内分泌最为敏感，影响最为明显。

已知 β-内啡肽（endophin）对痛觉、情绪、行为及神经内分泌调节等方面有广泛的生理功能，Conover 通过实验明确其可抑制 GnRH 脉冲幅度和加快脉冲上升速度，但对脉冲频率却无明显影响，表明情绪等精神因素可严重干扰女性生殖内分泌的正常功能；为此，在诊治妇科内分泌疾病时要重视患者精神状态的疏导，使患者树立战胜疾病的信心，愉快地配合治疗。通过这一针对性的心理治疗，治愈率定会相应提高。

二、促性腺激素释放激素类似物

促性腺激素释放激素类似物（gonadotropin releasing hormone analogue，GnRHa）是由 9 种不同类型的氨基酸所组成的十肽，其分子结构为如下：焦谷（氨酸）-组-色-丝-酪-甘-亮-精-脯-甘酰胺（glycine-NH₂）。

GnRH 的半寿期很短，临床应用很不方便，因而临床广泛应用人工合成的 GnRHa，其与天然 GnRH 的不同点在于：①将第 10 位的甘酰胺转换为乙基胺，成为九肽；提高了抵抗内肽酶降解的能力，使其活性成倍增强。②在第 6 位取代了甘氨酸残基，生物活性亦可呈几何级数的倍增，半寿期亦可大大延长等，目前在市场已有多种 GnRHa 问世。

（一）GnRHa 的种类

根据时效长短、给药途径可分两类。

1. 短效 GnRHa 具体如下。

（1）布舍瑞林（buserelin）：皮下注射液 1mg/mL；喷鼻液 1mg/mL，喷 1 次 100μg。

（2）那法瑞林（nafarelin）：喷鼻液 2mg/mL，喷 1 次 200μg。

（3）阿拉瑞林（alarelin 国产）：1mg/mL，皮下或肌内注射。

2. 长效 GnRHa 具体如下。

（1）戈舍瑞林（goserelin）：商品名，Zoladex（诺雷德），微囊注射剂 3.6mg。

（2）亮丙瑞林（leuporelin）：商品名，Enanton（抑那通），微囊注射剂 3.75mg。

（3）达菲瑞林（dapherelin）：微囊注射剂 3.75mg。

（二）GnRHa 的药理作用

小剂量、脉冲性输入时，可激发垂体功能，分泌促性腺激素，进而改善卵巢功能，促进排卵，以治

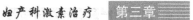

疗闭经、无排卵性不孕等疾病。尤其通过自身增强效应，增加垂体细胞内 GnRH 受体的浓度和活性。

超生理剂量长期、持续性输入时，则使垂体细胞对其失敏，而致引起垂体和卵巢功能的抑制，造成低促性腺激素血症、低雌激素血症，产生药物性绝经。用以治疗一些雌激素依赖性疾病，如子宫内膜异位症、子宫肌瘤、性早熟等。

三、GnRHa 的临床应用

（一）诊断性应用

主要用于垂体兴奋试验：通过外源性 GnRHa 输入，检验垂体 LH 释放功能，鉴别下丘脑－垂体病变和评价内分泌治疗效果。

1. 方法　GnRHa（阿拉瑞林）25μg，临用时用生理盐水 2mL 溶解，静脉注射，在注射前及注射后 25min，45min，90min，180min，各抽血 3mL，取血清保存，进行放免测定 LH 值并绘制反应曲线。

2. 正常反应　注药后 15～30min，血 LH 释放达高峰，峰值为试验前基值的 3 倍以上（≥45mU/mL），然后下降。无 LH 峰值或峰值不足基值 3 倍者即为异常。

（二）治疗性应用

1. 小剂量、脉冲性 GnRHa 治疗　模拟生理性 GnRH 脉冲释放频率，应用自动控制的脉冲输入泵，经皮下或静脉输入微量 GnRHa 治疗下列疾病。

（1）促排卵：先应用套管穿刺针皮下穿刺置管后固定，与输入泵连接，调整脉冲频率和剂量，频率一般为 90min（60～120min），从月经周期第 2～5d 开始，首次剂量为 5μg/脉冲，每隔 5d，每脉冲增加 1μg，逐渐增加至 20μg/脉冲。30d 为一疗程。同时应用 B 超检测优势卵泡大小及血雌激素浓度，当优势卵泡≥18mm，E_2≥1 110pmol/L 的翌日予以肌内注射 hCG 5 000～10 000U 促排卵并指导妊娠。上述治疗连续 3 个周期仍不排卵者，则改为静脉输注。剂量为（2.5～25）μg/90min。有人推荐，仅日间注射 1.5μg/120min。为防凝在静脉泵药液内加入 1：1 000 肝素，并注意保护局部防止感染和出血。

（2）青春期发育延迟：首先排除其他原因所致的性成熟延迟，最好通过 GnRH 应激试验证实系促性腺激素低下型性腺功能减退病例或神经性厌食患者可给予 GnRHa 治疗以促使下丘脑－垂体－卵巢－子宫轴系发育成熟。方法：GnRHa10μg/90min，静脉脉冲输入。皮下注射或鼻腔滴入效果不理想。

（3）黄体功能不健全，多囊卵巢综合征或促性腺激素分泌异常引起月经不调。于月经第 5 天起，每天肌内注射 GnRHa 25μg，连续 10～15d，B 超监测，至卵泡成熟。卵泡发育不良者则于月经第 10 天起，25μg/d，至卵泡成熟。

2. GnRHa 常用超促排卵方案　具体如下。

（1）长方案：适用于年轻且卵巢储备正常者，一般于前次月经周期第 21 天（黄体中期）开始用促性腺激素释放激素激动药（GnRHa）；月经来潮第 2 天超声、FSH、LH、E_2 等评价降调效果，于月经第 3 天开始每日注射促性腺激素（Gn）；当有 2 个直径达 18mm 或 3 个达 17mm 或 4 个达 16mm 卵泡时停用 Gn，当晚注射 hCG 5 000～10 000U，34～36h 后采卵。长方案中 GnRHa 长效制剂（3.75mg）或短效制剂均可使用。可根据患者其身体情况选用短效 GnRHa 的全量、半量或长效 GnRHa 的全量、半量及 1/3。选用目的是在保持长方案使卵同步发育，避免过早内源性 LH 峰优点的同时，最大限度减少 GnRHa 对垂体的过度抑制，增加卵巢反应性和最终获卵数，减少 Gn 用药量及费用。月经来潮后可根据患者降调效果适当将全量短效 GnRHa 减为半量或更小剂量至 hCG。GnRHa 降调标准为 FSH、LH 均 < 5U/L，E_2 < 50pg/mL；卵泡大小：双侧卵巢内卵泡直径均 < 5mm；子宫内膜厚度：≤5mm。

（2）短方案：适于年龄大、卵巢储备功能较差者；GnRHa 自月经第 2 天开始皮下注射 GnRHa 0.05～0.1mg/d 至 hCG，月经第 3 天开始给予 Gn，其他同长方案。

（3）超短方案：适于年龄大、卵巢储备功能更差者及既往 COH 反应不良者。月经第 2 天开始给予 GnRHa0.1mg/d，仅用 3～5d 停药；月经第 3 天开始予 Gn300～375U/d，其他同长方案。

（4）超长方案：适用于重度 PCOS、高 LH 及子宫内膜异位症者。月经周期第 1 天开始用长效 Gn-

RHa，第 28 天视患者病情加用或不用第 2 支 GnRHa，直至达到完全降调节，适时开始给予 Gn。

自 1984 年促性腺激素释放激素激动药（GnRHa）降调节长方案引入 IVF 可控制超排卵（controlling ovarian hyperstimuladon，COH）治疗获得成功后，基于此方案具有增加获卵数目，抑制内源性 LH 峰减少，取消周期，有利于临床工作计划性安排和提高临床妊娠率等优点，目前已广泛应用于临床。但随着不同 GnRHa 制剂、剂量和方案应用的数据积累与分析，针对患者具体情况选择合适的方案、剂型与剂量，尽可能避免 COH 的不良反应，改善卵子、胚胎质量和子宫内膜接受性，从而提高胚胎种植率和妊娠率则成为生殖医师努力的方向。

3. 大剂量、长期 GnRHa 治疗　通过垂体脱敏、抑制垂体 – 卵巢功能，用以治疗妇科性腺激素依赖性疾病。

（1）子宫内膜异位症：临床多半应用长效 GnRHa，如戈舍瑞林（Zoiadex），或亮丙瑞林（抑那通），分别含 3.6mg，用基质包裹成 1.2mm×13mm 微柱缓释剂。于月经周期的第 2～3d 开始治疗。用 16 号针腹壁皮下注射，3.6mg/4 周，共 48 周。1 次注药后的前 3～5d 可出现一过性超生理量的 FSH、LH 的释放，此后由于垂体的脱敏，GnTH 及卵巢性激素急剧下降，1 个月后血 E_2 水平即达到绝经后妇女水平（≤30pg/mL）。据 Shaw 对比 307 例和丹那唑的疗效，按照美国生育协会（American Fertility Society，AFS）评分标准：AFS 评分下降 59.1%，异位病灶评分下降 81.4%，完全治愈率 46.3%，有效率 73%，妊娠率 29.2%。于停药后 47.4d（23～141d）月经复潮。但根据 Ventturinl 少量（32 例）病例的治疗观察，停药 6 个月症状复发率：痛经 25%、性交痛 37.5%、盆腔痛 33%。国产阿拉瑞林为短效药物，价格较低廉，亦可用于治疗本病。治疗方法：在月经周期 2～7d 开始，150μg/d，皮下或肌内注射，共 6 个月。据汪倩的临床实验研究报道，患者的自觉症状及体征的改善率与戈舍瑞林组无明显差异，阿拉瑞林组的总有效率为 95%。据文献报道，在终止 GnRHa 治疗后 1 个月或月经恢复后，如给予 hMG/hCG 方案促排卵，可增加患者的受孕机会，一般停药 6 个月内妊娠率为 40% 左右。

（2）子宫肌瘤：戈舍瑞林治疗子宫肌瘤的方法、剂量与治疗子宫内膜异位症一样，3.6mg/4 周，共 6 次（24 周）。据报道，注药后第一周时肌瘤缩小 30%，24 周时缩小 55%，停药后 3 个月排卵恢复，但子宫体积又复增大。鉴于治疗后手术，术中出血和术后并发症发生率显著降低，故推荐于手术前先应用本法治疗以改善机体状况，有利于手术。

（3）特发性真性性早熟：治疗的两个目的是，首先暂停青春发育进一步发展，使早熟症状消退，其次是改善最终身高。GnRHa 最早用于治疗青春性早熟病症，抑制性成熟过早但功能正常的下丘脑垂体性腺轴的青春期激活，是临床证明具显著疗效的成熟方案。采用曲普瑞林治疗，每 4 周肌内注射 50～100μg/kg，疗程一般需要 1～2 年，女童在骨龄 12.0～12.5 岁时停止治疗。

（4）治疗多囊卵巢综合征：应用 GnRH 激动药后可抑制垂体性腺轴，使雄激素的水平降到极低，并发生闭经和子宫内膜萎缩等，同时极大地改善多囊卵巢综合征患者的高雄激素血症、不排卵和非正常的促性腺激素动力学症状。而对于接受了氯米芬治疗后仍未排卵或妊娠的多囊卵巢综合征患者，在进行促性腺激素治疗的同时少量加用 GnRH 激动药，亦可降低卵巢的过度刺激和多胎妊娠的危险。

（5）治疗乳腺癌：乳腺癌细胞上亦存有 GnRHa。有资料显示，在治疗激素敏感型和早期乳腺癌患者时，与化疗药物合用，利用 GnRH 激动药所致的"药物性卵巢切除作用"，可抑制某些化疗药所引起的雌激素反射性增高，产生可逆的药物性绝经，从而提高疗效改善预后。

4. 大剂量、长期 GnRHa 治疗的不良反应及其防治方案　具体如下。

（1）GnRHa 大剂量、长期治疗的不良反应：为低雌激素症状，如潮热、盗汗、阴道干涩、性欲低下、乳房萎缩、头痛、烦躁、失眠等更年期综合征症状，但这些患者一般都能耐受，在停药后 8 周能恢复至治疗前水平；可是由其引起的骨质丢失则是 GnRHa 治疗的主要缺陷。它与 GnRHa 不同制剂、剂量、应用时间长短及所致低雌激素状态的严重程度有关。大多数研究证实，GnRHa 应用 6 个月以上可致腰椎骨密度有较大程度的下降。据 Fogelman 统计，在治疗期间腰椎骨密度可减少 4.5%。

（2）骨丢失等不良反应的防治：近年许多学者鉴于 GnRHa 治疗的不良反应是由于低雌激素状态所致，进行雌激素的"反加治疗（add back therapy）"是防治骨丢失的最符合逻辑的治疗方案。尤其 Barbierl 提出了雌激素阈值学说为该疗法提供了理论根据。该学说认为人体组织对雌激素敏感性不同，通过临床试验已明确血清 E_2 浓度在 $110 \sim 166 pmol/L$（$30 \sim 45 pg/mL$）时，既不刺激内膜异位病灶生长而又能维持正常骨代谢和骨转换，不致引起骨质疏松。此后就有许多学者相继提出各种性激素替代治疗方案，如：治疗第 5 周开始加用 17β - 雌二醇 $25\mu g \times 2/$周 + 甲羟孕酮 $5mg/d$，口服或结合雌激素（premarin）$0.3mg/d$ + 甲羟孕酮 $5mg/d$ 序贯疗法等。为避免口服雌激素制剂造成肝脏首过效应，有建议应用经皮吸收的雌激素贴剂，使血清 E_2 水平保持稳定。许燕雪报道应用戈舍瑞林 $3.6mg/4$ 周，连用 6 个周期治疗子宫内膜异位症的同时加用性激素反加治疗，即在治疗的第 5 周开始给予 $17-\beta$ 雌二醇贴剂（$25\mu g$）$2/$周（相当于补充 E_2 $25\mu g/d$，使血清 E_2 水平维持在 $184pmol/L$ 左右），并在每月的后 2 周口服甲羟孕酮 $10mg/d$。不仅不影响对内膜异位症的疗效，且可明显减轻 GnRHa 的不良反应。

（白冀蓉）

第二节 垂体促性腺激素

垂体前叶（腺垂体）分泌着 7 种激素，其中嗜酸性细胞分泌生长激素及催乳素，嗜碱性细胞则分泌促肾上腺皮质激素（ACTH）、促甲状腺激素（TSH）及两种促性腺激素：尿促卵泡素（FSH）、黄体生成素（LH）。长期认为有两种促性腺激素细胞分别分泌 FSH 及 LH。近年已一致同意：FSH 及 LH 由同一种垂体促性腺激素细胞合成，但分别储存在不同的小泡（储备池）中，然后小泡渐渐移向细胞表面（释放池）最后释放入血液循环。FSH 与 LH 均为糖蛋白激素，有 2 个肽链亚基。已知 FSH、LH 与 TSH、hCG 的 α 亚基的氨基酸序列均一样，而 β 亚基则各有自己独特的结构，因此，各自的特异生物活性及各自的免疫反应均由 β 亚基决定。除垂体释放的 FSH 与 LH 外，还有垂体释放的催乳素（PRL）对女性生殖功能起重要的支配作用。这 3 种激素在正常月经周期的卵泡期和黄体期的分泌相互沟通，结伴而行。在卵泡期三者共同由垂体促性腺激素（GnTH）进行调节，而在黄体期可能还有其他因素加入，致使 FSH 与 LH 的分泌情况在黄体期相随不如卵泡期那样紧密；而 LH 与 PRL 的分泌波型始终紧紧相随。

一、促性腺激素的释放

（一）释放调节

GnTH 的释放是对下丘脑 GnRH 脉冲的反应，因此，亦呈间断脉冲式的释放，$60 \sim 120 min$ 1 次。成年人的 LH 分泌正常时约 $90 min$ 1 次。GnRH 脉冲频率或振幅的改变，可影响血浆中 FSH 与 LH 的量和两者间的比值；但同时亦受卵巢分泌的甾体激素的影响。

（二）反馈调节

在下丘脑、腺垂体及卵巢之间存在长环反馈、短环反馈及超短反馈，3 套反馈调节机制进行生理性自行调节，使上述三者激素间达到相互平衡。

1. 卵巢雌孕激素对 GnTH 的反馈调节　卵巢所分泌的性激素对垂体及下丘脑的反馈作用习惯称为"长环反馈"。

（1）雌激素（E_2）的反馈机制较为复杂，可能直接针对下丘脑及垂体或改变垂体对 GnRH 的反应敏感性。根据 E_2 在血中含量及作用时间不同具有正、负反应的双相反馈。在 E_2 低水平时，对 FSH 起负反馈作用，既敏感且反应迅速，如卵泡早期，GnRH 在低水平 E_2 的协调下，促进腺垂体合成和分泌 FSH，而 E_2 高水平时抑制 FSH 分泌亦很充分和持久。卵泡期抑制 FSH 的机制除了 E_2 水平逐渐升高以外，还和卵巢分泌的抑制素（inhibin）有关。但 E_2 对 LH 释放的反馈作用则随浓度与作用时间而不同。在卵泡晚期逐步升高的 E_2 水平对 LH 的分泌具有双相作用，即先表现为负反馈，待 E_2 升高到一定阈值（约 $740pmol/L$）并维持 $36h$ 以上即起正反馈作用，随之出现 LH 峰。中期逐步升高的 E_2 水平可能通过促进 GnRH 自身分泌，提高脉冲的幅度，从而形成中期 LH 峰。

（2）孕激素（P）对 GnTH 的释放同样有促进和抑制的双相效应，取决于它的作用强度和作用时间。在月经周期前 10d 的血液中测到微量的 P，它是由排卵前的卵泡分泌的，在中期 LH 峰出现前 12h，血中 P 浓度显著升高。生理条件下，卵泡的颗粒细胞上的 LH 受体在 FSH 诱导下形成，并且被激活，使颗粒细胞在 E_2 峰值后 48~60h 合成 P，P 反过来刺激 FSH 的释放。有报道表明，单纯 E_2 不能诱导 FSH 峰的出现，但如 E_2 充分，轻度增加 P 的浓度就会形成一个 FSH 峰。已知在排卵前几乎与 LH 峰同时出现的一中等程度 FSH 峰即为排卵前血清 P 浓度增加，通过 P 的正反馈作用触发而成。排卵后 P 的进行性升高，高浓度的 P 对 GnTH 分泌起负反馈效应，LH 峰值急剧下降。

2. 短环反馈及超短反馈　前者指 GnTH 反馈作用于下丘脑，仅有负反馈。切除卵巢后，血中 GnTH 浓度增加，而 GnRH 水平不提高，是由于 GnTH 对下丘脑的负反馈作用仍存在之故。超短反馈指垂体和下丘脑通过自身激素抑制自身激素的合成，这可能是大量激素抑制了合成激素酶系的活性的缘故。

二、促性腺激素的生理功能

GnTH 直接参与调节控制卵巢功能，包括：卵泡的生长发育，排卵，黄体形成和性腺激素的合成、分泌。

（一）促进卵泡生长发育

1. 初级卵泡　其颗粒细胞膜上已具有高度亲和力的 FSH 受体，FSH 与其特异性受体结合后，促进颗粒细胞的增生，及促进卵泡液的分泌，使卵泡及其内腔持续增大。同时激活颗粒细胞质内的芳香化酶的活性，促进合成雌激素（E），以后在 FSH 与 E 的协同作用下，颗粒细胞的增生日益旺盛，FSH 受体在每个细胞膜上的密度也大大增加，导致卵泡产生 E 的能力日趋加强，以支持卵泡的持续增长和卵细胞的发育成熟。

2. 颗粒细胞膜上 LH 受体　在 E 和 FSH 协同调节下，颗粒细胞膜上的 LH 受体亦在逐渐增加。LH 可进一步增强芳香化酶的活性。在此期内，卵泡膜细胞上的 LH 受体数亦在增加。这一连锁反应形成卵巢周期中期的 E_2 峰。

3. 雌、孕激素的合成　卵巢在 FSH 及 LH 的双重作用下主要合成 E_2 及黄体酮（P）。前者先由卵泡膜细胞合成雄烯二酮（A_2），已证实 LH 加速这一合成过程。然后 A_2 弥散到卵泡腔为颗粒细胞所摄取，在芳香化酶作用下转变为 E。

在卵泡期仅仅分泌极微量黄体酮，在 LH 高峰前通过 LH 的作用，血 P 浓度开始上升。LH 高峰时，卵泡液中 P 浓度显著增加，而 E_2 浓度减少达一半，A_2 亦显著减少，这主要是卵泡膜细胞加强了由孕烯醇酮向黄体酮转化的功能，抑制了 A_2 合成。机体内的黄体酮主要由排卵后形成的黄体及妊娠后绒毛的合体细胞所合成。

（二）触发排卵

卵泡发育成熟后，在高水平的 E_2 及一定浓度 P 的协同下，通过对腺垂体的正反馈，先后引发 FSH 及 LH 波峰。现已明确，排卵在 LH 峰值后 10~12h 发生。排卵是一极其复杂的过程，除 GnTH 的调控外，还有多种因素参与，包括卵巢旁分泌，如前列腺素、肿瘤坏死因子等。

（三）黄体形成

排卵后，卵泡内的颗粒细胞对激素的反应性及合成甾体激素的能力发生很大变化。其中 FSH 是促使颗粒细胞黄体化的主要因素。它促进颗粒细胞分化成颗粒黄体细胞，并获得多种激素受体。黄体形成后，黄体化的颗粒细胞成为卵巢黄体酮的主要来源。而黄体功能要达到正常，最重要的是先前卵泡必须具有最佳的排卵前发育，尤其是颗粒细胞及卵泡膜细胞膜上 LH 受体的发育程度。这是因为颗粒细胞已从 FSH 优势调控细胞类型转为主要受 LH 或催乳素（PRL）调控。在这一转变过程中，GnTH 的调节起着重要作用。

动物实验发现，除 LH 和 FSH 能刺激黄体化颗粒细胞急剧增加黄体酮分泌外，PRL 可直接作用于黄体，并促进黄体酮的生成。

三、GnTH 的药物种类和制剂

1. 人绝经期尿促性腺激素（humanmenopausal gonadotropin，hMG） 系从绝经期妇女尿液中所提取，为冻干粉剂，每安瓿含 FSH75U 及 LH75U。供肌内或皮下注射。国内丽珠丽宝（珠海）生产，商品名：Menotrophin。外国商品名：Pergonal，价格较前者贵一倍有余。

2. 纯化促卵泡激素（pure FSH） 从绝经期妇女尿液中提取后纯化 FSH，每安瓿含 FSH75U，而 LH＜0.7U。供肌内注射国外商品名：Metrodin（Scrono）。丽申宝（uFSH－HP），是丽珠与上海天伟生物制药有限公司合作从绝经期妇女尿中提纯精制的天然 FSH。高纯度尿 FSH 制剂开始用于人类不孕症的治疗，但高纯度尿 FSH 仍含有少量尿蛋白杂质和 LH，且需要收集大量尿作为原料，大大限制了产品的稳定性和纯度。基因重组 DNA 技术带来重组 FSH 的出现。重组 FSH 注射液（普丽康），由荷兰生产，50～100U/支。

3. 人绒毛膜促性腺激素（human chorio－gonadotropin，hCG） 系从早孕妇女尿液中提取，生化和功能类似 LH。它们的分子结构：α－亚基相同，而 β－亚基不同。两者在血中的清除率不同：LH 的半衰期仅 3～5h，hCG 则为 2.32d。两者都有引起排卵及黄体化和维持黄体细胞的营养作用。当 hCG 给药后，体内 P 水平立即升高，很快触发一个内源性的 LH 峰，但不能在中期重建一个生理性的 FSH 峰。此外，hCG 与 LH 不同处还有：它能促进多黄体发育及引发超生理水平的 E_2 和 P 的分泌。这种对黄体过度刺激的药理作用会在人工促排卵的治疗过程中引起一种所谓"卵巢过度刺激综合征"的严重并发症，目前临床对此已给予高度重视。

国内丽珠丽宝（珠海）有注射用绒促性素，每安瓿含 1 000U、2 000U、5 000U，供肌内或皮下注射。外国商品有：profasi（serono）、pregnyl（organon），可惜价格昂贵。

四、GnTH 药物的临床应用

（一）hMG/hCG 疗法

为能正确而有目的地发挥 hMG 的治疗作用，首先要选择合适的治疗对象。

1. 适应证 本疗法适用于低促性腺激素卵巢功能低下性闭经、促性腺激素低下性排卵障碍，及为体外受精与胚胎移植（IVFET）技术取卵进行超排卵治疗等。

2. hMG 的应用 具体如下。

（1）用药前应作血清 FSH、LH、PRL 及 E_2 测定：于自然或人工周期第 5 天起肌内注射 hMG75U/d（含 FSH 及 LH 各 75U）；7d 后根据 B 超卵泡发育及宫颈评分（应用 Insler 评分法：根据黏液量、拉丝度、羊齿状结晶程度及宫颈口开启情况四项，满分 12 分）情况调节药量。

（2）若卵巢无反应，则自第 2 周起，每隔 7d 增加 1 安瓿（75U），但每次剂量不能超过 225U（3 安瓿）。总量达 42 安瓿时，卵巢仍无反应，提示卵巢对这一治疗无反应，不再用药。据报道，每一疗程平均用药 33 安瓿，各病种所用 hMG 数不同，原发性闭经、继发性闭经及无排卵性稀发月经患者每疗程平均应用 hMG 分别为 42、30 及 20 安瓿。

3. FSH 的应用 重组 FSH 注射液或高纯尿 FSH 的治疗即可从月经第 3 天开始。在初始的 5d 起始剂量治疗中，根据患者年龄、卵巢功能及既往治疗情况，受试者将接受重组 FSH 注射液每日剂量 200U 或尿 FSH 每日剂量 225U。之后将根据每个受试者超声检测的结果调整剂量。

4. hCG 的应用 具体如下。

（1）时机的选择：在卵泡尚未发育成熟时切忌过早应用 hCG，以免引起卵泡过早黄体化和未破裂卵泡黄体化综合征而致诱导排卵失败。停用 hMG 的指标：B 超卵泡监测：优势卵泡直径≥18mm，或 2 个以上卵泡≥15～18mm；宫颈评分 10～12 分，有条件者还可检测血清 E_2≥1 110pmol/L（300pg/mL）。

（2）用药方法：hMG 停药后 24～36h，1 次肌内注射 5 000～10 000U，排卵可发生于注药后 18～24h。近年有些学者主张在排卵后 3～5d，追加 hCG 5 000U 1 次，或于排卵后第 6，9，12 天，各肌内注射 hCG1 500U 1 次，以期提高血浆黄体酮水平。但 hCG 重复注射剂量≥10 000U 者易并发卵巢过度刺激综合征（OHSS）。

5. 并发症防治 卵巢过度刺激综合征（ovarian hyperstimulation syndrome，OHSS）是 hMG/hCG 治疗的严重并发症，临床特征为：高雌素血症、体重突然增加，明显下腹胀痛，恶心呕吐、偶伴腹泻；重度：可有胸闷气急、平卧尤甚，出现胸腹腔积液、尿量少、低血容量、血液浓缩、高凝状态、心肝肾功能不全、氮质血症、电解质酸碱平衡失调，直至出现肾功能衰竭、休克、DIC、呼吸困难综合征而至死亡。

（1）高危因素：①多囊卵巢患者，LH/FSH≥3，排卵前 E_2 浓度≥3 670pmol/L，或 E_2 值在 2～3d 内成倍增加。②hCG 用量≥10 000U，尤其重复注射者。多发生于注射后 5～8d。③并发妊娠和多胎妊娠者，未孕者 OHSS 多半在 2～4 周自然消退；如并发妊娠则症状加重，病程迁延延长。④B 超监测卵泡发育，开始用药时，卵巢周边一批卵泡同时发育成主导卵泡，可见多个初级卵泡直径 2～8mm 围绕卵巢边缘呈栅栏状排列，这一 B 超图像称"项链"征。此后很易发展为 OHSS。⑤应用 GnRHa 者可能增加 OHSS 发病的危险性，因它可使内源性 LH、FSH 升高，导致更多卵泡发育而引起高雌激素血症；或由于直接刺激卵泡颗粒细胞而致雌激素高度增加。⑥与患者敏感性有关，再次治疗仍易复发。

（2）OHSS 的预防：①正确掌握用药适应证，加强 B 超监测及内分泌检测。②在使用 hCG 前，应分析有无发生 OHSS 的高危因素存在，尤其注意 B 超监测及血 E_2 测值；如发现卵巢有过度效应时，推迟应用 hCG 数天，并监测卵泡发育情况和 E_2 值。③当血雌激素浓度≤5 550pmol/L（1 500pg/mL）或优势卵泡直径在 17～22mm 时，注射 hCG，可预防 OHSS。④重复治疗时，应用纯化 FSH 代替 hMG。

（3）OHSS 的治疗：OHSS 的处理原则是：重症患者应住院治疗。①防止低血容量，首选右旋糖酐 40 500～1 000mL/d，静脉滴注。通过用药，可降低血液黏稠度，改善微循环，防止血栓形成，增加肾灌注量和尿量。但右旋糖酐降低血小板黏附有出血倾向者禁用。选用人血白蛋白，10g/d×2～3d，或血浆蛋白，疗效更为显著；但费用昂贵。②胸腔积液引起呼吸困难者宜抽取胸腔积液。③如增大的卵巢发生蒂扭转或卵巢囊肿破裂出血则需行剖腹手术。为防止增大卵巢破裂，宜以 B 超检测代替妇科检查。④有建议应用吲哚美辛阻断前列腺素合成，以减少毛细血管渗出；但临床效果不显著。⑤有报道应用小剂量多巴胺 2～3μg/（kg·min），持续静滴，输液量限制在 500mL/d。治疗后血细胞比容明显下降，尿量显著增加，自觉症状改善。⑥如出现 DIC、肾功能衰竭或呼吸困难综合征则应进行相应的特殊治疗。

（二）氯米芬（氯米芬，clomiphene）-hMG/hCG 治疗

1. 适应证 用于单纯应用氯米芬不能促排卵的多囊卵巢综合征患者。

2. 方法 于月经周期第 5～9d，口服氯米芬 100mg/d，后按上法序贯应用 hMG/hCG 治疗。

（三）溴隐亭（bromocriptine）-hMG/hCG 治疗

1. 适应证 适用于高催乳素血症并发低促性腺素血症患者。

2. 方法 为防止不良反应，开始服用小剂量，1.25mg/d，晚餐时服用，根据治疗反应、患者耐受性及血浆浓度，每 3～5d 增加剂量 1 次（每次增加 1.25mg）；平均服用剂量为 5～7.5mg/d，最多可 10mg/d，分 4 次口服。为减少药量、提高疗效、改善预后，早日恢复排卵和月经，可在血催乳素水平基本恢复正常后，伍用 hMG/hCG 治疗。

3. 不良反应 开始用药大多有恶心、头痛、眩晕、疲倦、腹痛、呕吐等，连续用药及在进餐时服用可以减轻，极少患者需中止用药。

（王爱红）

第三节 催乳素及抗催乳素

一、催乳素

（一）合成和释放的调控

催乳素（prolactin，PRL）由垂体前叶嗜酸细胞中的泌乳滋养细胞所分泌，它受下丘脑分泌的催乳

素抑制因子及脑内神经递质——多巴胺所调节，是唯一受到下丘脑所抑制的激素。下丘脑分泌的促甲状腺激素释放激素（TRH）有促进催乳素分泌增多的功能，有时这种反应较促进甲状腺激素分泌更显著，速度亦更快且敏感。此外，血管活性肠肽（vasoactive intestinal peptide）、血管紧张素Ⅱ等物质也有促催乳素释放功能。

催乳素与 GnTH 相似，亦呈脉冲式分泌，频率较慢，6～8h 有 1 次脉冲，睡眠、进食可促进 PRL 分泌，在初入睡的 1h 内迅速释放，初醒的 1h 内释放值又很快降低；其脉冲振幅总的说来以晚间最高，2～3倍于白昼。

（二）生理作用

催乳素不局限于某一特定功能，而是控制着一系列生理功能，故又称其为多能激素或广谱激素。

1. 对乳腺功能的影响　在生理条件下，对乳腺功能较为突出。影响乳房发育的确切因素目前了解得还较少，已知在青春发育期，女孩的 PRL 值明显高于男孩。乳腺的发育受多种激素的影响，乳腺管的发育有赖于雌激素、皮质激素及生长激素；乳腺小泡的发育则需要雌孕激素及催乳素。哺乳期间控制乳汁分泌的主要激素则为 PRL。乳汁中蛋白与脂肪的合成，除 PRL 外，还受生长激素、胰岛素及皮质激素的影响；而 PRL 还有促进脂蛋白利用的功能。哺乳时的乳头吸吮是维持 PRL 在一定水平的必要条件，周期性的 PRL 分泌依赖着吸吮的频率。

2. 对生理功能的影响　催乳素与 GnTH 一样对女性生殖功能起重要支配作用，是一种调节人类生殖功能不可缺少的激素。尤其排卵后，卵泡颗粒细胞对激素的反应性以及产生甾体激素的能力发生很大的变化，它从主要为 FSH 所调控的细胞类型转化为主要受 LH 或 PRL 调控。实验证明，在整个黄体期变化过程中都有 PRL 参与，妊娠早期黄体的维持需要垂体 PRL 的连续释放和密切配合。已知 PRL 有促黄体作用并维持 LH 受体数量及直接作用于黄体，LH 和 FSH 刺激黄体化颗粒细胞急剧增加黄体酮的分泌，而 PRL 则引起黄体酮较持久的分泌，其作用特点是反应较慢，提示 PRL 可能主要通过激活基因组而发挥作用。

3. 催乳素的释放　PRL 同样受性甾体激素的影响，其释放量以卵泡早期最低，中期升高，排卵期有一个释放小峰，黄体期有所下降，但仍略高于卵泡期。卵泡液中亦含有 PRL，卵泡越小，PRL 含量越高；卵泡发育接近成熟时，PRL 随之降低；如其中含量一直偏高，则将影响排卵。

（三）高催乳素血症的发病机制

高催乳素血症大体上分器质性及功能性两种类型。下丘脑－垂体病变属前者；功能性则可能因药物，利舍平、多巴胺抑制药等引起一过性的高 PRL 血症，有些特殊疾病，如多囊卵巢综合征、原发性甲状腺功能低下等可伴有高催乳素血症。

1. 催乳素对卵巢功能的影响　与其浓度的高低有密切关系，血清生理性浓度时，支持黄体发育，促进黄体酮合成等上述一系列功能；但在病理性高催乳素血症（血清 PRL 浓度≥50μg/L）时，即可抑制 FSH/LH 的正常分泌；实验证明高浓度的 PRL 通过反馈机制刺激下丘脑释放出多巴胺，而改变了正常的 GnRH 分泌模式，引起 LH/FSH 比值的逆转；此外，高 PRL 血症还可引起颗粒细胞功能障碍，两者均可导致无排卵及闭经的发生。临床常有经持久剧烈运动调练的女运动员出现稀发月经或闭经症状，其原因是可能高运动量时，经 TRH 的刺激，导致 PRL 频率或反应性增加，引起 GnTH 分泌异常。

2. 高催乳素血症　可引起闭经或无排卵，但临床发现血中 PRL 水平与临床症状不完全相符现象，有时血 PRL 浓度升高，但不出现闭经、溢乳，仍有正常月经周期及生育功能；而血 PRL 水平仅稍有升高却发生月经失调及不孕情况。近年发现，PRL 的分子有 3 种异型结构，中分子量及大分子量 PRL 为聚集体，与其受体的结合力低，生物活性低，但仍有免疫效应，因而高催乳素血症中如这两类分子含量高，放射免疫分析血清 PRL 水平高，但不出现或仅有轻度症状。

目前尚无有关催乳素的药物问世。

二、抗催乳素药物——溴隐亭

（一）药理作用机制

溴隐亭（bromocriptine）是一种人工合成的多肽类麦角生物碱。口服胃肠道吸收率高时可达90%，服药后60min显效，血药浓度在3~4h达高峰，抑制PRL的生物活性半衰期长达20~30h。由于其高亲水性，在富有类脂的脑区及下丘脑的浓度，明显高于外周血。基于结构与多巴胺极为相似，故与多巴胺受体有较强的亲和力，因而具有多巴胺激动药特性，而抑制PRL的合成与分泌。此外，溴隐亭还直接作用于下丘脑及垂体，可使下丘脑局部多巴胺浓度增加，以促进PRL抑制因子的分泌，间接抑制垂体PRL的合成和释放，同时亦可直接抑制垂体前叶PRL细胞的功能阻抑其释放及合成。溴隐亭还通过多巴胺受体功能及反馈途径，阻止高PRL血症对GnRH-GnTH释放的负反馈作用，增加GnTH的释放，而致LH释放频率和振幅增加，出现排卵和性激素分泌增多。

（二）溴隐亭制剂

目前临床常用的制剂为口服片剂，成分为甲磺酸溴隐亭（bromocriptine mesylate），商品名：parlodel。每片含2.5mg。

（三）临床应用

1. 适应证及用法　如下所示。

（1）脑垂体腺瘤、空泡蝶鞍综合征、颅咽管瘤等下丘脑-垂体病变所引起的病理性高催乳素血症。这类患者，尤其年轻不孕期盼生育者服用溴隐亭为首选治疗方法。从小剂量（1.25mg/d）开始，根据治疗反应及患者耐受性，每3~5d增加1次剂量，直至5~7.5mg/d，分3~4次口服，在进餐时或饭后即刻服用，连续用药至泌乳停止，对于闭经及不孕患者要持续到月经恢复。据统计，停止溢乳的平均剂量为（192.5±133.25）mg，排卵平均剂量：（273.5±198.5）mg，月经恢复平均剂量：（440.5±427.5）mg，妊娠剂量：（599.25±454.9）mg。妊娠后在1个月内逐渐减量停药，≥95%妊娠妇女在停药后能顺利度过妊娠期，小部分腺瘤患者可能在妊娠期症状恶化，仍需继续服用小剂量溴隐亭维持至足月，对胎、婴儿无不良影响。哺乳不加重症状恶化。分娩后症状恶化者应及时服用溴隐亭。

（2）产后抑乳：产后4~6h开始给予服用溴隐亭2.5~5.0mg/d，连用14d，停药后反跃性溢乳者可加服7d。

2. 不良反应　常见为胃肠道反应，多出现于服药初期和大剂量时；以恶心、呕吐最为多见。少数病例出现眩晕、头痛、低血压现象；大剂量可出现嗜睡，或失眠，偶见精神症状：幻觉、精神错乱、视觉障碍、随意运动障碍、口干、便秘等。为减少不良反应应从小剂量开始，并在进餐中服药或配伍维生素B₆。自发性或家族性震颤、消化道溃疡患者、精神障碍或有严重心血管病史者慎用。

3. 溴隐亭新型长效注射剂　克服了因口服造成的胃肠道功能紊乱。因其载体降解较快（<3个月），所以可以重复注射。这种制剂注射第1天即可使血PRL迅速下降，并可使PRL的水平维持在低水平达28d，作用迅速及持久，适用于有明显胃肠道反应及较大腺瘤的患者。用法：50~100mg，28d注射1次，起始剂量为50mg。治疗4个月后PRL水平降至或接近正常范围。大多数患者腺瘤体积缩小，并有月经和性功能恢复。不良反应相同于口服溴隐亭，但程度较轻。

（王爱红）

第四章

妇女常见疾病的防治

第一节　妇女常见病的筛查

一、妇女常见病筛查工作的意义

保障妇女儿童的权益、提高妇女的健康水平是我国母婴保健法的基本宗旨。妇女保健的主要内容包括妇幼保健健康教育和妇女常见病的筛查与随访，这是一项社会性群体医疗保健工作。随着社会的进步和经济水平的提高，预防疾病的观念逐渐得到人们的重视，工作节奏和压力的增大，亚健康人群逐年增加，传统的医学模式已发生了改变，新的医疗服务模式应以预防保健为中心，提供全面而良好的社区预防保健服务。在妇女一生中的不同阶段提供不同的健康服务。对于生育年龄妇女在非孕期进行妇女常见病、多发病的防治和计划生育指导（见计划生育篇）工作意义十分重大。

1. 有利于妇女常见病的防治　及时发现癌前病变，早期治疗。防治性传播疾病的传播和蔓延。

2. 降低癌症发生率和死亡率　通过筛查，早发现危害较大的恶性肿瘤及癌前病变如宫颈癌前病变及宫颈癌、乳腺癌前病变及乳腺癌、卵巢癌等，做到早发现、早诊断、早治疗，提高治愈率和存活率，降低死亡率。

3. 促进计划生育工作　通过妇女病筛查，在广大妇女中广泛开展计划生育健康教育，落实计划生育措施，对于降低人口出生率，提高人口素质有重要意义。

4. 利于优生优育　在妇女病筛查中及早发现与妊娠并发症有关的高危因素。通过询问婚育史发现遗传病、代谢性疾病以及习惯性流产、死胎、畸形胎儿等有关病因及诱因。同时宣传母乳喂养的有关知识以及育儿的内容，对于优生优育具有重要意义。

5. 开展科学研究工作　通过妇女病筛查和资料分析，掌握第一手资料，为妇幼保健工作的科学研究和流行病调查提供大量可靠的有关数据，并为国家制定有关的政策法规提供充分的科学依据。

6. 利于妇女常见病的健康教育　通过妇女病筛查的机会，可以达到在群众中普及卫生知识及防病知识的目的，增强广大妇女的自我保健意识。

7. 利于建立妇女保健网络机构　提供妇女病筛查工作可以提高基层广大妇幼保健人员的业务素质和技术水平，逐渐建立起一支以社区保健服务为主要职责的网络机构，利于妇幼保健工作的组织、管理和工作的开展。

二、筛查的动员和组织工作

要有计划、有组织地开展妇女病筛查，实施科学化管理，一般由负责妇幼卫生的行政管理及保健机构具体组织安排。成立有妇幼卫生工作专家的专业技术指导组，具体负责制定周密可行的筛查计划；培训基层妇幼保健人员的理论和技术；制定科研题目及计划，建立多元的网络机构。

（1）城市中应以妇幼保健机构和医院的妇产科为主，与社区服务相结合，采取分片包干的方法对所在社区的街道、机关、学校等企事业单位妇女、社区人群及流动人员进行筛查。

（2）农村应以县或乡镇妇幼保健机构为主，对外出流动人口应动员她们于所在省市地区医疗机构妇产科进行检查，以免遗漏这一相当数量的妇女普查工作。

（3）组织省级或市级的联合筛查队伍深入农村基层开展全面的筛查工作，可为某项流行病学调查或开展科研工作提供大量的科学数据。

（4）技术培训工作应由专家制定统一的标准、统一的表格、统一的统计方法、统一的筛查内容，然后对各级妇幼保健人员进行标准技术培训，详细交代有关普查普治的内容。

（5）利用媒体如电视、广播、宣传栏、网络等多种形式进行妇女病筛查的组织动员工作，争取基层妇女组织、居委会等积极配合，广泛宣传妇女病筛查的意义。提高广大妇女对筛查的认识，使她们乐于接受并积极主动配合，以保证筛查工作的顺利进行。

（6）妇女常见病筛查应列为妇幼保健的常规工作：妇女常见病筛查的重点对象为 20～69 岁妇女，至少每 3 年筛查一次。妇女常见病筛查可根据条件采取定点、定时、集中筛查的办法，也可采取分散筛查的方式。尽量以方便群众，不影响工作和生产劳动为宜。

（7）妇女病筛查的物质准备：要保证妇女病普查工作的顺利进行，除了组织领导、宣传发动、技术培训等工作外，充分做好物质准备是保证这项工作得以顺利进行的关键之一。

1）药品：包括消毒剂和医疗用药品。

a. 消毒剂：苯扎溴铵（新洁尔灭）、聚维酮碘、氯己定（洗必泰）、高锰酸钾粉末、碘酊、酒精等。

b. 医疗用药品：液状石蜡（石蜡油）、止血药品、消炎药品等。

2）敷料：一次性臀垫、无菌纱布、大小棉球、长短棉签。

3）医疗设备：X 线机、B 超仪、阴道镜、显微镜等。

4）医疗器材：无菌橡皮手套、一次性阴道窥器、宫颈刮片、玻璃片、一次性宫颈采样刷/液基细胞采样刷、TCT 保存瓶、HPV 取样瓶、试管、消毒鼠齿钳、镊子、活检钳、病理标本小瓶、染色夹子等。

5）制剂：生理盐水、氢氧化钠、95% 酒精、冰醋酸、碘液、二甲苯等所必需的各类制剂。

6）其他：检查表格、统计表格、HPV 送检单、细胞学检验申请单、病理单，以及各种必需的化验单和检查单。

三、妇女病筛查的内容和方法

（一）填写妇女病筛查查表

按照统一标准填写统一的表格内容，要求逐项填写。月经史应包括初潮年龄、月经周期、月经持续时间、经量、有无痛经等，尤其是末次月经及上次月经的时间。绝经期前的妇女应询问有无围绝经期症状及月经失调。绝经的妇女应记录绝经年龄及绝经后有无阴道流血和排液或异常白带等。另外应注意询问有无下腹部包块、闭经、不孕史或多毛、肥胖及异常泌乳等。同时询问采用避孕措施、避孕时间及效果。有异常者应做上标记以引起检查者的重视。

（二）妇科检查

检查前应告知被检查妇女排空膀胱及大便，重新核对普查表中有关填写内容，对有疑问或不清楚时重新询问病史。检查完一个患者后应更换臀垫，怀疑性病者应重新消毒检查台后再进行下一个患者检查。上检查台应向被检者耐心解释，使之配合检查。一般月经期不检查。有异常阴道出血者，应常规消毒外阴、阴道后按无菌手术的要求进行妇科检查。对卵巢早衰或闭经妇女应使用小号窥阴器。对检查中有异常者应详细记录，必要时请专家复查并做有关的辅助检查以便明确诊断。

1. 外阴　发育情况、皮肤颜色，有无畸形、炎症、溃疡、静脉曲张、瘢痕、异常赘生物或肿瘤，有无外阴白色病变及分型，尿道口有无充血、水肿、尿道肉阜，尿道口有无脓性分泌物，挤压尿道旁腺有无脓液溢出，有无巴氏腺囊肿或并发感染，有无陈旧会阴裂伤，有无阴道前后壁膨出和宫颈脱出或子宫脱垂，有无尿瘘及张力性尿失禁。

2. 阴道　观察白带性状包括颜色、量，有无异味，有无凝乳状、泡沫状或脓性分泌物。阴道壁是否充血，有无出血点、溃疡、异常赘生物等。常规取白带做涂片和滴虫检查，怀疑性病者做有关化学检查。

3. 宫颈　有无充血或出血，有无宫颈糜烂、肥大、息肉、陈旧裂伤、腺囊肿及异常赘生物，特别应注意上述病变的程度。如有习惯性流产史尤其是晚期流产史者，应做 B 超及其他有关检查了解宫颈功能及内口有无松弛。常规行宫颈细胞学检查或后穹隆或宫颈管内涂片行病原学检查，必要时行 HPV 检测。

4. 双合诊检查　首先检查阴道壁是否平滑、有无瘢痕及异常赘生物，阴道壁弹性及柔软度。宫颈触诊应注意阴道穹隆是否存在、是否变浅、有无触痛结节，宫颈触诊软硬程度、有无结节状高低不平的硬变区域，有无触痛及抬举痛。检查子宫应注意位置、可否复成前位、大小、软硬度、活动度、宫底有无压痛、活动子宫有无牵拉痛，子宫壁及峡部有无异常结节或肌核等。正常附件区检查应柔软无触痛、无增厚及压痛、无条索状物及异常包块，但有时可触及正常卵巢，输卵管正常情况下不易触及。

5. 三合诊检查　当双合诊检查发现子宫过度后倾后屈，附件包块查不清或因癌肿浸润或盆腔粘连了解病变范围及受累情况，子宫脱垂有否并发直肠膨出时，采用三合诊检查。可查清子宫颈旁、骶韧带、主韧带、骨盆内壁、侧壁及后壁情况，以及直肠黏膜和肛门的病变。

（三）阴道分泌物检查

主要检查阴道清洁度、阴道炎症及性传播性疾病。分述如下：

1. 阴道清洁度检查　用棉签在阴道内取阴道分泌物置入玻璃管（瓶）内送检，根据显微镜下检查将阴道清洁度分为如下几点：

Ⅰ度：背景清晰，以阴道上皮细胞和大量阴道杆菌为主，少许白细胞。阴道 pH 为 4～4.5。

Ⅱ度：背景欠清晰，以阴道上皮和阴道杆菌为主，但混杂有一定量的杂菌和白细胞，阴道 pH 在 4.5～5.5。

Ⅲ度：大量白细胞及较多杂菌，阴道上皮和阴道杆菌较少，阴道 pH 在 5.5 以上。

阴道清洁度为Ⅰ度时多为排卵期前后或雌激素水平较高时。Ⅱ度多为月经期前后或在孕激素作用下。Ⅲ度时说明阴道有炎症，应针对病因给予治疗。

2. 病原体检查　如下所述。

（1）阴道念珠菌的检查：白带涂片，将10%氢氧化钠或1%甲紫滴在已干燥的阴道分泌物涂片上，置显微镜下观察，查见菌丝及孢子即可确诊。但应注意玻片及试剂的清洁，避免空气中的念珠菌污染；或采用革兰染色法提高阳性诊断率。

（2）细菌性阴道病的检查：要找到线索细胞方可诊断。线索细胞实际是阴道内大量厌氧菌凝聚在阴道上皮细胞边缘。在悬滴涂片中见到阴道上皮细胞边缘呈颗粒状且模糊不清，同时配合胺实验阳性即可诊断为细菌性阴道病。

（3）阴道滴虫检查：采用湿片法，将温生理盐水滴于干燥清洁玻片上，小棉签取少许阴道分泌物置生理盐水中，混匀后立即在显微镜下观察，若发现活动的呈梨形的滴虫即为阳性。检查时应注意保温以免影响滴虫的活动而出现假阴性结果。或采用革兰染色法提高阳性诊断率。

（4）阴道淋球菌检查：在尿道口、尿道旁腺、前庭大腺开口处及阴道或宫颈部取分泌物做涂片，晾干后做革兰染色，找到成对的肾形革兰阴性双球菌为阳性结果。凡涂片发现革兰阴性双球菌或临床症状典型而分泌物镜检阴性，应取分泌物做培养。

（5）阴道梅毒螺旋体检查：在可疑病变部位取分泌物或刮片，在暗视野显微镜下寻找到螺旋体，为阳性结果。

（四）宫颈细胞学检查

宫颈脱落细胞学检查是早期筛查发现宫颈癌的常用和有效方法。

1. 宫颈细胞取材　宫颈细胞取材前至少48小时禁止性交、妇科检查或经阴道操作如阴道冲洗、阴道放药等，并停服激素类药物如口服避孕药等。涂片前轻轻置入阴道窥器暴露子宫颈。用棉签或棉球轻拭去宫颈表面的分泌物，然后用宫颈细胞取样器在宫颈外口与子宫颈管交界处涂刷2~3圈，此处为鳞状上皮和柱状上皮交界处（移行区），为宫颈癌好发部位。注意涂片时动作宜轻柔。

2. 涂片　在已经编好号码的玻片上向一个方向涂抹以免细胞卷曲影响阅片。注意再次核对编号与姓名以免弄错。

3. 涂片固定与运输　将涂片自然晾干或放入95%酒精标本罐内固定30分钟后均可染色。如当地无阅片技术，可将固定好的玻片用标本盒分装好集中运送到有条件的医院阅片。

4. 染色和阅片　详见妇科肿瘤中有关章节。

（五）乳房检查

主要目的是早期发现乳腺癌和乳房的良性病变，大量人群普查是主要采用视诊和触诊的方法。视诊的内容主要是观察两侧乳房是否对称，乳头有无凹陷、破溃，乳晕及乳房皮肤有无橘皮样改变。触诊时用手指掌面按顺序轻轻检查乳房四个象限有无异常包块，避免用手握住乳房的检查方法。如发现异常包块或硬结，应详细记录位置、大小、触痛、活动度、有无破溃。同时检查腋窝、锁骨下和锁骨上区域有无肿大的淋巴结。尤其注意乳头有无分泌物外溢，如有异常分泌物，应详细记录分泌物量、颜色，是否血性等。必要时应涂片查找癌细胞或有关其他检查以明确分泌物的性质。

（六）特殊检查

当普查发现异常时应做进一步特殊检查以明确诊断，这些检查需要特殊的仪器设备和技术。

1. 人乳头瘤病毒DNA（HPV-DNA）检测　HPV取样：放置阴道张开器，用专用小刷子置于宫颈口与黏膜交界处逆时针转3圈，停留10秒钟，将小刷子放于专用试管中，折断多余部分，盖上盖子，可见小刷子存放于试管中，标本在温室可保存2周，在低温可保存3年，采集标本前，切忌冲洗阴道。

2. 液基薄层细胞制片术（TCT）　将扫帚状采样器的中央刷毛部分轻轻地深插入子宫颈管内，以便较短的刷毛能够完全接触到移行区，柔和地向前抵住采样器，并按同一个时针方向转动扫帚状采样器5周，反复地将扫帚状采样器推入装有EDTA专利成分保存液的瓶底，迫使刷毛全部分散开来，共10次。漂洗扫帚状采样器后，在溶液中快速转动扫帚状采样器，以进一步将细胞样本漂洗下来，然后将采样器扔掉，不要将采样器的扫帚头遗留在样本保存瓶内。拧紧瓶盖，写上姓名和编号。

在妇科病普查中传统宫颈刮片对筛选恶性肿瘤细胞有很大用途，但是假阳性和假阴性率高，TCT和HPV-DNA检测可提高阳性诊断率。但由于价格昂贵，尚未普遍用于妇女病的筛查，对于高危人群或经济条件好的，可考虑使用。宫颈刮片或液基细胞学检查、HPV检测都只是筛查方法，最后的确诊手段仍是活检的病理结果。TCT、HPV-DNA及阴道镜检查是目前早期筛查和诊断宫颈癌的三联法。

3. 阴道镜检查　主要用以观察子宫颈表面上皮细胞和血管的变化，辅助诊断癌前病变和早期宫颈癌，如配合子宫颈的Schiller试验（碘试验）可准确定位便于取活检。

4. 宫颈活体组织病理检查　在宫颈刮片找到癌细胞或可疑细胞，或临床检查有接触性出血或重度糜烂、异常赘生物时，可在宫颈外口鳞、柱状上皮交界处或正常与异常组织交界处取活组织检查。一般应做多点活检，或者在阴道镜指导下在可疑部位取活检。早绝经的妇女因随着宫颈萎缩，鳞、柱状上皮交界处内移，因此还应做宫颈管搔刮术。如怀疑颈管型宫颈癌时更应做此项检查以明确诊断。

5. 诊断性刮宫术及分段刮宫术或宫腔镜检查　对于有异常子宫出血或绝经后阴道流血的妇女，可疑子宫内膜癌或宫颈管病变时，需行诊断性刮宫术及分段刮宫术，可了解宫颈管和宫腔内的病变情况，或宫腔镜检查直视下了解病变、明确位置进行刮宫或活检，刮出组织应分别送病理检查。因宫腔镜检查为侵入性操作，非常规检查内容，除非有适应证。

6. 超声检查　在有条件的地区和单位应将B型超声检查列为妇女病普查的内容之一，以诊断盆腔病变、宫腔内病变和子宫附件区的异常病变及宫内节育器等。

7. 乳腺的特殊检查　如超声波、钼靶X线、局部穿刺吸取组织细胞涂片检查、活体组织检查等以明确诊断。

8. 其他特殊检查　如盆腔 CT 扫描和磁共振等检查项目。因价格昂贵，除非有适应证，一般不列为常规检查内容。

四、妇女常见病筛查后随访与治疗

1. 妇女病随访与诊断的内容　在妇女常见病的筛查中所查出的各种异常或妇女病，应及时进行进一步随访和诊断。其进一步诊断和治疗的内容可能会涉及产科、妇科、计划生育及生殖医学、性医学、遗传优生学等多个领域。对于医疗条件有限的医院或地区，应根据病情进行转诊。无论是进一步诊断和转诊，都要进行严密的随访，了解疾病结局。

2. 妇女病的治疗　可采取多种方法。如果查出的妇女病为常见疾病，采取就地治疗，边查边治的方法可便利群众，如有些疾病需要进一步确诊或限于当地医疗单位的条件及技术水平，也可以在筛查结束后进行治疗，或者转诊到有条件的上级医院治疗。

五、妇女病筛查后资料的管理

进行筛查资料的统计、分析和保存，定期进行人群的筛查后收集资料，为妇幼保健机构积累了大量的科研数据和信息。筛查和随访结束后应由专人总结并进行资料的统计和分析，得出某省市，某单位或某个年龄组，某个群体的发病情况、发病率、易感因素、病因等。由这些数据再针对某一常见疾病进行干预，以达到降低发病率的目的。同时根据结论可设计一些科研题目进行更深入细致的研究。在设计表格时，要适应电脑的统计，以便提高工作效率和资料的储存。

1. 筛查和随访工作总结　主要是进行普查普治质量的评估。包括普查率、患病率、诊断符合率以及发现的疾病种类和数量的多少等。另一个指标既是筛查后的治疗覆盖面、治疗效果、随访率以及对当地某些常见病、多发病的预防保健措施的执行方案等。以上指标应以每年总结的资料和数据进行对照和动态观察。

2. 筛查工作的随访　可分为诊断性随访和治疗后随访。在筛查中发现的疾病不能一次完成诊断，所以应密切观察疾病的发展，在临床上进行症状和体征动态变化的观察并做进一步的确诊。如宫颈原位癌或早期浸润癌，经病理检查仍不能确诊可先观察 3 个月或按照宫颈炎进行治疗后再重复检查则可明确诊断；又如盆腔肿块的鉴别诊断有时须观察几个月经周期才能明确是赘生性抑或非赘生性肿块。

治疗后随访的目的是观察治疗效果，是否痊愈和复发。治疗效果包括近期效果，多为良性病变或急性疾患，经及时治疗后可达痊愈。但对恶性肿瘤的各种治疗方法的疗效必须进行长期多次的随访。随访的方式可采取患者就诊、预约、信访、走访等，以了解各种治疗方法的远期效果及优缺点。

（王爱红）

第二节　妇女常见病的病因及易发因素

生育期是妇女一生中的黄金时代，这个年龄段的妇女如果具有良好的心态、规律的生活、自我保健意识和良好的医疗保健条件，能够保持妇女生殖健康的良好状况。但是由于文化素质、医疗保健条件、经济状况的差异，以及繁重的工作及家庭负担都会影响妇女的身心健康，因此，如何做好生育期妇女常见病的诊治和预防是妇幼保健工作的重要内容之一。

生育期妇女常见的妇科疾患是泌尿生殖系统炎症、由内分泌异常引起的各种月经失调、肿瘤、不孕症、遗传及代谢疾病，近年来心理障碍性疾病的发病率也有增高的趋势。

一、泌尿生殖道感染

女性泌尿生殖系统炎症主要有外阴炎、前庭大腺炎、阴道炎、宫颈炎和盆腔炎症性疾病以及泌尿系统炎症等。

（一）病因学

女性阴道是对外开放的体腔。从阴道及宫颈管取分泌物，显微镜镜检、病原体培养、分子生物学检测技术等有助于辨明感染的病原体。主要有以下几类：

1. 细菌类　主要为：①需氧性革兰阳性球菌；②需氧性革兰阴性杆菌；③厌氧菌如棒状杆菌；④结核杆菌、淋病奈瑟菌及沙眼衣原体等。致病细菌多种多样，可能以一种为主，但多数情况下是多种病菌的混合感染，既可能来自外界的病菌，也可能是寄生在阴道内和子宫颈管中的内源性病菌。

2. 病毒类　主要包括巨细胞病毒、单纯疱疹病毒、人乳头瘤病毒等。巨细胞病毒属于疱疹病毒类，单纯疱疹病毒Ⅱ型，人乳头瘤病毒6、11型等与宫颈尖锐湿疣的发生密切相关，16、18型等15种高危型HPV被认为与宫颈病变和子宫颈癌的发病有关。

3. 支原体　与泌尿生殖道疾病相关的支原体主要为解脲支原体、人型支原体、生殖支原体。解脲支原体在健康人群中有较高携带率，它在下生殖道中的致病作用目前存在争议。人型支原体是公认的细菌性阴道病的病原体之一，而生殖支原体多认为与宫颈炎及盆腔炎症性疾病相关。

4. 真菌类　主要是白色假丝酵母菌为主引起的外阴阴道假丝酵母菌病。

5. 其他病原体　沙眼衣原体，原虫类如阴道毛滴虫、阿米巴、梅毒螺旋体、弓形虫等。

近年来，由于性行为造成的泌尿生殖道的感染性疾病显著增加，引起了广泛的关注，这一类疾病统称为性传播疾病（sexually transmitted diseases，STDs）或性传播感染（sexually transmitted infection，STI）。引起STI的病原体生物范围广，细菌类主要为淋球菌引起淋病，特别是可产生青霉素酶性淋病（PPNG），梅毒螺旋体感染梅毒（syphilis），阴道棒状杆菌（coynebacterium vaginale）引起阴道炎，杜克雷杆菌（ducrey's bacillus）感染引起软性下疳；病毒类有单纯性疱疹病毒（herpes simpiex virus）可引起生殖器疱疹，人类免疫缺陷病毒（HTV）引起获得性免疫缺陷综合征（艾滋病），此外病毒类还有人乳头瘤病毒（HPV）可造成外生殖器的尖锐湿疣（condyloma），乙型肝炎病毒，传染性软疣病毒引起传染性软疣；沙眼衣原体感染引起非淋菌性尿道炎，沙眼衣原体L1-L3（CTL1-L3）、L2a引起腹股沟淋巴肉芽肿；真菌类有白色假丝酵母菌引起外阴阴道假丝酵母菌病；原虫类主要是阴道毛滴虫；寄生虫病类有疥螨引起疥疮、阴虱。

（二）易感因素和条件

在健康生育期妇女阴道内寄生着各种细菌，包括革兰阳性需氧菌和革兰阴性需氧菌以及厌氧菌，此外还有支原体和假丝酵母菌等。正常情况下，存在于阴道内的大量乳酸菌可使阴道上皮内的糖原发生酵解产生乳酸使阴道呈酸性环境（pH 3.8~4.5）从而抑制其他寄生、致病菌过度繁殖，阴道的这种防御作用称为"自洁"作用。所以各种细菌在阴道内处于菌群平衡状态，再加上宫颈黏液栓的自然屏障作用和每次月经排出的"清理"作用，尽管阴道内存在大量的菌群，由于机体免疫能力和自我保护能力，并不引起泌尿生殖道的炎症。但是当身体抵抗力下降，局部免疫功能减弱或者由于创伤及病原微生物侵袭性强以及菌群失调时就可以引起宿主的感染。当由下生殖道上行感染时，多数情况下输卵管首先受累。由于盆腔脏器的解剖毗邻关系和血液淋巴循环的特点往往会波及其他器官，但是各器官的受累程度不同。

泌尿生殖系统炎症主要传染途径是性交为主的直接传播，间接传播主要通过公共场所及医院内用品等。病原微生物侵及机体后主要通过黏膜、淋巴系统、血液循环和邻近器官组织进行传播和蔓延。但是发生泌尿生殖系统感染必须有易感因素和致病条件，也就是说不仅是病原微生物，患者本身的抵抗力及自身条件也是重要因素。

1. 损伤　包括手术操作如诊断性刮宫、放置或取出宫内节育器、宫颈活组织检查、输卵管通液或造影等，还有月经期、妊娠期、分娩期、产褥期及流产、早产均可因操作或生殖防御机制遭到破坏，在术后或分娩后使隐藏于中下生殖道的病原微生物上行，造成感染。

2. 医源性感染（iatrogenic infection）　包括以下几种情况：

（1）医护人员无菌观念差：阴道消毒不够、由操作不当引起。

（2）医疗器具交叉感染：如注射器具、刮宫器材灭菌不彻底等。

（3）药源性：如皮质激素与抗代谢药物的广泛应用、强化治疗如长期静脉输液和化疗药物的应用均可使患者的防御能力降低，以致在正常状态下不足以致病的条件致病菌侵袭机体，使之变为病原微生物。

（4）滥用抗生素：造成菌群失调，虽然使感染疾病的病原微生物得到杀灭，但其他未覆盖的真菌、厌氧菌等都有可能增加其他感染的趋势，而且各类微生物混合感染的情况也常见。另外耐药性菌株如革兰阴性杆菌的感染也明显增加。

（5）血液制品的污染和交叉感染。

（6）泌尿生殖系统的感染治疗不彻底造成慢性炎症或亚临床感染、感染复发等。

3. 不良的卫生习惯　患者自己乱用抗生素、阴道栓剂、外阴或阴道冲洗剂、经期性交或用不洁的卫生巾等使女性泌尿生殖道的自然防御机制遭到干扰和破坏，为存在于阴道内的某些病原微生物提供了适宜生长繁殖的条件和机会。有些妇女追求过分的"干净"而使生殖系统内正常菌群失衡、紊乱，导致感染。

4. 机体抵抗力下降　当患有贫血、糖尿病、免疫功能低下疾病、阑尾炎、泌尿系感染等急慢性疾患时，由于机体抵抗力下降，局部免疫防御机制减弱，造成病原微生物的繁殖及蔓延。

5. 性接触传播　这是性传播性疾病的主要传播方式，通过性交等方式将精液、宫颈阴道分泌物及其他体液内的病原微生物传递给性伴侣，尤其是滥交或多个性伴侣时更为性传播疾病提供了蔓延条件。其次吸毒或在公共场合使用共同浴池、便器、浴巾等也是造成生殖道感染和传播的因素。

生育期是妇女一生中的黄金时代，蒸蒸日上的事业追求，幸福美满的恋爱、婚姻和家庭，健美的体魄都赋予女性诱人的魅力。这个年龄段的妇女如果具有自我保健意识和良好的医疗保健条件，一般情况下应很少求医于妇产科医生。但是由于文化素质、医疗保健条件、经济状况和繁重的工作及家庭负担又给这一时期的妇女带来身体和精神上的压力，影响她们的身心健康。因此如何做好生育期妇女常见病的诊治和预防是妇幼保健工作的重要内容之一。

生育期妇女常见的妇科疾患是泌尿生殖系统的炎症、由内分泌异常引起的各种月经病、肿瘤、不孕症、遗传及代谢疾病，以及心理障碍等。

二、月经异常

青春期女孩因下丘脑-垂体-卵巢轴的功能还不成熟，容易发生无排卵功能失调性子宫出血（功血）。生育年龄妇女的性轴已建立了正常功能，具有正常月经周期、排卵及生育能力。任何因素干扰了性腺轴的功能即可导致全身内分泌功能失调，临床上可表现为月经异常、肥胖、不孕等。围绝经期由于卵巢功能减退，无排卵功血的发生率高，导致月经异常。

（一）与月经异常有关的下丘脑、脑垂体疾病

近20年来，由于生殖内分泌学的发展以及放射免疫测定、CT扫描及磁共振技术的开展，对各种病因引起的下丘脑、垂体、卵巢轴及子宫的功能异常可进行病变部位的确定、诊断和治疗。

1. 中枢神经系统、下丘脑功能性失调　中枢神经系统功能失调是引起妇女月经失调的常见原因。

（1）精神神经因素：生活环境条件的巨大变迁和变化、精神紧张、抑郁、恐惧、过度悲伤或者经期过度疲劳、受凉以及营养不良、过分减肥造成脂肪消耗过多均可造成月经失调和闭经。

（2）药物的不良反应：长期应用避孕药、氯丙嗪、利舍平、奋乃静、眠尔通、吗啡、可待因及调节精神神经的药物均可抑制下丘脑促性腺激素释放激素和催乳素抑制因子的分泌，而引起月经失调、闭经和溢乳。

（3）功能性闭经泌乳综合征：又称为特发性高催乳素血症，由于下丘脑和垂体功能异常使催乳素分泌过多，抑制促性腺激素的分泌。表现为非哺乳期的闭经、溢乳、子宫萎缩、不孕等。

2. 下丘脑、脑垂体的器质性疾病　如下所述。

（1）颅咽管瘤、异位性松果体瘤、结核性脑膜炎、颅底损伤、垂体外肿瘤等可造成下丘脑-脑垂

体间功能障碍，使促性腺激素分泌减少，泌乳激素产生增多而造成月经异常、闭经及不孕。

（2）垂体肿瘤：以催乳激素腺瘤多见，约占 36.7%，分为催乳激素微腺瘤和巨腺瘤两种。主要以闭经、溢乳、肥胖、排卵障碍和不孕为主要症状。但尚有 1/3 的患者仅表现为溢乳而月经正常。

（3）垂体功能不全：多由于足月分娩后大出血造成垂体前叶腺组织缺血、坏死。临床上表现为以闭经、渐进性的性征退化、毛发脱落、内外生殖器萎缩和围绝经期综合征为特征的综合征。

（二）与月经异常有关的卵巢及子宫疾病

生育期年龄妇女的月经异常以功能性子宫出血最常见，其次为多囊卵巢综合征、卵巢早衰、宫腔粘连等情况。青春期及更年期妇女多以无排卵性功血为主。

1. 功能性子宫出血　生育年龄妇女患功能性子宫出血往往属于有排卵性子宫出血，发生率约 10%~30%。其发生原因与卵巢反馈功能失调、排卵和黄体功能障碍、持续黄体综合征（halban's syndrome）等有关。黄体功能异常主要表现为黄体合成分泌的黄体酮量减少或持续时间短，或者子宫内膜对黄体酮和雌二醇的作用表现为反应不良，从而影响孕卵着床和胚胎发育和生长，出现月经失调、不孕或自然流产。近年来研究表明微量元素缺乏可引起机体生理功能紊乱，导致黄体功能不足以及排卵功能障碍。微量元素是体内多种酶、激素和维生素的组成成分和激活因子。比如缺乏锌元素可导致垂体促卵泡激素和黄体生成素的合成和分泌障碍，使卵泡发育成熟障碍而引起黄体功能不足。此外锰、铜元素不足也可以影响卵巢功能。有排卵型功血在垂体、卵巢、子宫内膜三级水平上发生激素比例失调或内膜对激素反应异常是疾病发生的基本原因，但主要体现为黄体功能不足和黄体过早衰退。青春期女孩由于性轴发育不成熟容易发生无排卵功血，初潮后第 1 年约 80% 为未排卵月经，第 3 年仍有 50% 月经周期无排卵。更年期妇女则因卵巢功能减退、卵巢对促性腺激素敏感性下降引起排卵障碍而发生无排卵性功血。临床表现为月经周期紊乱、淋漓出血或大出血，重者可发生明显贫血甚至失血性休克。

2. 多囊卵巢综合征　多囊卵巢综合征（PCOS）是以慢性无排卵、闭经或月经稀发、肥胖、不孕、多毛和卵巢多囊性增大为特征的一组综合征。其病因尚不明确，临床表现高度异质性，是导致青春期及生育期妇女月经异常和不孕的常见疾病（详见妇科内分泌篇）。

3. 卵巢早衰　卵巢的衰退是从出生就已经开始并持续妇女的一生。在生育年龄阶段，随着卵巢的排卵周期变化，卵巢皮质的人量卵泡生长发育及闭锁，使卵巢内贮存的卵细胞逐渐耗竭直到绝经期卵巢功能衰退。卵巢早衰是指妇女在 40 岁以前由于卵巢功能衰竭所致的闭经。表现为血中雌激素水平降低，促性腺激素水平升高，同时出现围绝经期综合征的临床症状如潮红、出汗、烦躁、易激动等。卵巢早衰的确切病因仍不清楚，可能为多因素引起的综合征。病因可见于家族性及遗传因素，表现为染色体的突变或核型异常如 45，XO，45，XO/46，XX 等，或有家族性聚集倾向；病原微生物感染如既往患流行性腮腺炎者卵巢易发生功能衰竭；物理化学因素也是卵巢早衰的病因之一。一些有害物质、放射性元素、X 线以及某些药物如化疗药物等均可引起卵巢损伤；自身免疫性疾病如艾迪生（Addison）病、桥本甲状腺炎、特发性血小板减少性紫癜、系统性红斑狼疮、重症肌无力、恶性贫血、抗胰岛素性糖尿病、Schmixt 综合征、系统性硬皮病、风湿性关节炎、风湿性心脏病等均可出现卵巢早衰的表现。另外，卵巢自身免疫反应可引起卵母细胞变异和数量减少，加速卵泡闭锁和卵细胞退化导致卵巢早衰。这类患者常常在卵巢中卵母细胞贮备不足，先天性卵细胞数量少。因此，到生育年龄时，卵泡已消耗殆尽，临床上发生闭经。另一种情况是调节卵泡成熟的任何一个环节被阻断，从而导致卵泡闭锁速度加快。患有卵巢早衰的妇女常常同时具有几个诱因，但有时又找不到确切致病因素。

4. 黄素化未破裂卵泡综合征　1995 年由 Jewelewicz 首次报道。黄素化未破裂卵泡综合征（LUFS）是指卵泡发育成熟但不排卵而在卵泡位置发生黄体化并分泌一定量的孕激素，体内孕激素水平足以使体内一系列靶器官发生类似排卵周期的变化，如基础体温表现为双相，宫颈黏液有椭圆体存在，子宫内膜呈分泌期改变等。由于卵泡未真正排卵，孕激素分泌不足，临床上可出现月经失调及不孕。LUFS 的确切病因尚未确定，其原因可能与 GnRH 释放中枢失调、血中催乳素水平升高、纤维蛋白溶酶原的活化剂活性不足或者卵巢炎症粘连等有关（详见妇女内分泌篇）。

（三）与月经异常有关的其他疾病

月经异常的发生可由多因素多环节异常造成，而且各因素之间又互相为因果，互相影响。有时月经异常仅是其他疾病的临床表现之一，因此应积极发现和治疗导致月经异常的原发疾病。除了与月经异常有关的下丘脑、脑垂体和卵巢的疾患外，还有以下原因和诱因：

1. 子宫内膜异位症、子宫腺肌病　该病除痛经外多数患者伴有月经异常及经量增多。

2. 盆腔炎性疾病　患者常出现月经失调、经量增多或淋漓出血的表现。

3. 盆腔静脉瘀血症　常见于 25 ~ 40 岁的妇女，以下腹部疼痛、腰骶部痛、性感不快、痛经为主要症状的综合征。症状在盆腔充血情况下如剧烈劳动、站立过久、月经前和深部性交时明显加重。其发病原因是多发面的。一般认为，凡是使盆腔静脉血流出盆腔不畅或受阻的因素均可使盆腔静脉瘀血。由于女性盆腔血管的解剖特点，如盆腔静脉数量多，静脉管壁构造薄弱，有多的吻合支和静脉丛，静脉瓣膜缺如或功能不全，以及生殖器官与泌尿系统和直肠特有的毗邻解剖关系等都为盆腔静脉瘀血症的发生造成了结构上的基础。如果再加上某些因素和致病条件就可以促成此症的发生。如患者由于体质因素，机体的血管壁弹性纤维少，弹性差，再加上长期站立，剧烈劳动，或习惯于仰卧位睡眠者可因盆腔静脉回流受影响，静脉血流淤滞，久之发生静脉曲张。子宫位置过度后倾时，卵巢丛血管随子宫体下降弯曲在骶凹的两侧，使静脉压力增高而影响静脉血回流。习惯性便秘、多产、早婚早育也是盆腔静脉瘀血症的好发因素。另外，慢性盆腔炎、子宫肌瘤的压迫或粘连均可影响盆腔血液循环的畅通。据称，精神神经紊乱及内分泌因素也与该病发生有关。这可以解释盆腔静脉瘀血症时常常发生抑郁、烦躁、身体疲劳、失眠等精神症状。

近年来，对输卵管结扎术后出现的下腹痛、月经异常日益引起重视，通过腹腔镜检查和开腹探查发现这种患者的盆腔内发现增粗、扩张的静脉，多在结扎部位的内侧、输卵管系膜下的阔韧带内，静脉直径可比结扎部位以外的静脉粗大且瘀血怒张。有的学者对输卵管绝育术后的患者经行盆腔静脉造影，结果显示阴道、子宫和卵巢的静脉明显扩张。因此有的作者提出，输卵管结扎术中如果误伤了输卵管系膜内的静脉网，或者由于钳夹止血，缝扎过紧均可影响环状静脉网，使子宫 – 输卵管 – 卵巢静脉回流受到破坏而造成盆腔静脉瘀血。

早在 1955 年 ALLen 和 Masters 报道了"子宫支持组织外伤性撕裂"所引起的症状。他们认为，由于阔韧带筋膜的裂伤使得结构上薄弱，缺乏弹性，静脉失去支持，再加上子宫后倾，可造成静脉曲张和瘀血。但有的作者经过数百例腹腔镜的检查仅发现极少数病例存在这种现象，因此不能证实阔韧带裂伤与盆腔静脉瘀血症的因果关系。

4. 性腺外内分泌腺体引起的月经异常　卵巢是生殖内分泌调节中的重要器官和环节，但是卵巢功能除受到下丘脑、脑垂体的控制和调节外，还受到其他内分泌腺功能状态的制约和协调。肾上腺皮质功能亢进或减退、甲状腺功能亢进和减退、胰腺功能的异常、甲状旁腺功能异常等都能通过下丘脑影响垂体的内分泌功能，进而影响卵巢激素的分泌和调节以及性腺轴的反馈系统而造成月经异常。

5. 其他因素诱发的月经异常　如全身性疾患、急慢性疾病、营养不良或过剩、身体虚弱、结核、贫血、肿瘤、宫内节育器等都可导致月经异常。此外，医源性因素如某些药物，手术造成的宫腔粘连、宫颈管的闭锁均可造成月经异常。此外，某些肿瘤也常伴发月经异常。

三、不孕症

不孕症是生育年龄妇女常见的疾病，该病本身不影响妇女的身体健康，却可给患者带来精神上的痛苦和家庭矛盾。世界范围内不孕症患病率达 15% ~ 30%，全世界不孕患者人数达 1 亿左右。通过系统的检查，80% 以上患者可以找到不孕原因。通过适当的治疗，约一半的患者可以怀孕。引起不孕的原因是多方面的，有时几种原因同时存在。有些不孕妇女并非存在器质性病变而是外界环境造成的，如环境及职业污染、噪声、震动、高热、缺氧、射线、有毒物质等可直接或间接影响卵子及精子的发育和质量而造成不孕。年龄，营养不良或过剩，饮食中缺乏微量元素、维生素，以及不良的生活习惯如酗酒、吸烟、吸毒等都是造成不孕的因素。精神因素在不孕症妇女中也有重要作用。盼子心切、精神紧张、情绪不稳定、夫妇关系不和谐、性生活障碍等均可影响正常的性功能及受孕。除上述诸多因素外，器质性病变是不孕的直接原因。

1. 输卵管性不孕 输卵管因素是女性不孕的最常见原因，约占30%。主要的病变是病原微生物感染后引起的输卵管炎，不仅可由阴道上行感染也可由血行或邻近器官的炎症散播而引起。上行感染时经阴道及子宫内膜至输卵管黏膜，造成输卵管腔狭窄或阻塞，也可发生输卵管闭锁和积水。若炎症累及卵巢或盆腔腹膜可造成广泛粘连影响输卵管的蠕动、正常形状和功能。血行传播多见于结核性输卵管炎，多继发于身体其他部位结核，有时也找不到原发病灶。结核常常累及输卵管的浆膜层，然后侵犯肌层引起纤维组织增生及钙化，使输卵管僵直变硬，不能正常蠕动，当侵及输卵管内膜时引起干酪样坏死，堵塞管腔，使输卵管失去正常形状和功能。如果输卵管炎症严重时累及卵巢可形成输卵管卵巢炎，影响月经及排卵。目前，性传播性疾病（STDs）引起的输卵管炎症和盆腔粘连在不孕症病因中所占比重明显增加。另外由子宫内节育器及人工流产术后造成的输卵管性不孕应引起重视。少见的原因为盆腔内肿瘤的牵拉或挤压使输卵管位置及蠕动受影响，以及先天性输卵管发育异常包括输卵管缺如、过短、过长或发育不良等也影响受孕。

2. 卵巢功能障碍性不孕 排卵功能障碍是不孕症中女方的主要原因之一，约占25%。它可能是不同疾病的共同表现，其中以多囊卵巢综合征（PCOS）最常见，还可见于下丘脑垂体病变、卵巢早衰、LUFS、性腺发育不全及高泌乳素血症等。卵巢黄体期缺陷包括黄体功能不足、黄体期缩短、无黄体等可造成黄体酮不足或者分泌时间缩短而导致子宫内膜发育不良，从而影响孕卵着床和生长发育。

3. 子宫异常性不孕 单纯性子宫因素所致不孕较为少见。临床上可见于子宫位置异常如过度后倾后屈、前屈；子宫发育不良如幼稚子宫、痕迹子宫；子宫内膜损伤、子宫内膜结核、子宫腔粘连；子宫发育畸形如双角子宫、单角子宫、马鞍形子宫、纵隔子宫；以及子宫息肉、子宫肌瘤、子宫外肿瘤牵拉推移等均可影响胚胎着床和发育造成不孕。

4. 宫颈疾病性不孕 精子必须穿越子宫颈才能完成受精。当宫颈位置受到子宫位置的影响如子宫过度后倾或者因慢性盆腔炎、子宫内膜异位症使子宫体后倾粘连时，可使子宫颈外口向前穹隆贴近，而后隆变浅，使精子不易储存；慢性宫颈炎可造成宫颈管粘连或狭窄，炎症时脓性分泌物影响精子通过，吞噬细胞吞噬精子，炎性细胞退变物的毒性作用杀伤精子等都可能影响受孕。当子宫颈发育不良时，常伴有宫颈腺体发育不良进而分泌功能不足或雌激素受体缺陷或数量少均可使宫颈黏液分泌量少、黏稠，pH异常或存在抗精子抗体等而影响精子穿越宫颈黏液或导致精子死亡而不能受精。近年来对宫颈糜烂过多的LEEP治疗使宫颈管粘连及狭窄的发生率明显增加，已成为宫颈性不孕、难产及早产不可忽视的因素。

5. 免疫因素与不孕 在不育夫妇中免疫性不孕占5%～7%。包括抗精子及抗透明带两种免疫性不孕。目前对抗精子免疫性不孕了解较多，包括男性自身抗精子抗体和女性抗精子抗体。根据大量研究结果表明，仅存在于宫颈黏液或结合于精子表明的抗精子抗体才影响生育，主要使精子在宫颈部位与抗精子抗体发生凝聚，阻碍精子进入宫腔，并影响精子的受精能力造成不孕。

四、异位妊娠

异位妊娠（EP）习称宫外孕，是指受精卵种植在子宫体腔以外部位的妊娠。90%以上的异位妊娠发生在输卵管，少见的有宫颈妊娠、卵巢妊娠和腹腔妊娠。随着剖宫产率的升高，子宫下段切口妊娠的发生率呈上升趋势。由于胚胎着床于子宫切口瘢痕处，绒毛与子宫肌层粘连植入，严重者可造成子宫破裂，导致子宫切除。异位妊娠是妇产科最常见的急腹症，发生率约1%～2%，近年来国内外报道均呈上升趋势。我国异位妊娠在过去25年中发生率增加了6倍，主要与妇科炎症、人工流产及辅助生育率升高有关。

1. 盆腔感染性疾病 盆腔感染性疾病（PID）是造成异位妊娠的最常见原因，它可以引起输卵管的狭窄、粘连、迂曲、变形，造成受精卵的运送障碍引起异位妊娠。有PID病史尤其是淋病、衣原体感染的患者，异位妊娠的发生率增加2～4倍。确诊为附件炎的患者，发生异位妊娠的危险性增加6倍。异位妊娠的发生率也随 PID 感染的次数而逐渐增加。

2. 输卵管手术史   包括输卵管整形术、吻合术及输卵管妊娠的保守性手术，可以造成输卵管局部的狭窄或周围的粘连，影响了输卵管的通畅及蠕动功能，使异位妊娠的危险性增加 9 ~ 21 倍。

3. 宫内节育器   宫内节育器（IUD）可以引起 PID 而导致异位妊娠发生率增加，此外 IUD 也可能通过影响输卵管的蠕动而造成异位妊娠。目前这一观点还存在争论，国内外均有研究认为 IUD 不增加异位妊娠的报道。

4. 辅助生育技术   随着辅助生育技术（ART）的发展，体外受精和胚胎移植（IVF - ET）的异位妊娠发生率为 2.1% ~ 5.7%。ART 中发生异位妊娠的原因是多方面的，可能与输卵管炎症、输卵管狭窄、子宫内膜异位症、手术者体位、移植胚胎的部位、激素环境以及胚胎移植的介质影响等有关。

5. 输卵管的发育不良或功能异常   输卵管过长、肌层发育差、黏膜纤毛缺乏、输卵管憩室等均与异位妊娠发生有关。

五、子宫内膜异位症

1. 子宫内膜异位症   指因某些原因使子宫内膜在子宫腔以外的部位生长，出现浸润、反复出血，可出现结节及包块，引起疼痛及不育等。目前，子宫内膜异位症为生育年龄妇女中的常见病，在人群中的发病率约为 6% ~ 8%，在痛经的妇女中，其发病率为 40% ~ 60%，在不育的妇女中，其发病率为 20% ~ 30%。重症子宫内膜异位症可造成输卵管与周围组织粘连影响蠕动或发生梗阻，卵巢粘连妨碍排卵或造成子宫后倾、子宫直肠粘连造成不孕。轻症引起不孕的原因是由于免疫因素所致。机体和局部免疫功能增强，巨噬细胞增多，前列环素和 TXA2 比例失衡，排卵障碍或黄体功能不足均可与子宫内膜异位症同时存在，但究竟是子宫内膜异位症的结果还是原因尚有待明确。子宫内膜异位症的发病机制尚不完全明确，比较公认的学说及高危因素有以下几种：

（1）子宫内膜种植：早在 1921 年有学者提出了盆腔子宫内膜异位症的发生与子宫内膜碎片或细胞随经血倒流，经过输卵管进入盆腔种植有关。临床上发现月经初潮提早、月经周期延长或缩短，经量增多尤其伴有血块者以及痛经的患者易发生子宫内膜异位症。渐进性的痛经是与子宫收缩致经血倒流有关。月经量多在排出体外的同时也发生经输卵管倒流入盆腔引起经血潴留于盆腔中。但是月经异常和痛经是子宫内膜异位症的发生原因，还是临床表现尚难定论。然而子宫过度后倾、宫颈阻塞患者中子宫内膜异位症的发生率明显高于对照组。尤其是剖宫产术后的腹壁瘢痕子宫内膜异位症的发生均支持子宫内膜种植学说。但有人持相反意见，因为在腹腔镜或剖腹手术中经常可发现经血倒流，也就是内膜可以进入盆腔，但是仅有部分患者发生子宫内膜异位症。近年来郎景和教授继承并发展了经血逆流种植学说，提出了在位内膜决定论，为该病的诊治提供了新的思路。

（2）上皮化生：从胚胎发育的组织来源分析，凡是从体腔上皮发生的组织，在某些因素作用下可以化生为与子宫内膜不能区分的组织。当卵巢的生发上皮、盆腔腹膜、直肠阴道隔、脐等来自于腹膜间皮细胞的组织在受到某种刺激后，如炎症、经血、激素的刺激下化生而成异位症的子宫内膜。妇科的某些小手术如输卵管通水、子宫输卵管碘油造影，人工流产负压吸引术，异位妊娠，节育器异位等易发生子宫内膜异位症。卵巢是子宫内膜异位症中的好发部位，这是由于卵巢表面的生发上皮属于原始体腔上皮，具有很强的分化潜能。

（3）免疫学说：近年来的研究表明，异位子宫内膜的碎片在种植或排斥时可激活机体的免疫系统。因而有人认为，子宫内膜异位症是一种自身免疫疾病，而且与全身免疫异常有一定联系。研究表明，子宫内膜异位症患者的细胞免疫功能和体液免疫功能存在缺陷。细胞免疫功能缺陷表现在 T 淋巴细胞功能缺陷和自然杀伤细胞功能缺陷，提示内膜异位症的发病与免疫有关。体液免疫功能缺陷的研究表明，子宫内膜抗原主要存在于子宫内膜腺上皮细胞的胞质中，可以激活 B 细胞系统，使多克隆 B 细胞活化，因此在子宫内膜异位症患者体内可测出抗子宫内膜抗体。Gleicher 等测定了 59 例子宫内膜异位症患者血清中多种抗体，结果总阳性率为 64.5%。

（4）遗传学因素：子宫内膜异位症有遗传倾向，约 15% ~ 20% 患者有家族史。

（5）血流淋巴播散学说：有人认为子宫内膜可经血流和淋巴液播散，因为他们发现在宫旁淋巴结和髂内淋巴结中存在异位的子宫内膜。另外，在静脉、肝脏、肺的血管中发现子宫内膜。但有人认为，虽然子宫内膜可经淋巴及血液播散，但是仍存在局部化生。

（6）肥胖：由于家庭性或营养过剩及其他原因引起的肥胖是子宫内膜异位症发生的高危因素。已知脂肪中存在芳香化酶，可使雄烯二酮在脂肪中转化为雌激素尤其是雌酮。因此有人把子宫内膜异位归因于体内雌激素水平降低，但雌激素异常代谢或合成为什么会导致子宫内膜的异位尚有待研究。

（7）其他：宫腔手术史、经期性生活以及生殖器官炎症都可能与子宫内膜异位症发生有关。吸烟能降低机体雌激素水平，剧烈运动可改变雌激素之间的比例，降低雌二醇的内源性浓度，升高雌酮的水平。此外，身高也是发生内膜异位症的因素之一，体格高大者比对照组发生率高。

上述种种原因均不能单一的解释子宫内膜异位症的发生，因此目前倾向于多种因素、多病因来解释。不同情况下，不同的患者所发生的子宫内膜异位症的部位、程度均有差异。

2. 子宫腺肌病　以往称为内在性子宫内膜异位症。但近年来的研究表明，子宫腺肌病与子宫内膜异位症的发病原因及病理有不同之处。但是子宫腺肌病有时与子宫内膜异位症同时存在，约1/3患者并发子宫肌瘤。子宫腺肌病的异位子宫内膜来自于反应能力较差的基底层子宫内膜，而子宫内膜异位症来自于子宫内膜的功能层。因此，前者并不随卵巢周期的变化而活动，对雌孕激素不发生反应，常处于增殖期，因此子宫肌层内出血较为少见。子宫腺肌病发生月经过多是由于子宫增大之故，而痛经是由于子宫肌壁内病灶水肿而反射性刺激子宫强烈收缩所致。子宫腺肌病发病率逐年升高，已成为妇科常见疾病。子宫腺肌病的病因尚不明确，有人认为与妊娠损伤或过度刮宫、多次宫腔内操作有关。有的学者认为是显著增大的妊娠子宫在分娩后收缩时将子宫内膜裹进了子宫肌层内所致。

六、盆底功能障碍性疾病

盆底功能障碍性疾病主要包括盆腔器官脱垂及女性尿失禁，是妇科常见疾病。这类疾病虽不会造成生命危险，但严重影响患者的生活质量，应该积极进行防治。

盆腔器官脱垂：盆腔器官脱垂（POP）也称盆底功能障碍或盆底缺陷及盆底支持组织松弛，以往被称为女性生殖器官损伤性疾病。其定义为任何阴道节段的前缘到达或超过处女膜缘1cm，同时要考虑其产生的特定症状。目前临床上仍缺乏对盆腔器官脱垂准确的定义，美国每年治疗该病的花费超过10亿美元，已成为绝经后妇女全子宫切除的第三大常见手术指征。POP包括阴道前壁脱垂、阴道后壁脱垂及子宫脱垂。传统的分类方法将其分为Ⅰ、Ⅱ、Ⅲ度，目前多采用POP-Q分类法分为Ⅰ、Ⅱ、Ⅲ、Ⅳ度（详见盆腔器官脱垂章节）。盆腔器官脱垂的病因如下。

（1）分娩损伤：为盆腔器官脱垂的最主要病因。在分娩过程中产程延长及手术助产可使盆底肌肉及筋膜过度伸展，甚至出现撕裂。产后过早参加重体力劳动或大便干结过度腹压，会促使子宫脱垂的发生。多次分娩会增加盆底组织损伤及器官脱垂的机会。

（2）长期腹压增加：长期慢性咳嗽、习惯性便秘、排便困难、经常超重负荷、盆腹腔巨大肿瘤或大量腹腔积液等均可使腹腔内压力增加，迫使子宫向下移位，造成子宫脱垂。

（3）盆底组织发育不良或退行性变：子宫脱垂偶见于未产妇甚至处女，是因为先天性盆底组织发育不良，常并发其他脏器（如胃）下垂。绝经后妇女因雌激素水平下降，盆底组织萎缩退化，可发生子宫脱垂或促使子宫脱垂加重。

七、妇女性行为异常

健康和谐的性行为是家庭幸福美满的重要组成部分。由于女方的某些生理与病理因素，影响了夫妇性生活的正常进行，称为女性性行为异常。女性性行为异常可有各种表现，常见表现有性欲抑制、性厌恶、性欲低下、性唤起障碍、性高潮障碍（缺乏）、性交疼痛、阴道痉挛、性交不能、性交后不适以及神经性焦虑与性恐惧症等。造成女性性行为异常的原因包括以下方面：

1. 病理性（器质性病变）因素　如下所述。

（1）先天性性器官发育异常：可见于处女膜发育异常如先天性处女膜闭锁、处女膜环肥厚、筛状及纵隔处女膜等。

（2）阴道发育异常：可见于阴道闭锁、阴道纵隔（完全性与不完全性）、阴道横隔等。

（3）外阴疾病：外阴湿疹、外阴创伤（外阴擦伤或血肿）、外阴溃疡、阴蒂或小阴唇粘连（由于炎症或创伤所引起）、外阴干皱、萎缩性硬化性苔藓、巴氏腺囊肿等均可以影响女性性行为。

（4）生殖器官炎症：生殖器各部位炎症均可影响性生活。如巴氏腺炎及巴氏腺脓肿、各种类型的阴道炎（滴虫性、霉菌性及老年性阴道炎）、宫颈炎、附件炎、盆腔炎、宫体炎、宫骶韧带炎等。

（5）子宫内膜异位症：性交疼痛为本病的主要症状之一，患者可因为疼痛拒绝或恐惧性行为。

（6）影响卵巢功能的各种疾病：卵巢功能低下使妇女体内性激素水平下降，可以影响妇女的性欲及性反应，引起性行为异常。可由丘脑因素、垂体因素及卵巢本身因素所致。

2. 功能障碍性（生理及心理）因素　如下所述。

（1）既往的恶性刺激所遗留下来不安与惧怕：如未婚人工流产与频繁的人工流产所造成的痛苦与后遗症可使妇女担心再次怀孕，恐惧再次手术而影响正常的性生活。

（2）新婚性交粗暴与不适：婚后第一次性接触粗暴，可使妻子过分恐惧与疼痛，造成以后对性生活的畏惧。此外若女方婚前受到过意外的凌辱与摧残，精神上的创伤可造成以后对于性生活的畏惧与厌烦。

（3）分娩刺激：分娩的疼痛使妇女心理产生障碍，因担心再次分娩或因侧切伤口愈合欠佳或瘢痕疼痛，以及剖宫产腹部伤口瘢痕疼痛等而厌恶、恐惧或拒绝性生活。

3. 情感与情绪因素　夫妇的感情是和谐性生活的基础，而和谐的性生活又会不断地增进夫妇的恩爱。以下情况会影响双方性生活的和谐：

（1）不愉快的婚姻会导致对配偶的厌恶，以至憎恨。

（2）主观猜疑会使双方产生心理上的困惑与苦闷，进而造成隔阂与精神上的障碍。

（3）知道或猜疑对方有某些疾病，不敢接触、不敢亲吻或爱抚，担心传染性疾病。

4. 配偶行为因素　欢愉的性生活要在夫妇双方相互理解与体谅中进行。配偶的行为影响着女方性感与舒畅，进而可导致厌烦与逃避。丈夫的粗暴与不善体贴、频繁的性生活及不洁性交、丈夫本身性功能障碍或存在某些缺陷却责怪妻子不善于配合等均可造成女性性行为异常。

5. 其他因素　如住房拥挤，老少同室、工作压力大、疲劳等均可影响女性性行为。

（王爱红）

第三节　妇女常见病的监测和预防

一、妇科感染性疾病的预防及治疗原则

（一）治疗原则

感染性疾病的治疗原则是针对病因治疗，找到致病的病原微生物，合理应用抗生素，增强机体和局部的免疫能力，根据病情需要决定是否手术及手术范围，彻底治疗急性炎症，减少慢性炎症的发生，对慢性炎症采取综合治疗措施。妇科感染性疾病由于病变范围不同在治疗上也有差别。但总的原则不外乎一般支持及对症处理，控制感染，形成脓肿者切开引流，术后抗感染与促进炎性病变的吸收。因病情延缓而治疗不彻底变为慢性炎症病变时以综合治疗为主，反复急性发作，治疗无效并形成包块者再考虑手术治疗（具体治疗见妇科病治疗章）。

（二）预防

妇科感染性疾病的重点应以预防为主，提高自身的抗病能力，减少感染性疾病的发生。

1. 外阴炎症的预防　如下所述。

（1）注意外阴清洁，保持局部干燥，减少摩擦，勤换内裤，注意穿棉制品内衣。

（2）避免局部刺激：每天用清水洗外阴，不用碱性或酸性较强的液体洗外阴，正常情况下，不乱用洗液包括药液洗外阴，有炎症时应在医生指导下用药。

（3）注意祛除诱因，积极治疗糖尿病、阴虱、阴道炎、宫颈炎及肠道寄生虫病。

（4）注意营养，加强锻炼，提高身体素质，加强心理健康的训练。

（5）丈夫及性伴侣如有异常应及时就诊治疗，避免互相感染。

2. 阴道炎症的预防　如下所述。

（1）消除发病诱因：如积极治疗糖尿病，不滥用抗生素和性激素。

（2）消灭传染源：对门诊和住院患者常规进行白带检查，必要时进行培养或其他检验技术检查，以便及时发现，早期诊断和治疗。尤其是阴道滴虫的带虫者较多，应在城市和农村妇科病普查中列为常规检查项目，并注意对患者及带虫者的丈夫和性伴侣进行防治。

（3）杜绝传播途径：改善公共设施的卫生管理，提倡淋浴、废除公共浴池。注意公共场所如游泳池、桑拿浴、温泉、旅店等公共物品的消毒和隔离，提倡一次性用品。医院妇科检查的臀巾、窥器和手套、被服应严格消毒或一次性物品，一人一套以杜绝传染途径。

（4）做好卫生宣教工作，通过多种方式教育公民提高自我保健意识，了解预防措施，讲究卫生，改变不良的习惯。

（5）积极彻底治疗患者，减少带菌、带病毒和带虫者，对她们严格管理隔离治疗。

3. 宫颈炎的预防　积极治疗宫颈炎，并针对其病因采取积极的预防措施，对保障妇女健康及防治宫颈癌有重大意义。

（1）消除诱因：长期慢性机械性刺激与损伤，是宫颈炎的诱因。应禁止经期性交，积极治疗男性包皮过长，清除包皮垢的长期刺激。避免紊乱的性生活。妇科小手术如探针检查、宫颈扩张、诊断性刮宫，人工流产，放置宫内节育器应尽量避免手术器械损伤。严密观察产程，分娩中避免宫颈裂伤等对防治慢性宫颈炎有重要意义。

（2）减少病原微生物的感染：引起宫颈炎的病原体很多，如一般化脓性细菌、淋病双球菌、沙眼衣原体、原虫类，以及病毒尤其是人乳头瘤病毒和疱疹病毒Ⅱ型等，均可引起急性宫颈炎和慢性宫颈炎。在发现有急性宫颈炎时应积极治疗。由于子宫颈黏膜皱襞繁多，腺体呈葡萄状，而病原体侵入腺体深处极难根治，导致病程反复，迁延时日而成为慢性感染性病灶。

（3）避免物理化学因素的刺激：应用浓度较高的酸性或碱性溶液冲洗阴道或放置腐蚀性较强的药物栓剂，均可造成阴道和宫颈上皮的损害而诱发炎症。某些放射性物质在治疗时也可引起宫颈炎症，临床上应避免使用。

（4）宣传计划生育，号召广大妇女晚生育，少生育。采取避孕措施，减少人工流产的次数，对预防宫颈炎的发生也有积极意义。

4. 盆腔炎症的预防　如下所述。

（1）注意月经期、流产后及产褥期卫生：这几个时期女性生殖道抗感染的生理防御功能减弱。阴道正常酸性因月经血或恶露而改变，颈管和子宫颈内口及外口有轻度扩张或裂伤，黏液栓消失；正常的子宫内膜剥脱后，宫腔表面裸露，扩张的血窦及凝血块为良好的细菌滋生地，再加上机体对感染的抵抗力下降，凡此种种极易造成感染。如月经期、产褥期、人工流产后不注意卫生，使用不洁的卫生巾、坐浴或有性生活，细菌极易经黏膜上行而引起盆腔生殖器官的炎症。经期应避免过度劳累，下腹部受凉或雨淋和冷水中作业均可因身体抵抗力下降而诱发感染。

（2）积极防治性传播疾病对预防盆腔炎症有重要意义。

（3）积极治疗盆腹腔内其他器官的炎症病变，如阑尾炎、结肠憩室炎、结核等可减少盆腔炎症的发病率。

（4）积极治疗全身急慢性疾病如化脓性扁桃体炎、腮腺炎、猩红热、伤寒及副伤寒等可经血行传播将病原体带入盆腔引起感染。

（5）加强体育锻炼，增强机体的抗病能力和免疫功能对预防感染很重要。

二、月经异常的预防及治疗原则

（一）预防

月经是女性特有的生理现象，但因受内分泌影响而有盆腔充血，全身及局部抵抗力降低，宫颈口松弛和子宫内膜脱落后出现创面等很容易引起感染和其他疾病，因此为了预防月经病必须做到以下几点。

1. 注意月经期卫生　如下所述。

（1）广泛宣传月经生理和月经期卫生知识，提高广大妇女对经期卫生及保健知识的认知水平，并应把经期卫生列为妇女保健内容之一。

（2）经期保持心情舒畅，情绪稳定，避免过度悲伤、紧张、焦虑和愤怒。适当注意保暖，不要冷水浴、吃冷饮等，避免过冷引起卵巢功能紊乱。

（3）避免重负荷体力劳动和剧烈运动，如体育比赛、长途旅行以免引起月经量过多和经期延长。

（4）保持外阴清洁：因月经期阴道内存有少量积血，宫颈口松弛，往往容易引起上行感染，因此所有月经垫、卫生巾应消毒或在阳光下曝晒。每晚应温水清洗外阴，禁止游泳、盆浴和性交以及经阴道妇科检查或操作等。

（5）合理饮食：不吃生冷刺激性食物，多吃富含纤维素及易消化食物，多饮水保持大便通畅。

（6）注意劳逸结合，保证充足睡眠和休息。

2. 及早诊治诱发月经异常的疾病　包括全身急慢性疾病、泌尿生殖系统疾病、下丘脑－垂体－卵巢－子宫轴的疾病以及性腺以外其他内分泌腺的疾病等。

3. 出现月经异常或不规则阴道出血　应及时就医，找出病因给予治疗，切忌乱用药。

4. 改变不良的生活习惯和恶习　不合理膳食、酗酒、吸烟、吸毒、性生活紊乱或不洁的性生活等不仅危害身体健康，也可造成月经异常，应提倡文明社会公德，改变不良的生活习惯对预防月经病有重要意义。

5. 定期到医院或妇幼保健机构进行妇女病常规检查　可早期发现与月经异常发生有关的因素或病因，对预防月经异常有重要作用。

（二）治疗原则

生育期妇女的月经异常首先要查明原因或诱因。通过性激素测定及有关辅助检查检测下丘脑－垂体－卵巢轴的功能，监测排卵与否。根据病变部位进行激素治疗，治疗目的是恢复排卵，建立正常月经周期或者用激素补充疗法维持女性的特有性征和保持正常心理状态。有适应证时进行必要的手术治疗，目的是解决怀孕问题或者为保证生存质量而进行必要的手术（详见月经病治疗篇）。

三、不孕症的防治

（一）预防

引起不孕症的原因有很多，针对容易造成不孕症的病因进行预防是非常重要的。

（1）积极防治生殖器官炎症：生殖器官炎症可以干扰女性的生殖环境，影响精子的活性，损伤子宫内膜和输卵管黏膜，引起输卵管的梗阻和盆腔粘连，造成不孕。注意经期卫生，不经期性交，便前便后洗手，预防手指上的病原体传给生殖器官。及早诊治生殖器官炎症对预防不孕症具有非常重要的意义。

（2）及时治疗青春期月经过多及月经失调，防止严重贫血发生。

（3）做好避孕，避免人工流产：人工流产术与不孕症的发生有着非常密切的关系，随着人工流产次数的增多，不孕症的发生率依次升高。人工流产的手术创伤，会使子宫腔的自然防御能力降低，术后短时间内进行性活动，容易发生炎症，同时在子宫内膜受损的情况下精子容易刺激女性产生抗精子抗体造成不孕。

（4）合理饮食，注意饮食卫生，营养全面，不饮酒过度，不吸烟不吸毒，不贪食而过胖，不盲目追求苗条而过度节食。

（5）保持身心健康，常参加文体活动，劳逸结合，不紧张、恐惧、焦虑、抑郁，预防月经失调及排卵障碍发生。

（二）治疗

治疗时应首先查明不孕原因，然后针对病因进行治疗。不孕症治疗的首要条件是夫妇双方必须有健康的体魄和心理状态。要治疗全身急慢性疾病，注意体育锻炼、增强体质、纠正营养不良和贫血，改变吸烟和酗酒的恶习，治愈性传播疾病。在身体健康、精神正常和心情愉快的基础上才能进一步治疗不孕症。

1. 性知识宣传和指导　给已婚夫妇进行性知识和生殖生理的宣传和指导，使他们懂得有关性生活的知识，双方达到性生活和谐，保持规律的性生活。指导性生活的频度、姿势等，并指导掌握预测排卵的方法，掌握最易受孕的日期，合理安排性生活，以选择最佳受孕的时机。同时应告知粗暴的性行为会引起性厌恶，影响性生活的欣快感和受孕率。

2. 进行系统的检查　找出不孕原因或诱发因素，并针对病因给予治疗。如积极治疗阴道炎和宫颈炎，用综合方法治疗输卵管慢性炎症及阻塞，积极治疗子宫内膜异位症、多囊卵巢综合征、高催乳素血症、高雄激素血症、卵泡未破裂黄素化综合征、黄体功能不足、功能性子宫出血等妇科疾患，多数妇女在这些疾病治疗过程中或治愈后可获得妊娠。对因卵巢功能障碍不排卵的病例可根据具体情况采用多种方法诱发排卵，免疫性不孕可采用隔绝疗法，给予免疫抑制剂以及用中西医结合的方法进行治疗。男性原因导致的不孕或不育应积极寻找原因并给予适当治疗。

3. 人类生殖技术的应用　随着生殖医学的发展，采用助孕技术可给不育夫妇带来生育的福音。一般选择助孕技术的顺序是由简单到复杂。各种助孕技术均有其适应证（详见不孕章）。

四、异位妊娠的预防及治疗原则

（一）预防

异位妊娠的主要高危因素是生殖道炎症，生殖道炎症的增加又与妇女婚前性行为、不洁性生活及初胎人工流产有密切关系。盆腔感染导致输卵管狭窄及梗阻，使宫外孕及不孕症发生率增加，输卵管整形手术的广泛开展又使得术后异位妊娠发生率增加，形成恶性循环。因此预防异位妊娠的主要措施是积极预防和彻底治疗妇科炎症，避免婚前性行为，注意经期及性生活卫生，做好避孕避免人工流产手术。

（二）治疗原则

根据临床症状，体征，超声检查包块大小、位置和盆腔积液以及血中 β - hCG 水平，综合评估决定不同的治疗方法。

1. 期待治疗　适用于疼痛轻，出血少，无输卵管破裂证据，输卵管包块直径 <3cm 或未探及，血 β - hCG <1 000U/L 且继续下降者。

2. 药物治疗　药物治疗损伤小，费用低，适用于有生育要求的年轻患者。药物治疗的适应证为异位妊娠未破裂，生命体征平稳，无内出血；包块直径 <3 ~5cm；血 β - hCG <2 000 ~3 000U/L，肝肾功能、血常规正常者。

3. 手术治疗　手术治疗仍是异位妊娠目前最重要的治疗手段，可采用开腹手术及腹腔镜手术。手术方式包括根治性手术即输卵管切除术及保留输卵管的保守性手术，根据患者的具体情况进行选择。在进行保守性手术时应注意预防和及时诊治持续性异位妊娠的情况。

五、子宫内膜异位症的预防及治疗原则

（一）预防

由于子宫内膜异位症的发病原因及机制尚不明确，目前还没有根本的预防方法。根据目前的学说，以下措施可能会有帮助。

1. 防止经血逆流　及时发现和治疗引起经血潴留的疾病，如先天性生殖道闭锁、狭窄及继发性宫颈粘连。

2. 注意经期卫生　避免经期过度劳累、经期性生活和经期剧烈运动，这些都是子宫内膜异位症的危险因素，尤其有明确证据证明月经期运动可以造成子宫内膜异位症的发生。

3. 及时生育　过于晚育对于一个有子宫内膜异位症潜质的人是不利因素，及时生育对预防子宫内膜异位症的发生有抑制的作用。人工流产术是子宫内膜异位症的诱发因素，应尽量避免人工流产尤其是多次人工流产手术。口服避孕药能降低子宫内膜异位症的风险，对于有高发家族史，容易带 IUD 妊娠者可选择口服避孕药。

4. 防止医源性内膜异位种植　宫腔操作应选择在经后一周内进行，避免经前、多次宫腔操作及宫颈治疗。进入宫腔的经腹手术尤其是孕中期剖宫取胎术应保护好切口周围组织，关腹膜后应冲洗腹壁切口以防腹壁子宫内膜异位症发生。

（二）治疗原则

子宫内膜异位症的治疗目的是减灭和消除病灶、缓解和解除疼痛、改善和促进生育、预防和减少复发。治疗方法应根据年龄、症状、病变部位和范围以及生育要求等综合考虑，加以选择。治疗原则是手术为主，药物为重要的辅助治疗措施。

1. 期待疗法　对于病变轻微、无症状或症状轻微的患者可采用期待治疗，数月随访一次。

2. 手术治疗　可以达到去除病灶、分离粘连、促进生育及缓解疼痛。手术方式包括保守性手术、半根治性手术和根治性手术。手术途径有开腹手术及腹腔镜手术。随着微创技术的发展，目前腹腔镜已经成为子宫内膜异位症的首选手术方式。

3. 药物治疗　子宫内膜异位症手术治疗常难以彻底清除病灶，术后复发率高，所以药物治疗仍然占有重要地位。术前用药可以缩小病灶，减轻粘连和充血，利于手术的进行。术后药物可以减灭残存的病灶，推迟子宫内膜异位症的复发。

4. 辅助生育技术　对于轻、中度子宫内膜异位症腹腔镜手术能提高患者的生育率，如术后 3～6 个月仍不能妊娠或术中发现盆腔粘连严重或年龄较大者，应及时采用辅助生育技术促进妊娠。

六、盆底功能障碍性疾病的预防及治疗原则

（一）预防

盆底功能障碍性疾病主要与分娩产伤、腹压增加及组织退化有关，其预防措施包括提倡晚婚晚育，做好计划生育，避免多产；准确处理产程，避免产程过长尤其是第二产程过长；提高助产技术，保护好会阴，必要时行会阴切开术；有产科指征者应及时剖宫产结束妊娠，预防难产发生；避免产后过早参加重体力劳动，适当进行产后盆底功能恢复训练，提倡做产后保健操，以促进产后盆底肌肉和筋膜张力恢复；积极治疗慢性咳嗽和习惯性便秘，避免长期腹压增加。

（二）治疗原则

盆腔器官脱垂影响患者的生活质量，同时可以影响到尿道、生殖道和肠道等多个系统的功能，治疗前需对患者的病情进行全面了解和评价。治疗方法的选择要根据患者症状的类型及严重程度、年龄、是否有内科并发症、是否有生育及性生活要求，以及是否有治疗后复发的危险因素而定。治疗的目的是尽可能的缓解症状，恢复盆底支持组织。治疗方法包括：

1. 期待及支持治疗　适于无症状轻度脱垂的患者。包括定期复查，合理饮食，避免大便干结和过度负重，适当降低体重，戒烟，适当盆底康复训练。

2. 子宫托治疗　是治疗子宫脱垂的非手术治疗方法，风险低，价格廉，能保留生育功能。适于不宜手术的子宫脱垂患者。

3. 盆底康复训练治疗　可作为年轻、子宫轻度脱垂及轻、中度压力性尿失禁患者的一线治疗方案，

经济、无创、无不良反应。包括盆底肌肉锻炼、生物反馈、电刺激及阴道圆锥等治疗方式。

4. 手术治疗　是盆底脏器脱垂及中重度压力性尿失禁的主要治疗方式。根据综合评估患者的情况选择适当的手术方式，包括阴道前后壁修补术、Manchester 手术、经阴道子宫全切术及阴道前后壁修补术、阴道悬吊术、子宫悬吊术等。手术途径有经阴道、经腹及腹腔镜下手术三种形式。近年来生物材料制成的各种吊带、网片广泛应用于盆腔脏器脱垂及压力性尿失禁的手术治疗中，如 Prolift、Prosima、尿道中段无张力悬吊术 TVT、TVT－O、TVT－S 等。这些材料的应用简化了手术步骤，也取得了比较满意的近期治疗效果。但生物材料在临床上的应用还存在争议，因其价格昂贵，对性生活的影响、组织侵蚀及暴露问题仍未得到解决，还需要进一步的研究和评价。

七、妇女性行为异常的防治

育龄妇女应具有健康的性行为和协调的性生活，不仅对妇女的身心健康，对维护家庭幸福和稳定都具有非常重要的意义。对女性性行为异常的防治，首先要明确病因，分辨造成性生活障碍的原因属原发性抑或继发性，属心理性抑或器质性。治疗应针对病因，对器质性病变早期诊断早期治疗。对心理障碍要进行性知识教育和性心理咨询。

1. 心理咨询与心理治疗　定期进行妇女病普查普治，了解其性生活规律及有无异常，发现问题及时处理。在进行妇科任何一项治疗之前尤其是妇科手术前要接受患者及其丈夫的性咨询，了解治疗后或手术后的性功能情况，解除患者心理障碍，保证正常的性生活。对有性行为异常的患者不应采取轻率或藐视的态度，首先要关心体贴，反复解释，指出其有正常的生殖器官和生理功能，逐渐消除恐惧、厌恶的情绪，并知道性生活的姿势和过程，使之逐渐接受指导。

2. 治疗器质性病变　包括矫正先天性畸形、切开坚韧的处女膜、松解阴道粘连和瘢痕、先天性无阴道者行阴道成形术等；治疗生殖系统急慢性炎症和性传播疾病；修补粪瘘和尿瘘、修补会阴Ⅲ度陈旧裂伤，治疗子宫脱垂和前后壁膨出，张力性尿失禁；治疗子宫内膜异位症、盆腔静脉瘀血症和输卵管绝育术后的盆腔粘连等。加强体格锻炼，增强体质，治疗全身性疾患等。

3. 对症治疗　可适当补充雄激素，局部用润滑剂，因惧怕怀孕者，动员其采取避孕措施。随着国民经济的发展，逐步改善住房条件和提高生活水平等均有助于防止性行为异常。

4. 加强教育　加强精神文明建设，进行性道德的教育，要求妇女树立自强、自爱、自尊、自重的良好形象。对破坏他人幸福的不道德行为给予谴责和惩罚。

（王爱红）

第四节　妇科肿瘤的防治

一、妇科肿瘤的预防环节

妇科肿瘤是妇科常见疾病，其中恶性肿瘤严重危害妇女的生命和健康。以三大妇科肿瘤为例：宫颈癌仍然是全球女性生殖道中最常见的癌症。据 WHO 报告，2002 年全球宫颈癌病例 50 万左右，死亡病例 27.3 万，估计 83% 的子宫颈癌发生在发展中国家；2008 年统计全球宫颈癌患者共有 52.9 万，死亡病例 27.5 万，发展中国家子宫颈癌发生率占 80%，死亡率占 86%，其中印度死亡率最高，占全球的 27%。我国每年宫颈癌新发病例约 15 万，占世界宫颈癌新发病例总数的 28.2%，我国每年超过 3 万妇女死于宫颈癌。我国曾经对 8 个少数民族进行调查，发现维吾尔族的宫颈癌发病率最高（17/10 万），其次是蒙古族（15/10 万）、回族（12/10 万），而藏族、苗族、彝族较低；尽管过去 20 年，我国宫颈癌死亡率大幅度下降，由 20 世纪 70 年代的 10.28/10 万下降至 90 年代的 3.25/10 万，但在我国的中西部地区，子宫颈癌的发病与死亡率却始终居高不下，如甘肃武都、山西阳城等县，宫颈癌死亡率高达 36/10 万，超过全国宫颈癌死亡率的 10 倍。我国宫颈癌的发病仍居女性生殖道恶性肿瘤之首，而且，宫颈癌的发病有年轻化趋势，30～40 岁年龄组的死亡率升高。子宫内膜癌发病率仅次于宫颈癌，约占女性生殖道恶性肿瘤的 20%～30%。北美、欧洲等发达国家高发，近年来发病有升高趋势，在某些国家，子宫内膜癌发病甚至已跃居妇科生殖道恶性肿瘤之首。美国在过去 20 年间，子宫内膜癌患者的死亡率增加了 1 倍，而且子宫内膜癌的发病也呈现年轻化趋势。在发达国家，40 岁以下患者由 2/10 万增长为（4～5）/10 万，2002 年全球约有 20 万例子宫内膜癌，约 5 万人死亡，发病率 6.5/10 万，死亡率 1.6/10 万。在我国，尽管缺乏详细的统计资料，但子宫内膜癌的发病也呈上升态势，原卫生部对中国恶性肿瘤死亡抽样回顾调查，子宫恶性肿瘤死亡率为 4.32/10 万。子宫内膜癌与宫颈癌的收治比近达 1：1.1。卵巢癌仍为三大恶性肿瘤中预后最差的恶性肿瘤之一，由于其起病隐匿、扩散快、疗效不佳等特点，死亡率高，5 年存活率略有升高，由 30% 左右上升到 40% 左右。卵巢癌发病率从 1980 年的每年每 10 万人中有 8.6 人，增加到 2005 年的每年每 10 万人中有 12 人。为了降低妇科肿瘤的发病率及死亡率，切实有效地做好妇女保健工作及妇科肿瘤的预防工作，对提高卵巢恶性肿瘤的早期诊断和治疗水平，保护妇女健康及劳动生产力，有深远的意义。

基于多年来人们对癌症的认识，曾有人提出："1/3 癌症可以预防；1/3 癌症如能早期诊断可以治愈；1/3 癌症可以减轻痛苦，延长生命。"肿瘤的预防可通过以下三级途径。宫颈癌的预防是所有妇科恶性肿瘤预防中最成功的范例。其中尤其以一级预防，即病因预防为恶性肿瘤预防中的重中之重，是代价最小、最值得提倡的方法。

1. 肿瘤的一级预防　肿瘤的一级预防又称为肿瘤的病因预防，即：鉴别、消除危险因素和病因，提高防癌能力，防患于未然。肿瘤病因预防措施是针对致癌因素化的，旨在消除或避免致癌物的形成。

一级病因学预防是最彻底和最理想的防癌途径。妇科肿瘤的发病因素及发病机制尚未完全明晰，我国主要通过普查获得的资料进行妇科肿瘤的流行病学研究，如发病率、病因、死亡率、地理分布、发病年龄、种族关系，风俗习惯、生活条件、营养因素等，了解发病的高危因素为进一步做好预防工作提供有力的科学数据。

2. 肿瘤的二级预防　肿瘤的二级预防是临床前预防，又称为发病学预防。肿瘤的发生是多阶段的。而且需经过一个较长的少则几年，多则十几年的癌变过程，如能在癌变过程中的某一阶段即癌前阶段设法阻断其发展即使在病因未搞清楚或病因存在时，也可以预防肿瘤，从而降低其发病率。

WHO 估计约有 1/3 恶性肿瘤可以通过早诊治而根治。一般来讲，符合下面 4 条标准的恶性肿瘤通过二级预防可获得较满意效果：①发病率高、死亡率高，人群中危害严重；②有效的手段能于疾病早期阶段发现病变；③在疾病早期阶段有效的治疗手段根治病变，而且疾病的远期预后明显优于中晚期治疗；④符合成本－效益原则，用于筛查疾病的人力及资金的投入与产生的效益应符合社会经济发展的实际情况。世界上公认宫颈癌可通过筛查降低死亡率。例如，宫颈癌传统使用子宫颈细胞涂片检查，以早期发现宫颈癌前病变或早期宫颈癌；目前 HPV 检测因其高灵敏度及高阴性预测值也成功地用于筛查检测。宫颈癌筛查作为恶性肿瘤防治的有效干预措施，已在我国普遍开展。1958 年全国首次进行预防妇科恶性肿瘤大规模普查，宫颈癌位居妇科恶性肿瘤之首。随后国家开展妇女病普查普治活动，通过对妇女的定期筛查、健康教育、医疗支持等措施，经过几十年的普查普治干预措施，我国宫颈癌患病率、死亡率已明显下降。

3. 肿瘤三级预防　对症治疗以改善生存质量或延长生存时间，包括各种姑息治疗和对症治疗。

二、妇科肿瘤预防方法

（一）一级预防（病因及高危因素的预防）

肿瘤的病因是多因素的，不同组织器官的肿瘤病因不相同，预防措施也不相同。本节就妇科不同肿瘤的预防方法分别进行讨论。

1. 宫颈癌的预防　如下所述。

（1）宫颈癌的高危因素：①病毒感染，已经明确，宫颈癌为一感染性疾病，其发生与高危型人乳头病毒（HPV）关系密切，特别是 18、16、33 型等，HPV 是宫颈癌发生的必要因素。②初次性交年龄过早，18 岁以前已有性生活。③早育多产。④性紊乱，指有 2 个以上性伴侣，妇女本人或丈夫有婚外性伴侣者比没有者患病风险分别增加 2.2 倍和 1.85 倍。⑤高危男子，凡曾患有阴茎癌、前列腺癌或其前妻曾患宫颈癌的男子均被认为是高危男子。与高危男子有性接触的妇女易患宫颈癌。⑥经期不卫生。⑦吸烟作为 HPV 感染的协同因素可以增加宫颈癌的患病风险。

（2）根据以上病因及高危因素采取的预防措施

1）加强计划生育：有针对性地宣传宫颈癌的危害性，提高妇女对宫颈癌患病病因及预防等的认识，做好预防工作。

2）宣传避免性生活紊乱：在人群中去除性行为混乱因素，可使宫颈癌发病率减少 50.8%。

3）宣传晚婚：第一次性生活的年龄比第一次结婚年龄更重要。初次性交年龄在 18 岁以下，宫颈癌的发病率较 18 岁以上者高 4 倍。

4）宣传计划生育：多次妊娠分娩，对子宫颈的刺激或损伤，致使宫颈上皮发生异常增生，进而可发展为癌。

5）宣传注意经期及性生活的卫生：积极防治慢性宫颈炎阻断宫颈癌前病变的发展。加强性卫生及经期卫生的宣传避免发生阴道的滴虫、真菌、病毒等感染，已发生感染者应有针对性地给予灭滴灵、达克宁、抗病毒药物及中药等积极治疗。

6）切除过长、过紧的男性阴茎包皮，避免发生包皮垢，有研究表明包皮垢也是致癌物质。

7）宣传避免吸烟。

8）积极防治生殖道病毒感染及尖锐湿疣：HPV 预防性疫苗目前已得到大规模疫苗试验的支持性结果。预防性 HPV 疫苗旨在增强免疫应答以预防感染和防止临床疾病的进展，此类疫苗需要诱导抗 HPV 抗体的产生以阻止新的感染。所以，一个预防性疫苗计划致力于通过接种尚未发生感染（或无症状）的巨大人群来降低 HPV 感染率。已经上市的有 Merck 公司的二价疫苗（针对 HPV16 和 18 型）和 Gardasil 四价体疫苗（TPV16 和 18 型以及 HPV6 和 11 型），WHO 的专家组已认同疫苗最终能避免宫颈癌的发生。

2. 子宫内膜癌的预防　子宫内膜癌基本上是老年妇女的疾病，其发病和年龄与绝经有密切关系，63% 的患者发病与 50~70 岁，只有 25% 的患者在绝经前发病，<40 岁的发病者仅占 2%。

（1）子宫内膜癌多由于内分泌紊乱引起，其高危因素有：①雌激素过度刺激以及激素受体表达失衡，内源性的或外源性的雌激素对内膜的作用，如无排卵性功血，多囊卵巢综合征，功能性卵巢肿瘤，绝经后为治疗围绝经期综合征、骨质疏松、老年性阴道炎而进行激素补充疗法（HRT），初潮早、绝经延迟，造成子宫内膜腺体的增殖性生长。此时如缺乏孕激素的拮抗，子宫内膜不能向分泌期转化，就导致了子宫内膜增生，以及子宫内膜的不典型增生。一项最近的病例对照研究表明，应用雌激素治疗引起子宫内膜不典型增生的风险约为对照组的 22.7 倍，而应用每月至少 10 日补充孕激素的激素补充治疗并不增加子宫内膜不典型增生或子宫内膜癌的风险。②体质因素，肥胖、高血压、糖尿病是子宫内膜癌的重要发病因素之一。代谢综合征是子宫内膜癌的高危因素。一般将肥胖、高血压、糖尿病称为子宫内膜癌三联症。③使用三苯氧胺（又名他莫昔芬，TAM）治疗或预防乳腺癌，TAM 具有弱雌激素作用，长期应用可刺激子宫内膜增生，甚至癌变。④遗传因素，有 20% 的患者有家族史，Lynch Ⅱ综合征作为子宫内膜癌的高危因素也已引起重视。⑤其他因素，未婚、不孕、少产等。

（2）针对以上因素可采取的预防措施

1）合理使用雌激素：在妇科疾病的治疗中经常使用雌激素，可发生子宫内膜增生、腺瘤型子宫内膜增生过长、非典型增生而引起的子宫内膜癌。用雌激素与不用雌激素相比，子宫内膜癌的发病风险高 5~14 倍。欧美地区子宫内膜癌的发病率明显上升也与使用雌激素有关。因此，在绝经前后应慎重使用雌激素。如使用雌激素，使用雌激素的同时使用至少 10 日以上的孕激素，以降低子宫内膜的发病风险。

Jaakkola S 等对使用雌孕激素联合治疗 6 个月以上的且年龄在 50 岁以上的绝经后妇女子宫内膜癌的发病情况进行了回顾性研究，以评估雌孕激素联合治疗的方案及给药途径对绝经后妇女子宫内膜癌发生率的影响。结果发现：雌孕激素序贯疗法 5 年后Ⅱ型子宫内膜癌的发病风险增加了 69%，10 年后风险增加 156%，其中，每 3 个月 1 次加用孕激素治疗的长周期序贯疗法同每月加用孕激素治疗的序贯疗法相比，前者患子宫内膜癌的风险更高；雌孕激素联合疗法应用 3～5 年则可使子宫内膜癌发生风险降低 76%（95% CI 为 6%～60%），但 5 年以上更长时间却不进一步降低其风险；雌孕激素序贯疗法和联合疗法混合应用 5 年以上者，增加患子宫内膜癌的风险 2.3～2.5 倍；雌孕激素治疗中不同种类的孕激素如左炔诺孕酮、甲羟孕酮还是地屈孕酮等及孕激素的不同给药方式如口服还是经皮给药对子宫内膜癌发生率无明显影响，但应用左炔诺孕酮要警惕患乳腺癌。因此，作者认为绝经后妇女雌孕激素序贯疗法可导致子宫内膜癌患病风险的增加，而联合疗法则可减少子宫内膜癌的发生对子宫内膜起保护性作用。而孕激素的种类及不同的给药途径对子宫内膜癌的发生无影响。

综上所述，ERT 时，须注意使用时间不宜过长，并与孕激素联合使用，防止发生子宫内膜癌。

2）慎重使用他莫昔芬（三苯氧胺）：除了 ERT，长期应用三苯氧胺（TAM）对子宫内膜的致癌作用也值得注意。TAM 广泛用于各期乳腺癌，作为手术后及放射治疗的首选辅助药物，对预防乳腺癌复发或缓解病情有明显效果。TAM 还被用于治疗卵巢癌和子宫内膜癌，以及一些雌激素依赖性的良性疾病。研究证实 TAM 除有抗雌激素作用外，尚有微弱的雌激素样作用。随着其应用范围的扩大、已有不少专家注意到服用 TAM 后子宫内膜癌发病率明显增加。临床及动物实验均发现了 TAM 可以刺激子宫内膜增生，促进子宫内膜癌细胞株生长。在应用 TAM 的同时加用黄体酮有望减轻 TAM 对子宫内膜的刺激作用，但尚不清楚周期性地加用孕激素是否会减低 TAM 对乳腺癌的治疗效果。故有必要对长期应用 TAM 的患者，特别是有异常出血者进行监测，定期进行内膜检查，以早期发现子宫内膜病变。

3）提倡使用口服避孕药：与 ERT 和 TAM 的作用相反，不少作者发现口服避孕药可降低子宫内膜的发病危险性。复方口服避孕药可降低子宫内膜癌的危险性，这一点已达共识。应用口服避孕药，发生子宫内膜癌的危险可以下降近 40%，即使已经停用口服避孕药，这种对子宫内膜的保护作用将至少持续存在 15 年。丹麦对 50 岁以下子宫内膜癌发病高危因素的研究发现，服用口服避孕药 1～5 年可以降低内膜癌发病风险，OR = 0.2。口服避孕药对子宫内膜的保护作用将随着服药时间的延长而增强，发生内膜癌的危险随着用药时间的延长而下降。一项随访 9 年的前瞻性研究发现，口服避孕药发生子宫内膜癌的相对危险下降了 80%。因此可以在有高危因素的生育年龄妇女中提倡使用口服避孕药，作为一项预防子宫内膜癌发生的措施。

4）养成良好的生活习惯：多食用水果、蔬菜以及胡萝卜素等可减少子宫内膜癌的患病风险，而低纤维饮食则增加患病风险。运动及控制体重以及改善胰岛素抵抗可减少患内膜癌的风险等。

5）家族性高危人群监测及预防性子宫切除术：有结肠癌家族史的妇女患子宫内膜癌的风险增加，Lynch 综合征是常染色体主导的疾病，而子宫内膜癌是最常见的与遗传性非息肉样结直肠癌相关的肿瘤。有研究显示，预防性子宫和双附件切除术可有效预防遗传性非息肉样结直肠癌患者发生子宫内膜癌和卵巢癌，但预防性子宫和双附件切除对患遗传性非息肉样结直肠癌的妇女是否合理还有争议。

3. 卵巢癌的预防　卵巢癌在女性生殖系统恶性肿瘤中死亡率最高，由于早期诊断困难，晚期治疗效果差，因此对卵巢癌的预防至关重要。卵巢癌的确切病因尚不十分清楚，但目前已知许多可导致卵巢癌的高危因素：

（1）不断排卵：排卵后卵巢表面有一个破口，需加以修复，在反复修复损伤和修复过程中，可能出现异常的上皮细胞增生和（或）包涵囊肿形成，这种包涵囊肿可能是肿瘤发生的病理基础。月经紊乱、早发月经及绝经延迟、不孕未产妇女的卵巢患癌危险性增加，原因是排卵次数增加，所伴随的卵巢反复损伤和修复次数增多，导致发生卵巢癌的风险增加。

（2）家族史：流行病学调查显示，家族史是卵巢癌最显著的相关因素，卵巢癌妇女中约 3%～7% 有家族史。Lynch 等将遗传性卵巢癌分类如下：①遗传性非息肉性结肠癌：即 Lynch 综合 II 型，可并发子宫内膜癌、卵巢癌等；②遗传性位点特异性卵巢癌综合征：此类综合征是 HOCS 中相对罕见的，目前认为，可能是一种暂时的分类，可能是另两种综合征家族中（如乳腺癌、结肠癌）占优势的癌症种类尚未出现临床表现的原因；③遗传性乳腺癌/卵巢癌患者其一、二级血亲中有两个以上的乳腺癌/卵巢癌患者。

（3）BRCAs（乳腺癌易感基因）基因（BRCA II 和 BRCA2）突变：BRCAs 突变基因的妇女一生患

卵巢癌的风险高达40%~50%，大大超过了普通妇女的卵巢癌风险。普通人群在一生中患卵巢癌的风险估计为1/70。

（4）不合理膳食：饱和脂肪酸的摄入量与卵巢的发病有关。每消耗10g/d的饱和脂肪酸将使卵巢癌发生的危险率增加20%（OR=1.2）。不饱和脂肪酸的量与卵巢癌无关，胆固醇的摄入量增多也会增加卵巢癌的危险。每100mg/d鸡蛋胆固醇使卵巢癌发生的危险性增加42%（OR=1.42），而蔬菜纤维则能降低其危险性，每10g/d蔬菜纤维摄入使卵巢癌发生的危险性下降37%（OR=0.63）。膳食结构不合理将增加卵巢癌发生的危险性。

（5）环境因素：卵巢癌的发生与环境污染有关。如滑石粉进入盆腔，接触离子辐射等均是卵巢癌的高危因素。

根据以上已知的高危因素，目前采取的预防措施有：

（1）使用口服避孕药（OC）：OC预防卵巢癌作用机制一般认为有以下两个方面：①抑制排卵；②降低血清促性腺激素水平而降低卵巢癌的危险性，因为血浆促性腺激素水平高，可刺激排卵上皮过度增生，从而导致卵巢癌发生，使用避孕药可降低血浆中促性腺激素水平，减少对卵巢上皮细胞的促生长作用。Hankinson曾对有关口服避孕药与卵巢癌关系的大量资料做了20项流行病学研究，定量评价了口服避孕药妇女的卵巢癌发病率降低36%，每年下降10%~12%，5年下降50%停药后期预期的保护性效应仍可维持15年。在美国，仅靠口服OC，每年可减少1 700例卵巢癌患者。因此，特别是对有肿瘤家族史的妇女，可考虑使用OC预防卵巢癌的发生。意大利学者LaVecchia对3 297例癌症患者及100 279例对照进行回顾性研究表明，长期使用避孕药可降低卵巢癌和子宫内膜癌的发病风险，而且对卵巢癌的预防作用可持续较长时间，即使在停用避孕药15~20年后仍可观察到OC对卵巢癌的预防作用，但OC可中等程度增加卵巢癌的患癌风险，并可引起乙肝病毒阳性患者肝细胞性肝癌，口服避孕药对卵巢癌发布的保护作用主要是对上皮性卵巢癌而言，对其他类型如性腺间质肿瘤并无明显相关性。即使对上皮性肿瘤的预防作用，各家报道仍不一致，Riman等通过对193例经组织学证实为卵巢上皮交界性肿瘤及3 899例对照的研究认为，分娩、哺乳可降低卵巢癌的患病率，而口服避孕药无卵巢癌的预防作用。

（2）预防性卵巢切除术：卵巢癌多见于50岁左右的绝经期妇女，高峰年龄平均有49.3岁，此期间如患子宫或一侧卵巢良性囊肿，或因其他疾病做手术时，对正常卵巢是商除或保留，尚有不同意见。有人认为绝经期或绝经后卵巢功能已衰退，为防止发生卵巢癌，可切除卵巢。我国大多数医院临床医师在20世纪80年代以前做子宫切除时，对45岁以上的患者均做预防性卵巢切除，但近年来多数认为绝经期或绝经后卵巢仍有一定的内分泌功能，癌的发病率并不高，如果切除，可引起内分泌功能急速变化，不但会出现卵巢功能丧失，且可导致物质代谢紊乱引起全身健康的变化，均倾向于保留卵巢。1983年在国内讨论子宫肌瘤手术的会议上，宋鸿钊教授曾提出，对切除卵巢应慎重。但保留卵巢要定期普查，并且重视其发病的高危因素，以早期发现卵巢癌，早期治疗。另一些学者认为，在45岁以后，做妇科手术如有生殖器官肿瘤的家族史时也可切除卵巢，预防发生卵巢癌。Sighther总结了755列卵巢癌患者的资料，其中95例（12.6%）以前曾行子宫切除术，保留单/双侧卵巢，并且有60例患者在40岁以上行子宫切除者。如果切除双侧卵巢，可减少5.2%的卵巢癌患者，仅此美国每年可减少1 000多例卵巢癌患者。如果当初手术时切除了卵巢则会预防癌的发生，而现代的ERT可以使患者易于作出预防性卵巢切除的决定，据报道，具有癌综合征家族史的人，其第一级血亲中（包括母女、姐妹）患卵巢癌的危险性较正常人群高出50%。当家族中仅有一个一级亲属患卵巢癌，其本人患此癌的可能性为5%~10%；而有两名一级亲属患卵巢癌时，其本人绝经前有高度危险患卵巢癌。由于卵巢癌的好发年龄多在40岁以上、绝经前期，而家族性癌综合征特点之一是发病年龄较轻，所以，鉴于目前尚无早期发现卵巢癌的有效办法，很多学者都主张，对有卵巢癌家族史的高危患者，从20岁起就严密随访，最好在完成生育后或35~40岁时进行预防性卵巢切除术，同时采用ERT以弥补切除卵巢后的内分泌失调。但是，亦有一些散在的病例报告，在有癌家族综合征并接受了双卵巢切除术的妇女中，个别又发生腹膜浆液性囊腺癌。Tobacman报道，有卵巢癌家族史的28名妇女，行预防卵巢切除术后1~11年，其中3名发生了卵巢外的腹膜浆液性囊腺癌。看来对这些高危人群，即使切除卵巢，也不能掉以轻心，仍应警惕体腔上皮发生恶性肿瘤。施行预防性卵巢切除术时不能只单独切除双侧卵巢,有文章报道行预防性卵巢切除术后的妇女又患输卵管癌,因此预防性卵巢切除术应包括双侧卵巢、输卵管和全子宫。预防性卵巢切除术切除的标本应仔细全面的病理检查以了解是否存在微小的原位癌灶。

(3)调整饮食结构:饮食与卵巢癌的发生有一定关系,高动物脂肪、高蛋白、高热量的饮食可增加卵巢癌的危险性,而多食蔬菜、胡萝卜、谷物、碳水化合物、维生素A、维生素C和富含纤维的食物可减少卵巢癌的发生。但也有不同意见,Fairfield等对组织学检查从未患过癌症的妇女进行饮食情况及患癌状况进行追踪调查,在这16年间检查出有301名妇女患卵巢癌,经统计学处理发现饮食中维生素、水果、蔬菜的摄入量与卵巢癌的发生无关,不存在统计学的差异。究竟饮食是否影响卵巢癌发病率有待进一步研究。

(4)输卵管结扎术:有研究表明,输卵管结扎术可降低发生卵巢癌的危险性,并且发现输卵管结扎术10年以上者作用最显著。但也有人认为输卵管结扎术超过12年者,卵巢交界性肿瘤与输卵管结扎术的负相关就不存在了。输卵管结扎术可降低卵巢癌发病率的原因是:①输卵管结扎术为探查或活检卵巢有无病变提供了绝好的机会,若发现异常可即时处理,因而减少了临床癌的发生率;②阻止了某些可能的致癌物质(滑石粉颗粒、石棉等)进入腹腔刺激卵巢而发生癌变的机会;③输卵管结扎术后对卵巢的血供、排卵及其激素活性均有一定的影响,对减少卵巢癌的危险性起到一定作用。

4. 外阴恶性肿瘤的预防 外阴恶性肿瘤时老年妇女的疾患,较少见。约占妇科恶性肿瘤的3%～5%,病因不清。以下因素被认为与发病有关:①卵巢功能衰竭引起的外阴组织萎缩,导致外阴营养不良发生;②外阴病毒感染,如疱疹病毒Ⅱ型(HSV－Ⅱ)、人乳头瘤病毒(HPV)感染引起的外阴尖锐湿疣;③性病,如梅毒、淋巴肉芽肿、淋病等;④外阴交界痣可能发展为黑色素瘤。因此,对以上高位因素应积极治疗。对外阴营养不良除了采取局部用药、激光局部照射方法治疗以外,北京友谊医院等4家报道,用口服维胺酸治疗外阴白色病变取得明显治疗效果,患者不仅难忍的瘙痒消失,病变也有明显缩小而消失。共计130例,痊愈32例(24.6%),有效96例(73.8%),仅2例无效。外阴交界痣及早切除。

5. 阴道癌的预防 阴道癌也是老年妇女疾病,仅占生殖道恶性肿瘤的1%～2%,与外阴癌之比为1:2,病因不清,以前多认为可能与性病、慢性炎症,或有子宫脱垂、阴道膨出以及应用阴道托等慢性刺激有关。近年来又认为曾有放射治疗史与其发生有关,生殖道病毒病因,如HSV－Ⅱ及HPV与阴道癌的关系也很受重视。因此积极治疗阴道的慢性炎症、病毒感染对预防阴道癌发生可能有益。

6. 滋养细胞肿瘤的预防 滋养细胞肿瘤包括侵蚀性葡萄胎、绒癌及胎盘部位的滋养细胞肿瘤,病因不清,绝大多数来源于葡萄胎恶变。据美国、英国滋养细胞疾病调查及北京协和医院资料表明,葡萄胎易恶变的高位因素除年龄超过40岁,子宫体积大于停经月份或短期内迅速增大,血hCG $> 10^6$ U/L,清宫前有咯血史以及清出的组织以小葡萄状为主以外,近年的研究结果表明,完全性葡萄胎、杂合子葡萄胎或DNA非整倍葡萄胎易恶变。而滋养细胞增生的程度不能作为评估预后的指标。由于葡萄胎具有潜在恶性,单纯行子宫切除术不能杜绝恶变的可能性,对于是否实施预防性化疗目前看法不一。我国专家认为,目前所用的化疗药物均有一定的毒性,因化疗药物毒性及不良反应导致死亡的报道屡见不鲜;而早期侵蚀性葡萄胎的治愈率几乎可达100%,为预防15%的患者可能性发生恶变,让所有葡萄胎患者去冒10%死于化疗并发症的危险,实属弊多利少。因此,应在有化疗条件的医疗单位,对有恶变高危因素的葡萄胎患者给予预防性化疗。预防性化疗可采用单一的5－Fu或放线菌素D(更生霉素),用药剂量和方法与正规化疗相同,一般情况下1个疗程即可,但如血hCG或尿hCG持续阳性,则需继续化疗,直至血hCG转为阴性。

(二)二级预防(积极治疗癌前病变)

目前已确定的可发展为妇科恶性肿瘤的癌前病变有宫颈上皮内瘤变(CIN),包括宫颈上皮的不典型增生及原位癌;子宫内膜增生尤其是子宫内膜的不典型增生和复杂型增生(腺瘤样增生);外阴上皮内瘤变(VIN),包括外阴鳞状细胞上皮内瘤变和外阴非鳞状细胞上皮内瘤变(Paget病,未浸润的黑色素细胞瘤)以及阴道上皮内瘤变等。以下将就不同的治疗方法分别讨论。

1. 治疗宫颈癌前病变 CIN 是宫颈癌的癌前病变，它具有可逆性及进展性，即一部分病变可自然消失，另一部分可发展为癌，不同程度的不典型增生癌变频率不同，CIN Ⅰ、CIN Ⅱ、CIN Ⅲ 发展为癌的危险分别是 15%、20% 和 45%。治疗方法有多种，视宫颈病变的程度不同，患者的具体情况而做到治疗的个体化。一般来讲，CIN Ⅰ 患者需切除可见病灶。对无明显病灶，随访者可先按炎症处理，3 个月后重复宫颈刮片细胞学检查，必要时再次活检；对范围小、局限的病灶可采用冷冻治疗（有效率 95%）；病灶较大、病灶扩展到阴道（片状或卫星状），或累及腺体的病变可采用激光治疗（有效率 93%）。CIN Ⅱ 可用冷冻治疗（有效率约 94%），病变范围大可选用激光治疗（有效率约 92%）或宫颈锥形切除病灶。CIN Ⅲ，无生育要求者可行全子宫切除术；年轻、希望生育者可行宫颈锥切术，术后密切随访。

（1）电凝治疗：电凝治疗宫颈炎已有很长时间，目前也用于治疗 CIN，尤其在欧洲、澳大利亚等国。Ortiz 等用电凝治疗 CIN Ⅰ 级及 Ⅱ 级无一例失败，Ⅲ 级失败率达 13%，不良反应主要是治疗时疼痛。

（2）冷冻治疗：无疼痛不良反应，因此适于门诊治疗，效果与电凝基本相同。须注意以下几点：①冷冻剂可用 CO_2 或液氮；②要使冻结成功，压力很重要，如果压力降至 329Pa（40kgf/m^2）以下，应该停止治疗；③冷冻探头应涂一薄层水溶性润滑剂，使冻结均匀而且迅速；④冷冻探头应能覆盖全部病灶，探头周围在 1.5~2 分钟内形成 4~5mm 的冰球，才能有足够的冷冻；⑤应用二次冷冻技术，即第一次冷冻后，复温 4~5 分钟再冻第二次；⑥冷冻后禁止性交，患者常诉阴道水样排液增多 10~14 天；⑦冷冻 4 个月后复查宫颈涂片，如为阳性，说明病灶愈合中，以后每 4~6 周复查一次，如治疗后 4 个月涂片仍未阳性者，应认为治疗失败，需再次检查和治疗。

（3）激光治疗：在激光治疗时，必须注意以下几点：①避免应用炎症因子，需保护眼睛；②尽量吸去组织气化排出的烟雾；③激光治疗的不良反应是疼痛，往往较冷冻治疗时严重，但尚能忍受；④阴道出血常为点状，很少见量多者。

（4）微波治疗：微波治疗 CIN 疗效高，并发症少，手术简单。

（5）宫颈锥切术：包括传统的冷刀（CKC）和宫颈电环形切除术（LEEP）。主要适用于 CIN Ⅱ 或Ⅲ级。锥切术的并发症有出血、局部感染、宫颈狭窄、宫颈功能不全等，发生率可达 3%~22%，切除范围越广泛，出现并发症的可能性越大。锥切除术后残留不典型增生及病变复发，可能是由于切除不彻底或多灶型病变，故切除组织应做病理检查。手术后应定期细胞学及阴道镜随访，必要时重复锥切术，病理提示癌浸润应作子宫颈癌根治术。

（6）干扰素（IFN）：目前已经认可，宫颈癌及其癌前病变是一种感染性疾病，与高危型 HPV 感染密不可分。因此，干扰素具有抗病毒作用，可以辅助机体清除 HPV，对预防癌前病变的发生有一定作用。

（7）应用维生素甲类化合物：维生素甲类化合物是一大类天然或合成的具有维生素甲结构或活性的化合物。许多报告指出，大剂量维生素甲类化合物可预防或减少实验肿瘤的发生。由于这类化合物主要在皮肤中积蓄，对鳞状细胞增殖的良性病变及癌前病变治疗有效。

（8）治疗性 HpV 疫苗：是应用 HPV 基因组中转化基因 E6 和 E7 的表达产物——E6 和 E7 病毒原癌蛋白质为原靶，诱发细胞调控免疫（CMI）和细胞毒淋巴细胞（CILs），用于持续性低度上皮内瘤变（LSIL）及 HSIL 治疗，或联合治疗宫颈癌。

（9）光动力学治疗（PDT）是将可见光和光敏剂联合引起被选择细胞破坏的治疗方法。无毒性药物进入机体，有选择地聚集在快速分裂的细胞中。当药物在患病组织与正常组织的浓度比达到最佳、最合适的光照剂量，激活药物，在有氧参加的情况下引发毒性效应，起到治疗作用。治疗途径多为局部应用光敏剂，也可静脉注射。

2. 治疗子宫内膜癌前病变 子宫内膜不典型增生为子宫内膜癌的癌前病变，并提出子宫内膜上皮内瘤变（EIN）的概念。EIN Ⅰ 级为腺上皮轻度不典型增生；Ⅱ 级为腺上皮中度不典型增生；Ⅲ 级为腺上皮重度不典型增生及原位癌。子宫内膜不典型增生的癌变率各作者报道相差悬殊，约为 9.7%~81.8%，发展为癌的时间 1~14 年，平均约 4 年。癌前病变的治疗方法有以下几种：

（1）药物治疗：主要适用于单纯型增生、复杂型增生和不典型增生中年轻有生育要求患者及不能耐受手术的患者。可选择的药物主要包括：①孕激素：是最常见的药物，其作用机制一般认为有两个方面，一方面可直接作用于子宫内膜，使之转化为蜕膜而萎缩，另一方面可直接作用于垂体部位，影响促卵泡激素（FSH）分泌及 FSH 与黄体生成素（LH）的比例。近年来发现孕激素还具有抗血管生成作用，可抑制内膜增生。②促排卵药物：可促进排卵，纠正排卵障碍所导致的不孕，也有单独的治疗作用，多数与孕激素合并使用。③GnRHα：不仅可通过影响内分泌调节对子宫内膜产生间接抑制作用，还具有直接抗增殖效应，其作用主要通过高亲和性的 GnRH 特异性受体结合而产生。

（2）预防性子宫切除术：主要针对下面几种情况：40 岁以上无生育要求的子宫内膜不典型增生患者；药物治疗后无效或停药后复发者；与子宫内膜癌鉴别困难者；患者选择手术者。手术主要方式为子宫切除术。

3. 治疗外阴癌前病变　外阴鳞状上皮内瘤变（VIN）的确诊可采用甲苯胺蓝染色法定位活检及多点活检以确诊。治疗主要为：①VIN Ⅰ 可用药物治疗，5%5 – Fu 软膏，外阴病灶涂抹，每日一次；激光治疗，此法治疗后能保留外阴外观，疗效较好。②VIN Ⅱ ~ Ⅲ，采用手术治疗，外阴病灶切除或单纯外阴切除。外阴两侧的病灶切除范围应在病灶外 0.5 ~ 1.0cm 处。

4. 治疗外阴非鳞状上皮内瘤样病变　Paget 病肿瘤细胞多超越肉眼所见病灶，可行局部扩大切除或单纯的外阴切除。若出现浸润或并发汗腺癌时，需做外阴根治术和双侧腹股沟淋巴结清扫术。

5. 治疗阴道癌前病变　主要是指阴道上皮内瘤变（VAIN），一般是指病理形态学上的不典型增生与宫颈不典型增生一样，也可用电凝、冷冻、激光等治疗。其有效率可达 80%，5% 的氟尿嘧啶霜局部涂抹，有效率高达 85%。绝经后妇女可用雌激素软膏涂抹阴道，50% 有可能逆转，也可根据具体情况，采用手术治疗，手术范围有局部切除、部分阴道切除、全阴道切除术等。

（三）普查普治

如前所述，在所有肿瘤的普查中，宫颈癌是取得效果最好的肿瘤之一。通过普查，不仅可以发现高危因素及时予以纠正，达到一级发病学预防的目的，还可以发现癌前病变并及时治疗，达到二级发病学预防的目的，同时早期发现癌症，早诊断，早治疗，达到三级预防的目的，从而大大降低宫颈癌的发病率和死亡率。因此本段就宫颈癌的普查普治详细讨论。

1. 宫颈癌的普查普治　如下所述。

（1）普查手段：普查主要依赖宫颈脱落细胞学检查作为初筛手段，可疑者在阴道镜下活检，必要时行锥切术或手术切除子宫，最后明确诊断。

1）宫颈细胞学检查：宫颈细胞学检查是宫颈癌前病变早期筛查主要方法。阴道细胞学诊断的准确率与采取标本，涂片，染色以及检片的技术有关。

标本采集前 48 小时不要做任何宫颈阴道治疗及操作，若要了解内分泌激素变化，宜在月经周期的后两周进行。采集标本时，先暴露宫颈，用盐水棉球拭去宫颈表面黏液，然后在宫颈移行带取材，获取宫颈移行带的细胞，包括鳞状上皮细胞、化生及宫颈管细胞。一般取片 1 ~ 2 张即可，1 张取材于宫颈，另一张取材于阴道穹隆以作为对照。如果宫颈刮片为阴性，后穹隆涂片为阳性，则应注意有无子宫内膜及输卵管病变，必要时做进一步检查。

目前多采用铲形刮板，细胞刷或宫颈刷，当充分怀疑宫颈管内病变，有人用宫颈管刮匙获取颈管内细胞检查。铲形刮板的边缘较薄且锐利，容易使宫颈管上皮细胞脱落并附着于其上，取出后即可将标本平铺在玻片上并迅速固定。细胞刷可置于宫颈管内，在颈管内旋转360℃，小刷子的摩擦力可使上皮细胞脱落，取出后，旋转细胞刷即将附着于刷上的细胞均匀涂于玻片。宫颈刷由软塑料制成，置于宫颈管后旋转数次即可采集到颈管内/外的细胞，取出后可直接把细胞铺在玻片上，也可取下刷头放入细胞保存液中送检。棉拭子取材时，因棉花本身有吸水作用使细胞脱水变形，胞核结构不能清晰显示，已不为人们所采用。据对照性研究，使用铲形刮板，细胞刷及宫颈刷均可获丰富的宫颈管细胞，CIN Ⅲ 的检出率高，并有助于检出来自宫颈柱状上皮的腺癌及癌前病变。涂片中化生细胞和宫颈管的细胞多寡是衡量取材质量的指标之一。

标本获取后应立即固定使细胞形态保存良好，避免空气干燥造成的细胞退变影响诊断，固定不良引起细胞退化，可导致假阳性或假阴性诊断。常用的标本固定剂有95%乙醇加等量乙醚。细胞学涂片的诊断应由经过培训的细胞学技术人员看片、辨认涂片中各种细胞的特点后做出诊断。对可疑涂片需经上级医师核查。

液基细胞学取代传统的巴氏涂片，是该领域的一大进步。随着细胞学检查的普及和研究，对标本的制作技术及阅片筛查方法已有不断的改进，涂片标本的制作已有临床医生手工涂片，发展到液基细胞学——机器设备自动制片技术的推广，如比较普及的超薄涂片细胞学检查（thin prep cytologic test，TCT），可取代沿袭50年之久的常规巴氏涂片染色技术。将采集的标本放入保存液小瓶内送检，由仪器自动进行漂洗、离心、过滤，除去血液、纤维、黏液等杂质后，自动制作出均匀的单层细胞涂片，更方便对细胞的辨认，使假阴性率大大降低。细胞学自动图像分析仪通过计算机自动阅片，对玻片进行自动初筛，使细胞学家能把精力集中在异常的病例上。目前在我国各大城市采用的是宫颈细胞学计算机辅助检查系统（computer assisted cytology test，CCT）。它是由计算机将每个细胞进行初步辨认筛选，从每张涂片挑出128个可疑细胞，经高敏度显像器拍摄后分两次展示于屏幕，每一屏幕含64个细胞，又可分4次放大，供细胞学家复查，遇有可疑细胞可疑定位在玻片上，找到其位置，做最后诊断。准确率可达97%～100%，是人检的10倍，效率是人检的3倍，十分准确快捷。

过去细胞学报告一直沿用巴氏五级分法，但不少医师在巴氏分类法基础上根据自己的习惯和见解，进行一定的增添和修改。WHO提出一个标准化的分类方案。由于阴道镜的临床应用，为了阴道镜和妇科细胞学相互对照的需要，提出了CIN分类法。CCT报告采用1988年美国国立肿瘤研究所（National Cancer Institute，NCI）在马里兰的Bethesda研讨会上推出的新分类系统——TBS系统，并于1991年进行修行。TBS是宫颈阴道细胞学的又一重大进步，它使对细胞学的认识和处理，沟通细胞学家和临床医生的联系，或"清楚对话"得以便利。它与巴氏五级、WHO系统之比较见表4-1。

表4-1 宫颈/阴道细胞学分类法

巴氏分类	标准分类	CⅡN分类	TBS分类
Ⅰ级	正常	正常	正常
Ⅱ级	不典型细胞	不典型细胞	不典型细胞
Ⅲ级	轻度不典型细胞	CIN Ⅰ级	LSIL
	中度不典型细胞	CIN Ⅱ级	HSIL
	高度不典型细胞		
Ⅳ级	原位癌	CIN Ⅲ级	
Ⅴ级	浸润癌	浸润癌	浸润癌

注：CIN：宫颈上皮内瘤变；LSIL：低度鳞状上皮内病变；HSIL：高度鳞状上皮内病变。

附1：全国宫颈癌防治协作会议决定，统一使用的巴氏五级分类法。

Ⅱ级：未见异常细胞。

Ⅱ级：见核异质细胞，又分为Ⅱa及Ⅱb。Ⅱa，有轻度核异质，主要为中层及表层核异质，有变形细胞，属炎症。Ⅱb，细胞明显异常，为重度核异常，主要为底层细胞核异质，属癌前细胞形态，需进一步做阴道镜检查。

Ⅲ级：可疑恶性细胞：①性质不明的细胞；②细胞形态明显异常，不易辨别良恶；③退化或未分化的可疑恶性细胞。

Ⅳ级：有高度可疑的恶性细胞，或见少数恶性细胞。

Ⅴ级：见多数癌细胞，细胞恶性特征明显，有高分化癌细胞或成群低分化或未分化癌细胞。

附2：TBS分类法。

标本质量的评估：满意需重新采样。

总体分类：正常范围、良性细胞变化、异常上皮细胞。

描述性诊断的主要内容包括：

A. 感染：有无真菌、细菌、原虫、病毒等感染。可诊断滴虫性阴道炎、真菌性阴道炎；细菌性阴道病；衣原体感染；单纯疱疹病毒或巨细胞病毒感染以及 HPV 感染等。

B. 反应性改变和修复性改变：炎症（包括萎缩性阴道炎）或宫内节育器引起的反应性改变，以及放射治疗后的反应性改变。

C. 异常上皮细胞：①异常鳞状上皮细胞：不典型鳞状上皮内病变（ASCUS），不除外高度上皮内病变的不典型鳞状细胞（ASC-H）；低度鳞状上皮内病变（LSIL）包括 HPV 感染、CINⅠ，高度鳞状上皮内病变（HSIL）包括 CINⅡ、Ⅲ，鳞状上皮细胞癌；②异常腺细胞：非典型宫内膜细胞，不典型腺细胞（AGCUS），宫颈腺癌，宫内膜腺癌，性质及来源不明腺癌。

D. 其他恶性肿瘤。

2）HPV 检测：与细胞学检查结合起来，是筛查宫颈癌的合理方案。HPV 感染，特别是高危型 HPV 感染，与宫颈癌的发生有明确关系。HPV 感染后病毒基因整合到宫颈细胞，机体识别感染细胞并加以清除，当感染细胞继续存活并增生可发展为癌前病变或宫颈癌。已知的 HPV 有超过 70 种型别，可引起宫颈癌的高危型别有 13 种（16、18、31、33、35、39、45、51、52、56、58、59、68），低危型 HPV 与生殖道疣有关（6、11、42、43、44）。HPV 阳性在小于 30 岁者相对较高，而在 >30 岁者相对较低。但是，如年龄 >30 岁，同样是细胞涂片阴性，高危型 HPV 阳性者发展为高度鳞状上皮内病变（HSIL）的是 HPV 阴性者的 116 倍。目前国际上公认的最佳筛查方案是液基细胞学检查 + HPV 检测，HPV 检测最常用的可靠方法是二代捕获杂交法（HC2），灵敏度高，检测方法简单和效率高，高危 HPV 检测敏感度较高，重复性好，客观，不受地理条件限制，容易制定统一标准，实验室安装容易，易于培训，适用于大样本筛查。缺点是价格昂贵，尚难以普及，目前只在我国大城市开展。

HPV 感染的检测和分型是处理宫颈病变的重要依据，是筛查不可缺少的内容。对于 HPV 检测阳性和细胞学检查提示可能有病变者或细胞学发现有病变者，应进一步做阴道镜检查。HPV 检测不仅仅与细胞学一起可作为宫颈癌筛查的方法，而且还可对细胞学不明的病例进行分流，预测 CINⅡ、CINⅢ的发展和预后以及对 CIN 或宫颈癌治疗后进行随访。

3）肉眼观察（visual inspection）：肉眼观察是指在宫颈表面涂抹 5% 醋酸溶液，无放大条件下肉眼观察宫颈上皮对醋酸的反应，在其反应区取活检。20 世纪 90 年代已较多用于发展中国家的筛查，此法简便易行，价廉安全，适用于经济落后的国家和地区，以及宫颈癌及癌前病变的筛查。虽然敏感性及特异性均较低，但肉眼观察结合多点活检仍可发现 2/3 的癌前病变和早期癌。

4）阴道镜检查：对于细胞学检查发现有异常或者临床可疑病变者均应行阴道镜检查。阴道镜为立体双目显微镜，放大倍数为 4～40 倍，为临床医师提供细致观察宫颈的工具，直接观察阴道、宫颈表面血管及上皮的形态结构。近几年阴道镜技术有很大的发展。新的数码摄像及计算机处理系统的技术已被应用到阴道镜，使观察和资料的处理一体化。阴道镜除了放大作用外，不同程度的病变有不同的阴道镜图像，结合醋酸试验和碘试验，指导活检的部位，可大大提高宫颈病变诊断的准确性。需要注意，对阴道镜检查不满意者还需进行宫颈管诊刮或者宫颈锥切、宫颈环形电切术（loop electro-surgical excisional procedure，LEEP）等行病理学检查最后确诊。

5）活体检查（biopsy）和宫颈管搔刮术（endocervical curettage，ECC）：活检组织检查不但能确认细胞学诊断，还可提示不典型增生或癌的程度，对下一步的治疗方案提供主要的参考。应在阴道镜下进行，先行碘试验，选择病变最重的部位取材；病变是多象限的，主张做多点活检。活检应包括病变及周旁组织以资判别界限；选取的组织也应有一定的深度，包括上皮及足够的间质。标本要标记清楚、分别放置。值得注意的是当细胞学阳性而活检阴性者，须做细胞学随访或重复活检宫颈后行 ECC 以进一步了解颈管内情况，以防漏诊。

ECC：用于评估宫颈管内看不到的区域，以明确其有无病变或癌瘤是否累及颈管。ECC 在下列情况最有意义：①宫颈细胞学检查为 AGGUS；②细胞学检查多次阳性或可疑，而阴道镜检查阴性或不满意，或镜下活检为阴性。ECC 应注意掌握深度，一般不超过 2～3cm，以免将宫腔内容带出；也应避免刮及宫颈外口组织造成假性结果。病理学检查是确诊宫颈癌前病变和宫颈癌的金标准。宫颈活检组织一般要送到病理科，由专门的病理科医师做出诊断。最后，由妇产科大夫根据病变情况，制订合理的治疗计划。一般来讲，经过细胞学检查、阴道镜检查、病理学检查可做出明确的诊断，被称为宫颈病变诊断的三阶梯。

6）宫颈锥切术：在宫颈病变的诊断中仍居重要地位，包括传统的冷刀（cold knife conization，CKC）和近年流行的 LEEP。锥切术也是宫颈病变的治疗方法。作为诊断性锥切术的适应证是：①宫颈细胞学检查阳性，阴道镜检查阴性或不满意；②ECC 阳性或不满意；③宫颈细胞学、阴道镜检查和活检三者不符合或不能解释其原因；④病变面积较大，超过宫颈 1/2 者；⑤老年妇女鳞柱交接部（SCJ）在颈管内或病变延及颈管；⑥怀疑宫颈腺鳞癌；⑦宫颈为活检为微小浸润癌（micro‐invaswe cancer）；⑧怀疑或不能除外浸润癌。

宫颈活检不能完全代替宫颈锥切术。活检通常采取 4~5 个点，所谓 12 个点的连续多张切片也难以覆盖全宫颈。特别是微小浸润癌的诊断或除外浸润癌，不能以点活检为依据。

另外，流行病学结果显示，宫颈癌发病率的下降几乎都是宫颈鳞癌，而宫颈腺癌的发病率却未见降低。因此在今后的普查中，应对宫颈涂片中腺细胞的不典型增生引起注意，这样做有可能会减低宫颈腺癌的发病率。

（2）普查对象及年龄范围和普查间隔：2009 年美国妇产科医师协会所颁布的宫颈癌筛查指南建议如下：

A 级证据：

1）建议有性生活的女性从 21 岁开始进行宫颈癌筛查，此后 10 年内每 2 年筛查 1 次（21~29 岁）。

2）≥30 岁女性，且（或）合并以下条件者，可延长筛查间隔时间为 2 年：既往 3 次宫颈细胞学筛查阴性；既往无 CINⅡ或 CINⅢ病史；无 HIV 感染，无免疫缺陷；未在胎儿期暴露己烯雌酚。

3）液基细胞学或传统的宫颈刮片检查均可用于宫颈癌筛查。

4）因良性子宫病变行子宫切除术，且既往无高级别 CIN 病史患者可不再进行宫颈癌筛查。

5）建议 30 岁以上女性同时进行宫颈细胞学和 HPV‐DNA 检查。所有 30 岁以上既往宫颈细胞学和 HPV‐DNA 检测阴性的低危女性，应在 3 年内再次进行筛查。

B 级证据：

1）对 <21 岁的性活跃青少年，可以不进行宫颈细胞学检查；如没有临床症状，应该建议进行性传播疾病检测，并建议如何进行安全的性生活及避孕。

2）对于 65 岁或 70 岁以上女性，如果在过去 10 年内，既往超过 3 次宫颈细胞学检测阴性，则可以停止宫颈癌筛查。

3）既往有 CINⅡ或 CINⅢ治疗史，有先患宫颈癌史，或宫颈癌复发患者治愈后，应每年复查 1 次，持续至少 20 年。

4）对患有 CINⅡ~Ⅲ，且进行了全子宫切除术的患者，建议术后继续进行筛查，但间隔时间可适当延长。

C 类证据：

1）建议女性至少每年进行 1 次妇科检查。

2）对接种过 HPV16、HPV18 疫苗者，应和未接种者一样进行常规筛查。

未分类证据：

1）对免疫缺陷者，如器官移植者、化疗患者、HIV 感染者和长期糖皮质激素治疗者，应在疾病确诊的第 1 年内进行 2 次宫颈癌筛查，随后每年筛查 1 次。

2）建议 30 岁或以上女性，同时进行宫颈细胞学和 HPV‐DNA 检测筛查方案。

（3）优化普查方案：我国宫颈癌发病率高，为做好预防，开展大面积普查普治，花费人力、物力、财力极大，寻找一种适合我国国情的优化普查方案是我们追求的目标。

（4）普查工作的组织实施：落实妇科恶性肿瘤的普查普治，首先要有组织保证。在普查地区需有周密的组织领导，由普查地区行政领导挂帅，组织普查队伍，将普查普治工作纳入三级保健网的任务中，有计划有步骤地进行工作。其次要做好人员培训工作。制定宫颈癌防治方案，举办防治学习班。制定统一的宣传内容，统一的观察内容及项目，统一的观察指标及操作方法，并进行现场练兵培训。由市、区、县、乡妇女保健机构组织，各级医院医师负责讲课及带教。培训对象应包括受检地区的行政领导、妇女干部、工会干部及做具体检查的医务人员，以提高他们对普查普治工作重要性的认识，大力支持工作的开展。培训内容应包括妇科肿瘤普查普治对妇科肿瘤早期发现、早期诊断、早期防治的意义，及有关妇科肿瘤的基本知识，包括对受查群众的组织、宣传、动员等。对医务人员尚需讲授妇科肿瘤的早期、晚期症状，常用的诊断及治疗方法，以及组织开展普查工作的方法，讲授具体的业务技术知识，包括病例书写、检查项目及方法、诊断标准、简单的治疗方法、普查结果的统计分析与总结，以及治疗病例的登记、随访等。

对受检对象的宣传工作极重要，可影响到普查率及普查质量的高低。由于一般妇女多不愿做妇科检查，必须宣传妇科肿瘤的危害性，普查时早发现、早治疗的重要性。常用的宣传方法是以图片、幻灯、录像、电影等进行讲解，选择已治愈病例进行现身介绍及死亡病例介绍，打通思想，使之自觉地接受检查。

普查步骤如下：

1）开展普查前，先向居委会、派出所或受检者单位医务室了解受检对象的名单，建立妇女健康卡片并进行登记，便于最后统计应查人数、实查人数、计算普查率等。如当时来月经不能检查时，可择期补查。

2）查出一般妇科疾病可就地做简单治疗（如宫颈炎、阴道炎、小息肉等）。查出可疑癌的患者，由医务人员协助负责转送上级医院确诊后积极治疗。

3）查出结果向单位领导、妇女保健机构、各级卫生局汇报。

在普查前应设计好普查项目及内容，印成卡片，便于做出总结，得到各种数据，为今后开展普查普治的研究工作及实施改进提供科学的依据。

普查内容如下：

1）填写普查卡片。在普查前每人发卡片1张，按卡片所列项目一一填写。先问诊，再检查。

2）做一般妇科常规检查。注意外阴、阴道、子宫颈及盆腔情况，做宫颈刮片及阴道内分泌物涂片查滴虫、真菌，阴道清洁度、必要时查淋菌等。发现异常情况做特殊记录，以便考虑做进一步精确检查，或请上级医师复查确诊。应注意子宫及附件有无肿物。

（5）普查后的随诊：普查后的随诊极为重要，因查出的可疑癌或癌前病变是防癌的重要线索，必须抓紧随诊，便于早期发现癌，及时治疗，防止其发展。对有中、重度宫颈糜烂，细胞学涂片Ⅱb级以上，经阴道镜或活体组织检查，诊断为轻度或中度非典型增生应对局部病变进行治疗、严密随诊。随诊应由专人负责，随诊登记项目完整、真实、科学性强，随诊率应达到90%以上。随诊方法可采取普查队医务人员或普查地区的医疗机构进行复查，电话或写信联系，登门访视的方法逐步进行。

（6）数据资料统计：普查的统计工作主要是为肿瘤防治研究提供资料，有条件的单位，将数据输入电子计算机，分析结果快捷、准确、又可靠。

（7）普查中存在的问题主要有普查受检率不高，细胞涂片检测质量不高等。

1）普查率；也称受检率，是指在应查妇女中实际受查妇女所占百分比。有的是指受查妇女占全女性人口的百分比。受检率的高低，是影响普查质量问题之一。受检率低可漏查部分宫颈癌或癌前病变的患者，尤其高危年龄妇女（35岁以上）及50岁以上癌高发年龄妇女的漏查，直接影响到计算癌的发病率，而不能反映流行病学调查的真实情况。

我国地域广大，各地的普查工作情况也不一致，普查率高的地区多是有领导、有组织、有系统地进行工作，如上海纺织系统职工医院、江西靖安县宫颈癌防治研究所等单位，查出宫颈癌的数据较准确；一些地区报告的癌患病率及死亡率偏低，可能与该地区的普查率低有关。靖安县的经验是对高危年龄妇女的普查率最好能达到80%~90%。

2）细胞学诊断的准确性；细胞学普查的假阳性各家报道不一致，一般1%~5%；假阳性率在门诊细胞学检查可降到0，一般不超过2%。目前细胞学室门诊宫颈癌检查的准确率远远高于上述百分比。上海妇保所进行宫颈癌普查时，检验人员由病理科主任、主治医师及专职熟练检验师担任，宫颈涂片异常率为36%；有的区、县异常涂片率仅为33%。

现代妇产科疾病处置精要

分析准确率不高的原因如下：

A. 假阳性原因分析：①把重度增生细胞或组织修复细胞等误认为癌细胞；②将炎症或感染，如病毒、衣原体、原虫等引起细胞形态改变作为癌细胞诊断；③制片欠佳，染色过淡或过深致使细胞结构不清晰，引起视觉误差，将良性细胞诊断成癌细胞；④取材或制片时颠倒错号，将阴性涂片与阳性者互调；⑤污染，使用未洗净器皿、玻片、回收固定液未过滤和染液长时间使用没更换，致使少许癌细胞粘贴到阴性涂片上。

B. 假阴性原因分析：①取材不满意是假阴性出现的关键原因：在玻片上全为红细胞、坏死物，或全为黏液和炎性细胞，或少许上皮细胞成分，或只有少许鳞状上皮细胞而未见颈管柱状上皮细胞成分；②将高分化癌误为增生（核异质）细胞，或将分化差的小细胞型癌误为储备细胞增生；③阅片者马虎漏检或长时间阅片而视觉疲劳，导致忽略少许癌细胞的存在。

因此，应建立以下宫颈癌细胞学普查管理原则：①提高普查人员的技术素质：普查涂片初筛者应具备中级医务人员水平，同时有 2 年以上的细胞学诊断经验，或经正规培训半年以上；②明确复诊制度：对初筛的有癌和重度增生涂片，必须由主治医师或主管技师以上水平者复阅，阴性涂片抽阅不少于10% ~30%；③酌情规定每日阅片数量标准：WHO 规定宫颈癌细胞初筛每日检查 80 ~90 张，如仔细观察念珠菌、衣原体等诊断则降低为每日 20 ~25 张；④统一使用国际或国内制定的比较有影响的诊断报告方式和描述术语；⑤建立涂片档案，制定档案索引，有癌、可疑和重度增生的涂片长期保存。阴性涂片按时间顺序或细胞学号保留至少 2 年；⑥按取材→涂片→固定→染色→阅片→登记→回报→存档的流程进行质量控制。

2. 子宫内膜癌的普查 尽管子宫内膜癌是常见妇科恶性肿瘤之一，其发病率在世界范围均有上升趋势，值得庆幸的是，患者的疾病往往由于阴道不规则出血的症状，早期能被及时诊断治疗，预后较好。因此，许多学者都不主张在人群中开展子宫内膜癌的普查。但是对高危人群开展普查则是适宜的，这包括：①肥胖；②不孕或少孕；③有 ERT 或 TAM 治疗史；④有肿瘤家族史或本人有乳腺、结肠癌病史；⑤绝经晚；⑥糖尿病；⑦高血压。美国癌症协会（ACS）制定的早期发现癌症的推荐方案中也包括对上述高危因素的妇女和绝经期妇女开展子宫内膜检查。子宫内膜检查的方法包括细胞学检查、诊断性刮宫和宫腔镜检查及指示下子宫内膜活检。

（1）子宫内膜细胞学检查：内膜细胞学样本采集器直接从子宫内膜取材，内膜细胞学诊断的精确性优于阴道细胞学检查，而且可避免分段诊刮术给患者带来的痛苦。但存在内膜采集器取材细胞量较少，而子宫内膜病变范围可能在整个宫腔内并不一致的情况。

（2）子宫内膜诊刮术或分段诊刮术：能取得组织标本进行组织病理学诊断，准确性文献报道为82.2% ~89.6%，属于有创性检查，操作是盲刮宫腔，容易漏刮漏诊，尤其是双侧宫角部位的病变，故有一定局限性。

（3）宫腔镜检查及指示下子宫内膜活检：宫腔镜可直视下观察宫腔内膜情况，可看到宫腔内全貌，尤其双侧输卵管开口处，并有针对性地进行子宫内膜活检进行病理学诊断。因此，准确性虽然要优于单纯的诊刮术，但宫腔镜检查诊断子宫内膜癌尚不能作为常规的检查方法。

3. 关于卵巢癌的普查 虽然卵巢癌发病率不高，但早期无症状，发现时往往已到晚期，治疗效果不佳，预后很差。由于缺乏敏感的早期诊断手段，又很难早期发现。对卵巢癌进行普查的价值一直存在争论。美国国立卫生研究院（NIH）提出了对卵巢癌高危人群开展普查的指导方针，建议每年 1 次盆腔检查，检测 CA125 水平并配合阴道超声（TVU）。但也有不支持的意见，认为 TVU 作为人群普查手段过于昂贵，并且缺乏特异性与敏感性。即使对高危人群，周期性普查的效果亦未得到证实。近年来，人附睾分泌蛋白 4（HE4）作为一个新的肿瘤标志物得到关注，认为有助于早期发现卵巢癌，并对其进行风险评估。与 CA125 相比，HE4 的敏感度更高、特异性更强。HE4 对卵巢癌的检测具有最高的敏感度，尤其是在疾病初期无表现症状的阶段。需要进一步验证。此外，多种肿瘤标记物联合检测方案也是研究方向之一。

（翟敬芳）

— 72 —

第五章

妇科炎症

第一节　外阴炎症

一、外阴炎

外阴炎（vulvitis）是指外阴（阴阜、大阴唇、小阴唇、阴蒂和阴道前庭）的皮肤和黏膜发生的炎症。由于外阴是月经血的流向之处，阴道口又是性交、分娩及各种宫腔操作的必经通道，加之阴道分泌物、尿液、粪便的刺激，因此易发生炎症，其中小阴唇最易受罹。

（一）病因

非特异性外阴炎多为混合感染，常见的病原体为葡萄球菌、乙型溶血性链球菌、大肠埃希菌以及变形杆菌等。局部刺激是外阴炎的易患因素，如月经血或产后恶露的刺激，宫颈炎、阴道炎及宫颈癌时的分泌物，尿液、粪便，特别是尿瘘的尿液和粪瘘的粪便长期刺激，糖尿病含糖的尿液以及卫生巾或护垫引起的物理及化学性刺激，穿紧身化纤内裤造成的局部通透性差和经常湿润刺激等，易引起外阴部的炎症，尤以是外阴瘙痒时的搔抓伤，细菌很容易自伤口侵入引发炎症。

（二）临床表现

炎症多发生于小阴唇内、外侧或大阴唇，严重时可波及整个外阴部。急性期多主诉外阴部痒、痛、肿胀、灼热感，活动、性交及排尿排便时加重。由于病变累及范围及轻重程度不同，表现也有所不同。可有局部充血、红肿、糜烂，甚至有抓痕，毛囊感染形成的毛囊炎、疖肿，外阴皮肤脓疱病，汗腺炎等。病情严重时，可形成外阴部蜂窝织炎、外阴脓肿、腹股沟淋巴结肿大等，也可形成外阴溃疡而致行走不便。慢性外阴炎多主诉外阴部瘙痒，检查可见局部皮肤或黏膜增厚、粗糙、皲裂甚至苔藓样改变。

（三）诊断

根据病史及检查所见诊断并不困难，阴道分泌物检查有助于明确病因。可以了解是否有滴虫、假丝酵母菌、淋菌、衣原体、支原体、细菌等感染，还应查尿糖，除外糖尿病伴发的外阴炎，对年轻患者，特别是幼儿，应检查肛周有无蛲虫及虫卵，以排除蛲虫引起的炎症。

（四）治疗

1. 一般治疗　急性期尽量减少活动，避免性生活，保持外阴局部清洁、干燥，停用外阴局部的刺激性外用品。

2. 局部药物治疗　用 1∶5 000 高锰酸钾液洗外阴部每日 2~3 次，擦干后用抗生素软膏涂抹，如用 1% 新霉素软膏或金霉素软膏，或敏感试验软膏及可的松软膏等。此外，还可选用局部中药治疗，如苦参、蛇床子、白鲜皮、土茯苓、黄柏各 15g，川椒 6g，水煎熏洗外阴部，每日 1~2 次。

— 73 —

3. 局部物理治疗　如下所述。

（1）急性期

1）紫外线疗法：用紫外线照射局部。第 1 次用超红斑量（约 10～20 个生物剂量），如炎症控制不满意，每日再增加 4～8 个生物剂量。急性期控制后可隔日照射 1 次，直至痊愈。

2）超短波治疗：超短波可用单极法，距离 4～6mn，无热量，每次 5～6 分钟，每日 1 次，炎症逐渐控制后可改用微热量，每日 1 次，每次 5～8 分钟。

3）微波治疗：用圆形电极，距离 10cm，输出功率 30～60W，每次 5～10 分钟，每日或隔日 1 次。

（2）慢性期

1）超短波治疗：用单极，微热量，每次 10～15 分钟，隔日 1 次，10～15 次为一疗程。

2）微波治疗：圆形电极，距离 10cm，输出功率 90～100W，每次 15 分钟，隔日 1 次。

3）红外线疗法：距离 40cm，每次 20～30 分钟，每日 1 次，8～12 次为一疗程。

4）坐浴：用 1∶1 500 高锰酸钾液，水温 40℃左右，每次 15～30 分钟，5～10 次为一疗程。

4. 病因治疗　积极寻找病因，并进行病因治疗，针对不同感染选用相应敏感药物。由糖尿病的尿液刺激引起的外阴炎，应治疗糖尿病；由尿瘘、粪瘘引起的外阴炎，应及时实施修补手术；由阴道炎或宫颈炎引起者，则应对其治疗。

（五）预防

保持外阴清洁、干燥；减少局部刺激，如紧身化纤内裤、分泌物、尿液、粪便等；积极治疗各种易导致外阴炎的疾病。

二、前庭大腺炎

前庭大腺炎（bartholinitis）是病原体侵入前庭大腺引起的炎症。

（一）病因

本病常为混合感染。常见的病原体为葡萄球菌、链球菌、大肠埃希菌，随着性传播疾病发病率的增加，淋病奈瑟菌及沙眼衣原体已成为常见的病原体。此外尚有厌氧菌，其中以类杆菌最多见。因类杆菌属是正常阴道内寄居者，感染机会较多。急性炎症发生时，细菌首先侵犯腺管，腺管开口因炎症肿胀阻塞，渗出物不能排出可形成脓肿。

（二）临床表现

本病多发生于单侧前庭大腺，急性炎症发作时，患侧外阴部肿胀，烧灼感，疼痛剧烈，甚至影响排尿、排便，以至于行走困难。检查可见患处红、肿、触痛，可触及肿块。如已形成脓肿，肿块有波动感，触痛更明显，如未及时处理，脓肿可继续增大，较薄的囊壁可自行破溃，脓液流出后，患者自觉症状减轻。当破口较小，引流不畅，脓液不能全部流出时，其症状可反复发作。常伴有腹股沟淋巴结肿大、体温及白细胞升高等感染征象。

（三）诊断

根据病史及临床所见诊断不难，典型的临床表现是外阴单侧肿大、疼痛、触痛、触及包块。如有破溃，可见脓液流出，或挤压局部见分泌物或脓液。可伴有发热、腹股沟淋巴结肿大和白细胞升高等全身症状。脓液或分泌物检查及培养有助于确定感染的病原体，选择敏感的抗生素。

（四）治疗

急性期应卧床休息，给予抗生素治疗。抗生素的选择应依据药敏试验。但因药敏试验需要一定时间，为避免治疗延误，在药敏试验结果尚未获得之前，应采用经验用药。由于前庭大腺炎的病原体多为需氧菌、厌氧菌及衣原体的混合感染，因此，应选择广谱抗生素或联合用药。可参照常用抗生素的抗菌谱：青霉素对革兰阳性球菌，如链球菌、肺炎球菌及敏感的葡萄球菌作用较强；第一代头孢菌素对革兰阳性球菌作用较强，第二代头孢菌素抗菌谱广，对革兰阴性菌的作用较强，第三代头孢菌素的抗菌谱及抗酶性能优于第二代头孢菌素，有些对厌氧菌有效。可以口服，当患者出现发热、白细胞升高等全身症状时，最好选用静脉给药。如尚未化脓，使用抗生素促使其逐渐好转、吸收，如已形成脓肿，则应切开引流。治疗期间，应保持外阴清洁，可同时进行局部坐浴、理疗等。

三、前庭大腺囊肿

前庭大腺囊肿是因前庭大腺管开口部阻塞，分泌物不能排出，积聚于腺腔所致。可发生在前庭大腺脓肿消退后，脓液逐渐吸收转为清液形成囊肿；也可发生在分娩时阴道及会阴部损伤后形成的瘢痕组织阻塞腺管口；或会阴侧切、缝合时，损伤前庭大腺管，使之阻塞。先天性腺管狭窄或腺腔内分泌物黏稠排出不畅也可导致囊肿形成。

（一）临床表现

如囊肿小且无感染，患者多无自觉症状。当囊肿增大时，外阴患侧肿大，有时可出现外阴坠胀感或性交不适。检查可见外阴患侧肿大，可触及界限清楚、质地较软的囊性肿物，大小不等，多为椭圆形，患侧小阴唇被展平，囊肿较大时，阴道口被挤向健侧。可继发感染形成脓肿反复发作。

（二）诊断

根据外阴患侧肿大，触及囊性包块等临床表现可以作出诊断。有继发感染时可有触痛。须注意应与大阴唇腹股沟疝鉴别，后者与腹股沟环相连，挤压后能复位。包块消失，向下屏气，肿物又出现。

（三）治疗

较小的囊肿可不做处理，定期随诊。如囊肿较大，且有明显症状，或反复发作疼痛，可行手术治疗。前庭大腺囊肿造口术方法简单，损伤小，不影响腺体功能，是常选择的手术方式。需注意的是，切口应足够大，并放置引流，以防术后切口粘连闭合，再次形成囊肿。近年来采用的 CO_2 激光造口治疗具有操作简单、治疗时间短、无须缝合、术中出血少、无须住院、治愈率高、复发率低、不良反应少、感染发生率低、能保持腺体功能、不影响性生活质量等优点。

四、外阴丹毒

（一）病因

外阴丹毒（erysipelas of vulva）是一种由乙型溶血性链球菌感染所致的炎性疾病，病变主要位于真皮及表皮。病原体通过外阴部轻微的创伤即可侵入皮肤，因其释放毒素，炎症迅速蔓延，引起局部红肿及全身中毒症状，如病者身体虚弱，免疫功能低，症状则严重。

（二）临床表现

外阴丹毒发病急剧，常有发热等前驱症状，继而出现皮疹。皮疹初起为一结节状红斑，迅速向周围蔓延形成一片红斑。局部红肿、发热、疼痛，严重者红斑表面可呈界限明显的发亮，偶有大水疱及坏疽发生，常有腹股沟淋巴结肿大。应与外阴毛囊炎和外阴疖肿鉴别。

（三）治疗

应卧床休息，给予抗生素治疗，常用青霉素或头孢菌素类，局部可用0.1%雷佛奴尔溶液冷敷。

五、外阴糜烂与湿疹

（一）病因

外阴糜烂和湿疹多发生于肥胖妇女，发生原因与外阴炎相同。阴道分泌物多、出汗、尿液及粪便的长期浸渍，特别是尿瘘和粪瘘患者，糖尿病患者含糖尿液的刺激以及穿不透气的化纤内裤，外阴部经常湿润和摩擦及卫生巾护垫等都可引起外阴糜烂或湿疹。可发生在大小阴唇处、会阴部、大腿内侧、肛门周围以及腹股沟等处。

（二）临床表现

外阴瘙痒、灼热，急性期皮肤发红、肿胀，搔抓后可呈糜烂，或可有渗出液，严重时，可形成溃疡或成片湿疹，腹股沟淋巴结肿大。慢性期表现为外阴皮肤增厚、粗糙、呈苔藓样改变。

（三）治疗

应针对病因治疗。如治疗阴道炎、宫颈炎、糖尿病，修补尿瘘或粪瘘等。保持外阴清洁、干燥，减少摩擦和刺激。可用 1 : 5 000 高锰酸钾液坐浴，早晚各 1 次，每次 15 ~ 20 分钟，也可用理疗。如并发感染，可局部使用抗生素软膏涂抹或全身用药。

六、外阴接触性皮炎

（一）病因

外阴部皮肤接触某种刺激性物质或过敏物质而发生的炎症。如较强的酸碱类物质、消毒剂、清洗液、阴道内放置药物溶解后的液体流出、染色的衣物、卫生巾或护垫等。

（二）临床表现

外阴部接触刺激性物质部位灼热感、疼痛、瘙痒，出现皮疹、水疱、水肿，甚至发生坏死及溃疡。

（三）治疗

应尽快除去病因，避免用刺激性物质，避免搔抓。对过敏性皮炎症状严重者可应用肾上腺皮质激素类药物，局部用生理盐水洗涤或用 3% 硼酸溶液冷敷，之后擦炉甘石洗剂或氧化锌软膏。如有继发感染可给涂擦抗生素软膏。

（翟敬芳）

第二节　阴道炎症

一、细菌性阴道病

细菌性阴道病（bacterial vaginosis，BV）是最常见的阴道炎症，最初被称为"非特异性阴道炎"。Gardner 和 Duke 首先描述了本病的临床特点和有特征性的线索细胞（clue cell）。1984 年，本病被命名为 BV。BV 与许多严重的妇产科并发症有直接关系，通过对 BV 的诊断和治疗，可以使许多妇产科并发症包括某些早产得到预防。

（一）流行病学

BV 发病率在不同的人群和地区变化较大。计划生育诊所就诊女性 BV 的发病率为 14% ~ 25%；在妇科门诊，无症状患者 BV 的发病率为 23%，阴道排液患者 BV 的发病率为 37%；STD 诊所患者 BV 的发病率为 24% ~ 37%；妊娠女性 BV 发病率为 6% ~ 32%。

（二）发病机制

1. 阴道微生态失衡　从健康女性阴道可培养分离出 5 ~ 15 种主要细菌，卷曲乳酸杆菌、詹氏乳酸杆菌、发酵乳酸杆菌、加塞乳酸杆菌和惰性乳酸杆菌是阴道主要菌群，产 H_2O_2 乳酸杆菌多种代谢产物有抑菌或杀菌功能，产 H_2O_2 乳酸杆菌减少与 BV 发病相关。阴道内其他细菌约占 10%，包括表皮葡萄球菌、链球菌和阴道加德纳菌等。BV 患者阴道内出现高浓度阴道加德纳菌、普雷沃菌属、消化链球菌、动弯杆菌或人型支原体等，这些 BV 相关微生物浓度比健康女性阴道中增高 100 ~ 1 000 倍，乳酸杆菌减少或消失。

BV 患者阴道微生态失衡导致阴道分泌物 pH 升高，二胺、多胺、有机酸、黏多糖酶、唾液酶、IgA 蛋白酶、胶原酶、非特异性蛋白酶、磷脂酶 A_2 和 C、内毒素、白细胞介素$_1$、前列腺素 E_2 和 $F_{2\alpha}$ 浓度升高。这些酶和有机化合物破坏宿主的防御机制，促使宫颈、阴道微生物进入上生殖道。pH 高达 5.5 时，会严重地减弱中性粒细胞的吞噬作用和对趋化性刺激的反应。阴道内 pH 升高同时增加异性间 HIV 的传播和易感性，并与胎膜早破和早产有关。

2. 微生物感染　Gardner 和 Duke 在 1955 年提出 BV 由阴道加德纳菌感染引起，即单一微生物致病说。之后的研究发现，与 BV 相关的微生物还包括厌氧菌、动弯杆菌和支原体等，即多微生物致病说。Fenis 和 Verhelst 等分别发现阴道阿托波菌与 BV 发病相关。之后，Bradshaw 等发现甲硝唑治疗后复发的 BV 患者阴道阿托波菌检出率较高。Fems 等发现治疗失败的 BV 患者阴道阿托波菌检出率较高。Fredricks 等年应用聚合酶链反应（PCR）检测阴道内细菌，发现 BV 患者阴道细菌检出率与无 BV 者显著不同，在 BV 患者阴道内检出 BV 相关细菌 1（BABV1）、BV 相关细菌 2（BABV2）和 BV 相关细菌 3（BABV3）等二十余种细菌。Fredricks 等之后报道了根据 PCR 检出不同细菌诊断 BV 的敏感性和特异性，其中 BABV1、BABV1、BABV1 诊断 BV 的敏感性分别为 43.2%，86.4% 和 42.0%，特异性分别为 96.7%，92.9% 和 96.7%；阴道阿托波菌和阴道加德纳菌诊断 BV 的敏感性均为 96.3%，特异性分别为 77.1% 和 29.5%。

3. 细菌生物膜形成　细菌生物膜（biofilms）是细菌在特定条件下形成一种特殊细菌群体结构，细菌生物膜结构使细菌体被包裹在其自身分泌的多聚物中。Swidsinski 等报道，BV 患者和健康女性阴道内存在包括阴道加德纳菌的多种微生物，但只有 BV 患者阴道内的阴道加德纳菌存在于细菌生物膜中，阴道加德纳菌存在于细菌生物膜可能与 BV 发病相关。Patterson 等发现阴道加德纳菌生物膜形成使其对 H_2O_2 和乳酸耐受性增加 5 倍和 4.8 倍。Swidsinski 等发现经过甲硝唑治疗后，阴道加德纳菌仍大量存在与其形成的生物膜内。所以，阴道加德纳菌生物膜形成可能与 BV 发病和复发有关。

4. 免疫缺陷　Ciraldo 等报道甘露糖结合凝集素 2 外显子 54 密码子基因突变在复发性 BV 患者多见，而甘露糖结合凝集素 2 外显子 57 密码子基因多态性在甘露糖结合凝集素外显子 54 密码子患者不常见。但 De Seta 等和 Milanese 等的研究均未证实 BV 患者存在甘露糖结合凝集素 2 基因多态性。Fan 等发现 BV 患者阴道冲洗液白细胞介素 4 浓度低于健康对照者，提出阴道局部白细胞介素 4 浓度降低可能与 BV 发病相关。

5. 发病因素　Fethers 等综述了 BV 的发病因素，包括：新性伴、多性伴、口交、月经期性交、经常阴道冲洗、紧张、吸烟和应用宫内节育器（IUD）等。

（三）并发症

French 综合了 BV 的妇科和产科并发症，如下：

1. 盆腔炎　手术证实，患有盆腔炎女性的上生殖道分泌物中最常分离出的菌群与 BV 的菌群一致，包括普雷沃菌属、消化链球菌属、阴道加德纳菌和人型支原体。盆腔炎患者并发 BV 者占 61.8%。

2. 异常子宫出血和子宫内膜炎　异常子宫出血常由子宫内膜炎所致。子宫内膜炎引起异常子宫出血与受感染的子宫内膜对卵巢激素的异常反应或子宫内膜受到感染或炎症的直接破坏有关。对 BV 患者口服甲硝唑治疗，可以迅速地缓解子宫出血。

3. 妇科手术后感染　在手术终止妊娠的女性中，妊娠并发 BV 女性的盆腔炎发病率是未并发 BV 女性者的 3.7 倍。对手术流产女性口服甲硝唑治疗 BV 可减少 70% 的术后盆腔炎发生率。并发 BV 患者子宫全切术后阴道断蒂蜂窝织炎、盆腔脓肿或两者并存的危险性增加。

4. 宫颈癌　BV、宫颈上皮内瘤变以及生殖道人乳头瘤病毒感染有相同的流行病学特征，BV 的厌氧菌代谢可产生胺及有致癌作用的亚硝基胺。BV 患者阴道分泌物中存在高浓度磷脂酶 C 和 A2，后者可增加了人乳头瘤病毒感染的易感性，这些可能在宫颈上皮细胞转变方面起一定的作用。

5. HIV 感染　BV 可增加异性间 HIV 传播的危险性。当 pH 增加时，HIV 的生存能力和黏附能力增加，并且可能使传播更为容易。同时，BV 可改变阴道分泌物的其他理化性质，这些变化可改变宿主的防御机制，使 HIV 易感性增加。

6. 不育和流产　BV 患者输卵管因素不育症发生率增高。在助孕治疗中，BV 患者和非 BV 患者的胚胎种植率相似，但 BV 患者早孕期流产率高于非 BV 者。

7. 羊膜绒毛膜炎、胎膜早破、早产和低出生体重儿　BV 患者阴道内细菌可通过胎膜进入羊膜腔，导致羊膜炎及羊膜绒毛膜炎，并可进一步发展为胎膜早破、早产和分娩低出生体重儿。

8. 产后子宫内膜炎及剖宫产后伤口感染　剖宫产分娩的 BV 患者手术后腹部伤口感染和子宫内膜炎发生率较非 BV 患者高。从这些患者产后子宫内膜炎部位常可培养出与 BV 相关的阴道加德纳菌及厌氧菌如普雷沃菌属、消化链球菌等。

（四）临床表现和诊断

1. 临床诊断　患者出现下列 4 项临床特征中至少 3 项可诊断为 BV。

（1）线索细胞：与正常的边界清晰的阴道上皮细胞相比，线索细胞边界模糊。在有 BV 存在的情况下，除了线索细胞以外，显微镜检查还可以发现细菌的种类和数量发生明显改变。镜下的细菌在数量上明显增加，短杆状和球杆菌占优势。湿片检查线索细胞是 BV 唯一特异和敏感的诊断指标，根据线索细胞能准确地预测 85% ~ 90% 的 BV 患者。

（2）氨试验（Whiff test）阳性：阴道分泌物加 10% 氢氧化钾释放出特殊难闻的"鱼腥味"或氨味为氨试验阳性。有氨味存在对诊断 BV 有很高价值。但此法敏感性低，缺乏氨味并不能排除 BV。

（3）阴道 pH 大于 4.5：正常阴道内的 pH 为 3.8 ~ 4.2，pH 大于 4.5 对诊断 BV 最敏感，但特异性低。阴道中的精液、宫颈黏液、经血及滴虫性阴道炎等可使阴道分泌物 pH 升高。

（4）阴道均质稀薄的分泌物：超过 27% 的 BV 患者有明显的"泡沫"样阴道分泌物。尽管患有 BV 的女性常常有分泌物增多的陈述，但分泌物的量经常不同，可以很少、中等或很多。

2. 阴道涂片诊断　BV 的涂片特征为阴道加德纳菌、普雷沃菌形态及革兰变异动弯杆菌形态的小细菌占优势，并且乳酸杆菌形态细菌缺乏。根据阴道涂片诊断 BV 的敏感性和特异性分别是 94.7% 和 98.0%。

Nugent 等根据阴道涂片革兰染色后镜下分为 3 类细菌，建立诊断 BV 的评分系统。在 1 000 倍显微镜下 3 ~ 5 个视野，计算每视野细菌平均数，将 3 类细菌数所代表的评分数相加，作出诊断（表 5 - 1）。

表 5 - 1　革兰染色涂片诊断 BV 的 Nugent 评分法

细菌形态	根据细菌形态记分*				
	无	1 +**	2 +**	3 +**	4 +**
大革兰阳性杆菌	4	3	2	1	0
小革兰阴性或革兰变异杆菌	0	1	2	3	4
弧形革兰阴性或革兰变异杆菌	0	1	1	2	2

注：* 0 ~ 3 分为正常，4 ~ 6 分为中间型，7 ~ 10 分为 BV。

** 每视野细菌数 <1 = 1^+，1 ~ 5 = 2^+，6 ~ 30 = 3^+，>30 = 4^+。

3. 微生物的培养　在健康女性中，阴道加德纳菌培养阳性率超过 60%，即使用半定量的方法对密集生长的菌落进行检测，在 BV 低患病率的人群中，根据高浓度阴道加德纳菌可预测 41% ~ 49% 的症状性 BV。在没有其他相关信息的情况下，单纯阴道加德纳菌培养不可用于 BV 诊断。

4. 新的诊断技术　VP Ⅲ 微生物确认试验与其他诊断方法比较，可提供较为客观的检测结果。对依据临床标准诊断为 BV 的患者进行检测，使用 VP Ⅲ 诊断 BV 的敏感性和特异性分别为 95% ~ 97% 和 71% ~ 98%。

（五）治疗

美国 CDC 推荐了治疗的适应证和方案，如下：

非孕期治疗的意义：①减轻阴道感染症状和体征；②减少流产或子宫切除术感染并发症风险。其他潜在益处包括减少其他感染如 HIV 感染和其他 STD 风险。需要治疗有症状的全部 BV 患者。

1. 推荐方案　如下所述。

甲硝唑 500mg，口服，2 次/日，连用 7 日；

或

0.75%甲硝唑膏（5g），阴道涂药，1次/日，连用5日；

或

2%林可霉素膏（5g），阴道涂药，每晚1次，连用7日。

2. 代方案　如下所述。

替硝唑2g，口服，1次/日，共2日；

替硝唑1g，口服，1次/日，共5日；

林可霉素300mg，口服，2次/日，共7日；

或

林可霉素栓0.4g，阴道内放置，3～4次/日，共3日。

治疗期间，建议患者避免性接触或正确使用避孕套。阴道冲洗可能会增加BV复发风险，尚无证据表明冲洗可治疗或缓解症状。

对无症状BV患者无须常规治疗，但应对拟进行子宫全切术、附件切除术、刮宫术及宫腔镜检查等手术的所有BV患者进行治疗，以避免术后感染。无须常规治疗患者的性伴，但对反复发作或难治性BV患者的性伴应予以治疗。

美国FDA已批准应用甲硝唑阴道缓释片（750mg，1次/日，阴道放置）治疗BV。

尽管BV与包括胎膜早破、早产、羊膜腔感染和产后子宫内膜炎等的不良妊娠结局有关，妊娠期治疗BV唯一确定的益处是缓解阴道感染症状和体征。潜在的益处包括降低妊娠期BV相关感染并发症和减少其他STD或HIV的风险。全身治疗对可能的亚临床上生殖器官感染有益。多项研究和荟萃分析没有发现妊娠期应用甲硝唑增加胎儿畸形或机体细胞突变风险。替硝唑为妊娠C类药物，不用于孕妇。评估对有早产高风险孕妇筛查BV是否可行仍无一致意见。

孕期治疗推荐方案：

甲硝唑500mg，口服，2次/日，共7日；

或

甲硝唑250mg，口服，3次/日，共7日；

或

林可霉素300mg，口服，2次/日，共7日。

妊娠期应用甲硝唑的安全性在近年来被更多证实。Burtin等总结了30年来符合要求的7篇文献，其中6篇为前瞻性研究共253例与1篇回顾性研究对1 083例早孕期应用甲硝唑的病例，未发现早孕期应用甲硝唑增加胎儿畸形危险。多数认为，妊娠早期禁用甲硝唑，妊娠中晚期可应用甲硝唑。

（六）复发性BV

复发性BV是指BV在一年内反复发作4次或以上。复发性BV系患者阴道内相关微生物再激活，而不是再感染。与BV复发有关的因素包括：①男性性交传染；②治疗不彻底，未根除病原体；③未能恢复以乳酸杆菌为主要菌群的阴道环境；④危险因素持续存在。

针对BV复发正尝试的治疗策略包括：强化治疗、巩固治疗、联合治疗和微生态治疗。Schwebke等发现口服甲硝唑14日疗法的近期（停药7～14日）治愈率优于口服甲硝唑7日疗法者，但两种疗法的远期（停药30日后）疗效相似。Sobel等报道每周2次应用0.75%甲硝唑膏巩固治疗，随访28周，治疗组患者复发率减少，但患者感染念珠菌率增高。联合治疗方案主要选择甲硝唑联合制霉菌素、甲硝唑联合醋酸膏、甲硝唑联合阿奇霉素、替硝唑联合克霉唑等，大多数联合治疗方案研究显示，联合治疗可改善BV治愈率。Falagas等综述了微生态制剂治疗BV的效果，尽管局部和全身应用乳酸杆菌制剂治疗BV均有一定作用，但现有资料尚不能最终肯定微生态制剂的治疗效果和作出治疗推荐。

二、外阴阴道假丝酵母菌病

（一）流行病学

70%～75%的妇女一生至少感染一次外阴阴道假丝酵母菌病（vulvovaginal candidiasis，VVC），

40% ~45% 的女性经历过外阴阴道假丝酵母菌病复发，不超过 10% 的成年女性感染复发性外阴阴道假丝酵母菌病（recurrent vulvovaginal candidiasis，RVVC）。外阴阴道假丝酵母菌病已成为仅次于细菌性阴道病的最常见的阴道感染。在美国，根据治疗外阴阴道假丝酵母菌病的处方统计，外阴阴道假丝酵母菌病的发病率上升 1 倍。无症状妇女下生殖道假丝酵母菌阳性率为 20%，有症状妇女下生殖道假丝酵母菌阳性率为 29.8%。在妇科门诊有症状妇女外阴阴道假丝酵母菌病的发病率为 15% ~30%。孕妇 VVC 检出率为 9.4% ~18.5%，其中有症状的 VVC 检出率为 6.6%。

（二）微生物学

从阴道分离的假丝酵母菌中，85% ~90% 白假丝酵母菌。其他非白假丝酵母菌包括光滑假丝酵母菌、热带假丝酵母菌、近平滑假丝酵母菌等。从临床上不能区分白假丝酵母菌和非白假丝酵母菌，而非白假丝酵母菌对抗真菌药物的反应不同于白假丝酵母菌。近年来外阴阴道假丝酵母菌中非白假丝酵母菌比例有上升趋势。剂量不足、疗程不够的抗真菌治疗和非处方药的广泛应用可能与非白假丝酵母菌比例上升有关。

（三）假丝酵母菌的毒力因素

1. 黏附　假丝酵母菌在阴道内繁殖前，首先要黏附于阴道黏膜上皮细胞。白假丝酵母菌较非白假丝酵母菌更易黏附于阴道黏膜上皮细胞，但不同个体的阴道黏膜上皮细胞对假丝酵母菌的黏附性存在差异。假丝酵母菌细胞壁存在黏附上皮细胞、内皮细胞、血浆蛋白和细胞外基质的相关受体。

2. 出芽　假丝酵母菌出芽加速其繁殖和组织侵犯性。假丝酵母菌非出芽突变株不能引起外阴阴道假丝酵母菌病。增加出芽因素可引起症状性外阴阴道假丝酵母菌病，抑制出芽因素可阻止无症状外阴阴道假丝酵母菌病向有症状外阴阴道假丝酵母菌病发展。

3. 释放侵袭性酶　主要包括磷脂酶、蛋白水解酶和脂肪酶等，是假丝酵母菌的重要毒力因子。这些酶类不仅能发挥营养作用，还能造成组织损伤，利于致病菌在人体内的播散、逃逸宿主免疫系统的攻击，从而大大增强菌株的致病性。从有症状的外阴阴道假丝酵母菌病患者的分泌物中可检出致病性假丝酵母菌分泌的天冬氨酸蛋白酶，而无症状外阴阴道假丝酵母菌病者无此酶检出。这些蛋白溶解酶及其多种酶解产物破坏能够消弱假丝酵母菌繁殖和入侵的游离与结合蛋白。有症状外阴阴道假丝酵母菌病患者阴道内的白假丝酵母菌菌株分泌的蛋白水解酶水平高于无症状者。控制蛋白酶产生的基因已被确定。

4. 产生真菌毒素　真菌毒素（如支酶黏素）在抑制趋化和吞噬细胞活动或抑制局部免疫中起重要作用。在外阴阴道假丝酵母菌病者的阴道分泌物中可检出支酶黏素。

5. 假丝酵母菌的表型转化　一些外源性因素如温度和其他未知因子可促进假丝酵母菌的表型转化。表型转换是真菌入侵人体时适应环境变化的重要能力之一，具有可逆行和遗传性。某些白假丝酵母菌细胞可通过改变其形态，如细胞表面特性、菌落形态、生化特性和新陈代谢等，增强其毒力，从而更为有效的感染宿主。尽管假丝酵母菌在遗传上存在不稳定，应用具有高度敏感的 DNA 探针可证明同一菌株可长期存在于外阴阴道假丝酵母菌病者的阴道内，这种情况特别多的见于多疗程抗假丝酵母菌治疗的患者。

6. 结合铁离子　假丝酵母菌与铁离子结合可增加假丝酵母菌的毒力，阴道内的红细胞、血红蛋白为有红细胞结合表面受体的假丝酵母菌提供了理想的繁殖环境。

（四）发病因素

1. 年龄　在初潮前本病罕见。从 10 岁开始本病发病率开始升高，20 ~40 岁发病率最高。接受激素补充治疗的妇女外阴阴道假丝酵母菌病发病率增高。

2. 妊娠　怀孕妇女对假丝酵母菌易感，导致假丝酵母菌携带率和外阴阴道假丝酵母菌病发病率增高。在晚孕期外阴阴道假丝酵母菌病发病率最高。孕期外阴阴道假丝酵母菌病复发率也高于非孕期。雌激素增高为阴道局部假丝酵母菌生长提供了高浓度糖原，雌激素还可增加假丝酵母菌黏附到阴道黏膜上皮细胞的能力。假丝酵母菌表面存在雌激素受体，假丝酵母菌与雌激素结合和雌激素增加假丝酵母菌菌丝形成，从而增加假丝酵母菌的毒力。因此，孕期外阴阴道假丝酵母菌病的治愈率降低。

3. 避孕方式 含高剂量雌激素口服避孕药增加外阴阴道假丝酵母菌病发病率。其发病机制与孕期外阴阴道假丝酵母菌病发病率增加相同。未发现口服低剂量雌激素避孕药增加外阴阴道假丝酵母菌病发病率。口服避孕药与复发性外阴阴道假丝酵母菌病发病率增加有关。应用 IUD 和应用阴道隔膜或避孕套者假丝酵母菌携带率增高。

4. 抗生素 有症状的外阴阴道假丝酵母菌病常见于全身或局部应用抗生素期间。应用抗生素后阴道假丝酵母菌携带率增加 10% ~30%。应用抗生素后假丝酵母菌携带率和外阴阴道假丝酵母菌病发病率增加，与抗生素清除了具有保护作用的阴道菌群有关。阴道菌群有能够阻止假丝酵母菌出芽和侵入阴道黏膜上皮细胞的作用。乳酸杆菌是具有上述功能的最主要的阴道菌群。有症状的外阴阴道假丝酵母菌病患者阴道内乳酸杆菌含量降低。乳酸杆菌抑制假丝酵母菌生长和乳酸杆菌与假丝酵母菌竞争营养素及竞争明道上皮细胞假丝酵母菌受体有关。乳酸杆菌产生的细菌毒素能抑制假丝酵母菌出芽和增殖。

5. 行为因素 外阴阴道假丝酵母菌病在性活跃年龄发病率最高，提示本病可能与性行为有关。理论上讲，性行为可将假丝酵母菌带入阴道，但流行病学研究至今未证实性行为在外阴阴道假丝酵母菌病发病中的作用。没有证据说明卫生习惯与外阴阴道假丝酵母菌病发病有关。

6. 糖尿病 糖尿病患者假丝酵母菌定植率增高。未控制的糖尿病患者有症状的外阴阴道假丝酵母菌病发病率增高。

7. 其他因素 穿紧身、不透气的内衣增加外阴阴道假丝酵母菌病的发病率。局部过敏可改变外阴阴道局部环境，使无症状假丝酵母菌携带发展为有症状的外阴阴道假丝酵母菌病。

（五）感染来源

1. 肠道来源 从几乎 100% 的复发性外阴阴道假丝酵母菌病患者的肠道内可分离到假丝酵母菌，这是外阴阴道假丝酵母菌病由肠道来源这一概念的基础。在局部应用抗假丝酵母菌药物清除阴道内假丝酵母菌后，持续存在于肠道内的假丝酵母菌可能是外阴阴道假丝酵母菌病复发的根源。但最近的几项研究结果对上述观点提出质疑。第一，妇女外阴阴道假丝酵母菌病复发时直肠内假丝酵母菌培养并非经常阳性；第二，直肠内假丝酵母菌培养阳性可能与阴道分泌物污染直肠和会阴有关；第三，口服制霉菌素消除肠道内假丝酵母菌并未减少复发性外阴阴道假丝酵母菌病发病率。相反，有的妇女肠道内一直存在假丝酵母菌，但阴道内却无假丝酵母菌存在。

2. 性接触传播 有限的研究支持性接触传播外阴阴道假丝酵母菌病。例如：外阴阴道假丝酵母菌病患者的配偶假丝酵母菌携带率为非外阴阴道假丝酵母菌病者的 4 倍；假丝酵母菌更多见于未做包皮环切的男性；在 20% 的复发性外阴阴道假丝酵母菌病患者配偶的阴茎部位可检出假丝酵母菌。

3. 阴道复发 对外阴阴道假丝酵母菌病患者常规抗假丝酵母菌治疗阴道内假丝酵母菌转阴后，在 30 天内又有 20% ~25% 的患者阴道内假丝酵母菌培养阳性。这一发现支持复发性外阴阴道假丝酵母菌病由阴道复发及阴道内持续存在假丝酵母菌这一假设。局部治疗后阴道内假丝酵母菌浓度下降与症状消失相一致。当阴道内假丝酵母菌浓度极低时，常规培养并不能培养出假丝酵母菌。

（六）阴道防御机制

1. 体液免疫 免疫球蛋白缺乏的患者对假丝酵母菌的易感性增加。在急性外阴阴道假丝酵母菌病时，患者的全身（如 IgM 和 IgG）和局部（如 SIgA）免疫功能加强。患者的机体可产生抗假丝酵母菌抗体。未发现复发性外阴阴道假丝酵母菌病患者体内抗假丝酵母菌抗体缺乏。复发性外阴阴道假丝酵母菌病患者血清和阴道分泌物中抗假丝酵母菌抗体（如 IgE）浓度增高。

2. 细胞免疫 尽管多核白细胞和单核粒细胞在阻止全身和深部假丝酵母菌感染中起重要作用，在外阴阴道假丝酵母菌病时阴道内吞噬细胞增多并不明显。一般认为吞噬细胞在阻止假丝酵母菌繁殖和侵犯阴道黏膜上皮细胞中的作用不大。应用鼠类进行动物实验研究显示，在阴道假丝酵母菌感染时，未发现阴道液内粒细胞增多和鳞状上皮细胞内粒细胞浸润增加。

3. 细胞介导的免疫 鹅口疮常见于衰弱和免疫抑制患者，这些患者常存在细胞免疫抑制。在这种情况下，假丝酵母菌是典型的机会感染病原体。淋巴细胞在正常阴道黏膜防御和阻止病原体侵入阴道黏膜过程中起重要作用，细胞因子和干扰素可抑制假丝酵母菌出芽。通过测定细胞因子，发现复发性外阴阴道假丝酵母菌病患者细胞免疫功能正常。细胞免疫抑制与复发性外阴阴道假丝酵母菌病发病无关。应用假丝酵母菌致敏可使阴道产生保护性局部免疫和细胞免疫作用。

4. 阴道菌群　阴道菌群是防御阴道内假丝酵母菌繁殖和症状性外阴阴道假丝酵母菌病的最重要的因素。任何新感染的假丝酵母菌在阴道内必须首先黏附到阴道黏膜上皮细胞才能生存和进一步繁殖、出芽。假丝酵母菌与细菌是否在阴道竞争营养素尚无定论。

（七）发病机制

外阴阴道假丝酵母菌病主要见于育龄期妇女，大多数病例从无症状向有症状转化的内在因素不清。假丝酵母菌可产生多种细胞外蛋白酶和磷脂酶。通过直接侵犯，芽苞和假菌丝可直接破坏表层细胞，在症状发作期间，可见到明显的出芽和菌丝形成。出芽不仅增加繁殖，而且代表感染性。尽管症状不完全与假丝酵母菌数量相关，假丝酵母菌数最多和出芽期假丝酵母菌数多者常常症状更明显。在有症状和无症状的部位可见到 $10^3 \sim 10^4$ /mL 假丝酵母菌存在于阴道分泌物内。有时假丝酵母菌很少但患者的症状严重。因此，外阴阴道假丝酵母菌病更像一种过敏反应。

（八）临床表现

瘙痒和白带增多是外阴阴道假丝酵母菌病的常见症状，但两者均不是外阴阴道假丝酵母菌病的特异症状。其中外阴瘙痒最为常见，白带增多并未在所有的患者出现。常在月经前一周内发病。典型的白带为白色豆渣样，也可为水样稀薄白带。其他症状包括：灼痛、性交痛和尿痛等。少数患者出现白带异味。检查见外阴、阴唇局部水肿、充血，可出现皲裂。阴道局部也可出现充血和水肿，白带黏附于阴道壁。患者的宫颈常为正常。部分患者表现为外阴局部严重充血、水肿，可蔓延至腹股沟区和会阴区。这些患者也可无明显白带增多。在通常情况下，患者的症状、体征和局部假丝酵母菌数量相一致。一些患者的配偶在性交后出现一过性龟头炎症状和体征，包括局部瘙痒、充血、灼痛和红斑。这些症状和体征通常在性交后数分钟出现，可持续数小时，可在淋浴后自行消失。20% 的复发性外阴阴道假丝酵母菌病患者的配偶有以上病史。Sobel 等提出将外阴阴道假丝酵母菌病分类为单纯型和复杂型（表 5 - 2），单纯型外阴阴道假丝酵母菌病为正常非孕宿主发生的散发和由白假丝酵母菌所致的轻、中度外阴阴道假丝酵母菌病。复杂型外阴阴道假丝酵母菌病包括：复发性外阴阴道假丝酵母菌病、重度外阴阴道假丝酵母菌病、妊娠期外阴阴道假丝酵母菌病、非白假丝酵母菌所致的外阴阴道假丝酵母菌病或异常宿主如未控制的糖尿病、免疫抑制和衰竭患者。

表 5 - 2　外阴阴道假丝酵母菌病的分类

单纯型	复杂型
散发	复发
轻、中程度	严重
可能为白假丝酵母菌	非白假丝酵母菌
正常非孕宿主	妊娠，异常宿主如未控制的糖尿病、免疫抑制或衰竭患者

（九）诊断

较特异的症状是外阴瘙痒伴豆渣样阴道分泌物。根据症状仅能诊断 38% 的外阴阴道假丝酵母菌病。大多数外阴阴道假丝酵母菌病根据显微镜检查诊断。湿片检查不仅可见到假丝酵母菌菌丝，还可排除阴道滴虫和线索细胞。应用 10% 的氢氧化钾湿片镜检可检出 65% ~ 85% 的出芽菌丝。外阴阴道假丝酵母菌病患者的阴道 pH 常在正常范围（4.0 ~ 4.5），pH > 5 常提示为细菌性阴道病、滴虫感染或混合感染。约有 50% 的假丝酵母菌培养阳性患者显微镜检查假丝酵母菌阴性。所以，对症状和体征明显而显微镜检查阴性的患者有必要进行假丝酵母菌培养。巴氏涂片诊断外阴阴道假丝酵母菌病的敏感性较低，约为 25%。

假丝酵母菌培养阳性并不代表患者的症状与假丝酵母菌感染有关。定量假丝酵母菌培养显示假丝酵母菌镜检阳性者假丝酵母菌浓度较高，假丝酵母菌的浓度与患者症状的严重程度相关。假丝酵母菌携带者的阴道假丝酵母菌浓度常较低。也可用乳胶凝集法诊断外阴阴道假丝酵母菌病，其敏感性和特异性分别达到81%和98%。在鉴别诊断方面，首先要考虑细菌性阴道病和滴虫阴道炎。其他需要鉴别的疾病包括：过敏性外阴炎、外阴白色病变和外阴前庭炎综合征等。

（十）治疗

1. 外阴阴道假丝酵母菌病　目前有多种咪唑类抗假丝酵母菌制剂和剂型。尚无证据说明任何一种咪唑类制剂和剂型优于其他另一种咪唑类制剂和剂型。咪唑类抗假丝酵母菌制剂对急性外阴阴道假丝酵母菌病的治愈率为80%～90%，口服型咪唑类制剂因应用方便和局部副反应小而更受患者欢迎。另一方面，要关注口服剂型有潜在的不良反应以及合并用药问题。没有任何一种制剂或剂型适合所有的外阴阴道假丝酵母菌病患者，也没有任何一种剂型或制剂可在24小时内杀灭全部假丝酵母菌。非白假丝酵母菌可能对多种咪唑类抗假丝酵母菌制剂耐药。常用的两种口服咪唑类抗假丝酵母菌制剂中，氟康唑和伊曲康唑对外阴阴道假丝酵母菌病有较高的治愈率，但后者的治疗疗程应长。尚无口服氟康唑和伊曲康唑产生严重副反应的报道。目前倾向应用短疗程口服或局部制剂治疗外阴阴道假丝酵母菌病。单剂量制剂对复发性外阴阴道假丝酵母菌病的效果较差。非复杂外阴阴道假丝酵母菌病对多数短疗程口服和局部制剂疗效较好。复杂型外阴阴道假丝酵母菌病对短疗程口服和局部制剂疗效较差，此类患者的抗假丝酵母菌治疗至少需要持续7天。

2. 复发性外阴阴道假丝酵母菌病　复发性外阴阴道假丝酵母菌病是复杂型外阴阴道假丝酵母菌病的一种形式，是指一年内有症状性VVC发作4次或4次以上。大多数复发性外阴阴道假丝酵母菌病患者为正常宿主，由对咪唑类敏感的白假丝酵母菌引起。大多数复发性外阴阴道假丝酵母菌病发病诱因，应注意在治疗的同时发现并积极去除诱因。目前认为，引起复发性外阴阴道假丝酵母菌病的主要原因不是新感染的假丝酵母菌或毒力较大或耐药的假丝酵母菌，宿主因素在复发性外阴阴道假丝酵母菌病发病中起重要作用。大多数研究未能证明对患者的配偶进行治疗可改善复发性外阴阴道假丝酵母菌病的治愈率。没有证据显示复发性外阴阴道假丝酵母菌病患者的阴道菌群异常或乳酸杆菌缺乏。在按复发性外阴阴道假丝酵母菌病治疗前必须通过培养明确诊断。

抗假丝酵母菌治疗方案包括初步治疗和巩固治疗。初步治疗可选择口服制剂或局部制剂，常需每日用药至患者症状消失和假丝酵母菌培养阴性。如果未经过巩固治疗，30%的复发性外阴阴道假丝酵母菌病患者在3个月复发。根据培养和药物敏感试验选择药物。在强化治疗达到真菌学治愈后，给予巩固治疗至半年。下述方案仅供参考：

强化治疗：治疗至真菌学转阴。具体方案如下：口服用药：氟康唑150mg，顿服，第1、4、7日应用。阴道用药：咪康唑栓/软胶囊400mg，每晚一次，共6日；咪康唑栓1 200mg，第1、4、7日应用；克霉唑栓/片500mg，第1、4、7日应用；克霉唑栓100mg，每晚一次，7～14日。

巩固治疗：目前国内、外没有较为成熟的方案，建议对每月规律性发作一次者，可在每次发作前预防用药一次，连续6个月。对无规律发作者，可采用每周用药一次，预防发作，连续6个月。对于长期应用抗真菌药物者，应检测肝肾功能。

3. 耐药性外阴阴道假丝酵母菌病　在多数情况下，由耐咪唑类白假丝酵母菌所致的外阴阴道假丝酵母菌病罕见。相反，复发性外阴阴道假丝酵母菌病常由非白假丝酵母菌所致，大多数非白假丝酵母菌对咪唑类的敏感性下降。约有半数的光滑假丝酵母菌对咪唑类敏感性下降。每日阴道内放置硼酸（boric acid）制剂，600mg，对耐药假丝酵母菌感染有效，治疗至培养阴性的时间通常为10～14日，每隔日或每周2次阴道内放置硼酸制剂也可用于复发性外阴阴道假丝酵母菌病的巩固治疗，还可选制霉菌素代替硼酸制剂用于对复发性外阴阴道假丝酵母菌病进行巩固治疗。氟胞嘧啶（flucytosine）治疗耐药假丝酵母菌感染有效。

4. HIV感染并发外阴阴道假丝酵母菌病　HIV感染并发外阴阴道假丝酵母菌病随HIV感染人数增多而增加。HIV感染并发外阴阴道假丝酵母菌病时，所有的患者存在口腔假丝酵母菌感染和细胞免疫缺陷，80%的患者发生其他严重机会感染。HIV感染并发外阴阴道假丝酵母菌病对抗假丝酵母菌制剂治疗有效，但容易复发。HIV 感染并发外阴阴道假丝酵母菌病的症状更严重和持续时间更长。超过半数的患者在诊断 HIV 感染前 6 个月～3 年内即容易感染严重的外阴阴道假丝酵母菌病，外阴阴道假丝酵母菌病的病变范围和程度与患者的免疫缺陷程度相关。HIV 感染患者的黏膜假丝酵母菌感染次序依次为阴道、口腔和食管。绝大多数复发性外阴阴道假丝酵母菌病患者的 CD4 计数正常。由于绝大多数外阴阴道假丝酵母菌病包括复发性外阴阴道假丝酵母菌病患者的 HIV 检测阴性，故不主张对这些患者进行 HIV 筛查，但应对外阴阴道假丝酵母菌病伴 HIV 感染高危因素者进行 HIV 筛查。

5. 妊娠并发外阴阴道假丝酵母菌病　妊娠并发外阴阴道假丝酵母菌病对抗假丝酵母菌治疗起效较慢，而且容易复发。大多数局部用药方案对孕妇外阴阴道假丝酵母菌病有效，延长治疗时间（如 2 周）可提高疗效及根除外阴阴道假丝酵母菌病。克霉唑（500mg）单次阴道用药对妊娠并发外阴阴道假丝酵母菌病有较好的疗效。口服抗假丝酵母菌制剂不适合妊娠并发外阴阴道假丝酵母菌病的治疗。

（十一）预防

由于对外阴阴道假丝酵母菌病和复发性外阴阴道假丝酵母菌病的发病机制了解甚少，目前尚无有效预防外阴阴道假丝酵母菌病和复发性外阴阴道假丝酵母菌病的方法。一些预防措施仅限于某些外阴阴道假丝酵母菌病高危因素者。包括：对复发性外阴阴道假丝酵母菌病患者应用抗假丝酵母菌制剂进行巩固治疗；对糖尿病患者积极控制血糖；对应用抗生素后易发生外阴阴道假丝酵母菌病的患者尽量避免局部和全身应用广谱抗生素，对必须应用者可同时口服氟康唑 150mg；对复发性外阴阴道假丝酵母菌病患者避免口服避孕药和使用 IUD。

三、需氧菌性阴道炎

需氧菌性阴道炎（aerobic vaginitis，AV）是近年来认识到的一种阴道感染性疾病，主要由需氧菌感染引起。其病因及发病机制目前仍不清楚。正常阴道内以产过氧化氢的乳酸杆菌占优势。AV 时，阴道内能产过氧化氢的乳酸杆菌减少或缺失，其他细菌，诸如 B 族链球菌、葡萄球菌、大肠埃希菌及肠球菌等需氧菌增多，并产生阴道黏膜炎性改变。

（一）病因及发病机制

需氧菌性阴道炎的病因及发病机制仍不清楚。正常阴道分泌物是以产过氧化氢乳酸杆菌占优势菌。而 AV 时，阴道内能产过氧化氢的乳酸杆菌减少或缺失，需氧菌增加，主要为 B 族链球菌、葡萄球菌、大肠埃希菌及肠球菌等。有关发生机制不清，可能与以下因素有关。

1. 阴道中存在的大量肠道来源的细菌可能提示肠道细菌的阴道定植　在 Sobel 对 DIV 的研究中，革兰染色发现乳酸杆菌相对或完全缺乏，被革兰阳性球菌（92%）、革兰阳性杆菌（22%）或阴性杆菌（12%）代替，细菌培养证实这些细菌主要是 B 族链球菌及肠杆菌科类细菌，基本都为肠道起源的需氧菌。这一研究提示虽然特异性病原体未确定，但肠道起源的需氧菌可能参与 DIV 的发病，具体机制有待于进一步研究。Donders 等对 AV 的研究显示，与 AV 有关的阴道微生物主要是 B 族链球菌、金黄色葡萄球菌及大肠埃希菌，与正常人阴道菌群相比，这些细菌增多 3 至 5 倍。Tempera 等对 AV 的研究同样显示，患者阴道分泌物中主要为 B 族链球菌、金黄色葡萄球菌及大肠埃希菌。国内，研究显示，AV 主要是以大肠埃希菌感染为主的阴道炎症。研究显示，细菌培养的结果主要为粪肠球菌、链球菌、葡萄球菌等，进一步提示肠道细菌的阴道定植。

2. 局部免疫调节机制也可能参与 AV 的发病　细菌性阴道病缺乏白细胞反应，而需氧菌性阴道炎炎症反应明显，阴道分泌物中促炎细胞因子升高。Donders 等的研究显示，细胞因子 IL－6，IL－1－β 及白血病抑制因子（leukaemia inhibitory factor，LIF）显著升高，这提示 AV 是一种明显不同于 BV 的阴道炎症，免疫调节机制可能参与其发病。

3. 雌激素缺乏　阴道分泌物中含有许多基底旁细胞，类似萎缩性阴道炎，提示阴道可能缺乏雌激素作用。DIV 似乎与继发细菌感染的严重萎缩性阴道炎很难区分，但 Gardner 强调不管以任何途径应用雌激素治疗 DIV，只能暂时缓解症状，长期治疗效果不佳，此病可发生于卵巢功能正常的绝经前妇女，因此雌激素缺乏的机制似乎不成立。在 Sobel 研究的 51 例 DIV 患者中，其中 19 例为绝经患者，予以克林霉素治疗后，依据临床和细胞学标准，有 6 例被认为同时伴有雌激素缺乏，补充雌激素后，症状体征消失，获得治愈。放 Sobel 认为雌激素缺乏可能在 DIV 的感染过程中起一定的作用，但其所研究的一部分绝经患者可能为萎缩性阴道炎，并非 DIV，所以仅纠正雌激素缺乏并不一定能逆转病程。

4. 扁平苔藓 Pellise、HeWitt、Edwards 与 Freidreich 及 Ridley 等的临床观察发现，一些 DIV 似乎与扁平苔藓（lichen planus，LP）有一定的关系。一些学者认为 DIV 是 LP 在生殖器的一种表现，所有这些 DIV 病例都是未诊断的糜烂性 LP。与 LP 有关的 DIV 患者大多主诉外阴痛，性交痛，而那些与 LP 无关的 DIV 患者多主诉性交痛，脓性分泌物增多。外阴阴道检查时发现，在 LP 患者中前庭损害与阴道粘连较常见，而在 Gardner、Murphy 等报告的病例中，外阴的损害较轻，而损害大多发生于阴道上 1/3 部分或整个阴道壁。阴道 pH 大于 4.5，通常波动于 5.0 ~ 7.0。经观察发现，一部分患者 LP 出现于生殖器损害与 DIV 症状之前，另一部分患者生殖器损害与 DIV 症状出现于 LP 之前，因此目前我们不能确定 LP 在 DIV 中起什么作用，有待进一步深入研究。

5. 维生素 D 缺乏 对于阴道上皮结构蛋白的合成，诸如细胞角蛋白，维生素 D 是一种必不可少的转录活化子。维生素 D 的缺乏导致这些蛋白合成下降，破坏了阴道上皮结构完整性而脱落。阴道上皮的脱落导致阴道 pH 改变，黏膜脆性增加，继发炎细胞浸润及感染。Peacocke 等对 1 例 DIV 患者的临床观察治疗发现，维生素 D 的补充可导致阴道上皮再生及停止脱屑，由此提示维生素 D 的缺乏可能参与DIV 的发病机制，DIV 可能是维生素 D 缺乏的一种黏膜表现，但需进一步确定维生素 D 调节阴道上皮何种结构蛋白。

（二）临床特征

由于 AV 同细菌性阴道病（bacterial vaginosis，BV）一样，也存在乳酸杆菌减少，所以与 BV 有相似的特征，如阴道 pH 升高。但 BV 主要由厌氧菌引起，没有明显的阴道黏膜炎症性改变，而 AV 主要由需氧菌增加引起，常常导致明显的阴道黏膜炎症性改变，从而表现为外阴阴道的刺激症状。AV 的主要症状是阴道分泌物增多，性交痛，间或有外阴阴道瘙痒、灼热感等。分泌物典型特点为稀薄脓性，黄色或黄绿色，有时有泡沫，有异味但非鱼腥臭味，氢氧化钾试验阴性。因分泌物中含有大量白细胞，分泌物呈脓性。检查见阴道黏膜充血，严重者有散在出血点或溃疡；宫颈充血，表面有散在出血点，严重时也可有溃疡。

阴道分泌物检查特点：①阴道 pH > 4.5，通常 > 6.0。② 0.9% 氯化钠溶液湿片检查：乳酸杆菌减少或缺乏；中性粒细胞增多，甚至是含有中毒性颗粒的白细胞；基底层和基底旁上皮细胞增加，缺乏成熟鳞状上皮细胞。③革兰染色：乳酸杆菌减少或缺失，革兰阳性球菌及肠杆菌科的革兰阴性小杆菌增多。④细菌培养：多为 B 族链球菌、大肠埃希菌、金黄色葡萄球菌及肠球菌等。

（三）诊断及鉴别诊断

目前的诊断有 Donders 提出的阴道分泌物显微镜湿片诊断标准以及 Tempera 提出的结合临床特征以及湿片镜检特点的诊断标准。目前尚没有规范化、被公认的诊断标准。

1. 阴道分泌物显微镜湿片诊断标准 Donders 等提出了 AV 的诊断标准，认为 DIV 是 AV 最严重的类型，见表 5 - 3。

表 5 - 3 需氧菌性阴道炎显微镜湿片诊断标准

AV 评分	LBG	白细胞数	含中毒性颗粒白细胞所占比例	背景菌落	PBC 所占比例
0	I 和 II a	≤10/hpf	无或散在	不明显或溶胞性	无或 <1%
1	II b	>10/hpf 和 ≤10/上皮细胞	≤50% 的白细胞	大肠埃希菌类的小杆菌	≤10%
2	III	>10/上皮细胞	>50% 的白细胞	球菌样或呈链状	>10%

2. 结合临床特征以及湿片镜检特点的诊断标准 Tempera 等从临床和微生物学两方面诊断 AV。诊断标准如下：①异常阴道黄色分泌物；②阴道 pH 升高，多数 pH > 5.0；③分泌物有异味（但 KOH 试验阴性）；④阴道分泌物高倍镜检大量白细胞（×400）；⑤使用 Donders 分类确定乳酸杆菌分级，II a、

Ⅱb 和Ⅲ级。

AV 需要与 BV 进行鉴别诊断（表 5-4），并应排除滴虫性阴道炎、黏液脓性宫颈炎及子宫内膜炎。此外注意是否有 AV 与 BV 的混合感染。

表 5-4　需氧菌性阴道炎与细菌性阴道病的鉴别诊断

	细菌性阴道病	需氧菌性阴道炎
症状	分泌物增多，无或轻度瘙痒	分泌物增多，黄色或黄绿色，部分有性交痛
分泌物特点	白色、匀质、鱼腥臭味	黄色或黄绿色，有异味，但非鱼腥臭味
阴道黏膜	正常	充血，严重者有散在出血点或溃疡
阴道 pH	>4.5	>4.5，但通常 >6.0
氨试验	阳性	阴性
湿片镜检	乳酸杆菌减少或缺乏，线索细胞，极少白细胞	乳酸杆菌减少或缺乏，球菌，部分呈链状排列，多量白细胞，或部分含有中毒性颗粒，基底旁细胞
革兰染色	乳酸杆菌减少或缺乏，加德纳菌、普雷沃菌、类杆菌、动弯杆菌等增加	乳酸杆菌减少或缺乏，革兰阳性球菌及肠杆菌科的革兰阴性小杆菌增多
细菌培养	主要为厌氧菌，诸如加德纳菌、普雷沃菌、类杆菌及动弯杆菌等	主要为需氧菌，诸如 B 族链球菌、大肠埃希菌、金黄色葡萄球菌及肠球菌等
阴道琥珀酸	升高	无变化
阴道细胞因子	IL-1-β 轻度升高，LIF 降低，IL-6 无变化	IL-6，IL-1-β 及 LIF 显著升高

（四）治疗

目前尚无有效标准的治疗方案。卡那霉素及克林霉素治疗有一定疗效，有文献报道喹诺酮类药物也可能有一定疗效。

由于 AV 是近年来认识到的一种阴道感染性疾病，所以目前对 AV 的病因学研究相对较少，可能为多种机制参与 AV 的致病过程，其发病机制的深入研究对于 AV 的治疗和预防具有重要意义。目前，AV 尚没有规范化、被大家公认的诊断标准，诊断标准尚需要统一。临床上对以下生殖道感染症状就诊的患者，除考虑到常见的阴道炎如细菌性阴道病、外阴阴道假丝酵母菌病、滴虫性阴道炎外，还应考虑到有无须氧菌感染或并发需氧菌感染的可能。虽然卡那霉素以及克林霉素治疗 AV 有一定疗效，但目前尚无有效标准治疗方案，治疗上需寻找更有效的方法，需要广大医师在临床工作中探索。

四、老年性阴道炎

老年性阴道炎（senile vaginitis）常见于自然绝经及卵巢去势后的妇女，主要症状为阴道分泌物增多、外阴瘙痒及灼热感。老年性阴道炎是临床常见且复发率较高的老年妇科疾病，其发病率国内报道为 30%～58.6%，国外报道高达 80%。治疗不及时或用药不合理，会使阴道炎迁延不愈，严重影响患者的生活质量，应及时采取有效的治疗措施。

（一）病因

老年性阴道炎患者发病的主要原因是由于卵巢功能减退，雌激素水平降低，从而使得阴道黏膜萎缩变薄，阴道上皮内糖原含量减少，阴道 pH 上升，抵抗力薄弱，杀灭病原体的能力降低，致病菌容易侵入，从而导致了老年性阴道炎症的发生。而不注意外阴清洁卫生、性生活频繁、营养不良（尤其是维生素 B 缺乏）等则常为本病发病的诱因。有研究对 180 例老年性阴道炎患者进行阴道细菌培养，分离出 126 株致病菌，阳性率为 70.0%，其中革兰阳性菌 78 株（占 61.9%），主要以表皮葡萄球菌为主（占 36.5%）；革兰阴性杆菌 48 株（占 38.1%），主要以大肠埃希菌为主（占 24.6%）。未进行厌氧菌的培养。

（二）临床表现和诊断

绝经后妇女阴道分泌物增多为本病的主要特征，常伴有外阴瘙痒、灼热感等症状。分泌物较稀薄，呈淡黄色，严重者呈脓血性白带。由于感染的病原体不同，分泌物的形状不同，可呈泡沫状，或呈脓状，或带有血性；由于分泌物的刺激，患者常表现外阴瘙痒、灼；由于阴道黏膜的萎缩，可伴有性交痛；若感染侵犯尿道则出现尿频及尿痛等泌尿系统症状。妇科检查可见阴道黏膜萎缩，皱襞消失，有充血、红肿，也可见黏膜有出血点或出血斑。严重者阴道黏膜面可形成溃疡，分泌物可以呈水样，或呈脓性，有臭味。如不及早治疗，溃疡部可发生粘连，甚至瘢痕挛缩导致阴道狭窄或阴道闭锁使得阴道分泌物引流不畅，形成阴道积脓。

　　临床上根据患者的年龄及症状和体征明确诊断不困难，但应排除其他疾病。应常规进行阴道分泌物光学显微镜检，大部分患者涂片中可见大量基底层上皮细胞和白细胞及大量球菌。部分为混合性感染，如在涂片中见到滴虫、念珠菌等均可作为进一步明确诊断的依据。对于部分有少量阴道血性分泌物的患者，应与绝经后阴道出血的相关疾病如宫颈癌、子宫内膜癌等进行鉴别诊断，需常规作宫颈细胞学检查，必要时行分段诊断刮宫术。如妇科检查时发现阴道壁有溃疡及肉芽组织者，应与阴道癌进行鉴别诊断，需做局部刮片或局部活检进行病理组织学检查。

（三）治疗

治疗原则为抑制细菌生长和提高机体及阴道抵抗力。

1. 抑制细菌生长　老年性阴道炎的主要致病菌多为厌氧菌，故首选抗厌氧菌药物，常用药物有甲硝唑、克林霉素等。甲硝唑抑制厌氧菌生长，而对乳酸杆菌生长影响较小，是理想的治疗药物，具体使用治疗方法如下：

（1）冲洗阴道：1% 乳酸或 0.5% 醋酸冲洗阴道，1 次/日。增加阴道酸度，抑制细菌生长繁殖。

（2）局部用药：甲硝唑（0.2g）栓剂或诺氟沙星（0.1g）栓剂，1 次/日，阴道上药，疗程 7～10 日。

（3）全身用药：对于并发有子宫内膜炎、宫体炎及附件炎者应选用口服抗生素，如甲硝唑 0.2g，3 次/日，口服，共 5～7 天，或克林霉素，300mg，3 次/日，口服，共 5～7 日。由于老年性阴道炎其阴道内的益生菌 – 乳酸杆菌已经因上皮代谢改变而受到干扰，因此抗生素的应用可能会进一步使其受到损害，从而进一步破坏阴道内的生态平衡。临床上常见到因抗生素的长期应用而导致二重感染的发生，往往在致病菌得到抑制之后又并发了阴道念珠菌病。因此，抑菌治疗后及时加用阴道局部的益生菌，如定君生等，有利于阴道微生态恢复平衡。

2. 增强阴道黏膜抵抗力　老年性阴道炎的发病主要是妇女体内雌激素水平下降，针对病因给予补充适量雌激素，既可以增强阴道黏膜抵抗力，又可改善因雌激素降低导致的围绝经期的其他相关症状。可局部给药，也可全身给药。但长期较大剂量无对抗的应用雌激素，可刺激乳腺和子宫内膜的异常增生，增加患乳腺癌和子宫内膜癌的风险。因此，单纯治疗老年性阴道炎最好首选局部用药，当并发有围绝经期综合征的全身症状有补充雌激素的需求时，应选用最低有效剂量的雌激素，并辅以适量孕激素和弱雄激素，以保证其安全性。用药期间，应禁食辛辣食物和腥膻食物，避免搔抓皮肤或热水洗烫，并暂时停用肥皂。常用治疗方法如下：

（1）局部用药：雌三醇乳膏，商品名欧维婷软膏，每晚一次，阴道涂药，10 日为一个疗程；结合雌激素，商品名倍美力阴道软膏，每晚一次，阴道涂药，7～10 日为一个疗程；普罗雌烯软膏，商品名更宝芬软膏，每晚一次，阴道涂药，10 日为一个疗程。由于更宝芬仅作用于阴道黏膜局部，而不易被阴道黏膜吸收入血，因此对子宫内膜无明显影响，对于反复发作的患者可以先给予连续应用 10 日后，再给予以后每周 2 次的后续治疗。

（2）全身用药：对于并发有雌激素缺乏的围绝经期综合征全身症状的患者可给予全身治疗，常用药有：己烯雌酚 0.125～0.25mg，每晚一次，日服，10 日为一个疗程；或倍美力 0.3mg，1 次/日，口服，10 日为一个疗程；或尼尔雌醇，首次口服 4mg，以后每 1～2 周口服一次，每次 2mg，维持 1～2 个月。尼尔雌醇为雌素三醇的衍生物，剂量小，作用时间短，对于子宫内膜的影响小。对于应用此类药物的患者在用药前应检查乳腺及子宫内膜，患有子宫内膜增生、内膜癌、乳腺癌患者禁用。长时间应用者应周期性加用孕激素以对抗子宫内膜增生。

3. 全身营养　高蛋白食物，补充维生素 B 及维生素 A 有助于阴道炎的消退。

五、婴幼儿外阴阴道炎

婴幼儿阴道炎（infantile vaginitis）常见于 5 岁以下儿童，多并发外阴炎，主要是与婴幼儿局部解剖特点有关，其外阴发育差，不能遮盖尿道口及阴道前庭，细菌容易侵入，易发生阴道炎；婴幼儿阴道环境与成人不同，雌激素水平低，阴道上皮薄，糖原少，乳酸菌为非优势菌，局部抵抗力低下，易受细菌感染；另外，婴幼儿外阴不清洁，大小便易污染。因此婴幼儿容易患阴道炎、外阴炎。临床表现主要为阴道分泌物增多伴外阴瘙痒，局部红肿等。近年来，随着性病传播的增多，婴幼儿阴道炎不断增多，已成为临床医师不可忽视的问题。

（一）幼女外阴阴道特点

1. 外阴特点　婴幼儿大阴唇尚未发育完全，皮下脂肪薄，不能完全覆盖阴道、尿道，因此容易受外来细菌的侵犯。

2. 阴道特点　女婴的子宫腺体和阴道上皮在出生后 2 周内由于胎儿时期受母体胎盘所分泌的大量雌激素的影响，体内仍然存在雌激素的影响，出生后随着雌激素水平的不断下降会有少量的白色黏稠的分泌物自阴道流出，有时可见到少量的血性分泌物流出，这些均为正常现象，此时阴道分泌物呈酸性（pH 约为 5.5），阴道尚有自净作用。随着体内雌激素逐渐被代谢，阴道上皮失去了雌激素的影响，阴道黏膜变薄，上皮内糖原减少，阴道的 pH 上升为 6~8，分泌物逐渐减少，自净作用明显减弱。此时阴道内的益生菌 – 乳酸杆菌极少，而其他致病菌较多，致病菌作用于抵抗力较弱或受损的外阴、阴道时，极易产生婴幼儿阴道炎及外阴炎。

（二）病因

（1）婴幼儿卫生习惯不良：外阴部不清洁、穿开裆裤随地乱坐、大便擦拭方向不对等都可能引起病原微生物侵入抵抗力低的外阴及阴道，导致外阴或阴道炎。

（2）婴儿的尿布更换不及时，大小便刺激外阴，容易引起外阴感染。

（3）婴幼儿肛门处有蛲虫感染时，患儿因瘙痒而手挠将蛲虫污染外阴、阴道引起感染。

（4）婴幼儿出于好奇，可将花生米、扣子、糖块、橡皮等异物置入阴道内，引起继发感染。

（5）患有足癣或念珠菌性阴道炎的家长将自己的衣物与婴幼儿的衣裤一起清洗，而引起因污染而传播导致感染。也可能在公共场所，因为浴池、浴具、游泳池等间接传播引起感染，但发生率相对较低。

（三）病原体

对 75 例有临床症状（尿频、尿急、分泌物多）的婴幼儿的外阴分泌物进行涂片革兰染色镜检结果显示：革兰阴性双球菌 6 例，念珠菌 7 例，5 例未检出细菌，14 例检出革兰阳性球菌，43 例检出了革兰阳性球菌、革兰阴性球菌、革兰阳性杆菌和革兰阴性杆菌混合感染。此临床研究证实婴幼儿阴道炎多由多种细菌感染引起。非特异性感染则绝大多数为大肠埃希菌属感染。此外，葡萄球菌、链球菌、变形杆菌等也都为较常见的病原体，而假丝酵母菌、淋病奈瑟菌、滴虫引起的婴幼儿阴道炎虽有上升趋势，但仅占一小部分。

婴幼儿卵巢尚未分泌雌激素，也未接受过雌激素治疗，所以阴道 pH 较高，不适合假丝酵母菌生长繁殖。婴幼儿念珠菌性阴道炎的发生率较低。滴虫主要是通过浴池、浴具、游泳池等间接传播。虽然滴虫在体外环境中的生活能力很强，既耐寒又耐热，在洗衣服的肥皂水中也能生存，传染力很强，但由于女童的阴道呈碱性，所以不容易感染。

随着性病发病率的升高，婴幼儿淋球菌性阴道炎的发病率有所增加，婴幼儿没有性接触史，因此其发病多与父母患病有关。

（四）临床表现

婴幼儿外阴、阴道炎的主要症状是外阴阴道瘙痒、阴道分泌物增多，外阴阴道口黏膜充血、水肿并伴有脓性分泌物流出。婴幼儿往往不能明确诉说症状，常表现为哭闹、烦躁不安、用手指搔抓外阴，通过手指抓伤可使感染进一步扩散。当伴有泌尿道感染时，会出现尿急、尿频、尿痛等症状。婴幼儿的外阴、阴道炎在急性期若被父母疏忽或因症状轻微未予治疗，病变加重则外阴表面可出现由感染所致的溃疡，可造成小阴唇相互粘连。粘连处往往留有小孔，排尿时尿液经小孔流出，会出现尿流变细、分道或尿不成线等。如果阴道炎长期存在，患儿阴道粘连、严重者甚至造成阴道闭锁影响日后的经血流出。给女童健康造成严重危害。

若为阴道异物引起的阴道炎，可引起阴道分泌物持续增多，且为脓血性、有臭味；若为蛲虫所致的阴道炎，婴幼儿会感到外阴及肛门处奇痒，阴道流出多量稀薄的、黄色脓性分泌物。

（五）诊断

由于婴幼儿的语言表达能力差，不能主动配合医生，因此在诊断上有一定的困难。因此采集病史时需细心询问患儿母亲及保育人员，检查时手法要轻柔，设法分散患儿的注意力，以获得满意的检查结果。个别情况下需要在全身麻醉下对患儿进行检查。

1. 外阴检查　用示指、中指轻轻分开大阴唇，仔细观察外阴、阴道及前庭处。用棉拭子或吸管取阴道分泌物查找阴道毛滴虫、假丝酵母菌或涂片染色作病原学检查，以明确病原体，必要时作细菌培养。

2. 必要时行阴道窥镜检查　可用宫腔镜、支气管镜或鼻镜作为阴道窥器，清楚地了解阴道及宫颈的情况，检查阴道黏膜上皮及分泌物的性状。应同时用棉棒取阴道分泌物作涂片染色进行病原学检查及药物敏感试验。如果阴道内有异物，可在直视下取出异物。

3. 直肠腹部双合诊　用右手示指或小指伸入患儿的肛门，与腹部双手配合触摸阴道内有无异物、子宫大小及了解盆腔情况。另外进行肛诊时可协助取阴道分泌物，将伸入直肠的手指向前外方挤压阴道后壁，使阴道分泌物流出，涂片送检。

（六）治疗

患儿就诊时多以外阴炎并发阴道炎居多，应同时治疗。

1. 局部处理　如下所述。

（1）发病初期一般仅为外阴炎，外涂抗生素软膏即可。如不及时治疗，则易上行感染至阴道，此时只单纯外阴治疗效果较差，必要时加用口服抗生素。反复感染治疗效果不佳者应排除阴道异物。有报道应用橡皮导尿管插入阴道注入敏感抗生素作阴道冲洗，一方面可探知阴道内有无异物；另一方面如果阴道内有细小异物可将其冲出。

（2）小阴唇粘连可发生在上、中、下各段或呈不规则，粘连中间有一透明线，如果粘连面积小则多无症状。粘连严重则可导致尿液和分泌物积聚，常伴尿线方向改变、排尿疼痛和反复发作的外阴阴道炎。轻度粘连者可应用雌激素软膏外用，每日一次，2~4周后粘连可自然分离。中、重度粘连应进行小阴唇分离术，消毒外阴后轻轻分开，暴露粘连的小阴唇，以棉签向两侧分离，由浅入深，逐渐暴露阴道口及尿道口（可能会有少量出血），然后以碘附棉球消毒分离后的创面，并涂以红霉素软膏及雌激素软膏，每日一次。术后尽量保持患儿外阴清洁，每日坐浴1~2次，连续1~2周，多可治愈。

（3）如有异物应尽早取出，可用肛门推移法或鼻内镜取出，若治疗效果不满意，可行宫腔镜下异物取出术，宫腔镜下取出异物较其他方法更加诊断明确、操作准确、成功率高。儿童期处女膜孔直径4~7mm，而宫腔检查镜直径3.5~5mm，加以麻醉的应用，可使宫腔镜进出不损伤处女膜，但家属的知情同意是必不可少的。

（4）外阴炎及小阴唇粘连的复发率高，应指导婴幼儿母亲正确清洗外阴方法，清洗方向应由前向后，不可用力擦洗，以免损伤皮肤及黏膜。清洗外阴时尚应观察有无外阴充血、水肿等炎症表现，并及时给予治疗，以免延误治疗导致阴道炎和小阴唇再次粘连。

2. 药物治疗　根据检查及化验结果针对病原体选择相应的抗生素口服及外用。

（1）细菌性阴道炎：在儿童的阴道炎中最常见的是细菌性阴道炎，正常儿童阴道内的菌群有葡萄球菌、草绿色链球菌、肠球菌、大肠埃希菌、不动杆菌等，当抵抗力下降或外来致病菌入侵而感染时，致正常菌群失调，致病菌、条件致病菌繁殖，阴道炎症发生。治疗原则以抗厌氧菌药物为主，可给予甲硝唑15mg/kg，2~3次/日，口服，共7日，或克林霉素5~10mg/kg，2次/日，口服，连用7日。局部可涂抹克林霉素软膏或甲硝唑凝胶，每晚1次，连用7日。治愈率可达95%左右。

（2）滴虫性阴道炎：主要表现外阴奇痒，阴道分泌物灰黄、稀薄、有泡沫、有臭味。阴道及外阴充血、水肿。以甲硝唑治疗为首选，可口服甲硝唑或替硝唑片剂，连服5~7日，每天清洗外阴，局部可涂抹甲硝唑凝胶。

（3）支原体、衣原体感染：支原体感染往往为幼托或家长间接传播，表现为慢性迁延不愈的浆液性黄白色阴道分泌物增多和不同程度的自觉症状。可给予口服红霉素，每日50mg/kg，3~4次/日，或阿奇霉素5~10mg/kg，2次/日，连用10~14日，严重者可于服药同时给予药液冲洗外阴及阴道。

（4）念珠菌性阴道炎：主要表现为外阴奇痒，阴道分泌物增多和烧灼感，阴道黏膜充血、糜烂。白带呈豆渣样浑浊，外阴皮肤有抓痕及损伤。诊断明确后即刻停止应用任何抗生素，并给予口服维生素B，制霉菌素片剂或两性霉素B，5~7日，或氟康唑3~6mg/kg，1次/日，连用3天。每日以清水洗外阴，可将达克宁霜、制霉菌素悬浮液或0.1%两性霉素B水溶液抹涂在阴道外口及阴唇内侧，2~3次/日，连用7~10天，每月巩固治疗7日，共2~3个月。

（七）预防

对于婴幼儿外阴阴道炎，预防是非常重要的。

（1）注意保持婴儿外阴清洁和干燥：小婴儿使用尿布，最好选择柔软、透气好的纯棉制品，少用或不用"尿不湿"；大小便后要及时更换尿布，每天坚持清洗外阴，擦洗时要注意自上而下拭净尿道口、阴道口及肛门周围，并轻轻拭干阴唇及皮肤皱褶处；皮肤如有皲裂，应涂擦无刺激性的油膏，最后在外阴及腹股沟处搽少量爽身粉，以保持局部干燥。应避免过多粉剂进入阴道引起对阴道黏膜的刺激。

（2）尽早穿封裆裤，尽量不让孩子在地板上坐卧；衣服要柔软、宽松、舒适，少穿或不穿紧身裤、高筒袜等。

（3）要重视大小便后的清洁，特别是小便后，应用质量有保证的柔软的卫生纸拭擦尿道口及周围。注意小便的姿势，避免由前向后流入阴道。大便后应用清洁的卫生纸，由前方向后方擦拭，以免将粪渣拭进阴道内。

（4）婴幼儿的浴盆、毛巾等生活物品要固定，专人专用，避免与其他人或成人交叉感染。

六、寄生虫性阴道炎

寄生虫是引起妇产科疾病的众多原因之一。能引起妇产科疾病的寄生虫虫种众多，而侵入阴道引起阴道炎的寄生虫主要有以下几种，分别为阴道毛滴虫，阿米巴原虫、蛲虫、血吸虫、短膜壳绦虫病、颚口线虫、水蛭以及蝇蛆等。现分别予以叙述。

（一）滴虫阴道炎（trichomonal vaginitis）

滴虫阴道炎由阴道毛滴虫引起，以性接触传播为主。

1. 病因 滴虫阴道炎是由阴道毛滴虫感染而引起的阴道炎症性疾病。寄生于人体的毛滴虫共有3种：阴道毛滴虫；人毛滴虫，即人大肠内可有人类五鞭毛毛滴虫；口腔毛滴虫，即寄生于口腔，是一种与人共生的毛滴虫；后二者一般不致病。阴道毛滴虫呈梨形或球形，长约8~30mm，体部有波动膜，后端有轴突，顶端有4根鞭毛，鞭毛随波动膜的波动而摆动，无色透明，酷似水滴。阴道毛滴虫生活最适宜的pH为5.5~6.6，pH在5以下或7.5以上时则不能生长。滴虫的生活史简单，只有滋养体而无包囊期，对环境适应性强，故滴虫离开人体后也容易通过其污染物传播。滋养体能在室温下在湿毛巾上能存活23小时，3~5℃生存21日，在46℃生存20~60分钟，在半干燥环境中生存约10小时；在普通肥皂水中也能生存45~120分钟，黏附在厕所坐便器上能生存30分钟，因而接触性传染很常见。

2. 传播途径 主要有两种：①经性交直接传播：据报道，与女性患者一次非保护性性交后，约有

13%～86%的男子发生感染，与受感染的男性一次非保护性性交后，约有80%～100%的女性发生感染；②间接传播：经公共浴池、浴盆、浴巾、游泳池、坐式便器、衣物、污染的器械及敷料等传播。

3. 发病机制　因阴道毛滴虫具有嗜血及嗜碱性，故当月经前后阴道pH发生变化时，隐藏在腺体及阴道皱襞中的滴虫常得以繁殖，引起炎症发作。阴道毛滴虫附着在泌尿生殖道上皮表面，能够穿透表层上皮细胞，受侵的组织细胞表现为受侵组织的非特异性炎症，毛细血管增多、充血，白细胞红细胞外溢，上皮下白细胞浸润，但无特殊性，阴道分泌物涂片可见滴虫。

4. 临床表现　潜伏期一般为4～28日，由于局部免疫因素、滴虫数量多少及毒力强弱的不同，受感染的表现不同，大致可分为3种：

（1）无症状型：约有50%的滴虫阴道炎患者感染初期无症状，称为带虫者，而其中1/3将在6个月内出现症状；无症状的带虫者可以传染给他人，因此应重视这类患者的治疗。

（2）急性型：主要表现为阴道分泌物增多及外阴瘙痒，分泌物特点为稀薄脓性、黄绿色、泡沫状，有臭味，此为滴虫阴道炎的典型症状，通常只有10%的患者出现这种典型症状。分泌物呈脓性是因分泌物中含有白细胞；呈泡沫状、有臭味是因滴虫无氧酵解碳水化合物，产生腐臭气体。瘙痒部位主要为阴道口及外阴，间或有灼热、疼痛、性交痛等。

妇科检查可见阴道黏膜充血，严重者有散在出血斑点，甚至宫颈有出血点，形成"草莓样"宫颈，见于不到2%的患者；后穹隆有多量白带，呈黄绿色、灰黄色或黄白色稀薄脓性分泌物，常呈泡沫状。

（3）慢性型：临床较多见，多由急性期治疗不彻底所致。临床症状一般较轻，白带多为少量或中等，稀薄、稍有臭味，无明显瘙痒或偶伴瘙痒。有时伴有性交痛。

妇科检查：阴道黏膜可无改变或轻度充血。慢性滴虫阴道炎常并发泌尿道的滴虫感染，出现尿频、尿急、尿痛及血尿，故反复发生的泌尿道感染久治不愈应做滴虫培养排除滴虫感染的可能。

5. 并发症　如下所述。

（1）并发其他炎症：滴虫阴道炎往往与其他阴道炎并存，Richard等人报道约60%同时并发细菌性阴道病。据Steven等人报道，41%的滴虫阴道炎患者伴发其他性传播疾病，并发膀胱炎、尿道旁腺或前庭大腺感染、盆腔炎性疾病及盆腔疼痛等不适。

（2）不孕：阴道毛滴虫能吞噬精子，并能阻碍乳酸生成，影响精子在阴道内存活，因此可并发不孕症。

（3）妊娠期滴虫阴道炎：可造成不良的妊娠结局，如胎膜早破、早产、新生儿低出生体重。

6. 实验室检查　如下所述。

（1）生理盐水悬滴法：悬滴法直接镜检较快，操作简便。因滴虫阴道炎常伴大量多核白细胞浸润，因此镜检时应在白细胞数量较少的部位寻找。该方法的敏感度为42%～92%，与检验者经验有关。

悬滴法必须在生理盐水冷却之前进行检查，因滴虫离体时间越久，动力越差，有时呆滞不动，或仅有鞭毛摆动，这时只能依靠邻近白细胞的扇动状态而推测其存在，有的严重患者在悬滴片整个镜下视野布满白细胞，看不到滴虫，即使看到也不活跃。如遇此情况，可用0.1%沙黄溶液代替生理盐水，因为沙黄能使白细胞染成淡红色，而滴虫不染色，其运动也不受影响，故滴虫在淡红色的背景中显得特别清楚。

（2）培养法：培养法是诊断滴虫阴道炎的金标准，但是由于阴道毛滴虫培养需要特殊培养基，如Diamond或者Kupferberg培养基，且需要5～7日时间才能得到检查结果，因此其应用受到限制。主要适用于多次生理盐水悬滴法检查阴性，临床又怀疑患有滴虫者，其准确度可高达98%。

（3）巴氏涂片法：涂片法是将标本涂在玻片上，用巴氏染色镜检，该方法敏感性不高，即使用吖啶黄染色，其特异性也较低。

（4）OSOM滴虫快速试验（OSOM trichomonas rapid test）：是一种免疫层析毛细试纸条法，该检测约需10分钟，于培养法相比，敏感性为88.3%，特异性为98.8%，目前国内尚未开展。

（5）抗体检查：单克隆抗体、酶联免疫吸附试验及乳胶凝集实验等用于检查特异性抗体，虽然最初的试验结果不错，但目前尚缺乏临床试验证实其临床应用价值。

（6）多聚酶链反应（PCR）检测：PCR检测与上述检查相比，具有较高的敏感性（95%）及特异性（98%）；阴道毛滴虫与其他种类的滴虫间无相互作用，与其他的人类寄生虫、沙眼衣原体及淋菌等STD间也无交叉反应。PCR可用于有或无症状的妇女，而且很容易的可从阴道口收集到满意的标本，省去阴道窥器检查。PCR检测有较高的敏感性和特异性，能够提高滴虫的检出率，应推荐为检测滴虫的常规方法。

7. 诊断与鉴别诊断　因滴虫阴道炎临床症状多变，因此不能依据单项症状或体征诊断。悬滴法找到滴虫或滴虫培养阳性即可确诊。

鉴别诊断见表5-5。

表5-5　滴虫阴道炎的鉴别诊断

	细菌性阴道病	滴虫阴道炎	外阴阴道假丝酵母菌病
症状	分泌物增多，无或轻度瘙痒	分泌物增多，轻度瘙痒	重度瘙痒，烧灼感
阴道黏膜	正常	散在出血点	水肿、红斑
阴道pH	>4.5	>5	<4.5
氨试验	阳性	阴性	阴性
显微镜检查	线索细胞，极少白细胞	阴道毛滴虫，多量白细胞	芽孢及假菌丝，少量白细胞

8. 治疗　如下所述。

（1）CDC推荐治疗方案：CDC推荐的治疗方案如下，该方案的治愈率大约为85%~95%。

推荐疗法：

甲硝唑2g单次口服

或

替硝唑2g单次口服

替代疗法：

甲硝唑400mg，口服，一日2次，连服7日。

甲硝唑的不良反应包括：服药后偶见胃肠道反应，如口中金属味或口苦、恶心、呕吐。此外，偶见头痛、皮疹、白细胞减少等，一旦发现应停药。治疗期间及停药24小时内禁饮酒，因其与乙醇结合可出现皮肤潮红、呕吐、腹痛腹泻等反应。甲硝唑能通过乳汁排泄，若在哺乳期用药，用药期间及用药后24小时内不宜哺乳。

甲硝唑治疗失败原因可能有以下几方面：

1）感染部位的吸收和分布的药代动力学问题。

2）阴道细菌对药物的灭活作用。

3）其他药物作用的干扰作用。

4）对药物（甲硝唑或替硝唑）的耐药性。

5）患者依从性不佳或胃肠道不耐受或者再次感染。

（2）局部用药：先用1%乳酸或0.5%醋酸冲洗阴道，清除阴道内分泌物，改善阴道内环境，然后阴道内放置甲硝唑凝胶或泡腾片200mg，每晚1次，连用7日。因其在尿道及阴道周围的腺体中不能达到有效的治疗浓度，其治愈率大约为50%左右，因此不推荐单独局部用药治疗。与口服药物联合使用，可以提高滴虫阴道炎的治愈率。

（3）复发性或顽固性滴虫阴道炎：对于复发性滴虫阴道炎，可口服甲硝唑400mg，一日2次，连服7日或2g顿服重复治疗。若上述疗法仍失败，应考虑替硝唑或甲硝唑一次口服2g，连服3~5日。

如果上述治疗仍无效，应由更专业的专家进行会诊后再行进一步治疗，会诊内容应包括阴道毛滴虫对甲硝唑和替硝唑的敏感度的测定。会诊及阴道毛滴虫敏感度的测定方法可从CDC获得。

（4）妊娠并发滴虫阴道炎：

1）有症状者：CDC推荐单次口服2g甲硝唑治疗，甲硝唑属于孕期B类用药，经过20多年的临床应用，证实甲硝唑是安全的。替硝唑为孕期 C 类药物（动物实验已明确发现不良事件，但仍未有充分的孕妇对照试验），其孕期使用安全性还没有得到完全的评估。

哺乳期妇女服用甲硝唑期间及用甲硝唑后 12～24 小时内应停止哺乳，因为服药后 12～24 小时后通过乳汁排泄的甲硝唑浓度会减少。服用替硝唑期间及停药 3 日内应停止哺乳。

2）无症状者：Carey 等报道对无症状的滴虫性阴道炎患者给予甲硝唑或克林霉素治疗后，早产率增加。因此建议对无症状的带虫者不必筛查及治疗，因为治疗不仅不能降低妊娠不良结局，而且增加了早产的危险。

（5）并发 HIV 感染者：同时感染 HIV 的毛滴虫患者应当接受与 HIV 阴性的毛滴虫患者相同的治疗。HIV 感染的女性毛滴虫病的发病率、存活率、复发率与患者的免疫状态没有明确的相互关系。

（6）性伴侣的治疗：性伴侣应同时接受治疗，并且避免性生活至治愈为止。研究表明性伴侣同时接受治疗可以提高治愈率，减少传播。

（7）特殊情况：过敏者：甲硝唑和替硝唑同属硝基咪唑类药物，对硝基咪唑有速发型过敏反应的患者可在专家指导下接受甲硝唑脱敏治疗。曾有两例报道，采用静脉内逐渐增加甲硝唑用药的方法脱敏，开始给药 5mg，每隔 15～20 分钟增量一次，逐渐增至 125mg，随后给予口服甲硝唑 2g。注意：这种脱敏方法必须在获得了有过敏史记载或做了阴道内使用甲硝唑凝胶可产生阳性风团后才能实施。脱敏实验应在格外小心的情况下在监护室内进行，实验前应建立两条大的静脉通路和配有心肺复苏人员。两例患者均未发生并发症而痊愈。

局部可以尝试应用除硝基咪唑类以外的药物，但治愈率很低（＜50%）。

9. 随访与预防　对治疗后无症状者或一开始无症状者不需要随访。预防措施包括以下几个方面：①固定性伴侣，性交中使用避孕套；②加强对公共设施的管理及监护，禁止患者进入游泳池；提倡淋浴，公厕改为蹲式；医疗器械及物品要严格消毒，防止交叉感染；③患者内裤及洗涤用的毛巾，应煮沸 5～10 分钟以消灭病原体。

（二）阿米巴性阴道炎（ameba vaginitis）

1. 病因　阿米巴原虫常常使人类肠道发生感染，引起阿米巴痢疾。感染了阿米巴的患者在大便时，阿米巴滋养体可随粪便排出，如不注意卫生，可污染外阴，并上行侵入阴道内。当患者阴道黏膜有破损或机体抵抗力下降时，滋养体就会侵入阴道壁组织内，繁殖生长，从而发生阿米巴阴道炎，严重者还可引起宫颈以及子宫内膜的炎症。

2. 病理改变　溃疡的形成是阿米巴性阴道炎的基本改变。当阿米巴原虫侵入阴道黏膜后，以其伪足的活动及其分泌的溶组织酶，使黏膜细胞发生坏死，形成溃疡，边缘隆起，病灶周围由淋巴细胞及少数浆细胞浸润，溃疡表面被覆黄棕色坏死物质，内含溶解的细胞碎片、黏液和阿米巴滋养体。

3. 临床表现　如下所述。

（1）患者可有腹泻或痢疾病史。

（2）阴道有多量分泌物是本病的特点：分泌物常呈血性、浆液性或黄色黏液脓性，具有腥味，从中可以找到大量滋养体；当阴道黏膜形成溃疡出血时，则分泌物为脓性或血性，溃疡可散在或融合成片，并伴有瘙痒疼痛。病变如波及宫颈或子宫，尚可有下腹痛和月经不调，个别病例由于结缔组织反应严重，可呈现不规则肿瘤样增生，质硬，溃疡表面覆有血性黏液分泌物，容易误诊为恶性肿瘤。在孕期感染可直接或间接感染胎儿，以致引起胎儿死亡。另外在妊娠期由于此时母体细胞免疫反应比非妊娠者低，免疫球蛋白的浓度在不同的妊娠阶段含量也各异，妊娠期阿米巴病往往较严重，甚至致命。

4. 诊断与鉴别诊断　由于本病较为罕见，有时会被临床医生忽略，但根据患者腹泻或痢疾病史以及相关检查，可以作出诊断。最可靠的就是在阴道分泌物（同时检查患者的粪便）涂片找到阿米巴滋养体、分泌物培养找到溶组织阿米巴原虫，以及病灶处的病理学检查找到阿米巴原虫。而对于分泌物检查阴性的慢性溃疡病例，更应做活组织检查。

当阿米巴性阴道炎呈肿瘤样增生时，往往肉眼不易与恶性肿瘤区别，因此需要通过组织活检明确诊断，恶性肿瘤患者无阿米巴原虫及滋养体。阿米巴性阴道炎出现溃疡时需要与结核性溃疡相鉴别，结核性溃疡的特点为溃疡边缘不齐，呈鼠咬状，溃疡底部有颗粒状突起的结核结节；病理切片无阿米巴滋养体而为干酪样坏死及类上皮细胞和朗格汉斯细胞形成的肉芽肿。其他需要与急性单纯性溃疡相鉴别，阴道黏膜病理检查可见鳞状上皮增生，底部为肉芽组织，无阿米巴滋养体，而阿米巴性阴道炎分泌物涂片及组织病理检查可找到阿米巴滋养体。

5. 治疗　治疗原则：以全身治疗为主，结合局部处理。

(1) 甲硝唑：对阿米巴原虫有杀灭作用，毒性小，疗效高，口服后血药浓度可持续 12 小时；用法：400mg 口服，每日 3 次，10～14 日为一个疗程；也可以配合使用甲硝唑栓剂。

(2) 替硝唑：该药为抗阿米巴药，但服药后部分患者会出现一过性的白细胞减少。用法：500mg 口服，每日 4 次，3 日为一个疗程。

(3) 依米丁（盐酸吐根碱）：该药对阿米巴滋养体的杀灭作用最强，但对包囊的作用不肯定，本药毒性大，排泄缓慢，容易蓄积中度，因此对心肾功能不全、年老体弱患者以及孕妇禁用。用法：60mg（1mg/kg·d），分两次深部肌内注射，连续 6～9 日为 1 个疗程。

局部用药：用 1% 乳酸或 1 : 5 000 高锰酸钾溶液冲洗阴道，每日 2 次，冲洗后擦干，阴道放置甲硝唑栓剂，7～10 日为 1 个疗程。

（三）蛲虫性外阴阴道炎

蛲虫病亦称肠线虫病，蛲虫本身极少引起外阴炎，但蛲虫病常有外阴症状，因此外阴蛲虫病较常见。

1. 病因　蛲虫是蠕形住肠线虫的简称。蛲虫长约 5～15mm，白色、线状，寄生在人的肠道，人是唯一的传染源。人因摄入虫卵而感染，虫卵在肠内（通常为盲肠部位）发育成成虫，大约 1 个月雌虫成熟并开始产卵，雌虫受精后，雄虫通常死亡，并随粪便排出体外。妊娠的雌虫，身体几乎充满虫卵，雌虫移行到结肠并排至肛门处，在肛周及会阴皮肤处产卵，偶尔雌虫移行到阴道。雌虫通常在睡眠时自宿主（儿童多见）肛门爬出，在肛门口产卵，引起肛门瘙痒、外阴瘙痒。

2. 临床表现与诊断　蛲虫的感染多见于儿童，其中女童较男童常见，年轻人较老年人常见。

肛周及会阴部瘙痒，患儿因痒而搔抓可引起肛周及会阴皮肤剥脱、血痂，有时潮红，渗出糜烂或继发感染，长期反复发作可致皮肤肥厚，色素沉着形成湿疹样变。患儿可伴有失眠、烦躁不安、易激动、夜惊或遗尿，夜间磨牙等睡眠障碍症状。

根据临床表现，夜间奇痒时检查可在肛门周围发现乳白色小虫，一般较容易诊断。大便或肛门周围及外阴分泌物中查到蛲虫卵可确诊。

3. 治疗　如下所述。

(1) 口服驱虫剂

1) 恩波吡维铵（扑蛲灵）：5～7.5mg/kg，睡前 1 次顿服，间隔 2～3 周后再治疗 2～3 次，以防复发。

2) 哌嗪：每日 50～60mg/kg，分两次口服，成人 1～1.2g/次，每天 2 次，7～10 天为一个疗程。

(2) 局部用药

1) 睡前用蛲虫膏（含 30% 百部浸膏及 0.2% 甲紫）挤入肛门内，连用 4～5 次，可阻止肛门瘙痒。也可用 2%～5% 氧化氨基汞软膏、10% 鹤虱膏或雄黄百部膏。

2) 有继发病变者对症处理。

另有短膜壳绦虫病、棘颚口线虫、血吸虫、水蛭以及蝇蛆引起阴道炎的个案报道，极为罕见。

综上所述，引起阴道炎的寄生虫共有 8 种，其中除阴道毛滴虫外，其他种类的寄生虫均为异位寄生，造成严重后果。在今后妇科阴道炎性疾病诊治中，应注意寄生虫病的诊断。

七、混合性阴道炎

（一）概念及流行病学

混合性阴道炎（mixed vaginitis）是由两种或两种以上的致病微生物导致的阴道炎症，在临床中较为常见。

女性生殖道中可存在多种微生物，有细菌（需氧、厌氧等）、真菌（假丝酵母菌）、支原体、滴虫、衣原体、病毒、螺旋体等。健康女性下生殖道中常驻微生物有：细菌，以乳酸杆菌为主；真菌孢子；支原体等。

最常见的阴道炎为细菌性阴道病（bacterial vaginosis，BV）、外阴阴道假丝酵母菌病（vulvovaginal candidiasis，VVC）和滴虫性阴道炎（trichomonal vaginitis，TV），占90%以上。北美和欧洲的调查显示，大多数阴道炎为BV（30%～35%），VVC（20%～25%），TV（10%），或2～3个以上病原的混合感染（15%～20%）。

混合性阴道感染在阴道感染性疾病中占较大比重，并且近年来有上升的趋势。由于研究方法不同，观察的病原体不同，得到的混合感染率差异较大。临床上50%以上的阴道炎为混合感染。混合性阴道炎可以为BV、VVC、TV等不同阴道感染混合而成，也可以由性传播性病原体与需氧菌等混合感染引起。但较为常见的是BV＋VVC、BV＋TV、BV＋TV＋VVC。

中华医学会妇产科感染学组提供的资料显示，BV与其他病原体一同造成阴道感染发生率为53.12%；VVC并发其他病原体的阴道感染发生率为53.85%；TV的混合感染发生率为33.33%。另外，天津医科大学总医院对516例阴道炎患者进行调查，资料同样显示，不同生殖道感染的混合感染情况不同。在BV混合感染患者中，BV＋VVC所占比例最大（78.57%），VVC混合感染中，VVC＋BV所占比例最大（58.51%）。TV混合感染中，TV＋BV所占比例最大（19.15%）。

（二）病因

混合性阴道炎的病因，少部分系同时感染，大部分是一种病原体感染后引起阴道内环境改变，正常乳酸杆菌减少。阴道pH改变，使多种病原体大量繁殖造成局部防御功能下降，从而导致其他病原体的继发感染，形成多种病原体同时感染。

（三）临床表现和诊断

混合性阴道炎的临床特征为症状不典型。阴道混合感染的患者，临床主要表现为白带异常和（或）外阴瘙痒。根据病原体的不同，白带的颜色、性状、气味也不同。患者的症状不典型（如白带腥臭味较重、量多、较为黏稠，或稀薄的白带中有白色膜状物）。

实验室检查：阴道分泌物镜检或病原体培养，同时发现两种或两种以上的致病微生物。

诊断要点：①同时存在至少2种病原体；②两种都可造成异常的局部环境，而引起相应的症状和体征。在临床中，主要根据患者的症状、体征，依靠阴道pH、湿片及胺试验等实验室检测方法，进行诊断，传统上倾向于检测BV、VVC、TV这三个最常见阴道炎的病原体。

调查资料显示，阴道炎患者中，单一感染与混合感染，两者在瘙痒、白带增多、黏膜充血、分泌物异常方面比较，差异无统计学意义，而混合感染患者比单一感染患者更多地表现出阴道灼痛症状者增加、清洁度更差、pH偏高、乳酸杆菌减少。

（四）治疗

由于病原体的复杂性，混合感染在治疗上存在难点。①比单纯感染的治疗时间长：首都医科大学附属北京妇产医院研究报道：单纯感染1个月的转阴率76%（108/142）远大于混合感染的10%（10/98）。混合感染的转阴时间主要集中在2个月48%（48/98）和3个月26%（26/98）。②治疗的个体化：经验用药，病原体覆盖不足，导致症状缓解后又反复发作。③尚未制订统一的规范。

目前，治疗目标为：采用综合性手段，杀灭致病菌，维护、促进生理性菌群，增强其功能，实现对人体内有害细菌的控制。在治疗方面，应针对混合感染的病原体，选择合适的抗生素，联合应用，尽可能覆盖抗菌谱以增强疗效、减少复发。常用的抗菌药包括：硝基咪唑类（甲硝唑、替硝唑、奥硝唑）；消毒类（氯喹那多、聚维酮碘等）；抗真菌类（咪康唑、制霉菌素等）；其他（克林霉素等）。

混合性阴道炎治疗思路（BV＋VVC或TV＋VVC）：

口服硝基咪唑类＋局部抗真菌药物；

局部联合给药（硝基咪唑类 + 抗真菌药）；

口服联合用药（硝基咪唑类 + 抗真菌类）；

BV + TV：可选择硝基咪唑类口服，疗程 1 周，或者单次口服 + 阴道给药。

国外局部联合治疗方案如下：

BV：甲硝唑（250 ~ 750mg）、替硝唑、克林霉素；

TV：甲硝唑（500 ~ 750mg）、替硝唑；

VVC：咪康唑（100 ~ 200mg）、克霉唑、制霉菌素或氟康唑。

近年来，需氧菌及其与其他病原体混合感染受到关注。需氧菌阴道炎（aerobic vaginitis，AV）为一种弥漫渗出性的阴道炎症，是以阴道上皮细胞脱落及大量的脓性阴道分泌物为特征的临床综合征。AV与 BV 的区别是阴道分泌物呈黄绿色稀薄脓性，非鱼腥臭味，氢氧化钾试验阴性。细菌培养：多为 B 族链球菌、大肠埃希菌、金黄色葡萄球菌及肠球菌等。

AV 混合感染诊疗思路：

AV + BV 或 AV + TV：口服甲硝唑 + 局部杀菌剂；

AV + VVC：局部杀菌剂 + 口服抗真菌药。

另外，由于解脲脲原体、沙眼衣原体的感染率较高，而且多为混合感染，故选用抗生素时要兼顾解脲脲原体、沙眼衣原体。抗生素包括：阿奇霉素、多西环素等，建议根据药敏试验进行选择。

对混合性阴道炎采用抗生素治疗，易引起耐药菌株产生，同时二重感染机会增加，加大治疗难度。

疗效不理想、易复发的另一原因是治疗中忽视了阴道微生态的平衡。近年来，有专家建议，杀灭致病微生物 + 重建阴道微生态的治疗方案。应用乳酸杆菌等微生态制剂，与抗生素联合应用，及时补充阴道中乳酸杆菌。其原则是保护和扶植正常菌群，消除和减少病原体，使阴道微生态失衡转向平衡，将被抗生素扰乱的菌群予以调整，即"先抗后调"原则。即从根本上逆转菌群失调，恢复阴道微生态平衡。这种联合治疗对巩固疗效及预防复发有着重要作用。

既往治愈的评判：症状，阳性体征和病原体均消失，这一标准尚不全面，还需阴道清洁度和阴道 pH 达到正常。因此，疗效的评价，除了有效治疗临床症状之外，阴道微生态的评估也是关键指标。

混合感染是阴道感染中常见的现象，由于病原体的感染常常具有隐匿性，在诊疗中，有许多混合感染的情况被忽视。根据报道，无症状的阴道炎患者中，混合感染占 36%。因此，无症状时就不予检查，或是仅满足于检查出一种阴道感染并治疗，都有失偏颇。诊断中要尤其重视微生态的检查，通过对女性阴道菌群的描述、微生态参数（pH 等）和乳酸杆菌功能等的检测，不仅可以准确诊断临床常见的阴道炎症，而且，对非特异性感染，如 AV 等，也能很好地进行识别。

总之，在临床工作中，应重视发现阴道混合感染状态，只有充分地诊断，才能确保更迅速，更全面，更妥善的治疗。

（翟敬芳）

第三节　宫颈炎症

宫颈炎症为妇科常见的妇科疾病，多发生于生育年龄的妇女。老年人也有随阴道炎而发病的。

（一）病原体

宫颈炎（cervicitis）的病原体在国内外最常见者为淋菌及沙眼衣原体，其次为一般细菌，如葡萄状球菌、链球菌、大肠埃希菌以及滴虫、真菌等。沙眼衣原体感染在某一个调查中对妇科门诊 16 ~ 60 岁患者阳性率占 26.3%，在 269 例孕妇中 64 例发现沙眼衣原体，占 23.74%；另据报道沙眼衣原体的感染在女性生殖道中宫颈内膜的阳性率占 9.2%（11/120 例），仅次于输卵管的阳性率 12%。石一复报道在 1 000 例非选择性妇女中沙眼衣原体的阳性率占 1.0%。丁瑛报道孕妇及新生儿 1 389 例中检出率达 12.7%。淋球菌及沙眼衣原体可累及子宫颈黏膜的腺体，沿黏膜表面扩散的浅层感染。其他病原体与淋菌不同，侵入宫颈较深，可通过淋巴管引起急性盆腔结缔组织炎，致病情严重。

（二）病理

宫颈炎的病理变化可见宫颈红肿，颈管黏膜水肿，组织学的表现可见血管充血，子宫颈黏膜及黏膜下组织、腺体周围可见大量中性粒细胞浸润，腺腔内见脓性分泌物，这种分泌物可由子宫口流出。根据病原体不同颜色和稀稠亦不同。

（三）临床表现

主要为白带增多，呈脓性，或有异常出血如经间期出血、性交后出血等。常伴有腰酸及下腹部不适。妇科检查见宫颈红肿，宫颈黏膜外翻，宫颈有触痛，如感染沿宫颈淋巴管向周围扩散，则可引起宫颈上皮脱落，甚至形成溃疡。

（四）诊断

出现两个具有诊断性体征，显微镜检查阴道分泌物白细胞增多，可作出宫颈炎症的初步诊断。宫颈炎症诊断后，需进一步做衣原体及淋病奈瑟菌的检测。

1. 两个特征性体征　具备一个或两个同时具备。

（1）子宫颈管或宫颈管棉拭子标本上，肉眼见到脓性或黏液脓性分泌物。

（2）用棉拭子擦拭宫颈管时，容易诱发宫颈管内出血。

2. 白细胞检测　可检测宫颈管分泌物或阴道分泌物中的白细胞，后者需排除引起白细胞增高的阴道炎症。

（1）宫颈管脓性分泌物涂片作革兰染色，中性粒细胞 >30/高倍视野。

（2）阴道分泌物湿片检查：白细胞 >10/高倍视野。

3. 病原体检测　应作衣原体及淋病奈瑟菌的检测，以及有无细菌性阴道病及滴虫阴道炎。

（五）治疗

1. 治疗策略　主要为抗生素药物治疗。对于获得病原体者，针对病原体选择敏感抗生素。经验性治疗应包括针对各种可能的病原微生物的治疗，需包括需氧菌、厌氧菌、衣原体（或淋菌）、支原体等。

有性传播疾病高危因素的患者，尤其是年龄 <25 岁、有新性伴侣或多性伴侣、未使用保险套的妇女，应使用针对沙眼衣原体的抗生素。对低龄和易患淋病者，要使用针对淋菌的抗生素。

2. 用药方案　在我国 2009 年一项多中心宫颈炎的研究中，总结了莫西沙星治疗宫颈炎（莫西沙星400mg，每日 1 次，连服 7 日）的总有效率达96.6%。另一种治疗方案：头孢菌素＋阿奇霉素（二代以上头孢抗生素用 7 日，加阿奇霉素 1.0g，顿服）的总有效率达到 98.5%，有望成为治疗宫颈炎的推荐治疗方案。

妊娠期用药建议使用头孢菌素及阿奇霉素治疗。

非孕期主张以下治疗：

1. 单纯淋病奈瑟菌性宫颈炎　主张大剂量、单次给药，常用药物有第三代头孢菌素，如头孢曲松钠250mg，单次肌内注射，或头孢克肟 400mg，单次口服；或大观霉素 4g，单次肌内注射。

2. 沙眼衣原体性宫颈炎　治疗药物主要有四环素类，如多西环素 100mg，每日 2 次，连服 7 日；红霉素类，主要有阿奇霉素 1g 单次顿服，或红霉素 500mg，每日 4 次，连服 7 日；喹诺酮类，主要有氧氟沙星 300mg，每日 2 次，连服 7 日；左氧氟沙星 500mg，每日 1 次，连服 7 日；莫西沙星 400mg，每日 1 次，连服 7 日。由于淋病奈瑟菌感染常伴有衣原体感染，因此，若为淋菌性宫颈炎，治疗时除选用抗淋病奈瑟菌药物外，同时应用抗衣原体感染药物。

3. 对于并发细菌性阴道病者　同时治疗细菌性阴道病，否则将导致宫颈炎持续存在。

（六）随访

治疗后症状持续存在者，应告知患者随诊。对持续性宫颈炎症，需了解有无再次感染性传播疾病，性伴侣是否已进行治疗，阴道菌群失调是否持续存在。

（翟敬芳）

第四节　盆腔炎症性疾病

盆腔炎症性疾病（pelvic inflammatory disease，PID）是由女性内生殖道炎症引起的一组疾病，包括子宫内膜炎、输卵管炎和输卵管卵巢脓肿，以及扩散后产生的盆腔腹膜炎和肝周围炎，以急性输卵管炎最常见。PID 的远期后遗症主要包括盆腔炎再次急性发作、输卵管性不孕、异位妊娠和慢性盆腔疼痛。既往 PID 多因产后、剖宫产后、流产后以及妇科手术后细菌进入创面感染而得病，近年来则多由下生殖道的性传播疾病（sexually transmitted diseases，STD）上行感染至上生殖道而造成。PID 多数是以疼痛为主要表现，由于盆腔器官多由内脏神经支配，疼痛感觉常定位不准确。严重的 PID 可因败血症、脓毒血症和感染性休克而危及生命，其后遗症可导致不育，增加异位妊娠的危险，影响患者的身心健康及工作。

盆腔结缔组织炎是指盆腔结缔组织初发的炎症，不是继发于卵管、卵巢的炎症，是初发于子宫旁的结缔组织，然后再扩展至其他部位。本病多由于分娩或刮宫产时宫颈或阴道上端的撕裂，困难的宫颈扩张术时宫颈撕伤，经阴道的子宫全切除术时阴道断端周围的血肿以及人工流产术中误伤子宫及宫颈侧壁等情况时细菌进入发生感染，也属于 PID 的范畴。

（一）发病率

PID 在年轻性活跃人群中发病率高。国外有资料显示：15～19 岁妇女的 PID 发病率是 25～29 岁妇女的 3 倍；20～24 岁妇女的 PID 发病率是 25～29 岁妇女的 2 倍。我国则以 30 岁左右为发病高峰。年轻者发病率高，不仅由于这是性活动旺盛的时期，还因性伴侣不稳定。

（二）病原体的种类及其对抗生素的敏感性

PID 的发生为多重微生物感染所致，包括厌氧菌、需氧菌、衣原体以及支原体等，其中许多细菌为存在于下生殖道的正常菌群。淋病奈瑟菌、沙眼衣原体、支原体等是导致 PID 的主要病原体，约占 60%～70%。我国一项全国多中心调研显示 PID 患者中沙眼衣原体阳性率 19.9%；宫颈支原体阳性率 32.4%；淋病奈瑟菌阳性率 11.2%；厌氧菌阳性率 25%；细菌培养结果显示大肠埃希菌为 6.7%，其次为金黄色葡萄球菌 4.8%，链球菌 2.1%，表皮葡萄球菌 1.6% 等。

常见的致病菌有以下几种：

1. 需氧菌　主要有淋病奈瑟菌、葡萄球菌、链球菌及大肠埃希菌等。

（1）淋病奈瑟菌：革兰染色阴性菌，呈卵圆或豆状，常成双排列，邻近面扁平或稍凹，像两瓣黄豆对在一起，急性炎症期细菌多在患者分泌物的少部分中性粒细胞的细胞质中，慢性期则多在细胞外，且有些可呈单个球形或四联状。普通培养基不易成功。喜侵袭人体的柱状上皮和移行上皮，故在女性多为泌尿系统、宫颈、子宫和输卵管黏膜的感染，基本上不侵犯鳞状上皮。随着抗生素的广泛应用，尤其是不合理用药，逐渐产生耐药菌株。

（2）大肠埃希菌：为肠道的寄生菌，一般不发病，但在机体抵抗力下降，或因外伤等侵入肠道外组织或器官时可引起严重的感染，甚至产生内毒素休克，常与其他致病菌发生混合感染。本菌对卡那霉素、庆大霉素、先锋Ⅴ号、羧苄西林敏感，但易产生耐药菌株，可在药敏试验引导下用药。

（3）葡萄球菌：属革兰阳性球菌，其中以金黄色葡萄球菌致病力最强，多于产后、剖宫产后、流产后或妇科手术后细菌通过宫颈上行感染至宫颈、子宫、输卵管黏膜。本菌对一般常用的抗生素可产生耐药，根据药物敏感试验用药较为理想，耐青霉素的金黄色葡萄球菌对先锋Ⅴ号、万古霉素、克林霉素及第三代头孢菌素敏感。

（4）B 族链球菌：革兰阳性球菌，是人类体内正常的寄生菌之一，可以引起产前、产后的生殖道感染。感染后症状出现早，一开始就出现高热、心动过速等，是急性绒毛膜羊膜炎最常见的致病原，对产妇和新生儿均有很大的威胁。本菌对青霉素敏感，患病后只要及时、积极治疗基本无死亡。

此外，在需氧性致病菌中尚有肠球菌、克雷白杆菌属、阴道嗜血杆菌等。

2. 厌氧菌 盆腔感染的主要菌种，主要来源于结肠、直肠、阴道及口腔黏膜。由于盆腔组织邻近直肠、肛门，容易感染到厌氧菌；且盆腔解剖位置比较深，环境相对封闭、无氧，厌氧菌容易繁殖，最近的研究表明盆腔感染中 2/3 来自厌氧菌。其感染的特点是易形成盆腔脓肿、感染性血栓静脉炎，脓液有粪臭并有气泡。可以单独感染，但多数与需氧菌混合感染。条件好的医院已将厌氧菌的检测列为细菌学的常规工作。女性生殖道内常见的厌氧菌有以下几种：

(1) 消化链球菌：属革兰阳性菌，易滋生于产后子宫内坏死的蜕膜碎片或残留的胎盘中，其内毒素毒力低于大肠埃希菌，但能破坏青霉素的 β-内酰胺酶，对青霉素有抗药性，还可产生肝素酶，溶解肝素，促进凝血，导致血栓性静脉炎。

(2) 脆弱类杆菌：系革兰阴性菌，为严重盆腔感染中的主要厌氧菌，这种感染易造成盆腔脓肿，恢复期长，伴有恶臭。本菌对甲硝唑、克林霉素、头孢菌素、多西环素敏感，对青霉素易产生耐药。

(3) 产气荚膜梭状芽孢杆菌：系革兰阴性菌，多见于创伤组织感染及非法堕胎等的感染，分泌物恶臭，组织内有气体，易产生中毒性休克、弥散性血管内凝血及肾功能衰竭。对克林霉素、甲硝唑及三代头孢菌素敏感。

除上述三种常见的厌氧菌外，最近的研究表明二路拟杆菌和二向拟杆菌两种厌氧杆菌也是常见的致病菌，对青霉素耐药，对抗厌氧菌抗生素敏感。

3. 其他病原体 如下所述。

(1) 沙眼衣原体：一种专有的人类致病原，现已被认为是性传播疾病和围生期感染的一个主要原因。成年人中性传播的沙眼衣原体感染的临床范围与淋病奈瑟菌感染相似，优先感染眼、呼吸道和生殖道的柱状上皮。沙眼衣原体的无症状感染人群要比淋病奈瑟菌高，而有症状的沙眼衣原体感染在临床上要比淋病奈瑟菌感染症状轻一些。感染造成免疫反应，在没有抗生素治疗时常常存在数月或数年。反复的或持续的感染常常造成严重的后果，在输卵管炎中占一很重要的角色。沙眼衣原体被证明存在于 50% 以上的盆腔炎症性疾病妇女的输卵管或子宫内膜上。

(2) 支原体：1937 年 Dienes 首次报道，从外阴前庭大腺脓肿分离到支原体。20 世纪 60 年代末，发现支原体为人类泌尿生殖系统常见的微生物，尤其在孕妇生殖道中定植率很高。支原体可正常寄居于人体腔道的黏膜上，在机体免疫力低下或黏膜受损的情况下，寄居的支原体可发展成致病原。目前认为，支原体是女性生殖道的正常菌群的组成部分之一，具有条件致病菌的特性。其中解脲支原体，人型支原体，生殖支原体与上生殖道感染关系密切，但很少单独致病，多协同其他微生物共感染。

(三) 感染途径

PID 主要由病原体经阴道、宫颈的上行感染引起。其他途径尚有下列几种：

1. 经淋巴系统蔓延 细菌经外阴、阴道、宫颈裂伤、宫体创伤处的淋巴管侵入内生殖器及盆腔腹膜、盆腔结缔组织等部分，可形成产后感染，流产后感染或手术后的感染。

2. 直接蔓延 盆腔中其他脏器感染后，直接蔓延至内生殖器。如阑尾炎可直接蔓延达右侧输卵管，发生右侧输卵管炎。

3. 经血液循环传播 病原体先侵入人体的其他系统，再经过血液循环达内生殖器，如结核菌的感染，由肺或其他器官的结核灶可经血液循环而传至内生殖器，全身性的菌血症也可导致发生 PID。

(四) 发病诱因

PID 常为多种微生物混合感染所致，其中部分正常寄居于女性生殖道，多于机体疾病、免疫力降低等情况下致病。常见发病诱因有以下几种：

1. 阴道分娩、剖宫产、流产 病原体可上行通过剥离面或残留的胎盘、胎膜、子宫切口等，致子宫、输卵管、卵巢及盆腔腹膜发生炎症，也可经破损的黏膜、胎盘剥离而通过淋巴、血行播散到盆腔。因此须做好宣传教育，注意孕期的体质，分娩时减少局部的损伤，对损伤部位的操作要轻，注意局部的消毒。

2. 月经期性交 月经期宫颈口开放，子宫内膜剥脱面有扩张的血窦及凝血块，均为细菌的上行及滋生提供了良好环境。如在月经期性交或使用不洁的月经垫，可使细菌侵入发生炎症。应加强宣教，更正不良性交行为。

3. 妇科手术操作　各类需伸入器械进入宫腔的操作，如人工流产，放、取环术，子宫输卵管造影术等，导致盆腔感染，称医源性 PID。美国每年行早孕人工流产术 100 万例，发生上生殖道感染的比例接近 1 : 200，故最近提出应对高危病例流产术前给予预防性应用抗生素，以减少医源性 PID 的发生。我国在涉及宫腔的计划生育手术前，需常规检查阴道清洁度、滴虫、真菌等，发现有阴道炎症者先给予治疗，可能有助于预防术后 PID 的发生。其他妇科手术如腹腔镜绝育术、经腹或经阴道子宫切除术、人工流产穿通子宫壁，盆腔手术误伤肠管等均可导致急性炎症，波及输卵管、卵巢及盆腔腹膜。操作时必须注意手术者的手、所用器械以及患者的严密消毒，严格掌握手术的适应证，术前给予预防性抗生素。妇科围术期的抗生素应选用广谱类，常用的有氨苄西林、头孢氨苄、头孢唑林、头孢西丁、头孢噻肟、头孢替坦、头孢曲松等。多数学者主张抗生素应在麻醉诱导期，即术前 30 分钟一次足量静脉输注，20 分钟后组织内抗生素浓度可达高峰。必要时加用抗厌氧菌类抗生素如甲硝唑、替硝唑、克林霉素等。如手术操作超过 60 ~ 90 分钟，在 4 小时内给第 2 次药。剖宫产术可在钳夹脐带后给药，可选用抗厌氧菌类药物，如甲硝唑、替硝唑、克林霉素等。给药剂量及次数还须根据病变种类、手术操作的复杂性及患者年龄等情况而定。

4. 性乱史　性活动，尤其是不良的性行为，与 PID 关系密切。该人群 STD 发病率较高，导致 PID。多性伴妇女 PID 的患病率是单一性伴者的 5 倍。应加强对年轻妇女及其性伴侣对 STD 的认识和教育工作，包括延迟初次性交的时间，限制性伴侣的数目，避免与 STD 患者进行性接触，坚持使用屏障式的避孕工具，积极诊治无并发症的下生殖道感染等。

5. 邻近器官炎症的蔓延　最常见者为急性阑尾炎、憩室炎、腹膜炎等，应针对其他脏器的感染灶及时应予以治疗。

6. PID 后遗症　PID 所造成的盆腔内粘连、输卵管积水、扭曲等后遗症，易造成 PID 的再次急性发作，尤其是在患者免疫力低下、有不洁性交史等情况下。

7. IUD　IUD 放置后头三周内可发生 PID，但多数症状轻微，目前无证据表明取环后可缓解急性 PID 的发作，上环后发生 PID 的治愈效果及复发率尚无准确数据。在临床中，应注意对上环者的随访。

8. 全身性疾病　如败血症、菌血症等，细菌也可达输卵管及卵巢发生急性 PID。

（五）病理

1. 输卵管炎　病变可通过子宫颈的淋巴播散至子宫颈旁的结缔组织，首先侵及输卵管浆膜层再达肌层，输卵管内膜受侵较轻，或可不受累。病变是以输卵管间质炎为主，由于输卵管管壁增粗，可压迫管腔变窄，轻者管壁充血、肿胀，重者卵管肿胀明显，且有弯曲，并有含纤维素性渗出物，引起周围的组织粘连。炎症如经子宫内膜向上蔓延时，首先为输卵管内膜炎，输卵管内膜肿胀、间质充血、水肿及大量中性多核白细胞浸润，重者输卵管内膜上皮可有退行性变或成片脱落，引起输卵管管腔粘连闭塞或伞端闭锁，如有渗出物或脓液积聚，可形成输卵管积脓，与卵巢粘连形成炎性包块。

2. 子宫内膜炎　子宫内膜充血、水肿，有炎性渗出物，可混有血，也可为脓性渗出物（多见于淋菌感染）；重症子宫内膜炎内膜呈灰绿色，坏死，见于放射治疗如宫腔内放置^{137}铯等。镜下见子宫内膜有大量多核白细胞浸润，细胞间隙内充满液体，毛细血管扩张，严重者细胞间隙内可见大量细菌。内膜坏死脱落，可形成溃疡。分泌物可有恶臭，如果宫颈开放，引流通畅，宫腔分泌物清除而治愈，但也有炎症向深部侵入形成子宫肌炎及输卵管炎或因宫颈口肿胀，引流不畅形成子宫腔积脓者。

3. 卵巢周围炎　卵巢表面有一层白膜包被，很少单独发炎，卵巢多与卵管伞端粘连，发生卵巢周围炎，进一步形成卵巢脓肿，如脓肿壁与卵管粘连穿通则形成卵管卵巢脓肿。脓肿可发生于初次感染之后，但往往是在反复发作之后形成。脓肿多位于子宫后方，及阔韧带后叶及肠管间，可向阴道、直肠间穿通，也可破入腹腔，发生急性弥漫性腹膜炎。

4. 盆腔腹膜炎　急性期，腹膜充血、水肿，伴有含纤维素的渗出液，可形成盆腔脏器的粘连，渗出物聚集在粘连的间隙内，可形成多数的小脓肿，或聚集在直肠子宫陷凹内形成盆腔脓肿，脓肿可破入直肠，则症状可减轻，如破入至腹腔则可引起弥漫性腹膜炎，使病情加重。

5. 盆腔结缔组织炎　急性期，局部组织出现水肿、充血，并有多量白细胞及浆细胞浸润。炎症初起时多发生于生殖器官受到损伤的部位，逐渐可蔓延至周围的结缔组织，也可通过淋巴系统向输卵管、卵巢或髂窝处扩散。由于盆腔结缔组织与盆腔内血管接近，可引起盆腔血栓性静脉炎。发炎的部分易化脓，形成大小不等的脓肿，未及时切开排脓引流，脓肿可向阴道、膀胱、直肠自行破溃，高位脓肿也可向腹腔破溃引起弥漫性腹膜炎，发生脓毒症使病情急剧恶化，但引流通畅后，炎症可逐渐消失。如排脓不畅，也可引起发生长期不愈的窦道。急性盆腔结缔组织炎治疗不彻底，或患者体质较差，炎症迁延而成慢性，盆腔结缔组织由充血，水肿，转为纤维组织，增厚、变硬的瘢痕组织，与盆壁相连，子宫被固定不能活动，或活动度受限制，子宫常偏于患侧的盆腔结缔组织。

6. 肝周围炎　PID 中有 10% ~20% 伴有肝周围炎或局部腹膜炎，又称菲科综合征 (Fitz - Hugh Curtis syndrome，FHCS)，多在腹腔镜检查时发现，镜下见肝周充血，炎性渗出以及肝膈面与上腹、横膈形成束状、膜状及弦丝状粘连带。肝周围炎被认为是感染性腹腔液体直接或经淋巴引流到膈下区域造成，以沙眼衣原体引起者最多见，偶见有淋菌及厌氧菌引起者。此种肝周炎很少侵犯肝实质，肝功能多正常。患者可有右上腹不同程度的疼痛及轻压痛，通常发生在急性 PID 发作之前，其严重性与 PID 相关。

（六）临床表现

因病情及病变范围大小，而表现的症状不同。轻者可以症状轻微或无症状。重症者可有发热及下腹痛，发热前可先有寒战、头痛，体温可高达 39~40℃，下腹痛可与发热同时发生，为双侧下腹部剧痛或病变部剧痛。如疼痛发生在月经期则可有月经的变化，如月经量增多，月经期延长；在非月经期疼痛发作则可有不规则阴道出血，白带增多，性交痛等现象。由于炎症的刺激，少数患者也可有膀胱及直肠刺激症状如尿频、尿急、腹胀、腹泻等。发生腹膜炎时，可出现恶心、呕吐、腹胀等消化系统症状；如有脓肿形成，可有下腹肿物及局部压迫刺激症状。

检查患者呈急性病容，脉速，唇干。下腹部剧痛常拒按，或一侧压痛，动宫颈时更明显，炎症波及腹膜时呈现腹膜刺激症状。如已发展为盆腔腹膜炎，则整个下腹部有压痛及反跳痛致使患者拒按。妇科检查见阴道充血，宫颈充血有分泌物，呈黄白色或黏液脓性，有时带恶臭，宫颈有举痛，阴道后穹隆有明显触痛，触及饱满、有波动感，则提示可能有盆腔脓肿存在。子宫增大，压痛，活动性受限，附件区可触及输卵管增粗，有明显压痛，若触及压痛明显的肿物，有波动感，可考虑输卵管卵巢脓肿；宫旁结缔组织炎时，可触及宫旁一侧或两侧有片状增厚，或两侧宫底韧带高度水肿、增厚，压痛明显。

（七）诊断

PID 的临床表现各异，重症及典型的 PID 病例根据病史、临床及实验室检查所见，诊断不难（表 5 - 6），但可能此部分患者仅占 PID 的 4% 左右。临床上绝大多数 PID 为轻到中度及亚临床感染者。这部分患者可无明确病史，临床症状轻微，或仅表现有下腹部轻微疼痛，白带稍多，给临床诊断带来困难。有鉴于此，2010 年美国疾病控制与预防中心（CDC）在既往的基础上，提出了最新的 PID 诊断标准，旨在提高对 PID 的认识，对可疑者做进一步评价，及时治疗，减少后遗症的发生。

表 5 - 6　PID 的诊断标准

最低标准：

　宫颈举痛或子宫压痛或附件区压痛

附加标准：

　体温超过 38.3℃（口表）

　异常的宫颈或阴道分泌物

　阴道分泌物 0.9% 氯化钠溶液涂片镜下见到大量白细胞

　沙眼衣原体或淋病双球菌的实验室证据

红细胞沉降率升高

血 C - 反应蛋白升高

实验室证实宫颈淋病奈瑟菌或衣原体阳性

特异标准：

子宫内膜活检证实子宫内膜炎

阴道超声或磁共振检查显示输卵管增粗，输卵管积液，伴或不伴有盆腔积液、输卵管卵巢肿块，或多普勒检查发现盆腔感染（如输卵管充血）或腹腔镜下有与 PID 相符的异常表现

最低标准提示性活跃的年轻女性或者具有 STD 的高危人群若出现下腹痛，并可排除其他引起下腹痛的原因，妇科检查符合最低诊断标准，即可给予经验性抗生素治疗。附加标准可增加诊断的特异性。特异标准基本可诊断 PID，但由于除 B 型超声外，均为有创检查或费用较高，特异标准仅适用于一些有选择的病例。

近年来报道较多，较有辅助诊断价值的方法有下列几种：

1. 阴道分泌物的湿片检查　此方法简便、经济、实用。患 PID 时多有白带增多的症状，阴道分泌物湿片检查中每个阴道上皮细胞中多于 1 个以上的多形核白细胞，每高倍视野会有 3 个以上白细胞诊断 PID 的敏感性达 87%，其敏感性高于血沉、C 反应蛋白以及经过内膜活检或腹腔镜证实的有症状的 PID 所呈现出来的外周血的白细胞计数值。若湿片中如无炎症细胞则诊断 PID 应慎重。

2. 子宫内膜活检　可得到子宫内膜炎的组织病理学诊断，被认为是一种比腹腔镜创伤小而又能证实 PID 的方法，因子宫内膜炎常并发有急性输卵管炎。有研究证实子宫内膜活检与腹腔镜两者在诊断 PID 上有 90% 的相关任。子宫内膜活检的诊断敏感性达 92%，特异性为 87%，并可同时取材做细菌培养，但有被阴道细菌污染的机会。此方法多需 2~3 天获得结果，故在一定程度上限制了其在临床上的广泛应用。

3. 超声等影像学检查　在各类影像学检查方法中，B 超是最简便、实用和经济的方法，且与腹腔镜检查有很好的相关性。在急性、严重的 PID 时，经阴道超声可见输卵管增粗、管腔积液或盆腔有游离液体。B 超还可用于监测临床病情的发展，出现盆腔脓肿时，B 超可显示附件区肿块，伴不均匀回声。CT、MRI 有时也可显示出较清晰的盆腔器官影像，但由于其价值昂贵而不能普遍用于临床。对于早期、轻度的 PID，B 超敏感性差。采用能量多普勒超声技术，通过测定血流来反映输卵管的充血程度，从而提高对早期 PID 诊断的敏感性，其阳性预测值可达 91%，阴性预测值达 100%。

4. 腹腔镜检查　目前被认为是诊断 PID 的金标准，因可在直视下观察盆腔器官的病变情况，并可同时取材进行细菌鉴定及培养而无阴道污染之虑。腹腔镜诊断 PID 标准：①输卵管表面明显充血；②输卵管壁水肿；③输卵管伞端或浆膜面有脓性渗出物。Soper 认为行腹腔镜检查时应同时对病变的程度予以分级，他提出的分级标准为：轻度：输卵管有充血、水肿，能自由活动，伞端是开放的；中度：输卵管有明显炎症，活动受限，周围有疏松及渗出性的粘连及嵌顿，伞端可能有粘连；重度：盆腔器官之间互相粘连，输卵管积脓或输卵管卵巢粘连成块，大网膜粘连。腹腔镜下见肝周充血，炎性渗出以及肝膈面与上腹、横膈形成束状、膜状及弦丝状粘连带，可考虑肝周围炎。

尽管腹腔镜在诊断 PID 上有上述优越性，但考虑到腹腔镜检查是一个有创并相对昂贵的手术，需要手术室和麻醉，故多数学者主张 PID 的诊断首先应基于临床诊断，除非诊断有疑问，尤其是不能除外异位妊娠时，才有指征行腹腔镜检查术，而且腹腔镜所见与病变的严重程度并不一定相关，因其只能看到器官的表面，有高达 20% 的病例腹腔镜不能作出明确诊断。

5. 其他实验室检查　包括白细胞增多（> 10 000），血沉增快（> 20mm/h），C - 反应蛋白升高（2mg/dl），血清 CA_{125} 升高（> 43.7U/mL），腹腔积液与血清同种淀粉酶值（商 < 1.5）等，上述检查虽对临床诊断有所帮助，但均缺乏敏感性与特异性。淋病奈瑟菌、沙眼衣原体的检查详见有关章节。

（八）鉴别诊断

需注意与自然流产、感染性流产、急性阑尾炎、异位妊娠、卵巢囊肿扭转或破裂、盆腔子宫内膜异

位症、胆囊炎、胃肠炎、憩室炎、肾盂肾炎或肾绞痛等鉴别。下面列出几种主要需要鉴别的疾病。

1. 急性阑尾炎　右侧急性输卵管炎卵巢炎易与急性阑尾炎混淆。急性阑尾炎起病前常有胃肠道症状，如恶心，呕吐，腹泻等，腹痛多发生于脐周围，然后逐渐向右侧下腹部固定。检查时仅麦氏点有压痛，体温及白细胞增高的程度不如急性输卵管卵巢炎。急性输卵管卵巢炎右侧者，常在麦氏点以下压痛明显。妇科检查子宫颈常有触痛，双侧附件均有触痛。但临床上二者同时发生者也常遇到。仅为急性阑尾炎时，妇科检查不易触知阑尾。

2. 异位妊娠或卵巢黄体囊肿破裂　异位妊娠及卵巢黄体囊肿破裂均可因卵管妊娠流产或破裂发生急性下腹痛，但异位妊娠常有闭经史，有腹腔内出血。患者面色苍白，急性病容，甚至呈现休克，尿hCG常呈阳性，而急性输卵管卵巢炎多无这些症状，做阴道后穹隆穿刺，如抽出为陈旧性血液则诊断明确。

3. 卵巢肿瘤蒂扭转　多出现在活动性包块之后，在体位突然变动或排大便等情况时发生剧烈下腹痛，卵巢肿物扭转后囊腔内常有出血，肿物增大，伴有发热，需与急性输卵管卵巢炎性包块鉴别，询问病史、B超诊断可有帮助。

4. 盆腔子宫内膜异位症　本病具有痛经、月经量增多，多并有不孕历史，需与输卵管卵巢炎鉴别，盆腔子宫内膜异位症时，子宫可增大，盆腔有结节状包块，常无发热，如有怀疑可通过B超及腹腔镜检查作出诊断（表5-7）。

表5-7　盆腔痛的鉴别

	急性盆腔痛	慢性盆腔痛
妇科疾病	妊娠相关	经期痛
	正常妊娠	痛经
	异位妊娠	子宫内膜异位症
	流产	子宫肌瘤
	流产后子宫内膜炎	米勒管异常
	非妊娠相关	性交痛、性交困难
	PID	
	附件脓肿	
	卵巢扭转	
	卵巢囊肿破裂	
	黄体囊肿破裂出血	
胃肠道疾病	胃肠炎	功能性疾病
	阑尾炎	便秘
	穿孔	肠易激综合征
	肠梗阻	炎性肠病
	肠扭转	乳糖不耐受
	疝	
	憩室炎	
	直肠周围、腰大肌脓肿	
	直肠脱垂，膀胱癌	
	缺血性肠病	
泌尿系统疾病	肾盂肾炎	慢性膀胱炎
	膀胱炎	间质性膀胱炎

	急性盆腔痛	慢性盆腔痛
	泌尿系结石、肾绞痛	膀胱结石
	肾脓肿	
	尿道炎	
肌肉骨骼病变	筋膜炎	腹盆腔疼痛综合征
	关节炎（髋关节）	肛提肌、梨状肌痉挛
其他		盆腔瘀血综合征
		心身疾病
		腹型偏头痛
		抑郁症
		卟啉病

（九）治疗

PID 的治疗目的是缓解症状、消除当前感染及降低远期后遗症的危险。

1. 全身治疗　重症者应卧床休息，给予高蛋白流食或半流食，体位以头高脚低位为宜，以利于宫腔内及宫颈分泌物排出于体外，盆腔内的渗出物聚集在直肠子宫陷凹内而使炎症局限。补充液体，纠正电解质紊乱及酸碱平衡，高热时给以物理降温，并应适当给予止痛药，避免无保护的性交。

2. 抗生素治疗　对细菌培养的技术的提高以及药物敏感试验的配合，临床上得以合理的使用药物，对急性炎症可达到微生物学的治愈（治愈率84%～98%）。一般在药物敏感试验做出以前，先使用需氧菌、厌氧菌以及淋菌、沙眼衣原体兼顾的广谱抗生素以及联合用药，待药敏试验做出后再改换，一般是根据病因以及发病后已用过何种抗生素作为参考来选择用药。在 PID 诊断48小时内及时用药将明显降低后遗症的发生。抗生素的治疗原则：经验性、广谱、及时和个体化。

（1）门诊治疗：若患者一般状况好、症状轻，能耐受口服抗生素，并有随访条件，可在门诊给予口服或肌内注射抗生素治疗。口服治疗后72小时内无效，应重新评估诊断，并改为肠道外头孢菌素治疗。

由于耐喹诺酮的淋病奈瑟菌的出现，含有喹诺酮的治疗方案已不再作为 PID 推荐治疗方案。仅在使用肠道外头孢菌素治疗困难，且该区域淋病奈瑟菌传染及发病风险较低时，可考虑使用含有喹诺酮的治疗方案。具体方案为：氧氟沙星400mg，口服，每日2次，或左氟沙星500mg，口服，每日1次，共14日，加用或不加用甲硝唑500mg，口服，每日2次，共14日。治疗前需检测淋病奈瑟菌，若检测阳性且淋病奈瑟菌培养结果阳性，需根据抗菌敏感性选择抗生素；若检测出耐喹诺酮的淋病奈瑟菌，或无法行淋病奈瑟菌培养，尽量应用肠道外头孢菌素治疗，使用肠道外头孢菌素治疗困难时，需在含有喹诺酮的治疗方案中加用阿奇霉素2g顿服。

（2）住院治疗：若患者一般情况差，病情严重等，均应住院给予抗生素为主的综合治疗，抗生素治疗给药途径以静脉滴注收效快。

3. 手术治疗　主要用于治疗抗生素控制不满意的输卵管卵巢脓肿或盆腔脓肿。

（1）手术指征

1）药物治疗无效：药物治疗48～72小时，体温持续不降，患者中毒症状加重或包块增大者，应及时手术。

2）脓肿持续存在：经药物治疗病情有好转，继续控制炎症数日（2～3周），包块仍未消失但已局限化，应手术切除，以免日后再次急性发作。

3）脓肿破裂：突然腹痛加剧，寒战、高热、恶心、呕吐、腹胀，检查腹部拒按或有中毒性休克表现，应怀疑脓肿破裂。若脓肿破裂未及时诊治，死亡率高。因此，一旦怀疑脓肿破裂，需立即在抗生素治疗的同时行剖腹探查。

（2）手术方式：包括脓肿切开引流，途径有经腹，经阴道、腹腔镜下等几种。原则以切除病灶为主。为了保存生育能力及卵巢功能，现多主张对年轻患者的单侧输卵管卵巢脓肿仅行单侧附件切除术。Lander 报道的病例中，71% 为单侧输卵管卵巢脓肿。此数字说明一半以上的患者有行单侧附件切除术的机会。随着抗生素及试管婴儿技术的发展，各类保存生育功能的手术越来越为人们关注。但在处理具体患者时，应在保存生育功能及冒再次手术危险之间进行权衡。有报道单侧附件切除术后，17% 的患者需再次手术，14% 的患者可能获得宫内妊娠。

1）经阴道后穹隆切开引流：常用于脓肿聚集在直肠子宫陷凹或阴道直肠陷凹，可先自阴道后穹隆穿刺证实有脓液，或在 B 超、CT 引导下选择部位。一般在宫颈与后穹隆交界处作一横切口，可用手指及血管钳伸入脓腔分离脓肿中的房隔及粘连，以利于脓液的引流，排脓后插入负压吸引管，放置 48 ~ 72 小时，脓液明显减少后取出。此方法可应用于对抗生素耐药又希望保留生育者。选用此方法时，应严格挑选适应证，脓肿为单房，位于中线部位，且由于脓液的积聚使直肠阴道隔上 1/3 部分分开者，效果好，并发症少，成功率可达 80% ~ 90%。但对于多房的复杂脓肿效果差，成功率只有 43%，而并发症是单房脓肿的 4 倍，约 50% 的患者仍需开腹手术清除感染。在单侧脓肿发生率上升的情况下，对于保留生育能力及卵巢功能而言，单侧附件切除术的效果要好于经阴道脓肿切开引流术。最近报道在 B 超引导下切开引流术，使成功率得以上升。

2）经皮穿刺切开引流：近来多有报道，穿刺的部位根据脓肿的部位而定。单房脓肿者成功率高，也有人报道对多房脓肿，采取放置多根引流管的方法获得成功。Abolulghar 报道在阴道超声引导下穿刺引流成功率达 85%。Nelson 报道经直肠超声引导下穿刺引流成功率达 93%。一般引流后 48 小时应再次行影像学检查。放置脓腔的引流管可用来进行脓腔的灌洗或灌注显影剂以利于下次影像学的检查。

3）腹腔镜下引流：可同时取得诊断与治疗的效果，尤其适用于诊断仍有疑问者，可在直视下打开脓腔进行引流及灌洗，并可根据情况在腹腔镜下行单侧附件切除术。由于炎症时组织的充血、粘连，手术时需十分小心，避免副损伤。Raiga 等曾报道 39 例腹腔镜下附件脓肿的处理，均得到治愈，3 ~ 6 个月后再次行腹腔镜检查时，35 例需行粘连松解术，17 例需行输卵管成形术，19 例希望妊娠者中，12 例宫内妊娠。

4）单侧附件切除：适用于单侧输卵管、卵巢脓肿，全身一般情况尚好，并有生育要求的年轻妇女。

5）全子宫加双侧附件切除术：是治疗输卵管、卵巢及盆腔脓肿较为彻底的方法，适用于病情重，年龄大已无生育要求者。手术困难时，需细心分离，避免副损伤，术后应放置引流。

4. 性伴侣治疗 对 PID 患者出现症状前 60 天内接触过的性伴侣进行检查和治疗（若最后一次性行为在 PID 出现症状 60 天前，则选择患者最新性伴）。此治疗期间，患者需避免性生活。若不进行治疗，患者存在再次感染的危险，而且其性伴侣很可能发生尿道淋病奈瑟菌或沙眼衣原体感染，其常无症状而被忽视。无论 PID 患者分离的病原体如何，均建议患者的性伴侣应针对上述病原体进行检测和治疗。

5. 随访 在 PID 患者治疗头 3 天内，应明确有无临床情况的改善，如退热、腹部压痛或反跳痛减轻、子宫及附件压痛减轻、宫颈举痛减轻。在此期间病情无好转的患者需住院，行进一步检查，必要时行手术治疗。对有沙眼衣原体或淋病奈瑟菌感染史的 PID 患者，在治疗后半年内仍有较高的复发风险，因此无论其性伴侣是否接受治疗，建议患者在治疗结束后 4 ~ 6 周重新检测上述病原体。

（十）PID 的后遗症

PID 可引起一些严重的临床后遗症，一般可分为近期与远期后遗症两种。近期后遗症包括肝周围炎，即 Fitz - Hugh - Curtis 综合征、输卵管卵巢脓肿等。后者一旦破裂可造成弥漫性腹膜炎及败血症，甚至危及患者生命。据报道住院的 PID 妇女中高达 1/3 发生输卵管卵巢脓肿，由于广谱抗生素的使用，因脓肿破裂造成的死亡率已大为减少，但如治疗处理不及时，仍有造成死亡者。远期后遗症的发生率在 25% 左右，主要包括不育、异位妊娠、慢性盆腔疼痛及 PID 的反复发作。这里就 PID 的远期后遗症分别叙述之。

1. 分类　如下所述。

（1）不育：PID 后的不育发生率在 10% 左右，多为输卵管性不育（tubal factor infertility，TFI），由于感染和炎症导致的输卵管积水、瘢痕、粘连和伞端闭锁引起；少部分病例因卵巢周围炎症、排卵障碍引起。不育与 PID 的发作的次数及发作的严重性直接相关。据统计 PID 发作 1 次后的不育率为 19.5%，2 次后不育率增加 2 倍，达 40%；轻度的 PID 导致的不育率为 0.6%，中度为 6.2%，重度则明显升高到 21.4%。既往诊断 PID 患者，TFI 的发生率增加 12% ~ 50%。PID 治疗后用腹腔镜检查，35% ~ 48% 有输卵管周围的粘连及管腔闭塞。

（2）异位妊娠：近 20 年来异位妊娠的发病率增加了 3 ~ 5 倍，其增加的数目直接与性传播疾病及 PID 发生率的上升相关并成正比。组织学的研究证实近 50% 的异位妊娠发生在既往因输卵管炎而损害的输卵管。英、美等国的研究表明，曾患 PID 者，其异位妊娠发生的危险性将增加 8 ~ 10 倍，发生率可达 12% ~ 50%。PID 造成的输卵管显微镜下的损害可延迟或阻挡受精卵的正常运行，使其不能正常到达宫腔着床，而着床于输卵管发生异位妊娠。

（3）慢性盆腔痛：慢性盆腔疼痛与 PID 发作的次数及严重性显著相关，1 次发作后 12% 发生慢性盆腔痛，发作超过 3 次者慢性盆腔疼痛发生率可达 67%。在慢性盆腔痛的患者中，2/3 伴不育及性交痛。慢性盆腔痛常发生于 PID 急性发作后的 4 ~ 8 周，虽然盆腔检查可以无异常发现。PID 后造成的输卵管积水或输卵管卵巢周围的粘连常被认为是造成慢性盆腔痛的原因。有一种假设认为疼痛可能来自与月经周期相关的卵巢体积的变化。当卵巢在排卵期增大时造成了周围粘连带的伸展、牵拉从而导致盆腔痛。PID 后造成慢性盆腔痛的机制还有待进一步深入研究。

（4）盆腔炎性疾病的反复发作：有 PID 史者，约 25% 将再次急性发作。年轻妇女再次发作的机会是年纪稍大妇女的 2 倍。采用屏障式的避孕工具及积极治疗下生殖道感染将有助于减少复发。由于 PID 的后遗症与 PID 发作的次数明显相关，故减少复发对降低 PID 的后遗症至关重要。也有学者认为 PID 发作后造成的输卵管组织结构的破坏，输卵管的扭曲、积水，以及患者免疫力降低等使患者易再次发作。有学者提出 PID 后的慢性盆腔痛均应行腹腔镜检查以确定诊断及排除其他疾病。

2. 治疗　对于 PID 造成的后遗症，目前尚无特殊有效的治疗方法，重点在予预防。对无明显盆腔炎病史而有不育、慢性盆腔痛者，可先在腹腔镜下明确诊断。曾患过 PID 者，35% ~ 48% 的患者遗留有输卵管周围的粘连及输卵管堵塞，可在腹腔镜下行粘连分离术、输卵管积水切开术及输卵管伞端成形术等，但上述手术的确切效果有待进一步的深入研究。对于缓解慢性盆腔痛的症状及增加受孕率，尚有一些保守的药物、物理疗法及根治性的手术疗法可以应用。

（1）药物治疗

1）透明质酸酶：给 1 500U，或糜蛋白酶 5mg 肌内注射，隔日 1 次，5 ~ 10 次为 1 疗程，以利炎症及粘连的吸收。个别患者如出现全身或局部过敏反应，应停用药。

2）封闭疗法：能阻断恶性刺激，改善组织营养，如骶前封闭，每次用 0.25% 普鲁卡因 40mL，每周 1 ~ 2 次，每疗程 4 ~ 5 次；或用阴道侧穹隆封闭，即在距子宫颈 1cm 处刺入侧穹隆约 2 ~ 3cm 深，每侧缓慢注射 0.25% 普鲁卡因 10mL，每日 1 次，每疗程 5 ~ 7 次。

（2）物理疗法：通过温热的刺激，进入盆腔组织可促进局部血液循环，改善局部组织的新陈代谢，以利炎症的吸收和消退。

1）激光治疗：利用激光治疗的特点消炎、止痛，以及促进组织的修复作用。黄宝英用 25mW 氦氖激光局部照射 127 例盆腔炎性包块。氦氖激光治疗机，激光管长 100cm，输出功率 25mW，光斑可通过透镜调节成聚焦或散焦，照射前使患者排空尿液，暴露下腹部，激光束垂直照射患部，距离 60cm 左右，光斑直径 5mn，光斑中心对准病灶区于月经第 6 天开始照射，每日 1 次，每次 20 分钟，每疗程 15 次，根据病情需要，于下次月经后再作第二个疗程，可连续照射 3 ~ 6 个疗程。结果显示痊愈，显效率达 74%，有效率达 93.7%，病程长于 5 年者，痊愈显效率明显降低。

2）超短波疗法：用下腹腰骶对置法，或将阴道电极置于阴道内，微热量或温热量，每次 15 ~ 20 分钟，每日 1 次，或隔日 1 次，12 ~ 15 次为一疗程。

3）微波治疗：微波是一种高频率电磁波，因机体组织对微波吸收率高，其穿透力较弱产热均匀，可准确限定治疗部位，操作方便，对慢性炎症用圆形或矩形电极横置于下腹部，距离10cm，功率80～100W，每次15～20分钟，每日1次，10～20次为一疗程。

4）中波直流电离子透入法：用骶－阴道法或腹骶－阴道法，中波电流用0.6～1A，直流电用10～15mA，每次20～30分钟，每日或隔日1次，15～20次为一疗程，用于盆腔粘连，效果较好。

5）紫外线疗法：用短裤照射法，红斑量为2～4个生物剂量，以后每次增加1/2～1个生物剂量，隔日1次，每疗程5～6次。

6）石蜡疗法：用腰－腹法，使用蜡饼或蜡袋置于下腹部及腰骶部，每次30分钟或用蜡栓放置阴道内，隔日1次，10～15次为一疗程。

7）热水坐浴：一般用1∶5 000高锰酸钾溶液或中药洁尔阴坐浴，水温约为40℃，每日1次，5～10次为一疗程，每次10～20分钟。

应用理疗治疗慢性盆腔炎性疾病时应注意其禁忌证。①月经期及孕期；②生殖器官有恶性肿瘤；③伴有出血；④内科并发症如心、肝、肾功能不全；⑤活动性结核；⑥高热；⑦过敏性体质等情况时均不给做理疗。

（3）手术治疗：患者患病后，治疗长时间不愈，经常下腹坠痛，腰酸，精神忧郁，影响身体健康及工作，尤以盆腔已形成包块，年龄在40岁以上，不考虑生育者，也可手术治疗。

1）全子宫切除：对输卵管卵巢囊肿，输卵管积水，如已有子女，年龄超过40岁者，可行全子宫切除及病灶切除术，如有可能可保留一侧卵巢或部分卵巢。

2）年轻患者迫切希望生育，如单侧或双侧输卵管均不通，根据情况可做卵管复通术。

（十一）中药治疗

中医认为盆腔炎病因以热毒为主，兼有湿、瘀，临证以清热解毒为主，祛湿化瘀为辅。针对热毒炽盛型以清热解毒、利湿排脓；湿热瘀结型以清热利湿，化瘀止痛。并且在急性期清热解毒后，加以行气活血、软坚散结、破瘀之品。

中医治疗上采用独特的中药保留灌肠、外敷等方法可以提高局部药物浓度，使药液直接渗透于炎性包块，有利于局部药物的吸收，同时促进局部组织血液循环，另外穴位注射等治疗方法也使中医中药在盆腔炎的治疗中能发挥重要的作用，各种方法及中药还可以使患者脏腑气血疏通，大大提高了患者的免疫力，使其整体症状得以改善，降低了病程迁延的概率。

中西医联合治疗PID：PID单用抗生素治疗用药时间长，日后易迁延，配合清热解毒、理气活血的中药日服治疗后，可提高PID的治愈率。

对盆腔炎症性疾病后遗症有组织破坏、粘连、增生及瘢痕。采用中医活血化瘀的方法治疗。有助于恢复破坏组织、松解粘连、减缓增生及瘢痕形成。

（翟敬芳）

第五节　盆腔结核

由人型结核分枝杆菌侵入机体后在女性生殖器引起的炎症性疾病称为盆腔结核（pelvic tuberculosis），又称结核性盆腔炎（tuberculosis pelvic inflammation）或女性生殖器结核（female genital tuberculosis）。常继发于肺、肠、肠系膜淋巴结、腹膜等器官的结核，也有少数患者继发于骨、关节结核，多数患者在发现盆腔结核时原发病灶已愈。结核分枝杆菌首先侵犯输卵管，然后向下行传播至子宫内膜和卵巢，很少发生于子宫颈，而阴道及外阴结核更属罕见。由于本病病程缓慢，表现症状不典型，易被忽视。近年来，由于诊断技术不断提高，结核病的发病率逐年增多。结核分枝杆菌可随月经血排出，对周围环境来说是一传染源。

（一）发病情况

1. 发病率　结核病（tuberculosis，TB）呈世界性流行。据世界卫生组织（WHO）报道，目前全球有近 1/3 的人感染了结核菌。TB 流行最严重的地区是非洲北部的撒哈拉、东南亚和西太平洋地区。近年来，由于移民增多，欧美发达国家的 TB 发生率亦呈上升趋势。TB 发病增加的另一原因与人免疫缺陷病毒感染和获得性免疫缺陷综合征有关。我国在全球属 TB 高发病地区之一，疫情呈三高一低，即患病率高、死亡率高、耐药率高和年递减率低。

由于盆腔结核在临床上常无自觉症状而不易被发现，因而难以获得确切的发病率数值。Hassoun 等研究报道，约 1.8% 的结核患者可能并发生殖泌尿道结核。以下情况有助于估测盆腔结核的发生率。

（1）不孕症妇女虽无自觉症状，但通过子宫内膜活检发现 5% 患有子宫内膜结核。

（2）慢性输卵管炎患者中约 5%～10% 为结核性输卵管炎（tuberculous salpingitis）。

（3）肺结核的女性患者中约 2%～8% 同时有盆腔结核。

（4）死于肺结核的女性患者尸检证明有 10% 患有盆腔结核。盆腔结核患者同时有肺结核者占 1/3。

2. 发病人群　多发生于 20～30 岁生育年龄的妇女，约占 80%～90%，也可见于青春期前少女或绝经后的老年妇女。据国外文献报道，后者的发病近年有增长趋势。

（二）发病机制

抗酸性结核分枝杆菌为病原体。根据其代谢和生长特性，将结核病灶中的结核菌群分为四类：①A 群：早期活跃的结核菌，在早期活跃病灶中大量存在于细胞外；②B 群：随病情进展生长于酸性环境中的巨噬细胞内，量较少；③C 群：在中性干酪病灶中缓慢繁殖或间歇繁殖；④D 群：完全不繁殖，呈休眠状。以上 4 群结核分枝杆菌对抗结核药物呈现不同的反应，任何药物对 D 群结核分枝杆菌都不起作用，只能靠机体自身的免疫功能加以清除或细菌自身消亡。

（三）传播途径

盆腔结核是全身结核的一种表现，一般认为是继发性感染，主要来源于肺或腹膜结核。不少患者可能同时发生不同器官的结核。Abkari 等报道的 123 例腹腔结核患者中，11.4% 有与结核患者接触史，3.3% 有结核病史。盆腔结核传播途径可有：

1. 血行传播　最为多见。结核分枝杆菌一般首先感染肺部，短时间内即进入血液循环，传播至体内其他器官，包括生殖器官。有人发现，肺部原发感染发生在月经初潮时结核菌通过血行播散可被单核 – 巨噬细胞系统清除，但在输卵管内可形成隐性传播灶，处于静止状态可达 1～10 年，直至机体免疫功能低下时细菌重新激活发生感染。青春期时正值生殖器官发育，其血供较为丰富，结核菌易借血行传播。

2. 淋巴传播　较少见。多为逆行传播，如肠结核通过淋巴管逆行传播至生殖器官。

3. 直接蔓延　结核性腹膜炎和肠系膜淋巴结结核可直接蔓延到输卵管。腹膜结核与输卵管结核常并存，两处结核病灶可通过直接接触而相互传染。

4. 原发性感染　极为少见。一般多为男性附睾结核的结核菌通过性交传染至女性。

（四）病理

女性盆腔结核绝大多数首先感染输卵管，可伴有子宫内膜、卵巢、宫颈、阴道及外阴结核。

1. 输卵管结核　占 90%～100%。多为双侧性。典型病变输卵管黏膜皱襞可有广泛的肉芽肿反应及干酪样坏死，镜下可见结核结节。

由于感染途径不同，结核性输卵管炎初期大致有三种类型：

（1）结核性输卵管周围炎：输卵管浆膜面充血、肿胀，见散在黄白色粟米状小结节，可与周围器官广泛粘连，常为盆腔腹膜炎或弥漫性腹膜炎的一部分。可能出现少量腹腔积液。

（2）结核性输卵管间质炎：由血行播散而来。输卵管黏膜下层或肌层最先出现散在的小结节，以后波及黏膜和浆膜。

（3）结核性输卵管内膜炎：多由血行播散所致，继发于结核性腹膜炎者较少见，结核分枝杆菌可由输卵管伞端侵入。输卵管黏膜首先受累，发生溃疡和干酪样坏死。病变以输卵管远端为主，伞端黏膜肿胀，黏膜皱襞相互粘连，伞端可外翻呈烟斗状但并不一定闭锁。结核性腹膜炎中有生殖器结核者占

13.5%，而生殖器结核并发腹膜结核者占32.8%，由此推测，输卵管伞端在开放的情况下，结核分枝杆菌可由输卵管扩散至腹膜。

输卵管结核随病情发展可有两种类型：

1）增生粘连型：较多见。此型病程进展缓慢，临床表现多不明显。输卵管增粗僵直，伞端肿大开放呈烟斗状，但管腔可发生狭窄或阻塞。切面可在黏膜及肌壁找到干酪样结节，慢性病例也可见钙化灶。当病变扩展到浆膜层或整个输卵管被破坏后，可有干酪样物质渗出，随后肉芽组织侵入，使输卵管与邻近器官如卵巢、肠管、肠系膜、膀胱和直肠等广泛紧密粘连，形成难以分离的炎性肿块，如有积液则形成包裹性积液。

2）渗出型：此型病程急性或亚急性。渗出液呈草黄色，澄清，为浆液性液体，偶可见血性液体，量多少不等。输卵管管壁有干酪样坏死，黏膜有粘连，管腔内有干酪样物质潴留而形成输卵管积脓。与周围可无粘连而活动，易误诊为卵巢囊肿。较大的输卵管积脓可波及卵巢而形成结核型输卵管卵巢脓肿。

2. 子宫内膜结核　为50%～60%。多由输卵管结核扩散而来。由于子宫内膜有周期性脱落而使内膜结核病灶随之排出，病变多局限于子宫内膜，早期呈散在粟粒样结节，极少数严重者病变侵入肌层。宫体大小正常或略小，外观无异常。

刮取的子宫内膜镜下可见结核结节，严重者出现干酪样坏死。典型的结核结节中央为1～2个巨细胞，细胞呈马蹄状排列，周围有类上皮细胞环绕，外侧则有大量淋巴细胞和浆细胞浸润。子宫内膜结核结节的特点是结核结节周围的腺体对卵巢激素反应不敏感，表现为持续性增生或分泌不足。严重的内膜结核可出现干酪样坏死而呈表浅的溃疡，致使内膜大部分或全部被破坏，以后还可形成瘢痕，内膜的功能全部丧失而发生闭经。子宫内膜为干酪样组织或形成溃疡时可形成宫腔积脓；全部为干酪样肉芽肿样组织时可出现恶臭的浆液性白带，需排除子宫内膜癌。

3. 卵巢结核　为20%～30%。病变多由输卵管结核蔓延而来，多为双侧性，卵巢表面可见结核结节或干酪样坏死或肉芽肿。卵巢虽与输卵管相邻较近，但因有白膜包裹而较少受累，常仅有卵巢周围炎。若由血行传播引起的感染可在卵巢深层间质中形成结节，或发生干酪样坏死性脓肿。

4. 子宫颈结核　为5%～15%。常由子宫内膜结核下行蔓延形成，或经血行淋巴播散而来。肉眼观病变呈乳头状增生或溃疡型而不易与宫颈癌鉴别，确诊需经病理组织学检查：宫颈结核一般有四种类型，即溃疡型、乳头型、间质型和子宫颈黏膜型。

5. 外阴阴道结核　为1%。多自子宫和子宫颈向下蔓延而来或血行传播。病灶表现为外阴和阴道局部单个或数个浅表溃疡，久治不愈可形成窦道。

（五）临床表现

病史：对本病的诊断极为重要。需详细询问家族结核史、本人结核接触史及本人生殖器以外脏器结核史，盆腔结核患者中约有1/5的患者有结核家族史。

症状：患者的临床症状多为非特异性的。不少患者无不适主诉，而有的则症状严重。

1. 月经失调　为女性盆腔结核较常见的症状，与病情有关。早期患者因子宫内膜充血或形成溃疡而表现为月经量过多、经期延长或不规则阴道流血，易被误诊为功能失调性子宫出血。多数患者就诊时发病已久，此时子宫内膜已遭受不同程度的破坏，表现为月经量过少，甚至闭经。

2. 下腹坠痛　由于盆腔内炎症和粘连，或结核性输卵管卵巢脓肿的形成等均可引起不同程度的下腹坠痛，经期尤甚。

3. 不孕　输卵管结核患者输卵管管腔可狭窄或阻塞，黏膜纤毛丧失或粘连，输卵管间质发生炎症者输卵管蠕动异常，输卵管失去正常功能而导致不孕。子宫内膜结核是引起不孕的另一主要原因。在原发性不孕患者中，盆腔结核常为主要原因之一。

4. 白带增多　多见于并发子宫颈结核者，尤其当并发子宫颈炎时，分泌物可呈脓性或脓血性，组织脆，有接触性出血，易误诊为癌性溃疡。

5. 全身症状　可有疲劳、消瘦、低热、盗汗、食欲不振或体重减轻等结核的一般症状。无自觉症状的患者临床亦不少见。有的患者可仅有低热，尤其在月经期表现得比较明显，每次经期低热是盆腔结核的典型临床表现之一。盆腔结核常继发于肺、胸膜、肠和泌尿系统等脏器的结核，因而可有原发脏器结核的症状，如咯血、胸痛、血尿等。

体征：因病变部位、程度和范围不同而有较大的差异：部分病例妇科检查子宫因粘连而活动受限，双侧输卵管增粗，变硬，如索条状。严重病例妇科检查可扪及盆腔痞块，质硬，不规则，与周围组织广泛粘连而活动度较差，无明显触痛。包裹性积液患者可扪及囊性肿物，颇似卵巢囊肿。盆腔结核与腹膜结核并存患者腹部可有压痛，腹部触诊腹壁揉面感，腹腔积液征阳性。个别患者于子宫旁或直肠子宫陷凹处扪及小结节时易误诊为盆腔子宫内膜异位症或卵巢恶性肿瘤。盆腔结核患者常有子宫发育不良，临床上需与子宫发育不良鉴别。子宫颈结核患者扩阴器检查时可见宫颈局部乳头状增生或小溃疡形成。

（六）诊断

症状体征典型的患者诊断多无困难，多数因无明显症状和体征极易造成漏诊或误诊。有些患者仅因不孕行诊断性刮宫经病理组织学检查才证实为子宫内膜结核。如有以下情况应首先考虑盆腔结核可能：①有家族性结核史，既往有结核接触史，或本人曾患肺结核、胸膜炎和肠结核者；②不孕伴月经过少或闭经，有下腹痛等症状，或盆腔有痞块者；③未婚妇女，无性接触史，诉有低热、盗汗、下腹痛和月经失调，肛查盆腔附件区增厚有痞块者也应想到本病；④慢性盆腔炎久治不愈。

由于本病患者常无典型临床表现，需依靠辅助诊断方法确诊。常用的辅助诊断方法有：

1. 病理组织学检查　盆腔内见粟粒样结节或干酪样物质者一般必须做诊断性刮宫。对不孕及可疑患者也应取子宫内膜作病理组织学检查。诊刮应在月经来潮后12小时之内进行，因此时病变表现较为明显。刮宫时应注意刮取两侧子宫角内膜，因子宫内膜结核多来自输卵管，使病灶多首先出现在宫腔两侧角。刮出的组织应全部送病理检查，最好将标本做系统连续切片，以免漏诊。如在切片中找到典型的结核结节即可确诊。子宫内膜有炎性肉芽肿者应高度怀疑内膜结核。无结核性病变但有巨细胞体系（巨噬细胞对结核分枝杆菌有较强的吞噬、杀伤作用）存在也不能否认结核的存在。可疑患者需每隔2～3个月复查，如3次内膜检查均阴性者可认为无子宫内膜结核存在。因诊刮术有引起结核扩散的危险性，术前、术后应使用抗结核药物预防性治疗。其他如宫颈、阴道、外阴等病灶也须经病理组织学检查才能明确诊断。

2. 结核分枝杆菌培养和动物接种　取经血、刮取的子宫内膜、宫颈分泌物、宫腔分泌物、盆腔包块穿刺液或盆腔包裹性积液等作培养，到达2个月时检查有无阳性结果。或将这些物质接种于豚鼠腹壁皮下，6～8周后解剖检查，如在接种部位周围的淋巴结中找到结核菌即可确诊。如果结果为阳性，可进一步做药敏试验以指导临床治疗。

经血培养（取月经第1天的经血6～8mL）可避免刮宫术引起的结核扩散，但阳性率较子宫内膜细菌学检查为低。一般主张同时进行组织学检查、细菌培养和动物接种，可提高阳性确诊率。本法有一定技术条件要求，而且需时较长，尚难推广使用。

3. X线检查　如下所述。

（1）胸部X线摄片：必要时还可做胃肠系统和泌尿系统X线检查，以便发现其原发病灶。但许多患者在发现盆腔结核时其原发病灶往往已经愈合，而且不留痕迹，故X线片阴性并不能排除盆腔结核。

（2）腹部X线摄片：如显示孤立的钙化灶，提示曾有盆腔淋巴结结核。

（3）子宫输卵管碘油造影：子宫输卵管碘油造影对生殖器结核的诊断有一定的价值。其显影特征为：①子宫腔形态各不相同，可有不同程度的狭窄或变形，无刮宫或流产病史者边缘亦可呈锯齿状；②输卵管管腔有多发性狭窄，呈典型的串珠状或细小僵直状；③造影剂进入子宫壁间质、宫旁淋巴管或血管时应考虑有子宫内膜结核；④输卵管壶腹部与峡部间有梗阻，并伴有碘油进入输卵管间质中的灌注缺损；⑤相当于输卵管、卵巢和盆腔淋巴结部位有多数散在粟粒状透亮斑点阴影，似钙化灶。

子宫输卵管碘油造影有可能将结核菌或干酪样物质带入盆腹腔，甚至造成疾病扩散而危及生命，因此应严格掌握适应证。输卵管有积脓或其他疾患时不宜行造影术。造影前后应给予抗结核药物，以防病情加重。造影适宜时间在经净后2～3天内。

4. 腹腔镜检查　腹腔镜检查在诊断妇女早期盆腔结核上较其他方法更有价值。对子宫内膜组织病理学和细菌学检查阴性的患者可行腹腔镜检查。镜下观察子宫和输卵管的浆膜面有无粟粒状结节，输卵管周围有无膜状粘连，以及输卵管卵巢有无肿块等，同时可取可疑病变组织做活检，并取后穹隆液体做结核菌培养等。由于输卵管外观欠清，且如有肠粘连时易发生肠穿孔，操作应由有经验的医生进行。腹腔内有广泛粘连者禁忌。

5. 聚合酶链反应检测　经血或组织中结核分枝杆菌特异的荧光聚合酶链反应（polymerase chain reaction，PCR）定量测定可对疾病作出迅速诊断。Thangappah 等研究发现 PCR 技术能有效应用予在早期生殖器结核及临床疑似病例诊断。然而，由于 PCR 检测假阴性率高，使其应用受限。

6. 血清 CA_{125} 值测定　晚期盆腔结核患者血清 CA_{125} 水平明显升高。张欣等报道的 27 例盆腔结核患者中，血清 CA_{125} 数值均高于正常值，中位数值为 465.0kU/L。伴或不伴腹腔积液的腹部肿块患者血清 CA_{125} 值异常升高也应考虑结核可能，腹腔镜检查结合组织活检可明确诊断，以避免不必要的剖腹手术，且血清 CA_{125} 值检测还可用于监测抗结核治疗疗效。

7. 宫腔镜检查　宫腔镜检查可直接发现子宫内膜结核病灶，并可在直视下取活组织作病理检查。但有可能使结核扩散，且因结核破坏所致的宫腔严重粘连变形可妨碍观察效果，难以与外伤性宫腔粘连鉴别，故不宜作为首选。如必须借助宫腔镜诊断，镜检前应排除有无活动性结核，并应进行抗结核治疗。宫腔镜下可见子宫内膜因炎症反应而充血发红，病灶呈黄白色或灰黄色。轻度病变子宫内膜高低不平，表面可附着粟粒样白色小结节；重度病变则内膜为结核破坏，致宫腔粘连，形态不规则，腔内可充满杂乱、质脆的息肉状突起，瘢痕组织质硬，甚至形成石样钙化灶，难以扩张和分离。

8. 其他检查　如结核菌素试验、血常规、血沉和血中结核抗体检测等，但这些检查对病变部位无特异性，仅可作为诊断的参考。

（七）鉴别诊断

（1）非特异性慢性盆腔炎：多有分娩史、流产史、放置宫内避孕器史和淋病、衣原体等急性盆腔炎史。临床表现以经量过多较常见，而闭经者少见。盆腔结核患者多有不孕，盆腔检查有时可扪及结节。

（2）盆腔子宫内膜异位症：临床表现与盆腔结核有许多相似之处，如不孕、低热、盆腔增厚粘连和结节等。但子宫内膜异位症患者痛经症状较明显，月经量一般较多。诊断性刮宫、子宫输卵管碘油造影、超声检查和腹腔镜检查等有助于鉴别诊断。

（3）卵巢肿瘤：结核性腹膜炎有包裹性积液时易误诊为卵巢囊肿，常在开腹手术或腹腔镜检查时才证实。卵巢囊肿表面光滑，边界清，活动度好，而盆腔结核性肿块表面不规则，界限不清，质地软硬不等，结合年龄、有无结核接触史或其他部位结核史、不孕及月经异常等可作出初步诊断。盆腔结核性瘕块较大，且质硬不规则伴腹腔积液时易与卵巢恶性肿瘤混淆，后者发现时常已呈恶病质，可行腹腔液穿刺检查鉴别。

（4）宫颈癌：宫颈结核与早期宫颈癌不易区别。宫颈刮片细胞学检查和宫颈活检有助于诊断。

（5）功能失调性子宫出血：子宫内膜结核多有月经改变。

（6）子宫内膜癌。

（7）子宫发育不全。

（八）治疗

1. 一般治疗　增强机体抵抗力及免疫力对治疗有一定的帮助。活动性结核患者应卧床休息，至少休息 3 个月。当病变得到控制后，可从事部分较轻工作，但需注意劳逸结合，加强营养，适当参加体育活动，增强体质。

2. 药物治疗　抗结核化学药物治疗（简称化疗），抗结核药物应用是治疗结核的重要措施。

（1）常用的抗结核药物：理想的抗结核药物具有杀菌、灭菌或较强的抑菌作用，毒性低，不良反应小，不易产生耐药菌株，价格低廉，使用方便，药源充足；经口服或注射后药物能在血液中达到有效浓度，并能渗入吞噬细胞、腹膜腔或脑脊液内，疗效迅速而持久。

目前常用的抗结核药物分为4类：①对细胞内外菌体效力相仿者，如利福平、异烟肼、乙硫异烟胺和环丝氨酸等；②细胞外作用占优势者，如链霉素、卡那霉素、卷曲霉素和紫霉素等；③细胞内作用占优势者，如吡嗪酰胺；④抑菌药物，如对氨基水杨酸钠、乙胺丁醇和氨硫脲等。

链霉素、异烟肼和对氨基水杨酸钠称为第一线药物；其他各药称为第二线药物。临床上一般首先选用第一线药物，在第一线药物产生耐药菌株或因毒性反应患者不能耐受时则可换用1~2种第二线药物。

常用的抗结核药物如下：

1）异烟肼（isoniazid，INH，H）：又名雷米封（rimifon）。具有杀菌力强、可以口服、副反应小、价格低廉等优点。结核分枝杆菌对本药的敏感性很易消失，故多与其他抗结核药物联合使用。其作用机制主要是抑制结核菌脱氧核糖核酸（DNA）的合成，并阻碍细菌细胞壁的合成。口服后吸收快。渗入组织杀灭细胞内外的代谢活跃或静止的结核菌。局部病灶中药物浓度亦相当高。剂量：成人口服一次：0.1~0.3g，1日0.2~0.6g；静脉用药一次0.3~0.6g，加5%葡萄糖注射液或等渗氯化钠注射液20~40mL缓慢静注，或加入200~500m液体中静滴；局部（子宫腔内、直肠子宫陷凹或炎性包块内）用药一次50~200mg；也可一日一次0.3g顿服或1周2次，1次0.6~0.8g服用，以提高疗效并减少副反应。本药常规剂量很少发生不良反应，大剂量或长期使用时可见周围神经炎、中枢神经系统中毒（兴奋或抑制）、肝脏损害（血清丙氨酸氨基转移酶升高）等。异烟肼急性中毒时可用大剂量维生素B_6对抗。用药期间注意定期检查肝功能。肝功能不良、有精神病和癫痫史者慎用。本品可加强香豆素类抗血凝药、某些抗癫痫药、降压药、抗胆碱药、三环抗抑郁药等的作用，合用时需注意。抗酸药尤其是氢氧化铝可抑制本品的吸收，不宜同时服用。

2）利福平（rifampin，RFP，R）：为利福霉素的半合成衍生物，是广谱抗生素。其杀灭结核菌的机制在于抑制菌体的RNA聚合酶，阻碍mRNA合成。对细胞内、外代谢旺盛及偶尔繁殖的结核菌均有作用，常与异烟肼联合应用。剂量：成人每日一次，空腹口服0.45~0.6g。本药不良反应轻微，除消化道不适、流感综合征外，偶有短暂性肝功能损害。与INH、PAS联合使用可加强肝毒性。用药期间检查肝功能。肝功能不良者慎用。长期服用本品可降低口服避孕药的作用而导致避孕失败。服药后尿、唾液、汗液等排泄物可呈橘红色。

3）链霉素（streptomycin，SM，S）：为广谱氨基糖苷类抗生素，对结核菌有杀菌作用。其作用机制在于干扰结核菌的酶活性，阻碍蛋白合成。对细胞内的结核菌作用较小。剂量：成人每日0.75~1.0g，1次或分2次肌内注射，50岁以上或肾功能减退者用0.5~0.75g。间歇疗法每周2次，每次肌内注射1g。本药不良反应较大，主要为第八对脑神经损害，表现为眩晕、耳鸣、耳聋等，严重者应及时停药；对肾脏有轻度损害，可引起蛋白尿和管型尿，一般停药后可恢复，肾功能严重减损者不宜使用；其他过敏反应有皮疹、剥脱性皮炎和药物热等，过敏性休克较少见。单独用药易产生耐药性。

4）吡嗪酰胺（pyrazinamide，PZA，Z）：能杀灭吞噬细胞内酸性环境中的结核菌。剂量：35mg/（k·d），分3~4次口服。不良反应偶见高尿酸血症、关节痛、胃肠不适和肝损害等。

5）乙胺丁醇（ethambutol，EMB，E）：对结核菌有抑菌作用，与其他抗结核药物联用时可延缓细菌对其他药物产生耐药性。剂量：0.25g/次，1日0.5~0.75g；也可开始25mg/（kg·d），分2~3次口服，8周后减量为15mg/（kg·d），分2次给予；长期联合用药方案中，可1周2次，每次50mg/kg。不良反应甚少为其优点，偶有胃肠不适。剂量过大或长期服用时可引起球后神经炎、视力减退、视野缩小和中心盲点等，一旦停药多能缓慢恢复。与RFP合用有加强视力损害可能。糖尿病患者须在血糖控制基础上方可使用，已发生糖尿病性眼底病变者慎用本品。

6）对氨基水杨酸钠（sodium para-amino salicylate，PAS，P）：为抑菌药物。其作用机制可能在结核菌叶酸的合成过程中与对氨苯甲酸（PABA）竞争，影响结核菌的代谢。与链霉素、异烟肼或其他抗结核药联用可延缓对其他药物发生的耐药性。剂量：成人每日8~12g，每次2~3g口服；静脉用药每日4~12g（从小剂量开始），以等渗氯化钠或5%葡萄糖液溶解后避光静滴，5小时内滴完，1个月后仍改为口服。不良反应有食欲减退、恶心、呕吐和腹泻等，饭后服用或与碳酸氢钠同服可减轻症状。忌与水杨酸类同服，以免胃肠道反应加重和导致胃溃疡。肝肾功能减退者慎用。能干扰 RFP 的吸收，两者同用时给药时间最好间隔 6~8 小时。

（2）化疗方案：了解抗结核药物的作用机制并结合药物的不良反应是选择联合化疗方案的重要依据。

1）长程标准化疗：采用 SM、INH 和 PAS 三联治疗，疗程 1.5~2 年。治愈标准为病变吸收，处于稳定而不再复发。但因疗程长，部分患者由于症状消失而不再坚持正规用药导致治疗不彻底，常是诱发耐药变异菌株的原因。

治疗方案为开始 2 个月每日用 SM、INH 和 PAS，以后 10 个月用 INH 和 PAS（2SHP/10HP），或 2 个月 SM、INH 和 PAS，3 个月每周用 SM 2 次，每日用 INH 和 PAS，7 个月用 INH 和 PAS（2SHP/3S_2HP/7HP）。

2）短程方案：20 世纪 70 年代以来，国内外学者研究了抗结核药物短程方案，与长程标准方案对照，证明减少用药时间和药量同样可达到治愈效果。近年来倾向于短程化疗方案，以达到疗效高、毒性低和价格低廉的目的。

短程治疗要求：①必须含两种或两种以上杀菌剂；②INH 和 RFP 为基础，并贯穿疗程始末；③不加抑菌剂，但 EMB 例外，含有 EMB 时疗程应 9 个月。

治疗方案有：①前 2 个月每日口服 SM、INH、RFP 和 PZA，然后每日用 INH、RFP 和 EMB 4 个月（2SHRZ/4HRE）；②每日用 SM、INH、RFP 和 PZA 2 个月，然后 6 个月每周 3 次口服 INH、RFP 和 EMB（2SHRZ/6$H_3R_3E_3$）；③每日给予 SM、INH 和 RFP 2 个月，然后每周 2 次给予 SM、INH 和 RFP 2 个月，再每周 2 次给予 SM、INH 5 个月（2SHR/2$S_2H_2R_2$/5S_2H_2）；④每日给予 SM、INH、RF、P 和 PZA 治疗 2 个月，以后 4~6 个月用氨硫脲（T）和 INH［2SHR$_2$/（4~6）TH］。

（3）抗结核药物的作用机制

1）抑制蛋白质合成：此类药物有 SM、卡那霉素和紫霉素等。SM 的作用贯穿于蛋白质合成的整个过程，破坏蛋白质合成启动阶段的循环，使结核菌细胞不能生长。

2）阻碍细胞壁合成：如 INH、SM、环丝氨酸和 EMB。

3）阻碍核糖核酸合成：RFP 作用最强。INH 也有此作用。

4）干扰细菌的代谢：如 INH 和 EMB 干扰脂类代谢；对氨柳酸抑制叶酸合成；PZA 和 SM 干扰细菌摄氧过程。

（4）抗结核药物用药原则

1）早期用药：早期结核病灶中结核分枝杆菌代谢旺盛，局部血供丰富，药物易杀灭细菌。

2）联合用药：除预防性用药外，最好联合用药，其目的是取得各种药物的协同作用，并降低耐药性。

3）不宜同时给予作用机制相同的药物，如 SM 和卡那霉素。

4）选择对细胞内和细胞外均起作用的药物，如 INH、RFP、EMB。

5）使用不受结核菌所处环境影响的药物：如 SM 在碱性环境中起作用，在酸性环境中不起作用；PZA 则在酸性环境中起作用。

6）须考虑抗结核药物对同一脏器的不良影响：如 RFP、INH、乙硫异烟胺等对肝功能均有影响，联合使用时应注意检测血清丙氨酸氨基转移酶。

7）规则用药：中断用药是治疗失败的主要原因，可使细菌不能被彻底消灭乃至反复发作和出现耐药。

8）适量用药：剂量过大会增加不良反应；剂量过小则达不到治疗效果。

9）全程用药：疗程的长短与复发率密切相关，坚持合理全程用药，可降低复发率。

10）宜选用杀菌力强而安全性高的药物：如 INH、RFP 的杀菌作用不受各种条件影响，疗效高；SM、PZA 的杀菌作用受结核菌所在环境影响，疗效较差。

（5）免疫治疗：结核病病程中可引起 T 细胞介导的免疫应答，也有 I 型超敏反应。结核患者处于免疫紊乱状态，细胞免疫功能低下，而体液免疫功能增强，出现免疫功能严重失调，对抗结核药物的治疗反应迟钝，往往单纯抗结核药物治疗疗效不佳，因此，辅助免疫调节剂可以及时调整机体的细胞免疫功能，提高治愈率，减少复发率。常用的结核免疫调节剂有：

1）卡提素（PNS）：PNS 是卡介苗的菌体热酚乙醇提取物，含 BOG 多糖核酸等 10 种免疫活性成分，具有提高细胞免疫功能及巨噬核酸功能，使 T 细胞功能恢复，提高 H_2O_2 的释放及自杀伤细胞的杀菌功能。常用 PNS 1mg 肌内注射，每周 2 次。与 INH、SM、RFP 并用作为短程化疗治疗初活动性肺结核。

2）母牛分枝杆菌菌苗（M. vaccae）：M. vaccae 的作用机制一是提高巨噬细胞产生 NO 和 H_2O_2 的水平杀灭结核菌，二是抑制变态反应。用 M. vaccae 每 3～4 周深部肌内注射 1 次，0.1～0.5mg，共用 6 次，并联合抗结核药物治疗初始和难治性肺结核，可缩短初治肺结核化疗疗程，提高难治性结核病的治疗效果。

3）左旋咪唑（LMS）：LMS 主要通过激活免疫活性细胞，促进淋巴细胞转化产生更多的活性物质，增强单核－巨噬细胞系统的吞噬能力，故对结核患者治疗有利，但对正常机体影响并不显著。LMS 作为免疫调节剂治疗某些难治性疾病已被临床日益重视。LMS 一般联合化疗药物辅助治疗初始肺结核。用法 150mg/d，每周连服 3 天，同时每日用化疗，疗程 3 个月。

4）γ－干扰素（γ－IFN）：可使巨噬细胞活化产生 NO，从而抑制或杀灭分枝杆菌。常规抗结核药物化疗无效的结核患者在加用 γ－IFN 后可以缓解临床症状。25～50μg/m^2 皮下注射，每周 2 次或 3 次。作为辅助药物治疗难治性播散性分枝杆菌感染的用量为 50～100μg/m^2。每周至少 3 次。不良反应有发热、寒战、疲劳、头痛，但反应温和而少见。

（6）耐药性结核病的治疗：耐药发生的结果必然是近期治疗失败或远期复发。一般结核分枝杆菌对 SM、卡那霉素、紫霉素有单相交叉耐药性，即对 SM 耐药的结核分枝杆菌对卡那霉素和紫霉素敏感，对卡那霉素耐药者对 SM 也耐药，但对紫霉素敏感，对紫霉素耐药者则对 SM、卡那霉素均耐药。临床上应按 SM、卡那霉素、紫霉素的顺序给药。

初治患者原始耐药不常见，一般低于 2%，主要是对 INH 和（或）SM 耐药，而对 RFP、PZA 或 EMB 耐药者很少见。用药前最好做培养和药敏，以便根据结果调整治疗方案，要保证至少 2～3 种药敏感。如果患者为原发耐药，必须延长治疗时间，才能达到治疗目的。怀疑对 INH 和（或）SM 有原发耐药时，强化阶段应选择 INH、RFP、PZA 和 EMB，巩固阶段则用 RFP 和 EMB 治疗。

一种特别危险的耐药形式是耐多药结核（multiple－drug resistant tuberculosis，MDR－TB），是指至少对异烟肼和利福平这两种最有效的抗结核药具有耐药性的结核分枝杆菌引起的疾病。对于耐多药结核的治疗十分困难，需要使用二线抗结核药物长期进行化疗，疗程应达到 18～24 个月，其费用比一线药物更加昂贵，而且患者易发生更加严重的药物不良反应。Shin 等报道的 244 例耐多药结核患者的治疗结果显示，其中 76.0% 治愈，6.6% 治疗失败，4.9% 死亡，11.5% 退出治疗。耐多药结核是人为问题，可以通过正确诊断和有效治疗所有结核患者来预防。为了适当控制耐多药结核，应首选直接督导下的短程化疗（directly observed treatment short－course，DOTs）防止耐多药菌株的出现，并仔细选择二线药物治疗耐多药结核的患者。

3. 手术治疗 如下所述。

（1）手术适应证

1）输卵管卵巢脓肿经药物治疗后症状减退，但肿块未消失，患者自觉症状反复发作。

2）药物治疗无效，形成结核性脓肿者。

3）已形成较大的包裹性积液。

4）子宫内膜广泛破坏，抗结核药物治疗无效。

5）结核性腹膜炎并发腹腔积液者，手术治疗联合药物治疗有利于腹膜结核的痊愈。

（2）手术方法和手术范围：手术范围应根据年龄和病灶范围决定。由于患者多系生育年龄妇女，必须手术治疗时也应考虑保留患者的卵巢功能。如患者要求保留月经时可根据子宫内膜结核病灶已愈的情况予以保留子宫。对于输卵管和卵巢已形成较大的包块并无法分离者可行子宫附件切除术。盆腔结核导致的粘连多，极为广泛和致密，以致手术分离困难，若勉强进行可造成不必要的损伤，手术者遇上述情况应及时停止手术，术后结核3~6个月，必要时进行二次手术。

（3）手术前后和手术时用药：一般患者在术前已用过一个疗程的化疗；手术如行子宫双侧附件切除者，除有其他脏器结核尚需继续正规药物治疗外，一般术后只需再予以药物治疗一个月左右即可。如果术前诊断不明，术中发现结核病变，清除病灶引流通畅，术中可予以4~5g SM 腹腔灌注，术后正规抗结核治疗。

（九）预防

盆腔结核多为继发感染，原发病灶以肺最常见。预防措施与肺结核相同。加强防痨的宣传教育，增加营养，增强体质。加强儿童保健，防痨组织规定：体重在2 200g 以上的新生儿出生24 小时后即可接种卡介苗；体重不足2 200g 或生后未接种卡介苗者，3 个月内可补种，出生3 个月后的婴儿需先作结核菌素试验，阴性者可给予接种。青春期少女结核菌素试验阴性者应行结核菌苗接种。

盆腔结核患者的阴道分泌物和月经血内可有结核菌存在，应加强隔离，避免传染给接触者。

（十）结核与获得性免疫缺陷综合征

2007 年，世界卫生组织（WHO）发表的关于结核病的报告中指出，HIV 和结核并存是致命的，分别会加速对方的发展。HIV 会削弱免疫系统。结核是HIV 阳性者死亡的一个首要原因。在抗结核治疗期间，感染HIV 的结核病患者可能比未感染HIV 者的死亡率高5 倍。HIV 感染是使结核病从休眠状态进展为活动期的最重要的危险因素。美国疾病控制中心（CDC）建议对所有结核患者进行HIV 检测。但在我国，全面推行尚有困难，对HIV 高危的结核病患者应进行相应检查。

（十一）盆腔结核与妊娠

盆腔结核是导致不孕的主要原因之一。由于结核菌对输卵管的破坏较严重，应用足够的抗结核药物后获得正常妊娠的机会也甚微。盆腔结核患者人工助孕成功率低。研究表明，女性生殖器结核患者体外受精－胚胎移植的种植率、妊娠率和分娩率较非结核患者明显降低，流产率显著增高。结核的活动期应避免妊娠，病情稳定后5 年或5 年以上才可妊娠。

（位　军）

第六章

女性生殖内分泌疾病

第一节 女性性分化和性发育异常

一、女性生殖系统的分化

生殖系统的分化是一个复杂的过程，它包括三个方面：性腺、生殖道和外生殖器的分化。下面介绍女性生殖系统的分化。

（一）卵巢的发生

女性的性腺是卵巢，它和睾丸一样均起源于原始性腺。在胚胎的第 4 周，卵黄囊后壁近尿囊处出现原始生殖细胞（Primordial Germ Cell），原始生殖细胞体积较大，起源于内胚层。在胚胎的第 5 周，中肾内侧的体腔上皮及其下面的间充质细胞增殖，形成一对纵形的生殖腺嵴（Gonadal Ridge）。生殖腺嵴表面上皮向其下方的间充质内增生，形成许多不规则的细胞索，我们称为初级性腺索（Primitive Gonadal Cord）。在胚胎的第 6 周原始生殖细胞经背侧肠系膜移行至初级性腺索内，这样就形成了原始性腺。原始性腺无性别差异，将来既可以分化成卵巢，也可以分化成睾丸，因此我们又称之为未分化性腺。

目前认为决定原始性腺分化方向的因子是位于 Yp11.3 的 Y 染色体性别决定区（Sex - determining Region of the Y，SRY）。在 SRY 不存在时，原始性腺自然向卵巢方向分化。DAX - 1（DSS - AHC Critical Region on the X Gene 1）是卵巢发生的关键基因，DAX - 1 编码的蛋白是核受体大家族中的一员，当该基因发生突变时，患者会发生性反转（与剂量有关，故称为剂量敏感性反转 Dosage - sensitive reversal，DSS）和先天性肾上腺发育不良（Adrenal Hypoplasia Congenita，AHC）。

在胚胎的第 10 周，初级性索向原始性腺的深部生长，形成不完善的卵巢网，以后初级性索与卵巢网均退化，被血管和间质所替代，形成卵巢的髓质。此后，原始性腺表面上皮再次增生形成新的细胞索，称为次级性索（Secondary Sex Cord）。次级性索较短，分布于皮质内，故又被称为皮质索（Cortical Cord）。在胚胎的第 16 周，皮质索断裂成许多孤立的细胞团，这些细胞团就是原始卵泡（Primordial Follicle）。原始卵泡中央是一个由原始生殖细胞分化来的卵原细胞，周围是一层由皮质索细胞分化来的卵泡细胞（Follicular Cell）。胚胎期的卵原细胞可以分裂增生，它们最终分化成初级卵母细胞，初级卵母细胞不具备增生能力。卵泡之间的间充质形成卵巢的间质。在妊娠 17～20 周，卵巢分化结束。

（二）女性内生殖器的发生

女性内生殖器起源于副中肾管，副中肾管又称米勒管（Mullerian Duct）。男性内生殖器起源于中肾管，中肾管又称沃夫管（Wolffian Duct）。在胚胎期，胎儿体内同时存在中肾管和副中肾管。决定内生殖器分化的因子是睾丸支持细胞分泌的抗米勒管激素（Anti - mullerian Hormone，AMH）和睾丸间质细胞分泌的雄激素，AMH 抑制米勒管的分化，中肾管的分化依赖雄激素。

卵巢分泌的雄激素量不能满足中肾管发育的需要，因此中肾管逐渐退化。另外，卵巢不分泌 AMH，米勒管便得以发育。米勒管的上段分化成输卵管，中段发育成子宫，下段发育成阴道的上 1/3。阴道的

— 116 —

下 2/3 起源于尿生殖窦。

（三）外生殖器的发生

外生殖器起源于尿生殖窦：在胚胎的第 8 周，尿生殖窦的颅侧中央出现一个突起，称为生殖结节；尾侧有一对伸向原肛的皱褶，称为生殖皱褶；生殖皱褶的两侧还有一对隆起，称为生殖隆起。生殖结节、生殖皱褶和生殖隆起是男女两性外生殖器的始基，它们具有双相分化潜能。决定胎儿外阴分化方向的决定因子是雄激素。胎儿睾丸分泌的睾酮在 5α - 还原酶作用下转化成二氢睾酮，二氢睾酮使尿生殖窦向男性外生殖器方向分化。如果尿生殖窦未受雄激素的影响，则向女性外生殖器方向分化。

对女性胎儿来说，由于体内的雄激素水平较低，尿生殖窦将发育成女性外阴。生殖结节发育成阴蒂，生殖皱褶发育成小阴唇，生殖隆起发育成大阴唇。另外，阴道的下 2/3 也起源于尿生殖窦。

二、性发育异常

性发育异常（Disorders of Sex Development，DSD）包括一大组疾病，这些疾病的患者在性染色体、性腺、外生殖器或性征方面存在一种或多种先天性异常或不一致，临床上最常见的表现是外生殖器模糊和青春期后性征发育异常。在诊断性发育异常时，既往使用的一些术语，如两性畸形、真两性畸形、假两性畸形、睾丸女性化综合征等，由于具有某种歧视性意味，现已废弃不用。

（一）分类

DSD 的分类较为复杂，目前倾向于首先根据染色体核型分成 3 大类，即染色体异常型 DSD、46，XX 型 DSD 和 46，XY 型 DSD，然后再根据性腺情况和激素作用情况进行具体诊断。

（二）诊断

性发育异常的诊断较为复杂，临床上根据体格检查、内分泌测定、影像学检查、染色体核型分析进行诊断，必要时可能需要腹腔镜检查或剖腹探查。

1. 体格检查　体格检查重点关注性征的发育和外阴情况。

（1）无性征发育：幼女型外阴、乳房无发育，说明体内雌激素水平低下，卵巢无分泌功能。这有两种可能，卵巢发育不全或者下丘脑或垂体病变导致卵巢无功能。

多数先天性性腺发育不全是由 Turner 综合征和单纯性性腺发育不全引起的。Turner 综合征除了有性幼稚外，往往还有体格异常，如身材矮小、蹼颈、后发际低、皮肤多黑痣、内眦赘皮、眼距宽、盾形胸、肘外翻、第四和第五掌（跖）骨短等表现。单纯性性腺发育不全患者没有体格异常。

先天性低促性腺激素性性腺功能低下也没有体格发育异常，极个别可伴有嗅觉的丧失，我们称之为 Kallmann 综合征。

（2）有性征发育，无月经来潮：提示有生殖道发育异常可能。青春期有第二性征的发育，说明卵巢正常，下丘脑 - 垂体 - 卵巢轴已启动。如生殖道发育正常，应该有月经的来潮；如无月经的来潮则提示有生殖道发育异常可能。当检查发现子宫大小正常，且第二性征发育后出现周期性腹痛，应考虑为处女膜或阴道发育异常如处女膜闭锁、先天性无阴道或阴道闭锁。子宫未发育或子宫发育不全时，往往无周期性腹痛，如先天性无子宫、始基子宫和实质性子宫等米勒管发育异常等。

（3）外生殖器异常：又称外阴模糊，提示可能有性腺发育异常、雄激素分泌或作用异常等。如果患者性腺为卵巢，有子宫和阴道，外阴有男性化表现，则可能为 46、XX 型 DSD 中的雄激素过多性性发育异常，如 21 - 羟化酶缺陷等。如果患者性腺为睾丸，没有子宫和阴道，外阴有女性化表现，则很可能是 46、XY 型 DSD，如雄激素不敏感综合征等。

临床上一般采用 Prader 方法对异常的外生殖器进行分型：Ⅰ型，阴蒂稍大，阴道与尿道口正常；Ⅱ型，阴蒂增大，阴道口变小，但阴道与尿道口仍分开；Ⅲ型，阴蒂显著增大，阴道与尿道开口于一个共同的尿生殖窦；Ⅳ型表现为尿道下裂；Ⅴ型，阴蒂似正常男性。

2. 影像学检查　包括超声、CT 和 MRI 等，通过影像学检查可了解性腺和生殖道的情况。

3. 内分泌测定　测定的激素包括 FSH、LH、PRL、雌二醇、孕烯醇酮、孕酮、17α - 羟孕酮、睾酮、雄烯二酮、二氢睾酮、硫酸脱氢表雄酮和去氧皮质酮（DOC）等。

性腺发育不全时，FSH 和 LH 水平升高，先天性低促性腺激素性性腺功能低下者的促性腺激素水平较低，米勒管发育异常和尿生殖窦发育异常者的促性腺激素水平处于正常范围。

雄激素水平较高时应考虑 46，XX 型 DSD 中的 21 - 羟化酶缺陷和 11β - 羟化酶缺陷、46，XY 型 DSD 和染色体异常型 DSD。孕酮、17 - 羟孕酮和 DOC 对诊断先天性肾上腺皮质增生症引起的 DSD 很有帮助。睾酮/二氢睾酮比值是诊断 5α - 还原酶缺陷的重要依据，雄烯二酮/睾酮比值升高是诊断 17β - 脱氢酶的依据之一。

4. 染色体检查　对所有怀疑 DSD 的患者均应做染色体检查。典型的 Turner 综合征的染色体为 45，X，其他核型有 45，X/46，XX、46，XXp - 、46，XXq - 、46，XXp -/46，XX、46，XXq -/46，XX 等。单纯性性腺发育不全的核型为 46，XX 或 46，XY。女性先天性肾上腺皮质增生症的染色体为 46，XX，雄激素不敏感综合征的染色体为 46，XY。卵睾型 DSD 的染色体核型有三种：46，XX、46，XX/46，XY 和 46，XY；其中最常见的是 46，XX。

5. 性腺探查　卵睾型 DSD 的诊断依赖性腺探查，只有组织学证实体内同时有卵巢组织和睾丸组织才能诊断。卵睾型 DSD 的性腺有三种：一侧为卵巢或睾丸，另一侧为卵睾；一侧为卵巢，另一侧为睾丸；两侧均为卵睾。其中最常见的为第一种。对含有 Y 染色体的 DSD 者来说，性腺探查往往是诊断或治疗中的一个必不可少的步骤。

（三）治疗

性发育异常处理的关键是性别决定。婴儿对性别角色还没有认识，因此在婴儿期改变性别产生的心理不良影响很小，甚至没有。较大的孩子在选择性别时应慎重，应根据外生殖器和性腺发育情况、患者的社会性别及患者及其家属的意愿选择性别。

外阴整形：外阴模糊者选择做女性时往往需要做外阴整形。手术的目的是使阴蒂缩小，阴道口扩大、通畅。阴蒂头有丰富的神经末梢，对保持性愉悦感非常重要，因此现在都做阴蒂体切除术，以保留阴蒂头及其血管和神经。

性腺切除：体内存在睾丸组织或 Y 染色体的患者在选择做女性后，首要的治疗是切除双侧睾丸组织或性腺组织，因为性腺组织可能发生癌变。

性激素治疗：包括雌激素治疗和孕激素治疗。原则是有子宫者需要雌孕激素治疗，无子宫者单用雌激素治疗。

性激素治疗的目的是促进并维持第二性征的发育、建立规律月经、防止骨质疏松的发生。常用的雌激素有戊酸雌二醇和妊马雌酮，孕激素有醋酸甲羟孕酮等。

皮质激素治疗：先天性肾上腺皮质增生症者需要皮质激素治疗。

三、Turner 综合征

Turner 综合征（Turner Syndrome）是最常见的先天性性腺发育不全，大约每 2 000 个女性活婴中有 1 例。1938 年 Turner 对 7 例具有女性表型，但有身材矮小、性幼稚、肘外翻和蹼颈的患者做了详细的描述，这是历史上第一次对该疾病的临床表现做详尽的描述，故该疾病后来被命名为 Turner 综合征。

（一）临床表现

Turner 综合征最典型的临床表现是身材矮小和性幼稚。另外部分患儿还可能有一些特殊的体征，如皮肤较多的黑痣、蹼颈、后发际低、盾状胸、肘外翻和第 4、5 掌（跖）骨短等。

1. 身材矮小　许多 Turner 综合征患儿出生身高就偏矮，儿童期身高增长较慢，比正常同龄人的平均身高低 2 个标准差以上。到青春期年龄后，无生长加速。典型的 Turner 综合征者的身高一般不超过 147cm。

以前认为 Turner 综合征者的身材矮小与生长激素缺乏有关，目前多数认为患儿体内不缺少生长激素。研究已证实 Turner 综合征者的身材矮小是由 X 染色体短臂上的身材矮小同源盒基因（Short - stature

Homeobox - containing Gene，SHOX）缺失所致。如果 SHOX 基因不受影响，患儿就不会出现身材矮小。

2. 骨骼发育异常　许多 Turner 综合征者存在骨骼发育异常，临床上表现为肘外翻、不成比例的腿短、盾状胸、颈椎发育不良导致的颈部较短、脊柱侧凸和第 4、5 掌（跖）骨短等。Turner 综合征者异常的面部特征也是由骨骼发育异常造成的，这些异常特征包括：下颌过小、上腭弓高、内眦赘皮等。Turner 综合征的骨骼发育异常是骨发育不全的结果，目前尚不清楚 Turner 综合征者骨发育不全的具体机制，推测可能与 X 染色体缺陷导致的结缔组织异常有关。

3. 淋巴水肿　Turner 综合征者存在淋巴管先天发育异常，从而发生淋巴水肿。有的患儿出生时就有手、足部的淋巴水肿，往往经过数日方可消退。颈部淋巴水肿消退后就表现为蹼颈，眼睑下垂和后发际低也是由淋巴水肿引起的。

4. 内脏器官畸形　20% ~40% 的 Turner 综合征患者有心脏畸形，其中最常见的是二叶式主动脉瓣、主动脉缩窄和室间隔缺损等。约 1/4 的患者有肾脏畸形，如马蹄肾以及肾脏结构异常等。许多研究提示 Turner 综合征者的心脏畸形和肾脏畸形可能与这些部位的淋巴管发育异常有关。

5. 生殖系统　患儿为女性外阴，有阴道、子宫。性腺位于正常卵巢所在的部位，呈条索状。典型的 Turner 综合征患者到青春期年龄后，没有乳房发育，外阴呈幼女型，但患者可以有阴毛。有些 Turner 综合征患者（染色体核型为嵌合型者）可以有第二性征的发育，但往往来过几次月经后就发生闭经。

条索状性腺由结缔组织组成，不含卵泡。在胚胎期，Turner 综合征患者的原始性腺分化为卵巢。但是由于没有两条完整的 X 染色体，结果在胎儿阶段卵巢内的卵泡就被耗竭，到出生时，两侧卵巢已被结缔组织所替代。

6. 其他内分泌系统异常　Turner 综合征患者甲状腺功能低下的发生率比正常人群高，一项对平均年龄为 15.5 岁的 Turner 综合征者的调查发现，约 22% 的患者体内有甲状腺自身抗体，其中约 27% 的患者有甲状腺功能减退。另外，胰岛素拮抗在 Turner 综合征患者中也常见，随着患者的年龄增加，她们发生糖尿病的风险也增加，肥胖和生长激素治疗会使糖尿病发病风险进一步增加。

7. 其他临床表现　许多患者的皮肤上有较多的黑痣，这些黑痣主要分布在面、颈胸和背部。大部分患儿智力发育正常，但也有部分患者有不同程度的智力低下。肝功能异常较常见，有研究发现 44% 的患者有肝酶升高。儿童期患者常有中耳炎反复发作，这与有关骨骼发育异常有关，许多患者因此出现听力障碍。

（二）内分泌检查

常规测定血促卵泡生长激素（FSH）、促黄体生成素（LH）、催乳素（PRL）、睾酮和雌二醇水平。

Turner 综合征患者的激素测定结果如下：

FSH：↑达到绝经后妇女水平。

LH：↑达到绝经后妇女水平。

PRL：正常范围。

睾酮：比正常女性正常平均水平低。

雌二醇：↓比正常青春期女孩的卵泡早期水平低。

（三）染色体核型分析

对疑似 Turner 综合征者，常规做染色体核型分析，目的有两个：明确诊断；了解有无 Y 染色体以指导治疗。

（四）治疗

Turner 综合征治疗的目的是治疗先天性畸形、改善最终身高、促进第二性征的发育、建立规律月经、减少各种并发症的发生。

1. 先天性畸形的治疗　有些先天性畸形，如心血管系统。患者如有心血管方面的畸形，需要外科医生进行评价和治疗。在外科医生认为不需要特殊治疗后，再给予相应的内分泌治疗。

2. 性激素治疗　目的是促进并维持第二性征的发育，维护正常的生理状况，避免骨质丢失。为最大限度地改善患者的身高，一般在开始的 2 ~ 3 年采用小剂量的雌激素，这样可以避免骨骺过早愈合。以后再逐步加大雌激素剂量，一般要维持治疗二三十年。单用雌激素会导致子宫内膜增生症，增加子宫内膜癌的发病风险，加用孕激素可消除该风险。第一次加用孕激素往往在使用雌激素 6 ~ 12 个月以后或第一次有阴道出血（未使用孕激素）后。以后定期加用孕激素，每周期孕激素使用的天数为 7 ~ 14 天。

3. 生长激素治疗　虽然 Turner 综合征患者的身材矮小不是由生长激素缺乏引起，但是在骨骺愈合前及时给予生长激素治疗对改善身高还是有益的。一般说来，生长激素治疗可以使患者的最终身高增加 5 ~ 10cm。

4. 其他治疗　含 Y 染色体的 Turner 综合征患者的性腺容易恶变为性腺母细胞瘤和无性细胞瘤，恶变率为 20% ~ 25%，恶变通常发生在儿童期和青春期。因此建议这些患者及时手术切除两侧的性腺组织。

四、45，X/46，XY 综合征

染色体核型为 45，X/46，XY 的性腺发育不全者最初被称为混合性性腺发育不全，因为这些患者体内的性腺一侧为条索状性腺，另一侧为发育不全的睾丸。后来发现染色体核型为 45，X/46，XY 患者的临床表现差别很大，从类似典型的 Turner 综合征到类似正常男性、从混合性性腺发育不全到真两性畸形都有可能出现，这些表现千差万别的疾病唯一的共同点是染色体核型，故它们被统称为 45，X/46，XY 综合征（一般不包括真两性畸形）。

（一）临床表现

染色体核型异常导致性腺发育异常。根据性腺发育情况，内生殖器可有不同表现。如果两侧均为条索状性腺，那么患者就表现为 Turner 综合征；如果只有发育不全的睾丸，就表现为两性畸形；如果有发育较好的睾丸，患者多数按男孩抚养，此类患者往往因男性不育而在男性科就诊。

（二）诊断和鉴别诊断

根据体格检查、影像学检查、内分泌测定和核型分析不难诊断。

（三）治疗

来妇产科就诊的患者往往从小按女性抚养，性腺为条索状性腺或发育不良的睾丸，因此治疗的目的是切除性腺，使患者按女性正常生活。

1. 切除性腺　无论是条索状性腺还是发育不全的睾丸均容易发生恶变，因此不管性腺发育程度，均予以切除。

2. 外阴矫形术　对外阴模糊者，予以整形，使之成为女性外阴。

3. 激素替代治疗　激素替代治疗的方案与 Turner 综合征类似，要强调的是如果患者体内没有子宫，就不需要补充孕激素。

五、卵睾型性腺发育异常

当体内同时有卵巢组织和睾丸组织时，称为卵睾型 DSD。

（一）发病机制

患者的染色体核型有 46，XX、46，XY 和 46，XX/46，XY，其中最常见的核型是 46，XX，其次是 46，XY 和 46，XX/46，XY。在睾丸分化过程中起重要作用的基因是 SRY，如果 X 染色体上携带 SRY 基因，就很容易解释发病机制。但是大多数核型为 46，XX 的卵睾型 DSD 患者体内并未找到 SRY 基因，目前认为可能的机制有：常染色体或 X 染色体上与性别决定有关的其他基因发生了突变；性腺局部存在染色体嵌合；SRY 基因调控的下游基因发生了突变。

46，XX/46，XY 嵌合型可能是双受精或两个受精卵融合的结果，46，XX 核型使部分原始性腺组织向卵巢组织方向分化，46，XY 核型使部分性腺组织向睾丸组织方向分化，因此患者表现为卵睾型 DSD。核型为 46，XY 的卵睾型 DSD 的卵巢发生机制还没有很满意的解释，有学者认为原始性腺组织的

SRY 突变是主要原因。SRY 突变导致了原始性腺组织上既有 SRY 正常的细胞，又有 SRY 突变的细胞，前者使部分原始性腺组织分化成睾丸组织，后者使部分原始性腺组织分化成卵巢组织。

（二）诊断和鉴别诊断

诊断卵睾型 DSD 需要有组织学证据，因此性腺探查是必需的手段。另外，一些辅助检查对诊断也有帮助。如超声发现卵泡样回声时，可以提示卵巢组织的存在。注射绝经期促性腺激素（HMG）后，如果雌激素水平升高，提示存在卵巢组织。注射绒毛膜促性腺激素（hCG）后，如果睾酮水平升高，提示存在睾丸组织。

染色体为 46，XX 的卵睾型 DSD 主要与先天性肾上腺皮质增生症相鉴别。由于 95% 的先天性肾上腺皮质增生症为 21 - 羟化酶缺陷，因此测定 17 - 羟孕酮可以鉴别。染色体为 46，XY 的卵睾型 DSD 主要与雄激素不敏感综合征和 5α - 还原酶缺陷等 46，XY 型 DSD 相鉴别。

（三）治疗

卵睾型 DSD 处理的关键是性别决定。从纯粹的生理学角度上来讲，染色体为 46，XX 者，多建议选择做女性。对选择做女性的卵睾型 DSD 者，需要手术切除体内所有的睾丸组织。如果性腺为睾丸，则行睾丸切除术。如果性腺为卵睾，则切除卵睾的睾丸部分，保留卵巢部分。在有的卵睾中，睾丸组织与卵巢组织混在一起，没有界限，此时需要行卵睾切除术。术后需要做 hCG 试验，以了解是否彻底切除睾丸组织。

按女性抚养的患者，还要做外阴整形术，使外生殖器接近正常女性的外生殖器。选择做男性的患者，应切除卵巢组织、子宫和阴道，使睾丸位于阴囊内。如果睾丸发育不全，可能需要切除所有的性腺，以后补充雄激素。

六、21 - 羟化酶缺陷

21 - 羟化酶缺陷（21 - hydroxylase Deficiency）是最常见的先天性肾上腺皮质增生症，占慢性活动性肝炎（CAH）总数的 90% ~ 95%。21 - 羟化酶缺陷既影响皮质醇的合成，也影响醛固酮的合成。由于 21 - 羟化酶缺陷者的肾上腺皮质会分泌大量的雄激素，因此女性患者可出现性分化或性发育异常。根据临床表现 21 - 羟化酶缺陷可分为 3 种：失盐型肾上腺皮质增生症、单纯男性化型和非典型肾上腺皮质增生症，后者又被称为迟发性肾上腺皮质增生症。

（一）临床表现

21 - 羟化酶缺陷的临床表现差别很大，一般说来 21 - 羟化酶缺陷的表现与其基因异常有关，基因突变越严重，酶活性受损越大，临床表现也越重。

1. 失盐型 失盐型患者的酶缺陷非常严重，体内严重缺少糖皮质激素和盐皮质激素。出生时已有外阴男性化，可表现为尿道下裂。患儿在出生后不久就会出现脱水、体重下降、血钠降低和血钾升高，需要抢救。目前能在患儿出生后 1 ~ 2 天内明确诊断，进一步的治疗在儿科和内分泌科进行。

2. 单纯男性化型 21 - 羟化酶缺陷较轻的女性患者，如果在胎儿期发病，就表现为性发育异常，临床上称为单纯男性化型。另外，儿童期过高的雄激素水平可以促进骨骼迅速生长，骨骺提前闭合，因此患者的最终身高往往较矮。许多患者往往是因为原发闭经来妇产科就诊，此时她们的骨骺已经闭合，因此任何治疗对改善身高都没有意义。

3. 迟发型 迟发型 21 - 羟化酶缺陷在青春期启动后发病，临床表现不典型。患者在青春期启动前无异常表现。青春期启动后患者出现多毛、痤疮、肥胖、月经稀发、继发闭经和多囊卵巢等表现，易与多囊卵巢综合征相混淆。

（二）内分泌测定

患者典型的内分泌变化是血雄激素和 17 - 羟孕酮水平升高。

1. 单纯男性化型 患者的促性腺激素在正常卵泡早期范围，孕酮、睾酮、硫酸脱氢表雄酮（DHE-AS）和 17 - 羟孕酮均升高。其中最有意义的是 17 - 羟孕酮的升高。正常女性血 17 - 羟孕酮水平不超过

2ng/mL，单纯男性化型 21 - 羟化酶缺陷者体内的血 17 - 羟孕酮水平往往升高数百倍，甚至数千倍。

2. 迟发型　FSH 水平正常、LH 水平升高、睾酮水平轻度升高、DHEAS 水平升高。部分患者的 17 - 羟孕酮水平明显升高，这对诊断有帮助。但是也有一些患者的 17 - 羟孕酮水平升高不明显（小于 10ng/mL），这就需要做促肾上腺皮质激素（ACTH）试验。静脉注射 ACTH 60 分钟后，迟发型 21 - OHD 患者体内的血 17 - 羟孕酮水平将超过 10ng/mL。

（三）单纯男性化型 21 - 羟化酶缺陷的治疗

应尽可能早地治疗单纯男性化型 21 - 羟化酶缺陷。肾上腺皮质分泌的过多的雄激素可加速骨骺愈合，因此治疗越晚，患者的最终身高越矮。另外，早治疗还可避免男性化体征加重。

1. 糖皮质激素　糖皮质激素是治疗 21 - 羟化酶缺陷的特效药。补充糖皮质激素可以负反馈地抑制 ACTH 的分泌，从而降低血 17 - 羟孕酮、DHEAS 和睾酮水平。

常用的糖皮质激素有氢化可的松、强的松和地塞米松。儿童一般使用氢化可的松，剂量为每天10 ~ 20mg/m²，分 2 ~ 3 次服用，最大剂量一般不超过 25mg/（m²·d）。由于强的松和地塞米松抑制生长作用较强，因此一般不建议儿童使用。成人每天使用氢化可的松 37.5mg，分 2 ~ 3 次服用；强的松 7.5mg/d，分 2 次服用；或者地塞米松 0.40 ~ 0.75mg，每天睡觉前服用 1 次。

在应激情况下，需要把皮质醇的剂量增加 1 ~ 2 倍。在手术或外伤时，如果患者不能口服，就改为肌内注射或静脉给药。患者怀孕后应继续使用糖皮质激素，此时一般建议患者使用氢化可的松或强的松，根据患者的血雄激素水平进行剂量调整，一般把雄激素水平控制在正常范围的上限水平。如患者曾行外阴整形术，分娩时应选择剖宫产，这样可以避免外阴损伤。分娩前后应该按应激状态补充糖皮质激素。需要终身服用糖皮质激素。开始治疗时可采用大剂量的药物，在 17 - 羟孕酮水平下降后逐步减量到最小维持量。不同的患者，最小维持量不同。

2. 手术治疗　外生殖器异常者可通过手术纠正。

3. 生育问题　绝大多数患者经糖皮质激素治疗后，可恢复正常排卵，因此可以正常受孕。对女性患者来说，需终身服药，怀孕期间也不可停药。因为如果孕期不治疗的话，即使怀孕的女性胎儿没有 21 - 羟化酶缺陷，依然会发生女性外阴男性化。

经糖皮质激素治疗后，如果患者没有恢复排卵，可以使用氯米芬、HMG 和 hCG 诱发排卵。

七、11β - 羟化酶缺陷

11β - 羟化酶（Cytoehrome P450 11β - hydroxylase，CYP11B1）缺陷也会引起先天性肾上腺皮质增生症，但是其发病率很低，约为 21 - OHD 发病率的 5%。

CYP11B1 基因位于 8 号染色体的长臂上，与编码醛固酮合成酶的基因（CYP11B2）相邻。CYP11B1 的生理作用是把 11 - 脱氧皮质醇转化成皮质醇，把 11 - 去氧皮质酮转化为皮质酮。当 CYP11B1 存在缺陷时，皮质醇合成受阻，ACTH 分泌增加，结果肾上腺皮质增生，雄激素分泌增加。另外，醛固酮合成也受影响，但由于 11 - 去氧皮质酮在体内积聚，11 - 去氧皮质酮有盐皮质激素活性，因此患者不仅没有脱水症状，反而会出现高血压。

11β - 羟化酶缺陷的临床表现有雄激素水平升高、男性化和高血压等。11β - 羟化酶缺陷最容易与 21 - 羟化酶缺陷相混淆，两者的血 17 - 羟孕酮水平均升高。11β - 羟化酶缺陷患者体内的 11 - 脱氧皮质醇和去氧皮质酮水平升高，有高血压；而 21 - 羟化酶缺陷患者没有这些表现。

11β - 羟化酶缺陷的治疗与单纯男性化型 21 - 羟化酶缺陷的治疗相似，以糖皮质激素治疗为主。如果使用糖皮质激素后，血压还不正常，就需要加用抗高血压药。

八、雄激素不敏感综合征

雄激素不敏感综合征（Androgen Insensitivity Syndrome，AIS）又被称为雄激素抵抗综合征（Androgen Resistance Syndrome），其发生的根本原因是雄激素受体（Androger Receptor，AR）基因发生了突变。由于雄激素受体位于 X 染色体上，因此 AIS 为 X - 连锁隐性遗传病。

（一）临床表现

完全性雄激素不敏感综合征的临床表现较单一，不同患者间的差别不大。部分性雄激素不敏感综合征的临床表现与雄激素受体缺陷程度有关，个体间的差异很大。

1. 完全性雄激素不敏感综合征　由于 AR 基因异常，导致胚胎组织对雄激素不敏感。中肾管分化受阻，最后退化。缺少雄激素的影响，尿生殖窦发育成女性外阴，有大阴唇、小阴唇和阴道，外观与正常女性没有差别。许多患者伴有单侧或双侧腹股沟疝，仔细检查疝囊时可发现睾丸。完全性雄激素不敏感综合征者的睾丸可位于腹腔、腹股沟管或阴唇内，病理学检查常可见大量无生精功能的曲细精管。无附睾和输精管，无子宫和输卵管，阴道为盲端。极少数患者有发育不良的输卵管和子宫，可能是睾丸功能不足造成的。

由于完全性雄激素不敏感综合征者为女性外阴，因此出生后按女孩抚养。进入青春期后，患者与正常女性的差异开始显现出来。完全性雄激素不敏感综合征者有正常发育的乳房，但没有阴毛、腋毛和月经。另外，患者的身高可能较一般女性高。

内分泌测定发现患者的血 FSH 水平正常，LH 水平升高，睾酮水平达到正常男性水平，雌激素水平可达到卵泡早、中期水平。雄激素不敏感综合征者体内的雌激素是由睾酮在周围组织转化而来的。雄激素不敏感综合征患者的睾丸分泌的大量睾酮虽然不能通过 AR 发挥生物学效应，但是它却可通过周围组织的芳香化酶转化为雌激素，在雌激素的作用下，患者表型为女性。

2. 部分性雄激素不敏感症　部分性雄激素不敏感综合征的临床表现差异非常大。外阴可以从类似于正常女性的外生殖器到类似于正常男性的外生殖器，跨度很大。与完全性雄激素不敏感综合征相比，部分性雄激素不敏感综合征最大的特点是有不同程度的男性化。男性化程度差的患者可表现为尿道下裂、阴蒂增大，甚至可有带盲端的阴道。男性化程度好的患者可仅表现为男性不育或男性乳房发育。

男性化程度差的 PAIS 患者出生后一般按女孩抚养，而男性化程度好的部分性雄激素不敏感症患者出生后一般按男孩抚养。因此前者一般来妇产科就诊，而后者则去泌尿外科就诊。按女孩抚养的部分性雄激素不敏感综合征患者进入到青春期以后，可有乳房发育，但没有月经来潮。此时患者男性化体征往往更明显，如声音较粗、可有喉结、皮肤较粗、体毛呈男性分布和阴蒂肥大等。

部分性雄激素不敏感综合征患者的激素水平与完全性雄激素不敏感综合征患者相似。

（二）治疗

雄激素不敏感综合征的治疗关键是性别选择。完全性雄激素不敏感综合征和男性化程度差的部分性雄激素不敏感综合征患者，从小按女孩抚养，社会和患者都认为他们是女孩（即社会性别和心理性别均为女性），因此他们中的绝大多数都选择将来做女性。完全性雄激素不敏感综合征患者在选择性别时一般不会遇到的心理障碍，而部分性雄激素不敏感症患者在选择性别时应注意其心理变化，尽量避免不良心理影响。

1. 手术治疗　在部分性雄激素不敏感症患者选择做女性后，首要的治疗是切除双侧睾丸，因为异位的睾丸尤其是位于腹腔内的睾丸由于长期受到体内相对较高的体温的作用可能发生癌变。

对完全性雄激素不敏感综合征患者来说，由于睾丸分泌的激素对青春期体格发育和女性第二性征发育均有重要意义，因此建议在青春期第二性征发育后再行睾丸切除术。完全性雄激素不敏感综合征患者不存在外阴畸形，不需要做外阴整形术。部分性雄激素不敏感综合征患者往往有明显的外阴畸形，因此在切除性腺的同时还需要做外阴整形术。

2. 雌激素治疗　性腺切除后应给予雌激素替代治疗以维持女性第二性征。由于患者没有子宫，因此只需要补充雌激素，不需要补充孕激素。如戊酸雌二醇 1~2mg，每天 1 次，连续服用；或者结合雌激素 0.625mg，每天 1 次，连续服用。在使用雌激素期间，应注意定期检查乳房和骨密度。

九、5α-还原酶缺陷

5α-还原酶位于细胞的内质网膜上，其生理作用是催化类固醇激素 $\Delta^{4,5}$-双键的加氢还原反应。睾酮（Testosterone，T）在 5α-还原酶的作用下转化成二氢睾酮（Dihydrotestosterone，DHT），二氢睾酮是人体内活性最强的雄激素。在胚胎期，尿生殖窦在二氢睾酮的作用下发育成男性外生殖器。对男性胎儿来说，如果 5α-还原酶有缺陷，二氢睾酮生成不足，那么就会出现两性畸形，临床上表现为外阴模糊，该疾病称为 5α-还原酶缺陷（5α-reductase Deficiency）。

（一）临床表现

患者染色体均为 46，XY，有正常或基本正常的睾丸。患者没有子宫和卵巢。由于缺乏二氢睾酮，外阴发育异常。出生时阴茎很小，类似增大的阴蒂。阴囊呈分叉状，尿道开口于会阴，阴道呈一浅凹。睾丸位于腹股沟或分叉的阴囊内。

绝大多数患者按男孩抚养，这些患者将来会去泌尿科就医。少数按女孩抚养的患者在青春期由于睾酮分泌增加，将出现男性的第二性征，如男性体毛生长、男性体态、阴蒂增大呈正常阴茎及无乳房发育等。

内分泌测定会发现患者的血促性腺激素水平和睾酮水平与正常男性相似。但是双氢睾酮水平明显下降，因此 T/DHT 比值升高。在青春期后，正常男性的 T/DHT 比值约为 10，而 5α-还原酶缺陷者可高达 30 以上。hCG 刺激后，T 明显升高，但 DHT 无改变，因此 T/DHT 比值将进一步升高，该试验对诊断有帮助。

（二）诊断与鉴别诊断

男性化程度差的、按女孩抚养的 5α-还原酶缺陷患者主要与部分性雄激素不敏感综合征患者相鉴别，测定 DHT 和 hCG 试验可以鉴别。

（三）处理

早期诊断最为重要。早期诊断可以避免按女孩抚养，因为患者在青春期后可发育为基本正常的男性。有许多按女孩抚养的患者在青春期后被迫改变社会性别为男性。

对选择社会性别为女性的患者，最好在青春期前切除睾丸，以免将来出现男性第二性征。青春期给予雌激素替代治疗。成年后如性生活有困难，可以做阴道成形术。

（位　军）

第二节　经前期综合征

经前期综合征（Premenstrual Syndromes，PMS）又称经前紧张症（Premenstrual Tension，PMS）或经前紧张综合征（Premenstrual Tension Syndrome，PMTS），是育龄妇女常见的问题。PMS 是指月经来潮前 7~14 天（即在月经周期的黄体期），周期性出现的躯体症状（如乳房胀痛、头痛、小腹胀痛、水肿等）和心理症状（如烦躁、紧张、焦虑、嗜睡、失眠等）的总称。PMS 症状多样，除上述典型症状外，自杀倾向、行为退化、嗜酒、工作状态差甚至无法工作等也常出现于 PMS。由于 PMS 临床表现复杂且个体差异巨大，因此诊断的关键是症状出现的时间及严重程度。PMS 发生于黄体期，随月经的结束而完全消失，具有明显的周期性，这是区分 PMS 和心理性疾病的重要依据。上述心理及躯体症状只有达到影响女性正常的工作、生活、人际交往的程度才称为 PMS。

一、病因与发病机制

近年研究表明，PMS 病因涉及诸多因素的联合，如社会心理因素、内分泌因素及神经递质的调节等。但 PMS 的准确机制仍不明，一些研究结果尚有矛盾之处，进一步的深入研究是必要的。

（一）社会心理因素

情绪不稳定及神经质、特质焦虑者容易体验到严重的 PMS 症状。应激或负性生活事件可加重经前症状，而休息或放松可减轻，均说明社会心理因素在 PMS 的发生或延续上发挥作用。

（二）内分泌因素

1. 孕激素　英国妇产科学家 Dalton 推断 PMS 是由于经前黄体酮不足或缺陷，而且应用黄体酮治疗可以获得明显效果。然而相反的报道则发现 PMS 妇女黄体酮水平升高。Hammarback 等对 18 例 PMS 妇女连续二月逐日测定血清雌二醇和黄体酮，发现严重 PMS 症状与黄体期血清这两种激素水平高相关。黄体酮常见的不良反应如心境恶劣和焦虑等。

这一疾病仅出现于育龄女性，青春期前、妊娠期、绝经后期均不会出现，且仅发生于排卵周期的黄体期。给予外源性孕激素可诱发此病，在激素替代治疗（Hormone Replace Therapy，HRT）中使用孕激素建立周期引发的抑郁情绪和生理症状同 PMS 相似；曾患有严重 PMS 的女性，行子宫加双附件切除术后给予 HRT，单独使用雌激素不会诱发 PMS，而在联合使用雌孕激素时 PMS 复发。相反，卵巢内分泌激素周期消失，如双卵巢切除或给予促性腺激素释放激素激动剂（GnRHa）均可抑制原有的 PMS 症状。因此，卵巢激素尤其是孕激素可能与 PMS 的病理机制有关，孕激素可增加女性对甾体类激素的敏感性，使中枢神经系统受激素波动的影响增加。

2. 雌激素

（1）雌激素降低学说：正常情况下雌激素有抗抑郁效果，经前雌激素水平下降可能与 PMS，特别是经前心境恶劣的发生有关。Janowsky 强调雌激素波动（中期雌激素明显上升，继之降低）的作用。

（2）雌激素过多学说：持此说者认为雌激素水平绝对或相对高，或者对雌激素的特异敏感性可招致 PMS。Morton 报告给妇女注入雌激素可产生 PMS 样症状。Backstrom 和 Cartenson 指出，具有经前焦虑的妇女，雌激素/黄体酮比值较高。雌孕激素比例异常可能与 PMS 发生有关。

3. 雄激素　Lahmeyer 指出，妇女雄激素来自卵巢和肾上腺。在排卵前后，血中睾酮水平随雌激素水平的增高而上升，且由于大部分来自肾上腺，故于围月经期并不下降，其时睾酮/雌激素及睾酮/孕激素之比处于高值。睾酮作用于脑可增强两性的性驱力和攻击行为，而雌激素和黄体酮可对抗之。经前期雌激素和黄体酮水平下降，脑中睾酮失去对抗物，这至少与一些人 PMS 的发生有关，特别是心境改变和其他精神病理表现。

（三）神经递质

研究表明在 PMS 女性中血清性激素的浓度表现为正常，这表明除性激素外还可能有其他因素作用。PMS 患者常伴有中枢神经系统某些神经递质及其受体活性的改变，这种改变可能与中枢对激素的敏感性有关。一些神经递质可受卵巢甾体激素调节，如 5-羟色胺（5-HT）、乙酰胆碱、去甲肾上腺素、多巴胺等。

1. 乙酰胆碱（Ach）　Janowsky 推测 Ach 单独作用或与其他机制联合作用与 PMS 的发生有关。在人类 Ach 是抑郁和应激的主要调节物，引起脉搏加快和血压上升，负性情绪，肾上腺交感胺释放和止痛效应。Rausch 发现经前胆碱能占优势。

2. 5-HT 与 γ-氨基丁酸　经前 5-HT 缺乏或胆碱能占优势可能在 PMS 的形成上发挥作用。选择性 5-HT 再摄取阻断剂（SSRLS）如氟西汀、舍曲林问世后证明它对 PMS 有效，而那些主要作用于去甲肾上腺素能的三环抗抑郁剂的效果较差，进一步支持 5-HT 在 PMS 病理生物学中的重要作用。PMDD 患者与患 PMS 但无情绪障碍者及正常对照组相比，5-HT 在卵泡期增高，黄体期下降，波动明显增大，因此 Inoue 等认为，5-HT 与 PMS、PMDD 出现的心理症状密切相关。5-羟色胺能系统对情绪、睡眠、性欲、食欲和认知具有调节功能，在抑郁的发生发展中起到重要作用。雌激素可增加 5-HT 受体的数量及突触后膜对 5-HT 的敏感性，并增加 5-HT 的合成及其代谢产物 5-羟吲哚乙酸的水平。有临床研究显示选择性 5-HT 再摄取抑制剂（SSRIs）可增加血液中 5-HT 的浓度，对治疗 PMS/PMDD 有较好的疗效。

另外，有研究认为在抑郁、经前综合征（PMS）、经前忧郁症（PMDD）的患者中 γ-氨基丁酸（GABA）活性下降，Epperson 等用磁共振质谱分析法测定 PMDD 及正常女性枕叶皮质部的 GABA、雌激素、孕激素等水平发现，PMDD 者卵泡期 GABA 水平明显低于对照组；同时 Epperson 等认为 PMDD

患者可能存在 GABA 受体功能的异常。PMS 女性黄体期异孕烷醇酮水平较低，而异孕烷醇酮有 GABA 激活作用，因此低水平的异孕烷醇酮使 PMS 女性 GABA 活性降低，产生抑郁。此外，雌激素兼具增加 GABA 的功能及 GABA 受体拮抗剂的双重功能。

3. 类鸦片物质与单胺氧化酶　Halbreich 和 Endicott 认为内啡肽水平变化与 PMS 的发生有关。他们推测 PMS 的许多症状类似类鸦片物质撤出。目前认为在性腺类固醇激素影响下，过多暴露于内源性鸦片肽并继之脱离接触可能参与 PMS 的发生。持单胺氧化酶（MAO）说则认为 PMS 的发生与血小板 MAO 活性改变有关，而这一改变是受黄体酮影响的。正常情况下，雌激素对 MAO 活性有抑制效应，而黄体酮对组织中 MAO 活性有促进作用。MAO 活性增强被认为是经前抑郁和雌激素/孕激素不平衡发生的中介。MAO 活性增加可以减少有效的去甲肾上腺素，导致中枢神经元活动降低和减慢。MAO 学说可解释经前抑郁和嗜睡，但无法说明其他众多的症状。

4. 其他　前列腺素可影响钠潴留以及精神、行为、体温调节及许多 PMS 症状，前列腺素合成抑制剂能改善 PMS 躯体症状。一般认为此类非甾体抗炎药物可降低引起 PMS 症状的中介物质的组织浓度起到治疗作用。维生素 B_6 是合成多巴胺与五羟色胺的辅酶，维生素 B_6 缺乏与 PMS 可能有关，一些研究发现维生素 B_6 治疗似乎比安慰剂效果好，但结果并非一致。

二、临床表现

历来提出的症状甚为分散，可达 200 项之多，近年研究提出大约 20 类症状是常见的，包括躯体、心理和行为三个方面。其中恒定出现的是头痛、疼痛、肿胀、嗜睡、易激惹和抑郁，行为笨拙，渴望食物。但表现有较大的个体差异，取决于躯体健康状态，人格特征和环境影响。

（一）躯体症状

水潴留：经前水潴留一般多见于踝、小腿、手指、腹部和乳房，可导致乳房胀痛、体重增加、面部虚肿和水肿，腹部不适或胀满或疼痛，排尿量减少。这些症状往往在清晨起床时明显。

疼痛：头痛较为常见，背痛、关节痛、肌肉痛、乳房痛发生率亦较高。

自主神经功能障碍。常见恶心、呕吐、头晕、潮热、出汗等。可出现低血糖，许多妇女渴望摄入甜食。

（二）心理症状

主要为负性情绪或心境恶劣。

抑郁：心境低落、闷闷不乐、消极悲观、空虚孤独，甚至有自杀意念。

焦虑、激动：烦躁不安，似感到处于应激之下。

运动共济和认知功能改变。可出现行动笨拙、运动共济不良、记忆力差、自感思路混乱。

（三）行为改变

可表现为社会退缩，回避社交活动；社会功能减低，判断力下降，工作时失误；性功能减退或亢进等改变。

三、诊断与鉴别诊断

（一）诊断标准

PMS 具有三项属性（经前期出现、在此以前无同类表现、经至消失），诊断一般不难。

美国国立精神卫生研究院的工作定义如下：一种周期性的障碍，其严重程度是以影响一个妇女生活的一些方面（如为负性心境，经前一周心境障碍的平均严重程度较之经后一周加重 30%），而症状的出现与月经有一致的和可以预期的关系。这一定义规定了 PMS 的症状出现与月经有关，对症状的严重程度做出定量化标准。

（二）诊断方法

前瞻性每日评定计分法目前获得广泛应用，它在确定 PMS 症状的周期性方面是最为可信的，评定周期需患者每天记录症状，至少记录 2~3 个周期。

（三）鉴别诊断

月经周期性精神病。PMS 可能是在内分泌改变和心理社会因素作用下起病的，而月经周期性精神病则有着更为深刻的原因和发病机制。PMS 的临床表现是以心境不良和众多躯体不适组成，不致发展为重性精神病形式，可与月经周期性精神病区别。

抑郁症：PMS 妇女有较高的抑郁症发生风险以及抑郁症患者较之非情感性障碍患者有较高的 PMS 发生率已如上述。根据 PMS 和抑郁症的诊断标准，可做出鉴别。

其他精神疾病经前恶化：根据 PMS 的诊断标准与其他精神疾病经前恶化进行区别。

须注意疑难病例诊断过程中妇科、心理、精神病专家协作的重要性。

四、治疗

PMS 的治疗应针对躯体、心理症状、内在病理机制和改变正常排卵性月经周期等方面。此外，心理治疗和家庭治疗亦受到较多的重视。轻症 PMS 病例采取环境调整、适当膳食、身体锻炼、改善生活方式、应激处理和社会支持等措施即可，重症患者则需实施以下治疗。

（一）调整生活方式

调整生活方式包括合理的饮食与营养、适当的身体锻炼、戒烟、限制盐和咖啡的摄入。可改变饮食习惯，增加钙、镁、维生素 B_6、维生素 E 的摄入等，但尚没有确切、一致的研究表明以上维生素和微量元素治疗的有效性。体育锻炼可改善血液循环，但其对 PMS 的预防作用尚不明确，多数临床专家认为每日锻炼 20~30 分钟有助于加强药物治疗和心理治疗。

（二）心理治疗

心理因素在 PMS 发生中所起的作用是不容忽视的。精神刺激可诱发和加重 PMS。要求患者日常保持乐观情绪，生活有规律，参加运动锻炼，增强体质，行为疗法曾用以治疗 PMS，放松技术有助于改善疼痛症状。生活在经前综合征妇女身边的人，如父母、丈夫、子女等，要多关心患者，对她们在经前出现的心境烦躁，易激惹等给以容忍和同情。工作周围的人也应体谅她们经前发生的情绪症状，在各方面予以照顾，避免在此期间从事驾驶或其他具有危险性的作业。

（三）药物治疗

1. 精神药物

（1）抗抑郁药：5-羟色胺再摄取抑制剂（Selective Serotonergic Reuptake Inhibitors，SSRIs）对 PMS 有明显疗效，达 60%~70% 且耐受性较好，目前认为是一线药物。如氟西汀（百忧解）20mg，每日一次，经前口服至月经第 3 天。减轻情感症状优于躯体症状。

舍曲林（Sertraline）剂量为每日 50~150mg。三环类抗抑郁药氯丙咪嗪（Clomipramine）是一种三环类抑制 5-羟色胺和去甲肾上腺素再摄取的药物，每天 25~75mg 对控制 PMS 有效，黄体期服药即可。SSRIs 与三环类抗抑郁药物相比，无抗胆碱能、低血压及镇静等不良反应，并具有无依赖性和无特殊的心血管及其他严重不良反应的优点。SSRIs 除抗抑郁外也有改善焦虑的效应，目前应用明显多于三环类。

（2）抗焦虑药：苯二氮䓬类用于治疗 PMS 已有很长时间，如阿普唑仑为抗焦虑药，也有抗抑郁性质，用于 PMS 获得成功，起始剂量为 0.25mg，1 天 2~3 次，逐渐递增，每日剂量可达 2.4mg 或 4mg，在黄体期用药，经至即停药，停药后一般不出现戒断症状。

2. 抑制排卵周期

（1）口服避孕药：作用于 H-P-O 轴可导致不排卵，常用以治疗周期性精神病和各种躯体症状。口服避孕药对 PMS 的效果不是绝对的，因为一些亚型用本剂后症状不仅未见好转反而恶化。就一般病例而论复方短效单相口服避孕药均有效。国内多选用复方炔诺酮或复方甲地孕酮。

（2）达那唑：一种人工合成的 17α-乙炔睾酮的衍生物，对下丘脑-垂体促性腺激素有抑制作用。

达那唑100～400mg/d 对消极情绪、疼痛及行为改变有效，200mg/d 能有效减轻乳房疼痛。但其雄激素活性及致肝功能损害作用，限制了其在 PMS 治疗中的临床应用。

（3）促性腺激素释放激素激动剂（GnRHa）：GnRHa 在垂体水平通过降调节抑制垂体促性腺激素分泌，造成低促性腺激素水平及低雌激素水平，达到药物切除卵巢的疗效。有随机双盲安慰剂对照研究证明 GnRHa 治疗 PMS 有效。单独应用 GnRHa 应注意低雌激素血症及骨量丢失，故治疗第 3 个月应采用反加疗法（Add－back Therapy）克服其不良反应。

（4）手术切除卵巢或放射破坏卵巢功能：虽然此方法对重症 PMS 治疗有效，但卵巢功能破坏导致绝经综合征及骨质疏松性骨折、心血管疾病等风险增加，应在其他治疗均无效时酌情考虑。对中、青年女性患者不宜采用。

3. 其他

（1）利尿剂：PMS 的主要症状与组织和器官水肿有关。醛固酮受体拮抗剂螺内酯不仅有利尿作用，对血管紧张素功能亦有抑制作用。剂量为 25mg，每天 2～3 次，可减轻水潴留，并对精神症状亦有效。

（2）抗前列腺素制剂：经前子宫内膜释放前列腺素，改变平滑肌张力，免疫功能及神经递质代谢。抗前列腺素，如甲芬那酸 250mg，每天 3 次，于经前 12 天起服用。餐中服可减少胃刺激。如果疼痛是 PMS 的标志，抗前列腺素有效。除对痛经、乳胀、头痛、痉挛痛、腰骶痛有效，对紧张易怒症状也有报告有效。

（3）多巴胺拮抗剂：高催乳素血症与 PMS 关系已有研究报道。溴隐亭为多巴胺拮抗剂，可降低 PRL 水平并改善经前乳房胀痛。剂量为 2.5mg，每日 2 次，餐中服药可减轻不良反应。

（位　军）

第三节　功能失调性子宫出血

调节女性生殖的神经内分泌功能紊乱引起的异常子宫出血称为功能失调性子宫出血（Dysfunctional uterine Bleeding，DUB），简称功血。根据有无排卵功血可分为两类：有排卵的称为排卵型功血，无排卵的称为无排卵型功血。临床上以无排卵型功血为主，约占总数的 85%，而排卵型功血只占 15%。排卵型功血包括黄体功能不足、子宫内膜不规则脱落和排卵期出血等。本节主要介绍无排卵型功血和黄体功能不足。

一、无排卵型功血

（一）病理生理机制

无排卵功血多发生在青春期和围绝经期，前者称为青春期功血，后者称为围绝经期功血。虽然青春期功血与围绝经期功血均为无排卵型功血，但它们的发病机制不同。青春期功血不排卵的原因在于患者体内的下丘脑－垂体－卵巢轴尚未成熟；围绝经期功血不排卵的原因是衰老的卵巢对促性腺激素不敏感，卵泡发育不良，卵泡分泌的雌激素达不到诱发雌激素正反馈的阈值水平。

由于不排卵，卵巢只分泌雌激素，不分泌孕激素。在无孕激素对抗的雌激素长期作用下，子宫内膜增生变厚。当雌激素水平急遽下降时，大量子宫内膜脱落，子宫出血很多，这种情况称为雌激素撤退性出血。在雌激素水平下降幅度小时，脱落的子宫内膜量少，子宫出血也少，这种出血称为雌激素突破性出血。另外，当增生的内膜需要更多的雌激素而卵巢分泌的雌激素却未增加时也会出现子宫出血，这种出血也属于雌激素突破性出血。

由于没有孕激素的作用，子宫螺旋动脉比较直，当子宫内膜脱落时螺旋动脉也不发生节律性收缩，血窦不容易关闭，因此无排卵型功血不容易止住。雌激素水平升高时，子宫内膜增生覆盖创面，出血才会停止。孕激素可以使增生的内膜发生分泌反应，子宫内膜间质呈蜕膜样改变，这是孕激素止血的机制。

（二）临床表现

临床上主要表现为月经失调，即月经周期、经期和月经量的异常变化。

症状：无排卵型功血多见于青春期及围绝经期妇女，临床上表现为月经周期紊乱，经期长短不一，出血量时多时少。出血少时患者可以没有任何自觉症状，出血多时会出现头晕、乏力、心悸等贫血症状。

体征：体征与出血量多少有关，大量出血导致继发贫血时，患者皮肤、黏膜苍白，心率加快；少量出血时无上述体征。妇科检查无异常发现。

（三）诊断

无排卵型功血为功能性疾病，因此只有在排除了器质性疾病时才能诊断。超声检查在功血的诊断中具有重要意义，如果超声发现有引起异常出血的器质性病变，则可排除功血。另外，超声检查对治疗也有指导意义。如果超声提示子宫内膜厚，那么孕激素止血的效果可能较好；如果内膜薄，雌激素治疗的效果可能较好。

（四）处理

1. 一般治疗　功血患者往往体质较差，因此应补充营养，改善全身情况。严重贫血者（Hb < 6g/dl）往往需要输血治疗。

2. 药物止血　药物治疗以激素治疗为主，青春期功血的治疗原则是止血、调整周期和促进排卵。更年期功血的治疗原则是止血、调整周期和减少出血。

激素止血治疗的方案有多种，应根据具体情况如患者年龄、出血时间、出血量和子宫内膜厚度等来选择激素的种类和剂量。在开始激素治疗前必须明确诊断，排除器质性疾病，尤其是绝经前妇女更是如此。诊刮术和分段诊刮术既可以迅速止血，又可进行病理检查以了解有无内膜病变。对年龄较大的女性来说，建议选择诊刮术和分段诊刮术进行治疗。

（1）雌激素止血：机制是使子宫内膜继续增生，覆盖子宫内膜脱落后的创面，起到修复作用。另外雌激素还可以升高纤维蛋白原水平，增加凝血因子，促进血小板凝集，使毛细血管通透性降低，从而起到止血作用。雌激素止血适用于内膜较薄的大出血患者。

己烯雌酚（Diethylstibestrol，DES）：开始用量为 1 ~ 2mg/次，每 8 小时一次，血止 3 天后开始减量，每 3 天减一次，每次减量不超过原剂量的 1/3。维持量为 0.5 ~ 1mg/d。止血后维持治疗 20 天左右，在停药前 5 ~ 10 天加用孕激素，如醋酸甲羟孕酮 10mg/d。停用己烯雌酚和醋酸甲羟孕酮 3 ~ 7 天后会出现撤药性出血。由于己烯雌酚胃肠道反应大，许多患者无法耐受，因此现在多改用戊酸雌二醇或结合雌激素。

戊酸雌二醇（Estradiol Valerate）：出血多时口服 2 ~ 6mg/次，每 6 ~ 8 小时一次。血止 3 天后开始减量，维持量为 2mg/d。具体用法同己烯雌酚。

苯甲酸雌二醇（Estradiol Benzoate）：为针剂，2mg/支。出血多时每次注射 1 支，每 6 ~ 8 小时肌内注射一次。血止 3 天后开始减量，具体用法同己烯雌酚，减至 2mg/d 时，可改口服戊酸雌二醇。由于肌内注射不方便，因此目前较少使用苯甲酸雌二醇止血。

结合雌激素片剂：出血多时采用 1.25 ~ 2.50mg/次，每 6 ~ 8 小时一次。血止后减量，维持量为 0.625 ~ 1.250mg/d。具体用法同己烯雌酚。

在使用雌激素止血时，停用雌激素前一定要加孕激素。如果不加孕激素，停用雌激素就相当于人为地造成了雌激素撤退性出血。围绝经期妇女是子宫内膜病变的高危人群，因此在排除子宫内膜病变之前应慎用雌激素止血。子宫内膜比较厚时，需要的雌激素量较大，使用孕激素或复方口服避孕药治疗可能更好。

（2）孕激素止血：孕激素的作用机制主要是转化内膜，其次是抗雌激素。临床上根据病情，采用不同方法进行止血。孕激素止血既可以用于青春期功血的治疗，也可以用于围绝经期功血的治疗。少量出血和中量出血时多选用孕激素；大量出血时既可以选择雌激素，也可以选择孕激素，它们的疗效相当。一般来讲内膜较厚时，多选用孕激素，内膜较薄时多选雌激素。

临床上常用的孕激素有醋酸炔诺酮、醋酸甲羟孕酮、醋酸甲地孕酮和黄体酮，止血效果最好的是醋酸炔诺酮，其次是醋酸甲羟孕酮和醋酸甲地孕酮，最差的是黄体酮，因此大出血时不选用黄体酮。

醋酸甲地孕酮（Megestrol Acetate）：属孕酮类衍生物，1mg/片，中多量出血时每次口服 10mg，每 6~12 小时一次，血止后逐步减量，减量原则同上。与炔诺酮相比，醋酸甲地孕酮的止血效果差，对肝功能的影响小。

醋酸甲羟孕酮（Medroxyprogesterone Acetate）：属孕酮衍生物，对子宫内膜的止血作用逊于炔诺酮，但对肝功能影响小。中多量出血时每次口服 10~12mg，每 6~12 小时一次，血止后逐渐减量，递减原则同上，维持量为 10~12mg/d。

少量子宫出血时的止血：孕激素使增殖期子宫内膜发生分泌反应后，子宫内膜可以完全脱落。通常用药后阴道流血减少或停止，停药后产生撤药性阴道流血，7~10 天后出血自行停止。该法称为"药物性刮宫"，适用于少量长期子宫出血者。其方法：黄体酮 10mg/d，连用 5 天；或用醋酸甲羟孕酮 10~12mg/d，连用 7~10 天；或醋酸甲地孕酮（妇宁片）5mg/d，连用 7~10 天。

中多量子宫出血时的止血：炔诺酮（Norethindrone，Norethisteron，Noilutin）属 19－去甲基睾酮类衍生物，止血效果较好，临床上常用。每片剂量为 0.625mg，每次服 5mg，每 6~12 小时一次（大出血每 6~8 小时 1 次，中量出血每 12 小时 1 次）。阴道流血多在半天内减少，3 天内血止。血止 3 天后开始减量，每 3 天减一次，每次减量不超过原剂量的 1/3，维持量为 5mg/d，血止 20 天左右停药。如果出血很多，开始可用 5~10mg/次，每 3 小时一次，用药 2~3 次后改 8 小时一次。治疗时应叮嘱患者按时、按量用药，并告知停药后会有撤药性出血，不是症状复发，用药期间注意肝功能。

（3）复方口服避孕药：是以孕激素为主的雌孕激素联合方案。大出血时每次口服复方口服避孕药 1~2 片，每 8 小时一次。血止 2~3 天后开始减量，每 2~3 天减一次，每次减量不超过原剂量的 1/3，维持量为 1~2 片/天。

（4）激素止血时停药时机的选择：一般在出血停止 20 天左右停药，主要根据患者的一般情况决定停药时机。如果患者一般情况好、恢复快，就可以提前停药，停药后 2~5 天，会出现撤药性出血。如果出血停止 20 天后，贫血还没有得到很好的纠正，可以适当延长使用激素时间，以便患者得到更好的恢复。

（5）雄激素：既不能使子宫内膜增殖，也不能使增生的内膜发生分泌反应，因此它不能止血。虽然如此，可是雄激素可以减少出血量。雄激素不可单独用于无排卵型功血的治疗，它需要与雌激素或（和）孕激素联合使用。临床上常用丙酸睾酮（Testosterone Propionate），25mg/支，在出血量多时每天 25~50mg 肌内注射，连用 2~3 天，出血明显减少时停止使用。注意为防止发生男性化和肝功能损害，每月总量不宜超过 300mg。

（6）其他止血剂：如巴曲酶、6－氨基己酸、氨甲苯酸、氨甲环酸（止血环酸）和非甾体类抗炎药等。由于这些药不能改变子宫内膜的结构，因此他们只能减少出血量，不能从根本上止血。

大出血时静脉注射巴曲酶 1kU 后的 30 分钟内，阴道出血会显著减少，因此巴曲酶适于激素止血的辅助治疗。6－氨基己酸、氨甲苯酸和氨甲环酸属于抗纤维蛋白溶解药，它们也可减少出血。

3. 手术治疗　围绝经期妇女首选诊刮术，一方面可以止血，另一方面可用于明确有无子宫内膜病变。怀疑有子宫内膜病变的妇女也应做诊断性刮宫。

少数青春期功血患者药物止血效果不佳时，也需要刮宫。止血时要求刮净，刮不干净就起不到止血的作用。刮宫后 7 天左右，一些患者会有阴道流血，出血不多时可使用抗纤维蛋白溶解药，出血多时使用雌激素治疗。

由于刮宫不彻底造成的出血则建议使用复方口服避孕药治疗，或者选择再次刮宫。

4. 调整周期　对无排卵型功血来说，止血只是治疗的第一步，几乎所有的患者都还需要调整周期。青春期功血发生的根本原因是下丘脑－垂体－卵巢轴功能紊乱，正常的下丘脑－垂体－卵巢轴调节机制的建立可能需要很长的时间。在正常调节机制未建立之前，如果不予随访、调整周期，患者还会发生大出血。

　　围绝经期功血发生的原因是卵巢功能衰退，随着年龄的增加，卵巢功能只能越来越差。因此，理论上讲围绝经期功血不可能恢复正常，这些患者需要长期随访、调整周期，直到绝经。

二、黄体期缺陷

　　排卵后，在黄体分泌的孕激素的作用下子宫内膜发生分泌反应。在整个黄体期，子宫内膜的组织学形态（子宫内膜分泌反应）是持续变化的；分泌期时相不同，子宫内膜组织学形态也不同。若排卵后子宫内膜组织学变化比黄体发育晚两天以上，则称为黄体期缺陷（Luteal Phase Deficiency or Luteal Phase defect，LPD）。目前，国内常把黄体期缺陷称为黄体功能不足或黄体功能不全。导致黄体期缺陷的原因有两个：黄体内分泌功能不足和子宫内膜对孕激素的反应性下降。前者是名副其实的黄体功能不足，后者又被称为孕激素抵抗。

（一）发病机制

　　目前认为黄体期缺陷的发病机制如下。

　　1. 卵泡发育不良　黄体是由卵泡排卵后演化而来的，卵泡的颗粒细胞演变成黄体颗粒细胞，卵泡膜细胞演变成黄体卵泡膜细胞。当促性腺激素分泌失调或卵泡对促性腺激素的敏感性下降时，卵泡发育不良，颗粒细胞的数量和质量下降。由发育不良的卵泡生成的黄体质量也差，其分泌孕激素的能力下降。

　　2. 黄体功能不良　黄体的形成和维持与 LH 有关。当 LH 峰和黄体期 LH 分泌减少时，会发生黄体功能不足。另外，如前所述即使 LH 峰和 LH 分泌正常，如果卵泡发育不良也会出现黄体功能不足。黄体功能不足体现在两个方面：黄体内分泌功能低下，分泌的孕酮减少；黄体生存时间缩短，正常的黄体生存时间为 12～16 天，黄体功能不足时 ≤11 天。

　　3. 子宫内膜分泌反应不良　黄体功能不足时孕激素分泌减少，子宫内膜分泌反应不良，子宫内膜形态学变化比应有的组织学变化落后 2 天以上。子宫内膜存在孕激素抵抗时，虽然孕激素水平正常，但由于子宫内膜对孕激素的反应性下降，因此也将出现子宫内膜分泌反应不良。

（二）临床表现

　　黄体期缺陷属于亚临床疾病，其对患者的健康危害不大。患者往往因为不孕不育来就诊。

　　1. 月经紊乱　由于黄体生存期缩短，黄体期缩短，所以表现为月经周期缩短、月经频发。如果卵泡期延长，月经周期也可在正常范围。

　　2. 不孕或流产　由于黄体功能不足，患者不容易受孕。即使怀孕，也容易发生早期流产。据报道 3%～20% 的不育症与黄体期缺陷有关，另外诱发排卵时常出现黄体功能不足。

（三）辅助检查

　　临床表现只能为黄体期缺陷的诊断提供线索，明确诊断需要一些辅助检查。

　　1. 子宫内膜活检　是诊断黄体期缺陷的金标准。Noyes 和 Shangold 对排卵后每日的子宫内膜特征进行了描述，如果活检的内膜比其应有的组织学变化落后两天以上，即可诊断。活检的关键是确定排卵日，有条件者可通过 B 超监测和 LH 峰测定确定排卵日。临床上多选择月经来潮前 1～3 天活检，但该方法的误差较大。

　　2. 基础体温（BBT）测定　孕激素可以上调体温调定点，使基础体温升高。一般认为基础体温升高天数少于等于 11 天、上升幅度低于等于 0.3℃ 或上升速度缓慢时，应考虑黄体功能不足。需要注意的是，单单测定基础体温对诊断黄体功能不足是不够的。

　　3. 孕酮测定　孕酮是黄体分泌的主要因素，因此孕酮水平可反映黄体功能。黄体中期血孕酮水平低于 10ng/mL 时，可以诊断黄体功能不足。由于孕酮分泌变化很大，因此单靠一次孕酮测定进行诊断很不可靠。

　　4. B 超检查　可以从形态学上了解卵泡的发育、排卵情况和子宫内膜的情况，对判断黄体功能有一定的帮助。

（四）诊断和鉴别诊断

明确诊断需要子宫内膜活检。另外，根据常规检查很难明确诊断子宫内膜对孕激素的反应性下降。

（五）处理

目前的处理仅仅针对黄体功能不足。如果子宫内膜对孕激素的反应性下降，则没有有效的治疗方法。

1. 黄体支持　因为人绒毛膜促性腺激素（hCG）和 LH 的生物学作用相似，因此可用于黄体支持治疗。用法：黄体早期开始肌内注射 hCG，1 000IU/次，每天 1 次，连用 5~7 天；或 hCG，2 000IU/次，每 2 天 1 次，连用 3~4 次。

在诱发排卵时，如果有发生卵巢过度刺激综合征（OHSS）的风险，则应禁用 hCG，因为 hCG 可以引起 OHSS 或使 OHSS 病情加重。

2. 补充孕酮　治疗不孕症时选用黄体酮制剂，因为天然孕激素对胎儿最安全。如果不考虑生育，而是因为月经紊乱来治疗，可以选择人工合成的口服孕激素，如醋酸甲羟孕酮和醋酸甲地孕酮等。

（1）黄体酮针剂：在自然周期或诱发排卵时，每日肌内注射黄体酮 10~20mg；在使用 GnRH 激动剂和拮抗剂的周期中，需要加大黄体酮剂量至 40~80mg/d。

（2）微粒化黄体酮：口服利用度低，因此所需剂量大，根据情况每天口服 200~600mg。

（3）醋酸甲羟孕酮：下次月经来潮前 7~10 天开始用药，每天 8~10mg，连用 7~10 天。

（4）醋酸甲地孕酮：下次月经来潮前 7~10 天开始用药，每天 6~8mg，连用 7~10 天。

3. 促进卵泡发育　首选氯米芬，从月经的第 3~5 天开始，每天口服 25~100mg，连用 5 天，停药后监测卵泡发育情况。氯米芬疗效不佳者，可联合使用 HMG 和 hCG 治疗。

（位　军）

第四节　痛经

痛经（Dysmenorrhea）是指伴随着月经的疼痛，疼痛可以出现在行经前后或经期，主要集中在下腹部，常呈痉挛性，通常还伴有其他症状，包括腰腿疼、头痛、头晕、乏力、恶心、呕吐、腹泻、腹胀等。痛经是育龄期妇女常见的疾病，发生率很高，文献报道为30%~80%，每个人的疼痛阈值差异及临床上缺乏客观的评价指标使得人们对确切的发病率难以评估。我国 1980 年全国抽样调查结果表明：痛经发生率为33.19%，其中原发性痛经占36.06%，其余为继发性痛经。不同年龄段痛经发生率不同，初潮时发生率较低，随后逐渐升高，16~18 岁达顶峰，30~35 岁时下降，生育期稳定在40%左右，以后更低，50 岁时约为20%。

痛经分为原发性和继发性两种。原发性痛经（Primary Dysmenorrhea）是指不伴有其他明显盆腔疾病的单纯性功能性痛经；继发性痛经（Secondary Dysmenorrhea）是指因盆腔器质性疾病导致的痛经。

一、原发性痛经

青春期和年轻的成年女性的痛经大多数是原发性痛经，是功能性的，与正常排卵有关，没有盆腔疾患；但有大约 10% 的严重痛经患者可能会查出有盆腔疾患，如子宫内膜异位症或先天性生殖道发育异常。原发性痛经的发病原因和机制尚不完全清楚，研究发现原发性痛经发作时有子宫收缩的异常，而造成收缩异常的原因有局部前列腺素、白三烯类物质、血管加压素、催产素的增高等。

（一）病因和病理生理

1. 子宫收缩异常　正常月经期子宫的基础张力 <1.33kPa，宫缩时可达 16kPa，收缩频率为 3~4 次/分钟。痛经时宫腔的基础压力提高，收缩频率增高且不协调。因此原发性痛经可能是子宫肌肉活动增强、过渡收缩所致。

2. 前列腺素（PG）的合成和释放过多　子宫内膜是合成前列腺素的主要场所，子宫合成和释放前列腺素过多可能是导致痛经的主要原因。PG 的增多不仅可以刺激子宫肌肉过度收缩，导致子宫缺血，并且使神经末梢对痛觉刺激敏感化，使痛觉阈值降低。

3. 血管紧张素和催产素过高　原发性痛经患者体内的血管紧张素增高，血管紧张素可以引起子宫肌层和血管的平滑肌收缩加强，因此，被认为是引起痛经的另一重要因素。催产素是引起痛经的另一原因，临床上应用催产素拮抗剂可以缓解痛经。

4. 其他因素　主要是精神因素，紧张、压抑、焦虑、抑郁等都会影响对疼痛的反应和主观感受。

（二）临床表现

原发性痛经主要发生在年轻女性身上，初潮或初潮后数月开始，疼痛发生在月经来潮前或来潮后，在月经期的 48～72 小时持续存在，疼痛呈痉挛性，集中在下腹部，有时伴有腰痛，严重时伴有恶心、呕吐、面色苍白、出冷汗等，影响日常生活和工作。

（三）诊断与鉴别诊断

诊断原发性痛经，首先要排除器质性盆腔疾病的存在。全面采集病史，进行全面的体格检查，必要时结合辅助检查，如 B 超、腹腔镜、宫腔镜、子宫输卵管碘油造影等，排除子宫器质性疾病。鉴别诊断主要排除子宫内膜异位症、子宫腺肌症、盆腔炎等疾病，并区别于继发性痛经，还要与慢性盆腔痛相区别。

（四）治疗

1. 一般治疗　对痛经患者，尤其是青春期少女，必须进行有关月经的生理知识教育，消除其对月经的心理恐惧。痛经时可卧床休息，热敷下腹部，还可服用非特异性的止痛药。研究表明，对痛经患者施行精神心理干预可以有效减轻症状。

2. 药物治疗

（1）前列腺素合成酶抑制剂：非甾体类抗炎药是前列腺素合成酶抑制剂，通过阻断环氧化酶通路，抑制前列腺素合成，使子宫张力和收缩力下降，达到止痛的效果。有效率60%～90%，服用简单，不良反应小，还可以缓解其他相关症状，如恶心、呕吐、头痛、腹泻等。用法：一般于月经来潮、痛经出现前开始服用，连续服用 2～3 天，因为前列腺素在月经来潮的最初48 小时释放最多，连续服药的目的是减少前列腺素的合成和释放。因此疼痛时临时间断给药效果不佳，难以控制疼痛。

（2）避孕药具：短效口服避孕药和含左炔诺孕酮的宫内节育器（曼月乐）适用于需要采用避孕措施的痛经患者，可以有效地治疗原发性痛经。口服避孕药可以使50%的患者疼痛完全缓解，40%明显减轻。曼月乐对痛经的缓解的有效率也高达90%左右。避孕药的主要作用是抑制子宫内膜生长、抑制排卵、降低前列腺素和血管加压素的水平。各类雌、孕激素的复合避孕药均可以减少痛经的发生，它们减轻痛经的程度无显著差异。

（3）中药治疗：中医认为痛经是由于气血运行不畅引起，因此一般以通调气血为主，治疗原发性痛经一般用当归、川芎、茯苓、白术、泽泻等组成的当归芍药散，效果明显。

3. 手术治疗　以往对原发性痛经药物治疗无效者的顽固性病例，可以采用骶前神经节切除术，效果良好，但有一定的并发症。近年来主要用子宫神经部分切除术。无生育要求者，可进行子宫切除术。

二、继发性痛经

继发性痛经是指与盆腔器官的器质性病变有关的周期性疼痛。常在初潮后数年发生。

（一）病因

有许多妇科疾病可能引起继发性痛经。

1. 典型周期性痛经的原因　处女膜闭锁、阴道横膈、宫颈狭窄、子宫异常（先天畸形、双角子宫）、子宫腔粘连（Asherman 综合征）、子宫内膜息肉、子宫平滑肌瘤、子宫腺肌病、盆腔瘀血综合征、子宫内膜异位症、宫内节育器（IUD）等。

2. 不典型的周期性痛经的原因 子宫内膜异位症、子宫腺肌病、残留卵巢综合征、慢性功能性囊肿形成、慢性盆腔炎等。

（二）病理生理

研究表明，子宫内膜异位症和子宫腺肌症患者体内产生过多的前列腺素，可能是痛经的主要原因之一。前列腺素合成酶抑制制剂可以缓解该类疾病的痛经症状。环氧化酶（COX）是前列腺素合成的限速酶，在子宫内膜异位症和子宫腺肌症患者体内表达量过度增高。这些均说明前列腺素合成代谢异常与继发性痛经的疼痛有关。

宫内节育器（IUD）的不良反应主要是月经过多和继发痛经，其痛经的主要原因可能是子宫的局部损伤和 IUD 局部的白细胞浸润导致的前列腺素合成增加。

（三）临床表现

痛经一般发生在初潮后数年，生育年龄妇女较多见。疼痛多发生在月经来潮之前，月经前半期达到高峰，此后逐渐减轻，直到结束。继发性痛经症状常有不同，伴有腹胀、下腹坠痛、肛门坠痛等。但子宫内膜异位症的痛经也有可能发生在初潮后不久。

（四）诊断和鉴别诊断

诊断继发性痛经，除了详细询问病史外，主要通过盆腔检查，相关的辅助检查，如 B 超、腹腔镜、宫腔镜及生化指标的化验等，找出相应的病因。

（位　军）

第五节　闭经

闭经（Amenorrhea）为月经从未来潮或异常停止。闭经可分为生理性闭经和病理性闭经。本节仅介绍病理性闭经。

一、概述

闭经分为原发性和继发性闭经两种。

原发性闭经（Primary Amenorrhea）。是指女性年满 15 岁尚无月经来潮，或 13 岁尚无第二性征发育，或第二性征发育已过两年而月经仍未来潮者为原发性闭经。此定义以正常青春期应出现第二性征发育和月经初潮的年龄退后两个标准差年龄为依据。

继发性闭经（Secondary Amenorrhea）。是指月经建立后月经停止，停经持续时间相当于既往 3 个月经周期以上的总时间或月经停止 6 个月者。

二、诊断

闭经的原因很多，是许多疾病的一种表现，其诊断要根据病史、体格检查和相关的辅助检查找出导致闭经的原发病因，才能最终诊断其类型、发生部位。因此，详细了解闭经患者的发病史、月经史、生育史、个人史十分重要。

1. 病史

（1）现病史：了解末次月经时间，并区分是自然月经或激素治疗后的撤退性出血。了解发病前有无诱因，如环境改变、精神刺激、过度劳累、寒冷刺激等，精神心理因素、节制饮食或厌食所致的明显体重下降，消耗性疾病引起的严重营养不良等。

（2）月经史：原发性闭经患者应询问有无自然的乳房发育、性毛生长、身高增长；继发性闭经者应询问初潮年龄、周期、经期、经量等。闭经以来有无并发症状，如早孕样反应、腹痛、溢乳、视力改变、体重增加、围绝经症状等。曾做过什么检查，用过哪些药物等。最近的两次月经日期要问清楚。

（3）婚育史：包括婚姻状况、结婚年龄、避孕方法、使用时间等。妊娠生育史包括妊娠次数、分娩次数，有无难产、大出血和手术产情况、有无产后并发症；流产次数、方法、有无并发症等；有无人流、取环等可能造成子宫内膜损伤的病史。

（4）既往史：幼年有无腮腺炎、结核、脑炎、脑部创伤史、生殖器官感染史，有无垂体肿瘤、垂体手术、垂体外伤等病史，有无其他内分泌疾病史，如甲状腺、肾上腺和胰腺等异常病史。

（5）个人史：个人生活习惯、学习工作压力、环境改变、运动强度、家庭关系等。

（6）家族史：母亲、姐妹有无早绝经的病史，父母是否近亲结婚等。

2. 临床表现和体格检查

（1）临床表现：15 岁月经从未来潮，为原发闭经；原来月经正常，排除妊娠和哺乳，月经停止 6 个月以上，为继发闭经。

（2）体格检查。

全身检查：包括全身发育状况、有无畸形；测量身高、体重、四肢与躯干的比例，五官特征，观察精神状态、智力发育、营养状等，对毛发分布和浓密程度进行评分，评估乳房发育情况并检查是否溢乳，腹股沟和小腹部有无肿块等。

妇科检查：观察外生殖器发育情况，有无先天性畸形；检查子宫和卵巢的大小，有无肿块和结节，输卵管有无增粗和肿块等。

3. 辅助检查

（1）激素试验

1）孕激素试验：根据孕激素试验将闭经分为Ⅰ度闭经和Ⅱ度闭经，反映闭经的严重程度：卵巢具有分泌雌激素功能，有一定雌激素水平，用孕激素有撤退出血称Ⅰ度闭经；卵巢分泌雌激素功能缺陷或停止，雌激素水平低落，用孕激素无撤退出血，称Ⅱ度闭经。其方法为黄体酮 20mg，肌内注射，共 3~5 天；或甲羟孕酮 8~10mg，每日一次，共 5~7 天；或达芙通 10mg，每日两次，5~7 天。停药后 2~7 日内有撤退性出血为阳性，即Ⅰ度闭经，表示生殖道完整，体内有一定水平的内源性雌激素，但有排卵障碍；如本试验为阴性，则为Ⅱ度闭经。

2）雌激素试验：孕激素试验阴性者行雌激素试验以排除子宫性闭经。口服雌激素（己烯雌酚 1mg，或炔雌醇 0.05mg，或倍美力 0.625mg，或补佳乐 1mg）每日一次，共 20 天，于用药第 16 天开始用孕激素制剂（黄体酮 20mg，肌内注射，每日一次；或甲羟孕酮 8~10mg，每日一次；或达芙通 10mg，每日两次）共 5 天。停药后 2~7 天内有撤退性出血者为阳性，表示子宫内膜正常，下生殖道无梗阻，病变系内源性雌激素缺乏引起；试验阴性表示病变在子宫，重复两个周期仍无出血，子宫或下生殖道梗阻可诊断。

3）垂体兴奋试验：对于 FSH 低于正常者，需用此试验确定病变在垂体还是下丘脑。其方法是静脉注射 GnRH 50μg，于注射前及注射后 15 分钟、30 分钟、60 分钟、120 分钟分别采血测定 LH，峰值为注射前 2 倍以上为阳性，说明病变可能在下丘脑。阴性者人工周期治疗 1~3 个月后重复试验仍无反应者表示病变在垂体。若 FSH 升高不明显，LH 较基础值明显升高，伴有 LH/FSH > 3，提示可能是 PCOS。

（2）靶器官功能检查

1）子宫功能检查：诊断性刮宫或内膜活检适用于已婚妇女，用以了解宫腔深度、颈管和宫腔有无粘连。刮取内膜活检可以了解子宫内膜对卵巢激素的反应，诊断内膜结核、内膜息肉等疾病。

2）卵巢功能检查：包括基础体温测定、宫颈评分、宫颈脱落细胞检查等。

3）基础体温测定：孕酮通过体温调节中枢使体温升高，正常有排卵的月经周期后半周期体温较前半周期升高 0.3~0.5℃，因此体温呈双相型提示卵巢有排卵和黄体形成。

4）宫颈黏液检查：宫颈受雌、孕激素的影响会发生形态、宫颈黏液物理性状的改变，分为宫颈黏液评分和宫颈黏液结晶检查两种，前者是根据宫颈黏液的量、拉丝度、宫颈口张合的程度进行评分；后者根据黏液的结晶判断受雌激素影响的程度及是否受孕激素的影响。

5）阴道脱落细胞检查：通过观察阴道脱落中表、中、底层细胞的比例，判断雌激素水平，一般表层细胞的比例越高反映雌激素水平越高。卵巢早衰患者出现不同程度的雌激素低落状态。

（3）内分泌测定

1）生殖激素测定：促性腺激素 FSH、LH 测定适用于雌激素试验阳性者，以区别雌激素缺乏是卵巢性或中枢性。高促性腺激素性腺功能低落（Hypergoadotropic Hypogonadism）：FSH≥30IU/L，病变在卵巢；低促性腺激素性腺功能低落（Hypogoadotropic Hypogonadism）：FSH 或 LH ＜5IU/L，病变在中枢（下丘脑或垂体）。LH/FSH 比值增大可能患有多囊卵巢综合征（PCOS）。E_2 测定可反映卵巢激素的水平，E≤50pg 卵巢功能低下，P≥15.9mmol 说明有排卵，T 高提示有 PCOS、卵巢男性化肿瘤、睾丸女性化疾病、肾上腺皮质疾病等可能。PRL 测定要在上午 9～11 时，空腹、安静状态下，避免应激因素影响。PRL ＞25～30ng/mL 为高泌乳素血症，要根据病史寻找相应的病因。

2）其他激素：甲状腺激素、肾上腺激素、胰岛素等的测定可以确定闭经的原发病因。

（4）其他辅助检查

1）B 超：可了解盆腔有无肿块，了解子宫大小、内膜情况、宫腔内有无占位病变，卵巢的大小形态、卵泡大小数目、有无肿块，有无腹腔积液等。

2）子宫输卵管造影（HSG）：对于怀疑子宫疾病、结核、粘连者应行 HSG 检查，了解子宫是否有粘连、输卵管是否通畅等。

3）宫腔镜检查：有助于明确子宫性闭经的病变性质，了解宫腔粘连的部位、程度、范围等，估计月经恢复的可能性；腹腔镜检查可以在直视下观察卵巢的外观、大小、形状等，明确闭经的病因，腔镜下可以行活检，卵巢活检有利于明确两性畸形的病因。

4）电子计算机断层扫描（CT）或磁共振成像（MRI）：可用于头部蝶鞍区的检查，有利于分析肿瘤的大小和性质，诊断空蝶鞍、垂体瘤等疾病。

5）染色体检查：对于原发性闭经应常规进行外周血染色体检查，对鉴别先天性性腺发育不全的病因、两性畸形的病因有重要意义。

6）自身免疫性抗体检测：与闭经有关的自身免疫性抗体包括抗肾上腺抗体、抗甲状腺微粒体抗体、抗卵巢抗体、抗胰岛细胞抗体等。

7）其他：疑为结核者测定血沉、结核菌素试验、胸片，怀疑妊娠或相关疾病者应查 hCG。

三、治疗

引起闭经的原因复杂多样，有先天和后天因素，更有功能失调和器质性因素之分，因此治疗上要按照患病病因制定出不同的治疗方案，全身治疗和病因治疗相结合。

（一）一般治疗

月经正常来潮受神经内分泌调节，精神心理、社会环境、饮食营养对其有重大影响。另外闭经本身也会影响患者的身心健康。因此，全身治疗和心理调节对闭经患者十分必要。对于因精神创伤、学习和工作压力导致的精神应激性闭经要进行耐心的心理疏导；对于盲目节食减肥或服药减肥导致的闭经要指导其正确认识和利用适当途径进行体重控制，并告知过度节食减肥的弊端；对于偏食引起的营养不良要纠正饮食习惯；慢性疾病导致的营养不良要针对病因进行治疗，并适当增加营养。若闭经患者伴有自卑、消极的心理问题，要鼓励其树立信心，配合治疗，有助于月经早日恢复。

（二）激素治疗

对于原发性闭经患者，激素应用的目的是促进生长和第二性征发育，诱导人工月经来潮；对于继发性闭经患者，激素应用的目的是补充性激素，诱导正常月经，防止激素水平低下造成的生殖器官萎缩、骨质疏松等影响。

1. 单纯雌激素应用

（1）促进身高生长：Turner 综合征患者及性腺发育不良患者缺乏青春期雌激素刺激产生的身高突增阶段，因此，这类患者在骨龄达到 13 岁以后，可以开始小剂量应用雌激素。如孕马雌酮（倍美力）0.300～0.625mg/d，戊酸雌二醇 1mg/d，可增快生长速度。也可使用生长激素，剂量为每周 0.5～

1. 0IU/kg，应用时间可早至 5～6 岁，但价格昂贵。

（2）促进第二性征和生殖器官发育：原发性闭经患者为低雌激素水平者，第二性征往往发育不良或完全不发育，应用小剂量雌激素模拟正常青春期水平，刺激女性第二性征和生殖器官发育，如孕马雌酮（倍美力）0. 300～0. 625mg/d，戊酸雌二醇 1mg/d，使用过程中定期检测子宫内膜厚度，当子宫内膜厚度超过 6mm 时，开始定期加用孕激素，造成撤退性出血——人工月经。

（3）激素替代：当患者雌激素水平低下，而缺乏子宫或子宫因手术切除时，可单纯应用雌激素进行激素替代治疗，如孕马雌酮（倍美力）0. 625mg/d、戊酸雌二醇 1～2mg/d、炔雌醇 0. 012 5mg/d 等。

2. 雌、孕激素联合　雌、孕激素序贯治疗：孕马雌酮（倍美力）0. 625mg/d，或戊酸雌二醇 1～2mg/d，从出血第 5 天开始应用，连续 21～28 天，最后 10～14 天加用孕激素，如甲羟孕酮 8～10mg/d，或地屈孕酮 10～20mg/d。

3. 单纯应用孕激素　对于有一定雌激素水平的Ⅰ度闭经，可以应用孕激素后半周期治疗，避免长期雌激素刺激缺乏孕激素抵抗造成子宫内膜过度增生。用药方法为，甲羟孕酮 8～10mg/d，或地屈孕酮 10～20mg/d，从出血第 16 天开始，连续应用 10～14 天。

（三）促孕治疗

对于有生育要求的妇女，有些闭经患者在进行数个周期的激素治疗后，排卵恢复，可自然孕育；但有些患者无法恢复自发排卵，要在周期治疗诱导生殖器官发育正常后，进行促排卵治疗。

1. 小剂量雌激素　对于卵巢早衰患者，卵巢内尚有少量残余卵泡，这类患者不论对氯米芬或尿促性素都不敏感，可以用小剂量雌激素期待治疗，孕马雌酮（倍美力）0. 625mg/d，或戊酸雌二醇 1mg/d，定期监测卵泡生长情况，当卵泡成熟时可用 hCG 5 000～10 000IU 促排卵。

2. 氯米芬（CC）　适应于有一定雌激素水平的闭经妇女。从撤退性出血第 3～5 天开始，50～200mg/d，连续 5 天，从最低剂量开始试用，若无效，下一周期可逐步增加剂量。使用促排卵药物过程中要严密监测卵巢大小和卵泡生长情况。

3. 尿促性素（HMG）　适应于中枢性闭经。自撤退出血 3～5 天开始，每天 75IU，连续 7 天，若无反应可逐渐增加剂量，每次增加 37. 5～75. 0IU，用药期间必需利用 B 超、宫颈评分、雌激素水平监测卵泡发育情况，随时调整剂量。当宫颈评分高于 8，优势卵泡大于 18mm 时，可以注射 hCG 促排卵，hCG 的注射剂量要根据卵泡的数量和卵巢的大小决定，以防引起卵巢过激反应。

4. 纯促卵泡激素（FSH）　每支含纯化的 FSH 75IU，该制剂主要适应于 LH 不低的患者，如 PCOS 患者，使用方法同 HMG，在撤退性出血 3～5 天开始使用，每天 75IU，连续 7 天，之后通过定期监测卵泡发育情况调整用药量，直至卵泡成熟，停止应用 FSH。

5. hCG　促卵泡治疗过程中观察到卵泡直径大于 18mm，或宫颈评分连续 2 天大于 8 分时，可以注射 hCG2 000～10 000IU/d，诱使卵泡排出。hCG 的使用量要根据成熟卵泡的数量、卵巢的大小慎重选用，避免剂量使用不当造成卵巢过度刺激。

（四）对因治疗

引起闭经的原因很多，因此治疗闭经要结合其病因诊断，针对发病原因进行治疗。

1. 子宫及下生殖道因素闭经

（1）下生殖道因素闭经：无孔处女膜可手术切开处女膜，有经血者进行引流，并用抗生素预防感染；小阴唇粘连者一经确诊应立即行钝性分离术，术后抗感染、局部应用雌激素预防术后再次粘连；阴道闭锁和阴道完全横膈需手术打通阴道，术后适当应用阴道模具避免粘连；阴道不全横膈可在孕育成功，分娩时予以切开；先天性无阴道无子宫者，可在婚前 3 个月进行阴道成形术，术后放置模具。

（2）宫腔粘连：宫腔粘连的处理要根据粘连的部位、面积、程度、有无生育要求决定是否处理。宫腔完全粘连或虽部分粘连但不影响经血外流者，若患者无生育要求者，无须处理；如有生育要求，宫腔部分粘连，或宫颈粘连影响经血流出有周期性腹痛，应分解粘连。方法有：用宫腔探针或宫颈扩张器分离粘连，或在宫腔镜直视下分离粘连。粘连分离后放置 IUD 3～6 个月，同时应用雌孕激素序贯治疗支持内膜的修复和生长，预防再粘连。

2. **卵巢性闭经** 不论是先天性卵巢发育不良，或是后天因素导致卵巢功能衰退、卵泡耗竭，均表现为促性腺激素增高，雌、孕激素水平低下。

（1）原发性卵巢性闭经：这类患者第二性征发育不良或不发育，因此，在骨龄达到 13 岁时应用小剂量雌激素促进生长和第二性征发育，当子宫内膜发育到一定程度开始使用雌、孕激素联合治疗诱发月经。该类患者由于卵巢内缺乏生殖细胞和卵泡，因此，不能孕育自己的孩子，如子宫发育正常，婚后可以借助他人供卵生育。

（2）继发性卵巢性闭经：这类闭经引起的原因不详，治疗上亦无法针对病因。对于无生育要求的，应进行雌孕激素联合替代治疗，维持月经、避免生殖器官萎缩、预防骨质疏松等疾病。对于有生育要求，而卵巢内又有残存卵泡者，雌孕激素序贯治疗数周期后，有部分患者可恢复排卵而受孕；若不能自发恢复可试用促排卵治疗，但这类患者的卵巢对促排卵药物的敏感性差，生育希望较小。继发性卵巢性闭经患者，闭经时间越短，治疗后排卵恢复率越高，反之，排卵恢复率极低。

3. **垂体性闭经** 多为器质性原因引起的闭经，如垂体瘤、空蝶鞍综合征、希汉综合征，要针对病因治疗。

（1）垂体瘤：垂体瘤种类很多，各具不同的分泌功能，因此除了瘤体增大时的神经压迫症状外，对健康产生的影响依据其分泌的激素而不同。一般而言，垂体肿瘤通过手术切除可以根治，但近年来的研究和医学发展使垂体肿瘤的药物治疗成为可能。垂体催乳素瘤是引起闭经的主要原因之一，该病可以手术治疗，如开颅术、经蝶鞍术等，但垂体催乳素瘤手术常常造成肿瘤切除不全或正常垂体组织损伤，近年来药物治疗获得了巨大的进展，逐渐替代手术成为首选治疗方法。目前垂体催乳素瘤的首选治疗药物是溴隐亭，为多巴胺受体激动剂，每片 2.5mg，可从 1.25mg 开始给药，每天 2 次，餐时或餐后给药，3 天无不适可逐渐加量，最大剂量 10mg/d。该药的主要不良反应是胃肠道刺激症状，如不能适应，也可改用阴道给药，资料报道与口服生物利用度相似。另外，还有长效溴隐亭，每 28 天注射一次，一次 50~100mg，最大剂量 200mg，不良反应小，疗效好，可用于对口服溴隐亭不能耐受的患者。还有一种是诺果宁，是非麦角碱类多巴胺受体 D，激动剂，为新一代高效抗 PRL 药，治疗初始剂量为 25μg/d，第二天、第三天为 50μg/d，维持量为 75~150μg/d，该药不良反应小、使用安全，但目前国内市场尚无销售。由于 PRL 降为正常后可以立即恢复自发排卵，因此对于已婚妇女，如不避孕可能很快怀孕，但建议如果是垂体瘤患者，最好是 PRL 控制正常一年后怀孕。尽管目前尚无任何资料证明溴隐亭对胚胎有害，但慎重起见，推荐妊娠期，特别是 3 个月以内停用溴隐亭。妊娠过程中定期观察 PRL 变化，有无头痛、视力下降等症状，如有催乳素瘤复发或加重，可立即使用溴隐亭，能迅速控制症状，控制不住可以立即手术。

（2）希汉综合征：由于希汉综合征通常造成垂体分泌促性腺激素、促甲状腺素、促肾上腺素功能的损伤，因此根据患者的具体情况，需进行雌激素、孕激素，甲状腺素和肾上腺皮质激素三方面的补充替代治疗。雌激素、孕激素采用序贯治疗；肾上腺皮质激素采用泼尼松 5~10mg/d 或醋酸可的松 25 mg/d，晨服2/3，下午服 1/3；甲状腺素片 30~60mg/d。该病如果没有子宫和输卵管的损伤，如有生育要求，轻型者可用 CC 促排卵，重者可以用 HMG/hCG 促排卵治疗，排卵后建议使用黄体酮维持黄体功能。

4. **中枢性闭经** 中枢性闭经的病因多为精神心理、应激相关因素，因此针对诱因进行治疗十分重要；部分为先天性下丘脑神经元发育异常导致，主要是进行激素替代，有生育要求者进行促排卵助孕。

（1）Kallmann 综合征：由于这种先天性的中枢异常无法纠正，因此，需用激素替代方法补充治疗及诱导月经来潮。而卵巢本身并无异常，只是缺乏促性腺激素的刺激使其功能处于静止状态，给予外源性促性腺激素可以诱导卵巢内卵泡的发育和成熟。因此，该病的治疗分两个阶段，首先是激素替代治疗，用小剂量雌激素治疗促进第二性征的发育和生殖器官的发育，到生殖器官发育到一定阶段时，单纯雌激素治疗改为雌、孕激素联合治疗诱导月经来潮；当患者结婚有生育要求时，可用 HMG 和 hCG 诱导排卵，或用 GnRH 脉冲法诱导排卵，后者由于操作困难使用较少。

（2）特发性低促性腺素性腺功能低下（IHH）：治疗同 Kallmann 综合征，用激素替代方法补充治疗及诱导月经来潮，有生育要求时，给予外源性促性腺激素诱导卵巢内卵泡的发育成熟和排卵。

（3）继发性低促性腺素性腺功能低下：用周期性治疗诱导月经来潮，连续 3~6 个月。

（徐　哲）

第六节　多囊卵巢综合征

多囊卵巢综合征（Polycystic Ovary Syndrome，PCOS）是常见的妇科内分泌疾病，以长期无排卵和高雄激素血症为基本特征，普遍存在胰岛素抵抗，临床表现异质性，超过50%的PCOS患者超重或肥胖。育龄妇女中 PCOS 的患病率是 5%~10%，而在无排卵性不育症患者中的发病率高达 30%~60%。近年来的研究发现该疾病的功能紊乱远超出生殖轴，由于存在胰岛素抵抗，常发展为 2 型糖尿病、脂代谢紊乱及心血管疾病等；且 PCOS 患者的代谢综合征的患病率为正常人群的 4~11 倍。

一、病因

PCOS 的确切病因至今尚不是很清楚，现有的研究表明，PCOS 发病与遗传因素，如肥胖、2 型糖尿病、脂溢性脱发、高血压等家族史以及宫内环境、出生后的饮食结构、生活方式等密切相关，提示 P-COS 可能是遗传与环境因素共同作用的结果。

遗传学因素：研究发现 PCOS 患者有明显的家族聚集性，如具有肥胖、2 型糖尿病、脂溢性脱发、高血压等家族史者，其 PCOS 的发生率较高。

目前发现可能与 PCOS 发生有关的基因主要有以下几类：与甾体激素合成和作用相关的基因，如胆固醇侧链裂解酶 CYP11A、CYP17、CYP21 等；与促性腺激素作用和调节相关的基因，如 LH 受体基因、卵泡抑素基因、β-FSH 基因等；与糖代谢和能量平衡相关的基因，如胰岛素基因、胰岛素受体基因、IRS 基因、钙激活酶基因等；主要组织相容性位点。

这些基因可出现表达水平或单核苷酸多态性变化。另外，研究还发现 PCOS 也存在某些基因 DNA 甲基化的异常，2002 年 Hickey 等首次对雄激素受体（AR）的 CAG 重复序列多态性、甲基化和 X 染色体失活进行了研究，认为 AR（CAG）n 位点甲基化类型可能影响PCOS的发生、发展。

PCOS 的环境因素：近年来发现 PCOS 患者的高胰岛素或高血糖症可能通过影响胎儿宫内环境导致子代出生后生长发育及代谢异常，并且出生后饮食结构、生活方式也可以影响 PCOS 的发生、发展。

二、临床表现

月经失调。见于 75%~85% 的 PCOS 患者。可表现为：月经稀发（每年月经次数少于等于 6 次）、闭经或不规则子宫出血。

不育症。一对夫妇结婚后有正常性生活（未避孕）1 年尚未怀孕者称为不育。需检查排除男方和输卵管异常，并确认无排卵或稀发排卵。

雄激素过多症。痤疮：PCOS 患者中 15%~25% 有痤疮，病变多见于面部、前额、双颊等，胸背、肩部也可出现。痤疮的分级为：轻-中度者以粉刺、红斑丘疹、丘脓疱疹为主，重度者以脓疱结节、囊肿、结疤炎症状态为主。多毛症（Hirsutism）：性毛过多指雄激素依赖性体毛过度生长，PCOS 患者中患多毛症者65%~75%。

肥胖（Obesity）。以腹型肥胖为主，临床上以腰围（WR）或腰臀比（腰围 cm/臀围 cm，WHR）表示肥胖的类型。若女性 WHRI>0.8，或腰围大于等于85cm 可诊断为腹型肥胖。

黑棘皮症（Acanthosis Nigricans）。黑棘皮症是严重胰岛素抵抗的一种皮肤表现，常在外阴、腹股沟、腋下、颈后等皮肤皱折处呈灰棕色、天鹅绒样片状角化过度，有时呈疣状。其分为轻、中、重度：0. 无黑棘皮症；1+. 颈部 & 腋窝有细小的疣状斑块，伴/不伴有受累皮肤色素沉着；2+. 颈部 & 腋窝有粗糙的疣状斑块，伴/不伴有受累皮肤色素沉着；3+. 颈部 & 腋窝及躯干有粗糙的疣状斑块，伴/不伴有受累皮肤色素沉着。

三、诊断

（一）PCOS 临床表现异质性

不论症状还是生化异常都呈现种族和个体差异：多年来对 PCOS 的诊断一直存在争议，近二十年国际上陆续推出 3 个标准，1990 年美国国立卫生研究院（National Institute Health，MH）对 PCOS 诊断标准包括以下两项（按重要性排序）：①雄激素过多症及（或）高雄激素血症。②稀发排卵。但需排除以下高雄激素疾病，如先天性 21 - 羟化酶缺乏、库欣综合征、高泌乳素及分泌雄激素的肿瘤等；使标准化诊断迈出了重要的一步。该标准包括了三种基本表现型：①多毛、高雄血症及稀发排卵。②多毛及稀发排卵。③高雄血症及稀发排卵。

随着诊断技术的进展、阴道超声的广泛应用，许多学者报道超过 50% 的 PCOS 患者具有卵巢多囊改变特征，2003 年由美国生殖医学会（American Society for Reproductive Medicine，ASRM）及欧洲人类生殖与胚胎协会（European Society of Human Reproduction and Embryology，ESHRE）在鹿特丹举办专家会对 PCOS 诊断达成新的共识，加入了关于卵巢多囊改变的标准，并提出 PCOS 需具备以下三项中两项：①稀发排卵及（或）无排卵。②雄激素过多的临床体征及（或）生化指标。③卵巢多囊改变。同样需排除其他雄激素过多的疾病或相关疾病；此标准较 NIH 标准增加了两个新的表型：①多囊卵巢、多毛和（或）高雄血症，但排卵功能正常。②多囊卵巢、排卵不规则，但没有雄激素增多症。此标准的提出引起医学界广泛争论，支持该标准的一方认为该标准提出新表型，对病因和异质性的认识有帮助；反对的一方则认为，该标准提出的新表型尚缺乏资料，且两种新表型的临床重要性不确定。

2006 年美国雄激素过多协会（Androgen Excess Society，AES）对 PCOS 又提出标准，必须具备以下两项：①多毛及（或）高雄激素血症。②稀发排卵及（或）多囊卵巢。此标准同样需排除其他雄激素过多或相关疾病，与鹿特丹标准不同的是此标准强调必须具备第一条。中华医学会妇产科分会内分泌学组通过多次专家扩大会议确定推荐我国采纳鹿特丹诊断标准，一方面是可与国际接轨，另一方面采用此标准可在我们自己的多中心调研中筛查和确定 PCOS 在我国人群的表型分布。另外，鹿特丹标准未包含青春期及 IR 的诊断内容，因此在中国范围内通过在正常人群按年龄分层对 PCOS 诊断的相关指标的生理值的流行病学调查，并建立相应的评估体系，对 PCOS 及其代谢并发症的早期诊断具有重要意义。

（二）实验室测定

雄激素的测定：正常妇女循环中雄激素有睾酮、雄烯二酮、去氢表雄酮及其硫酸盐 4 种。临床上常规检查项目为血清总睾酮及硫酸脱氢表雄酮。目前尚缺乏我国女性高雄激素的实验室诊断标准。

促性腺激素的测定（LH、FSH）：研究显示 PCOS 患者 LH，FSH 比值高于 2~3，但这一特点仅见于无肥胖的 PCOS 患者。由于肥胖可抑制 GnRH/LH 脉冲分泌振幅，使肥胖 PCOS 患者 LH 水平及 LH/FSH 比值不升高，故此比值不作为 PCOS 的诊断依据。

（三）盆腔超声检查

多囊卵巢（PCO）是超声检查对卵巢形态的一种描述。根据鹿特丹专家共识 PCO 超声相的定义为：一个或多个切面可见一侧或两侧卵巢内直径 2~9mm 的卵泡大于等于 12 个，和（或）卵巢体积大于等于 10mL（卵巢体积按 $0.5 ×$ 长径 × 横径 × 前后径计算）。

注意：超声检查前应停用口服避孕药至少 1 个月，在规则月经患者中应选择在周期第 3~5 天检查。稀发排卵患者若有卵泡直径大于 10mm 或有黄体出现，应在下个周期进行复查。除未婚患者外，应选择经阴道超声检查；青春期女孩应采用经直肠超声检查。

（四）基础体温（BBT）测定

PCOS 患者应于每天早晨醒后立即测试舌下体温（舌下放置 5 分钟），至少一个月经周期，并记录在坐标纸上。测试前禁止起床、说话、大小便、进食、吸烟等活动。根据体温曲线的形状可以了解有无排卵，并估计排卵日期，早期诊断妊娠。

四、鉴别诊断

迟发型肾上腺皮质增生（21－羟化酶缺陷）：测定17α－羟孕酮水平以排除肾上腺皮质增生（CAH）。

分泌雄激素的肾上腺、卵巢肿瘤：肾上腺素瘤和癌可引起男性化、高雄激素血症和不排卵。分泌雄激素的卵巢肿瘤也引起相似的临床表现，B超可鉴别。

Cushing综合征：可继发于垂体肿瘤、异位肾上腺皮质激素分泌肿瘤、肾上腺肿瘤或癌，Cushing综合征患者中近半数有低促性腺激素（Gn）血症，可表现出高雄激素血症临床症状和体征，但雄激素水平可在正常范围，而皮质醇异常升高。

五、治疗

按有无生育要求及有无并发症分为基础治疗、并发症治疗及促孕治疗三方面。

（一）基础治疗

基础治疗是指针对PCOS患者月经失调、雄激素过多症、胰岛素抵抗及肥胖的治疗，包括控制体重治疗、控制月经周期治疗、降雄激素治疗及降胰岛素治疗四方面。治疗目的是促进排卵功能恢复，改善雄激素过多体征，阻止子宫内膜增生病变和癌变以及阻止代谢综合征的发生。治疗可根据患者的情况，采用单一或两种及以上治疗方法联合应用。

1. 控制体重疗法　肥胖型PCOS患者调整生活方式（饮食控制和适当运动量）是一线治疗。早在1935年，Stein和leventhal就发现肥胖是该综合征的常见症状，但长期以来未将降体重作为该综合征肥胖患者的常规治疗方法。近年很多观察性研究资料发现减重能促进PCOS患者恢复自发排卵。一项为期15年的对照前瞻性的研究发现，减重能降低10年内糖尿病及8年内高血压的发病率；并有研究表明限制能量摄入是减重和改善生殖功能最有效的方法，甚至有时在体重仍未见明显下降时，生殖功能已得到了明显的改善，这可能与能量摄入减少有关。最早的一项关于低卡路里饮食摄入的观察性研究发现，20例肥胖的患者（14例PCOS，6个为高雄激素血症－胰岛素抵抗－黑棘皮综合征患者）给予低卡路里饮食8个月，明显降低了胰岛素及雄激素水平，随后的多项研究也进一步证实此结果。有证据指出，肥胖患者予低糖饮食有益于改善其高胰岛素血症。2008年的欧洲生殖与胚胎学会/美国生殖医学会（ESHRM/ASRM）共识建议肥胖型PCOS患者首选低糖饮食。2009年国外学者对14项随机对照研究的荟萃分析的资料显示（其中仅两项研究为PCOS患者），对于肥胖者，不论是否为PCOS患者，生活方式的改变（生活习惯及饮食控制）是其一线治疗的方法。但是对不同食物结构组成对减重疗效的评估目前尚缺乏大样本研究，故不同的食物结构对控制体重的效果仍不明确。

运动也是控制体重的方法之一，它可提高骨骼肌对胰岛素的敏感性，但关于单纯运动对PCOS生殖功能恢复的作用的研究很少。在一项临床小样本研究中未证实单独运动对减重有效。另外，也有采用药物减重的报道，如采用胰岛素增敏剂——二甲双胍抑制食欲的作用；研究证实二甲双胍治疗肥胖型PCOS时，能使体重有一定程度的下降，并能改善生殖功能。一项应用大剂量的二甲双胍（大于1 500mg/d）或服用时间大于8周治疗肥胖患者的临床研究表明，二甲双胍组比安慰剂组能明显减轻体重。但是改善生活方式联合大剂量的二甲双胍能否达到更好的协同作用尚缺乏大样本的研究。此外，对饮食运动控制饮食效果并不明显者，美国国家心肺循环研究中心及Cochrane系统综述建议如下：对于身体质量指数（BMI）大于$30kg/m^2$且无并发症的肥胖患者或BMI大于$27kg/m^2$并伴并发症的患者可给予西布曲明食欲抑制剂治疗；而对于BMI大于$40kg/m^2$的患者可采用手术抽脂减重。但上述方式对生殖功能的影响未见报道。

2. 控制月经周期疗法　由于PCOS患者长期无排卵，子宫内膜长期受雌激素的持续作用，而缺乏孕激素拮抗作用，其发生子宫内膜增生性病变，甚至子宫内膜癌的概率明显增高。定期应用孕激素或给予含低剂量雌激素的雌孕激素联合的口服避孕药（Oral Contraceptive Pills，OCPs）能很好地控制月经周期，起到保护子宫内膜，阻止子宫内膜增生性病变的作用。并且定期应用孕激素及周期性应用COC能抑制中枢性 LH 的分泌，故停用口服避孕药后，对恢复自发排卵可能有益。因此对于无排卵 PCOS 患者应定期采用孕激素或口服避孕药疗法以保护子宫内膜及控制月经周期，阻止功能失调性子宫出血及子宫内膜增生性病变，并对自发排卵功能的恢复起到促进作用。

（1）单孕激素用药方法：适合于月经频发、月经稀发或闭经的患者，可采用孕激素后半周期疗法控制月经周期。

用药方法：醋酸甲羟孕酮 10mg/d，每次服药 8~10 天，总量 80~100mg/周期；地屈孕酮 10~20mg/d，每次服药 8~10 天，总量 100~200mg/周期；微粒黄体酮 200m/d，每次服药 8~10 天，总量 1 600~2 000mg/周期。用药时间和剂量的选择根据患者失调的月经情况而定，月经频发的患者一般在下次月经前 3~5 天用药；月经稀发、闭经的患者应至少 60 天用药一次。

（2）口服避孕药疗法：雌孕激素联合的口服避孕药（OCPs），如妈富隆（炔雌醇 30μg + 去氧孕烯 150μg）、达英 - 35（炔雌醇 35μg + 环丙孕酮 2mg）、优思明（炔雌醇 30gμg + 屈螺酮 3mg）等。适用于单孕激素控制周期撤药出血较多者，或月经不规则者及功能失调性子宫出血（功血）患者需先用 OCPs 止血者。

用药方法：调整周期用药方法：在采用孕激素撤药月经第 5 天起服用，每天 1 片，共服 21 天；撤药月经的第 5 天重复使用，共 3~6 个周期为 1 疗程。

注意事项：OCPs 不会增加 PCOS 患代谢性疾病的风险，但可能加重伴糖耐量受损的 PCOS 患者糖耐量损害程度。因此对有严重胰岛素抵抗或已存在糖代谢异常的 PCOS 患者应慎用 OCPs；必须要用时应与胰岛素增敏剂联合使用。有口服避孕药禁忌证者禁用。

3. 降雄激素疗法　适用于有中重度痤疮、多毛及油脂皮肤等严重高雄激素体征需治疗的患者及循环中雄激素水平过高者。目前 PCOS 患者常用的降雄药物主要为 OCPs、胰岛素增敏剂、螺内酯及氟他胺。

（1）OCPs：除用于 PCOS 患者调整月经周期，保护子宫内膜，还能通过抑制垂体 LH 的合成和分泌，从而有效降低卵巢雄激素的产生，所含的雌激素成分（炔雌醇）可有效地促进肝脏合成 SHBG，进而降低循环中雄激素的活性。某些 OCPs 所含的孕激素成分，如含环丙孕酮的达英 - 35 及含屈螺酮的优思明，由于这些孕激素还能抑制卵巢和肾上腺雄激素合成酶的活性及在外周与雄激素竞争受体，因此不仅能有效降低卵巢雄激素的生成，而且也能抑制肾上腺雄激素的产生，并可阻止雄激素的外周作用，从而有效改善高雄激素体征。另外，OCPs 还通过抑制 LH 和雄激素水平缩小卵巢体积。

用药方法：撤药月经的第 5 天起服用，每天 1 片，共服 21 天。用药 3~6 个月，50%~90% 的患者痤疮可减少 30%~60%，对部位深的痤疮尤为有效，服药 6~9 个月后能改善多毛。

（2）胰岛素增敏剂——二甲双胍：胰岛素增敏剂能降低循环中的胰岛素水平，进而降低 LH 水平，减少卵巢及肾上腺来源的雄激素的合成，并能解除高胰岛素对肝脏合成 SHBG 的抑制作用，故能有效地降低循环中雄激素水平及其活性，但其降低雄激素的作用治疗效果不如 OCPs 迅速。

用药方法：见降胰岛素疗法。

（3）螺内酯及氟他胺：螺内酯通过抑制 17 - 羟化酶和 17，20 - 裂解酶（雄激素合成所需的酶），以减少雄激素的合成和分泌；在外周与雄激素竞争受体，并能抑制 5α - 还原酶而阻断雄激素作用。单独使用螺内酯可使 50% 的 PCOS 患者多毛症状减少 40%，亦可增加胰岛素敏感性。氟他胺则由于其抑制外周 5α - 还原酶而具抗雄激素作用。

用药方法：螺内酯：100mg/d，应用 6 个月可抑制毛发生长。氟他胺：250mg，每日 2 次，连续使用 6~12 个月。

不良反应及用药监测：螺内酯是排钠保钾利尿药，易造成高血钾，使用时应定期监测电解质。螺内酯和氟他胺这两种药物均有致畸作用，因此应用时一般与 OCPs 联合应用，或用药期间避孕。另外，由于氟他胺有肝脏毒性已较少使用。

关于药物的降雄激素作用及安全性的研究有 3 项大的荟萃分析。2008 年的一项荟萃分析发现，胰岛素增敏剂与 OCPs 在改善多毛方面的效力相当，但效果不如螺内酯及氟他胺。与此同时，另一项对 12

个 RCT 研究所做的荟萃分析发现，螺内酯联合 OCPs 的作用明显优于单独应用 OCPs，而氟他胺联合二甲双胍的作用明显优于单独应用二甲双胍。另外，2009 年的一项荟萃分析表明，在调节月经周期和降低雄激素水平上，OCPs 优于二甲双胍，但二甲双胍能明显降低胰岛素和三酰甘油水平；两者对 PCOS 患者空腹血糖及胆固醇的影响无统计学差异。

4. 胰岛素抵抗的治疗　有胰岛素抵抗的患者采用胰岛素增敏剂治疗。可降低胰岛素，从而降低循环中的雄激素水平，从而有利于排卵功能的建立及恢复，并可阻止 2 型糖尿病等代谢综合征的发生。在 PCOS 患者中常选用二甲双胍，对二甲双胍治疗不满意或已发生糖耐量损害、糖尿病者可加用噻唑烷二酮类药物（TZDs）。

（1）二甲双胍：能明显改善有胰岛素拮抗的 PCOS 患者的排卵功能，使月经周期恢复运转和具有规律性。一项随机对照双盲临床试验证实 IR 是二甲双胍治疗后排卵功能恢复的预测指标。另外，二甲双胍可明显增加非肥胖型 PCOS 和青春期 PCOS 患者排卵率（A 级证据）及妊娠率（B 级证据），孕早期应用二甲双胍对胎儿无致畸作用（A 级证据）。

用法：850 ~ 1 500mg/d，胰岛素抵抗改善后逐步减至维持量 850mg/d。

不良反应及用药监测：胃肠道反应最常见，餐中服用可减轻症状。乳酸性酸中毒为罕见的严重不良反应；用药期间每 3 个月监测肝肾功。

（2）噻唑烷二酮类药物（TZDs）：TZDs 为 PPARγ 受体激动剂，能增强外周靶细胞（肝细胞、骨骼肌细胞、脂肪细胞）对胰岛素的敏感性，改善高胰岛素血症。罗格列酮是常用的 TZDs，但罗格列酮改善月经状况的作用较二甲双胍弱，而增加胰岛素敏感性的作用与二甲双胍相同。对于不能耐受二甲双胍的患者，可考虑罗格列酮。但由于其肝脏毒性及胚胎毒性，在服用期间应监测肝功能并注意避孕。

（二）并发症治疗

并发症的治疗指对已发生子宫内膜增生病变或代谢综合征，包括糖耐量受损、2 型糖尿病、高血压等的治疗。促孕治疗包括药物促排卵、卵巢手术促排卵及生殖辅助技术，一般用于基础治疗后仍未受孕者；但任何促孕治疗应在纠正孕前健康问题后进行，以降低孕时并发症。

1. 子宫内膜增生病变的治疗　子宫内膜增生病变的 PCOS 患者应选用孕激素转化子宫内膜。对于已发生子宫内膜癌的患者应考虑手术治疗。

2. 代谢综合征的治疗　对于已出现高血压、高脂血症、糖尿病的患者，建议同时内科就诊。

（三）促孕治疗

由于 PCOS 患者存在胰岛素抵抗，故在妊娠期发生妊娠糖尿病或妊娠期合并糖尿病、妊娠高血压疾病、先兆子痫、妊娠糖尿病、早产及围生期胎儿死亡率的风险明显增高，故也应引起重视。2008 年，ESHRM/ASRM 关于 PCOS 不孕的治疗已达成共识，认为对 PCOS 患者采用助孕干预开始之前应该首先改善孕前状况，包括通过改善生活方式、控制饮食及适当运动降体重，以及降雄激素、降胰岛素和控制月经周期等医疗干预。部分患者可能在上述措施及医疗干预过程中恢复排卵。多数患者在纠正高雄激素血症及胰岛素抵抗后仍未恢复排卵，此时应该药物诱发排卵。

1. 一线促排卵药物——氯米芬　氯米芬为 PCOS 的一线促排卵治疗药物，价格低廉，口服途径给药，不良反应相对小，用药监测要求不高。其机制是与雌激素竞争受体，阻断雌激素的负反馈作用，从而促进垂体 FSH 的释放。该药排卵率为 75% ~ 80%，周期妊娠率约 22%，6 个周期累积活产率达 50% ~60%。肥胖、高雄激素血症、胰岛素抵抗是发生氯米芬抵抗的高危因素。

用药方法及剂量：自然月经或药物撤退出血的第 5 天开始，初始口服剂量为 50mg/d，共 5 天；若此剂量无效则于下一周期加量，每次增加 50mg/d；最高剂量可用至 150mg/d 共 5 天，仍无排卵者为氯米芬抵抗。氯米芬抵抗的 PCOS 患者，可采用二甲双胍联合氯米芬治疗；7 个关于二甲双胍联合氯米芬的观察性研究的荟萃分析表明，二甲双胍联合氯米芬的排卵率较单用氯米芬增加 4.41 倍（B 级证据）。如果氯米芬在子宫和宫颈管部位有明显的抗雌激素样作用，则可采用芳香化酶抑制剂——来曲唑来进行促排卵治疗。来曲唑治疗的排卵率可达 60% ~70%，妊娠率达 20% ~27%；目前的观察性研究未见来曲唑对胚胎有不良反应，但仍需大样本研究来进一步证实来曲唑对胚胎的安全性。

治疗期限：采用氯米芬治疗一般不超过 6 个周期。氯米芬治疗无效时，可考虑二线促排卵治疗，包括促性腺激素治疗或腹腔镜下卵巢打孔术。

2. 促性腺激素　促性腺激素促排卵治疗适用于氯米芬抵抗者，列为 PCOS 促排卵的二线治疗。促性腺激素促排卵分为低剂量递增方案及高剂量递减方案。较早的研究报道，上述两种方案获得单卵泡发育的成功率均较高，但是目前一项大样本的研究资料显示低剂量递增方案更为安全。低剂量递增方案促单卵泡发育排卵率可达到 70%、妊娠率为 20%、活产率为 5.7%，而多胎妊娠率小于 6%、OHSS 发生率低于 1%。

3. 卵巢手术　早在 1935 年，Stein 和 Leventhal 首先报道了在无排卵 PCOS 女性采用卵巢楔形切除，术后患者的排卵率、妊娠率分别为 80% 和 50%，但之后不少报道术后可引起盆腔粘连及卵巢功能减退，使开腹卵巢手术用于 PCOS 促排卵一度被废弃。随着腹腔镜微创手术的出现，腹腔镜下卵巢打孔手术（LOD）开始应用于促排卵；多项文献的研究结果认为，每侧卵巢以 30~40W 功率打孔，持续 5 秒，共 4~5 个孔，可获得满意排卵率及妊娠率。5 项 RCT 的研究资料显示，对于氯米芬抵抗的 PCOS 患者 LOD 与促性腺激素两项方案对妊娠率及活产率的影响差异无统计学意义，且 LOD 组 OHSS 及多胎妊娠的发生率小于促性腺激素组。之前的研究认为，对于 CC 抵抗或高 LH 的 PCOS 患者可应用 LOD；但是，近期的研究发现，并不是所有的 CC 抵抗或高 LH 的患者均适用于该手术。日本学者对 40 例：PCOS 不孕患者进行回顾性队列研究发现，睾酮水平高于 4.5nmol/L 或雄激素活性指数（Free Androgen Index，FAI）高于 15、LH 低于 8IU/L 或 BMI 大于 35kg/m^2 的 PCOS 患者因其可能有其他致无排卵因素，故不宜采用卵巢手术诱发排卵。另外，较多的文献研究发现，LOD 对胰岛素水平及胰岛素敏感性的改善无效，故卵巢手术并不适用于显著胰岛素抵抗的 PCOS 患者。

4. 体外受精 – 胚胎移植（IVF – ET）　IVF – ET 适用于以上方法促排卵失败或有排卵但仍未成功妊娠，或合并有盆腔因素不育的患者，为 PCOS 三线促孕治疗。近期的一项荟萃分析发现，在 PCOS 患者中采用促性腺激素超促排卵取消周期的发生率较非 PCOS 患者明显增高，且用药持续时间也明显增加，临床妊娠率可达 35%。有一项对 8 个 RCT 的荟萃分析发现，联合应用二甲双胍能明显增加 IVF 的妊娠率，并减少 OHSS 的发生率。

（徐　哲）

第七节　卵巢功能不全

卵巢功能不全（Premary Ovarian Insufficiency，POI）：是指女性在 40 岁以前出现卵巢功能减退的现象。POI 的发病率占成年女性的 1%~3%，原发性闭经患者中发病率为 10%~28%。

一、病因

染色体异常 Turner's 综合征。

先天发育缺陷：卵巢不发育或先天缺陷。

自身免疫性疾病：卵巢产生自身免疫性抗体，常常与另一种自身免疫病同时存在，如风湿性关节炎、甲状腺炎、重症肌无力等。有人用 ΣUS 法测定，发现 POI 者均可测到卵巢与卵子的特殊抗体，其中抗卵巢抗体占 47%，抗卵子抗体占 47%，抗二者的抗体有 69%。经免疫治疗后，二例妊娠，其卵巢抗体也下降。

基因突变：动物实验表明，LHβ 单位基因突变也是导致 POI 的可能因素，现已发现的可能与 POI 有关的基因还有 FSNR、LH、LHR、GHF – QB、DiADHZ 等。

卵巢物理性损害：如感染（幼儿患腮腺炎）；抗癌治疗中的放疗、化疗。

卵巢切除：由于癌症或其他原因行手术切除。

其他：已明原因的卵巢供血障碍导致 POI，也有人将 POI 误为无反应性卵巢、自身免疫病和原因不明的无卵泡三类。

多囊卵巢综合征：临床上有月经异常、不孕、多毛、肥胖等症状，诊断要结合临床的综合表现，如长期不排卵、男性激素过高等，诊断要做激素水平（卵泡刺激素、黄体生成素）检查和超声波检查，并排除其他疾病。

子宫内膜异位症：妇科专家指出，患者通常有痛经、性交痛、慢性下腹部疼痛等，易导致长期不排卵黄体功能不全，从而出现不孕或早期流产。

盆腔炎：会有阴道不正常分泌物与下腹部疼痛，严重的还会有卵巢输卵管脓肿及盆腔粘连。此外，某些肿瘤也会分泌雄性激素，破坏女性体内的内分泌平衡。

高龄：女性的年龄超过35岁，卵巢功能不全，排卵遭到障碍，引起女性不孕。

二、临床表现

月经的改变：闭经是POI的主要临床表现。POI发生在青春期前表现为原发闭经，且没有第二性征发育；发生在青春期后则表现为继发闭经，40岁以前月经终止，往往有第二性征发育。POI前月经改变的形式很不一致，约有50%患者会有月经稀发或不规则子宫出血；25%患者突然出现闭经。

有染色体缺陷的POI患者多有先天性卵巢发育不全，卵巢储备极差，POI发生更早，甚至未能达到青春发育期，因而表现为原发闭经。多数POI患者卵巢功能衰退发生的过程是突然的且不可逆的，少数患者这一过程会持续一段时间，相当于自然绝经的过渡期。临床上偶有已诊断为POI后又出现所谓一过性的卵巢功能恢复，表现为恢复正常月经，甚至有POI患者妊娠的报道，但随着POI确诊后时间的延长，卵巢功能恢复的机会也就越小。

雌激素缺乏表现：由于卵巢功能衰退，POI患者除不育外，也会像绝经妇女那样出现一组雌激素低下综合征，如潮热、出汗等血管舒缩症状，抑郁、焦虑、失眠、记忆力减退等神经精神症状以及外阴瘙痒、阴道烧灼感、阴道干涩、性交痛和尿痛、尿急、尿频、排尿困难等泌尿生殖道症状。这些症状在原发闭经的POI患者中相对少见。

三、实验室检查

（一）性激素水平测定

血清激素水平测定显示FSH水平升高，雌激素水平下降是POI患者的最主要特征和诊断依据，一般FSH高于40IU/L，雌二醇低于73.2pmol/L（20pg/l）。其中最敏感的是血清FSH水平升高，FSH升高是POI的早期指标。偶尔POI患者会有暂时的卵巢功能恢复，经连续测定血清性激素发现，几乎半数POI妇女表现有间断性卵巢功能恢复，即血清雌二醇水平在183pmol/L以上，甚至有近20%妇女可出现间断排卵，即血清孕酮水平超过9.5nmol/L。

这种现象的病理生理特点与绝经过渡期相似，此期间卵巢内残存的卵泡仍有间断活动，导致性激素水平的波动性和不稳定性。因此，仅一次测定显示FSH水平升高不能断定卵巢功能一定完全衰竭，有时需重复测定，FSH持续升高提示POI可能。应该注意的是，血清FSH水平并不能够一定反应卵巢中原始卵泡的数目，FSH升高只是窦状卵泡在发育过程中缺乏雌激素和抑制素的负反馈时的表现。

（二）超声检查

多数POI患者盆腔超声显示卵巢和子宫缩小，卵巢中无卵泡。但染色体核型正常的POI患者有1/3以上盆腔超声检查可有卵泡存在，有报道在确诊卵巢早衰6年以后，超声仍可发现卵巢中有卵泡存在，但多数妇女这些卵泡不具有正常功能，卵泡直径与血清雌二醇水平之间也无相关性。对这种现象有两种解释，一种可能是卵巢中确有残存的卵泡，另一种可能是所谓"卵巢不敏感综合征"，即卵巢中有卵泡，但对FSH反应不敏感，因而卵泡不能发育。可能与卵巢中FSH受体缺陷有关，确切病因尚不清楚。临床上很难与POI鉴别，卵巢活检发现较多的原始卵泡方能诊断。超声检查还可发现有无生殖道解剖学结构的异常，如生殖道畸形、缺如等。

（三）骨密度测定

POI 患者可有低骨量和骨质疏松症表现，其原因是低峰值骨量和骨丢失率增加。年轻妇女如果在骨峰值形成以前出现 POI，其雌激素缺乏状态要比正常绝经妇女长得多，且雌激素过早缺乏引起骨吸收速度加快，骨丢失增加，因此更容易引起骨质疏松症。文献报道，染色体正常的自发性 POI 妇女中有 2/3 骨密度低于同龄正常妇女均值 1SD，骨密度的改变会使髋部骨折危险性增加 216 倍。

（四）自身免疫指标和内分泌指标测定

自身免疫性疾病的检测包括血钙、磷、空腹血糖、清晨皮质醇、游离 T4、TSH、甲状腺抗体、全血计数、血沉、总蛋白、清蛋白/球蛋白比例、风湿因子、抗核抗体等。

检测抗卵巢抗体的临床意义目前尚不肯定。抗卵巢抗体与卵巢炎的严重程度并无相关性，而且并不能预示是否会发生以及何时会发生卵巢功能衰退。用市售试剂盒检测可有 1/3 正常妇女会有抗核抗体阳性。有研究显示肾上腺功能衰竭妇女类固醇细胞抗体阳性者可能会发生 POI。对可疑自身免疫性疾病患者应检查自身抗体、血沉、免疫球蛋白、类风湿因子等。有临床指征时，可进行甲状腺功能（血甲状腺激素、促甲状腺素）、肾上腺功能（血及尿皮质醇、血电解质）、甲状旁腺功能（甲状旁腺素）及血糖指标的测定。

（五）其他检查

目前还没有非侵入性的检查来确定卵泡数目及功能，通过卵巢活检诊断卵巢炎或判断是否有卵泡存在对 POI 诊断的意义目前尚未肯定，因为卵巢活检对确认 POI 的分型没有帮助，而且有报道卵巢活检发现卵巢中缺乏卵泡者也有妊娠可能，故建议不常规进行。

目前可通过 GnRH 类似物进行刺激试验和用氯米芬促排卵试验来判断卵巢功能。孕激素撤退试验意义并不大，因为有些 POI 前驱患者有时可以产生足够的雌激素而使孕激素撤退试验阳性。对一些继发闭经未生育者及所有原发闭经患者应进行染色体核型检查，对有 Y 染色体的患者应尽早行双侧性腺切除以预防性腺肿瘤的发生。

四、诊断

公认的卵巢早衰的诊断标准是 40 岁以前出现至少 4 个月以上闭经，并有两次或以上血清 FSH 高于 40IU/L（两次检查间隔 1 个月以上），雌二醇水平低于 73.2mol/L。病史、体格检查及其他辅助实验室检查可有助于相关病因疾病的诊断。

病史：对患者进行详细的病史采集，包括初潮年龄、闭经前月经情况、闭经期限，有无闭经的诱因（精神刺激、环境毒物等因素），有无使用药物史，有无癌症化疗史、放疗史，卵巢手术史，盆腔感染史、结核病史以及妊娠和生育史。自觉症状，如潮热、多汗、失眠、易怒、急躁、阴道干燥、尿痛等。既往和目前有无流行性腮腺炎和艾滋病（AIDS）病毒感染，因为有罕见的继发于感染的卵巢功能衰退。了解患者及其家人中既往和目前是否患有自身免疫性疾病，如 Addison 病、甲状腺疾病、糖尿病、系统性红斑狼疮（SLE）、类风湿性关节炎、白斑、克罗恩病和干燥综合征等。少数流行病学研究显示卵巢早衰有家族倾向，也有研究显示促性腺激素受体遗传性突变可导致卵巢早衰，故应仔细询问其家族史，包括母亲、姊妹及女性二级亲属的月经、生育情况和男性亲属的生育情况。

体格检查：进行全身检查时，注意全身发育、智力及营养状况，对乳腺和阴毛发育情况进行检查，并根据 Tanner 分级标准分级。盆腔检查注意有无雌激素缺乏引起的萎缩性阴道炎。自身免疫性 POI 患者（淋巴细胞性卵巢炎）有时可通过盆腔检查发现增大的卵巢。应重点检查有无上述自身免疫性疾病的有关体征。

实验室检查：除血清性激素水平测定外，当有临床指征时，还应注意酌情进行相关疾病的检查，如血、尿常规分析，血沉、抗核抗体、免疫球蛋白和类风湿因子检测。可通过磁共振检查和通过甲状腺释放激素刺激产生完整 FSH、α 和 β 亚单位的情况来鉴别有无垂体肿瘤。怀疑有低骨量和骨质疏松症者应进行骨密度测定。进行盆腔超声检查了解有无解剖结构异常以及有无卵泡存在。但对染色体核型正常的自发 POI 患者，盆腔超声检查并不能改变临床诊断，因为即使发现有卵泡存在，目前尚未证实经过治疗能够使卵巢功能恢复。

五、并发症

慢性不排卵：患有卵巢性不孕的患者会有月经失调，月经次数少、月经量少、甚至闭经的现象，有少数的患者会有月经量多，经期长等症状。

肥胖症：患有卵巢性不孕的患者中，30%的患者会出现肥胖的现象。

多毛症：卵巢性不孕的患者，由于体内含有过多的雄激素，所以女性会有毛发的分步，有男性化的倾向，会出现胡须、胸毛、肛门、四肢的毛发增多，阴毛粗，浓和黑。

不孕：激素紊乱或卵巢功能不全引起的无排卵都有可能引起女性卵巢性不孕，另外卵子质量差或孕激素缺乏会使得女性子宫内膜生长不良，影响到受精卵的着床，引起不孕。

六、治疗

（一）MHT

患 POI 者除闭经外，只有少数人出现类似更年期症状，故常不被重视，也不接受治疗，但长期处于低雌激素状态下，年轻妇女会发生子宫萎缩，阴道分泌物减少，性交痛，甚至长期缺钙以致骨质疏松。所以应及时补充雌激素，对于有可能恢复卵巢功能且期望生育者也可加用促排卵药物。

（二）免疫治疗

查获明有抗体因素存在者可行免疫治疗。注射免疫疫苗已经成为一种较可靠的治疗手段。

（三）手术治疗

对于因卵巢血管因素导致卵巢营养缺失而发生的 POI 者应早诊断、早治疗，在卵巢功能丧失殆尽前尽早行血管搭桥手术，如将卵巢动脉与肠系膜下动脉或肾动脉等吻合，恢复卵巢血管供应，使卵巢再现生机。

对于已处于 POI 晚期或由于各种原因导致卵巢阙如者，卵巢移植已成为很成功的一种治疗手段，借助她人的一小部分卵巢即可来完成女性生理功能。

（四）促卵疗法

针对因内分泌失调导致排卵障碍、月经不调而引起的女性不孕，根据月经周期、子宫内膜、卵巢的不同变化又分为卵泡期、排卵期、黄体期、月经期，根据各期的生理变化分阶段用药，将中医的辨证和西医的辨病相结合，以中药治疗为主进行个性化治疗。

（五）食疗法

首乌山楂汤：首乌 10 克、山楂 10 克、玉竹 10 克、粳米 20 克。月经后血海空虚，此方可以滋补肾阴、补血调经，经期后食用比较合适。

荷叶薏米粥：荷叶 10 克、薏米 15 克、陈皮 10 克、粳米 15 克。先煮薏米、陈皮、粳米，煮熟后再放荷叶，煮出荷叶的清香味时即可食用，不宜煮太长时间。此方可以清热利湿。

十全大补汤：猪骨 500 克，党参、茯苓、白芍、黄芪、白术各 10 克，肉桂 3 克，熟地、当归 15 克，炙甘草、川芎各 6 克，姜 30 克，葱、花椒、料酒各适量。以上材料煮汤食用，此方可益气补血，适用于经常感到疲劳乏力的朋友。

灵芝猪蹄汤：灵芝 15 克，猪蹄 1 只，料酒、精盐、味精、葱段、姜片适量。此汤有利于抗衰老、抗肿瘤，增加免疫力、养颜美容。

鲜奶粳米粥：粳米 100 克、鲜奶 250mL 煮粥食用。牛奶含优质蛋白；粳米性平，不温不寒，生津益胃，有利于保护胃黏膜，适于喝牛奶后有腹痛、腹泻等不适症状的女性。

七、影响

加速皮肤衰老：肌肤干燥、暗淡无光，皱纹滋生，各类斑点生成；皮脂腺分泌旺盛，毛孔粗大。

致使女性体形改变：诸多部位脂肪堆积，形成局部肥胖。胸部脂肪流向背部、手臂、两肋，导致乳房变形、下垂外扩、松弛萎缩。

对于女性健康埋下隐患：降低女性生理代谢、内分泌紊乱、更年期提前；形成痛经、月经不规则、骨质疏松等疾病。

（徐　哲）

第七章

女性生殖器官肿瘤

第一节 外阴及阴道肿瘤

随着人类生活水平的提高，女性的寿命不断延长，一些过去发病率较低的疾病越来越多见。外阴及阴道肿瘤就是其中一大类，多发生于老年女性患者。这类疾病初发时往往无典型的临床症状，易被忽视，当最后被确诊时，往往已经比较严重。同时老年女性还容易合并其他的内科疾病，导致疾病的治疗，尤其是化疗药物的选择变得比较棘手。本节将对外阴及阴道肿瘤的分类、临床表现及治疗方法等相关知识进行讲解，力求涵盖大部分常见的肿瘤类型，为临床药学工作提供借鉴。

外阴即女性外生殖器，位于两股内侧，前方为耻骨联合，后方达肛门，包括阴阜、大阴唇、小阴唇、阴蒂、尿道口、处女膜、前庭大腺（巴氏腺）和尿道旁腺（斯氏腺）。外阴表面被覆角化鳞状上皮，在处女膜处转为非角化鳞状上皮，在尿道口转为移行上皮。阴道属于女性内生殖器，由黏膜、肌层和纤维结缔组织构成。黏膜层由复层鳞状上皮细胞覆盖。

外阴及阴道肿瘤包括良性肿瘤和恶性肿瘤。

一、外阴良性肿瘤

1. 种类　外阴良性肿瘤少见，主要有上皮来源的乳头状瘤、汗腺瘤、色素痣和中胚叶来源的平滑肌瘤、纤维瘤、脂肪瘤等。

2. 临床表现　一般无临床症状。少数患者可因为肿瘤较大，导致会阴坠胀、行动不便或性生活困难。若肿瘤受到刺激或摩擦，则可出现瘙痒和疼痛症状，甚至发生出血、溃疡及继发感染。

3. 治疗　一般采用手术局部单纯切除即可，少数肿瘤如乳头瘤和汗腺瘤需在切除时做冷冻切片检查，除外恶性后再做局部切除。

二、外阴恶性肿瘤

外阴恶性肿瘤（vulvar malignant tumor）主要发生于老年患者，但围绝经期妇女亦有发生，占女性生殖器官恶性肿瘤的2%～5%，最常见的类型是鳞状细胞癌（squamous cell carcinoma of vulva）。外阴癌若在早期确诊，大部分可治愈。有些患者曾患生殖疣或有长期的外阴刺激症状伴瘙痒，局部不适或少许血性分泌物，对于这些症状应提高警惕。许多病例的外阴癌是从湿疣或鳞状上皮不典型增生发展而来。其中一部分被发现与人乳头瘤病毒（HPV）的几个亚型有关（特别是16、18、31型）。最常见的侵犯部位为大阴唇（约占50%），小阴唇约占15%～20%，累及阴蒂和巴氏腺的病例较少。早期的病变可能包括非肿瘤性上皮性病变。晚期病变则表现为外阴的外生性生长的肿物或质硬的溃疡。

1. 分类　外阴恶性肿瘤按病理类型分为上皮来源的肿瘤如鳞状细胞癌和基底细胞癌（basal cell carcinoma），来源于中胚叶的肿瘤如纤维肉瘤、脂肪肉瘤、平滑肌肉瘤、葡萄状肉瘤、血管肉瘤等，以及其他类型的肿瘤如恶性黑色素瘤（malignant melanoma）和转移性恶性肿瘤。

2. 转移方式　外阴癌的转移方式受组织学类型的影响。分化好的病变倾向于沿表皮扩散且浸润表浅，而未分化的病变则更容易发生深部浸润。外阴以外的扩散可直接浸润邻近器官，如阴道、尿道和肛门或经过淋巴转移至腹股沟和股动脉旁淋巴结。淋巴转移的危险因素包括临床淋巴结状态、年龄、分化程度、肿瘤分期、肿瘤厚度、间质浸润深度和脉管系统浸润情况，血行转移少见。

3. 诊断　在诊断外阴癌时要排除良性外阴病变，包括慢性肉芽肿性病变（如性病淋巴肉芽肿、梅毒）、湿疣、汗腺腺瘤或神经纤维瘤。活检对于诊断外阴癌很必要，应对任何局限性的不典型的外阴病变，如硬化苔藓和其他白斑型改变相关的病变等均应进行活检。在局部麻醉下，进行多点取材，注意样本一定要包括每一个病变的边缘。活检时禁止使用电刀，以免影响标本病理检查的结果。非肿瘤性上皮性病变并发外阴癌的概率为 1% ~5%。

外阴癌通过活检作出诊断，此操作可在门诊进行，必要时可在麻醉下进行。为了分期必要时可进行膀胱镜、直肠镜、肺部 X 线检查和静脉尿路造影。疑有膀胱或直肠受累时必须采用活检加以证实。

4. 分期　现采用国际妇产科联盟（FIGO）2009 年修订的分期（表 7 - 1）。

表 7 - 1　FIGO 外阴恶性肿瘤分期（2009 年）

Ⅰ 期	肿瘤局限于外阴
Ⅰa	病灶局限于外阴或会阴，直径≤2cm，间质浸润深度≤1.0mm，无淋巴结转移
Ⅰb	病灶局限于外阴或会阴，直径 >2cm，或间质浸润深度 >1.0mm，无淋巴结转移
Ⅱ 期	任何大小的肿瘤，累及邻近会阴结构（阴道下 1/3，尿道下 1/3，肛门），淋巴结阴性
Ⅲ 期	任何大小的肿瘤，累及或未累及邻近会阴结构（阴道下 1/3，尿道下 1/3，肛门），淋巴结阳性
Ⅲa	(1) 1 个淋巴结转移（≥5mm）或 (2) 1~2 个淋巴结转移（ <5mm）
Ⅲb	(1) 2 个或 2 个以上淋巴结转移（≥5mm）或 (2) 3 个淋巴结转移（ <5mm）
Ⅲc	淋巴结阳性，包膜外扩散
Ⅳ 期	肿瘤侵犯会阴其他结构（阴道上 2/3，尿道上 2/3）或远处转移
Ⅳa	肿瘤侵犯下列任一部位： (1) 尿道上段或阴道上段黏膜、膀胱黏膜、直肠黏膜、骨盆 (2) 腹股沟淋巴结固定或溃疡
Ⅳb	任何远处转移，包括盆腔淋巴结

注：浸润深度指肿瘤临近最表浅真皮乳头的表皮 - 间质连接处至浸润最深点。

5. 治疗　外阴癌的标准治疗为手术，对大多数Ⅲ或Ⅳ期患者来说，一般为手术辅以外照射治疗。现在外阴根治术的定义同以前相比亦有所变化，影响根治性手术的效果的是病灶距切缘的距离（应达到 2cm）。由于标准的外阴根治术会带来性心理方面的问题和诸多并发症，故对于早期外阴癌患者目前倾向于保留外阴并进行个体化的治疗。由于外阴浸润前和浸润性肿瘤可能是由 HPV 诱发的，其致癌效应可能广泛波及外阴上皮，所以应对患者密切随访，以早期发现复发或再发肿瘤。

尚无标准的化疗方案，常用的化疗药物有氟尿嘧啶、顺铂或卡铂、阿霉素或表柔比星、博来霉素、氮芥等。可单药化疗，也可联合使用。对于少数因病变部位或疾病范围而无法承受根治术或不适于手术的患者，采用放疗可达到长期生存的效果。

Ⅰ 期外阴癌的治疗取决于肿瘤和患者的情况。行外阴根治术后 5 年的生存率超过 90%。选择对于外阴无严重萎缩的微小浸润病灶（浸润深度 <1mm）可行扩大切除术（5~10mm）。对于其他的Ⅰ 期病变，如果为单侧发生，无弥散性严重的萎缩，且临床检查淋巴结阴性，则应行局部根治性切除术及单侧淋巴清扫术。接受此种手术的患者的病变直径应不大于 2cm 且浸润深度应不大于 5mm，无脉管系统浸润，临床上无淋巴结受累。若临床检查淋巴结阴性患者拒绝或医疗上考虑其无法承受腹股沟切除术，则可以腹股沟放疗作为替代治疗。

Ⅱ 期外阴癌的标准治疗是外阴根治术伴双侧腹股沟及股动脉淋巴结清扫，要达到切缘无肿瘤，手术切缘距肿瘤需达 10mm。术后 5 年生存率为 80% ~90%，这还取决于原发肿瘤的大小。局部的辅助性放疗适用于手术切缘距肿瘤 <8mm、脉管系统受累、肿瘤厚度 >5mm，特别是发现淋巴结阳性的患者。若临床检查淋巴结阴性，患者拒绝或医疗上考虑其无法承受腹股沟切除术，则可以腹股沟放疗作为替代治疗。

Ⅲ期外阴癌的标准治疗是外阴根治术伴双侧腹股沟及股深淋巴结清扫。淋巴受累情况是影响生存的关键因素。单侧淋巴结受累的患者 5 年生存率为 70%，若单侧阳性淋巴结≥3 个，则生存率降至 30%。若腹股沟淋巴结阳性则加用盆腔及腹股沟放疗。术前放疗可应用于为手术创造条件或缩小手术范围。放射剂量可达 55Gy，并建议同时应用氟尿嘧啶。

Ⅳ期外阴癌的标准治疗是外阴根治术加盆腔脏器廓清术。对于所切除的病灶巨大且肿瘤距切缘较近的患者术后对外阴加用放疗。巨大的原发肿瘤亦可先行放疗为手术创造条件，再行根治手术。放疗同时应用氟尿嘧啶。应用放疗作为原发外阴癌的最终治疗时，同时使用氟尿嘧啶或联合应用氟尿嘧啶与顺铂。

复发性外阴癌的治疗和结局都取决于复发肿瘤的部位及范围。标准术式为外阴根治术加盆腔脏器廓清术。局部复发的患者采用局部广泛切除，联合应用或不用放疗。放疗同时进行细胞毒性化疗。对于转移性疾病尚无有效的、标准的化疗或其他系统性治疗方法。

6. 生存率　外阴癌的生存率主要取决于腹股沟淋巴结的病理状态。若患者术后检查无淋巴受累，则 5 年总生存率可达 90%，若有淋巴受累，则为 50%～60%。大约 30% 的术后患者发现有淋巴结转移。腹股沟淋巴结阴性且病灶直径≤2cm 的患者 5 年生存率为 98%，而无论病灶大小，单侧阳性淋巴结不少于 3 个，或双侧阳性淋巴结不少于 2 个的患者 5 年生存率为 29%。

7. 几种外阴恶性肿瘤

（1）外阴鳞状细胞癌：是最常见的外阴恶性肿瘤，占外阴恶性肿瘤的 80%～90%。多见于 60 岁以上妇女，有 5%～10% 的外阴色素减退疾病患者会发展成为外阴鳞癌。现在认为一部分外阴鳞癌与 HPV（特别是 16、18、31 型）感染有关。遗传亦是发病因素之一。

主要表现为难治性外阴瘙痒和外阴肿物。多见于大阴唇，其次为小阴唇和阴蒂。早期皮损可为小而硬的结节或小溃疡，边界不清，常发展为疣状或乳头状。晚期可为不规则状，伴或不伴有溃疡。发生溃疡时，溃疡边缘宽，高起呈菜花状，质硬，有臭味。

早期诊断是治疗的关键。外阴鳞状细胞癌位于体表，据病史、症状和体征诊断并不困难。但需与外阴尖锐湿疣、外阴溃疡、外阴慢性营养不良等良性疾病相鉴别。活检病理检查为唯一可靠的鉴别方法。

治疗原则同上述外阴癌的治疗。影响愈后的高危因素有：病灶位于中线部位（阴蒂、尿道口、阴道口、会阴联合、会阴体）、淋巴结阳性、脉管系统受累、肿瘤低分化。

（2）外阴恶性黑色素瘤：占外阴恶性肿瘤的 2%～3%，是由皮肤和其他器官的黑色素细胞系统发生的一种恶性肿瘤，是一种神经外胚叶源性肿瘤。常来自交界痣或混合痣。肿瘤均起源于表皮真皮交界处。任何年龄妇女都可以发生。

多见于小阴唇、阴蒂，表现为黑痣迅速增大、颜色变深、周围发红；结节状或溃疡型的稍隆起的病灶。常伴有瘙痒或疼痛、出血或周围有卫星状损害发生。

需进行病理活检以明确诊断。因容易发生远处转移，故应注意淋巴结及肝、肺、脑是否受累。早期诊断及手术切除很重要。

治疗原则同上述外阴癌的治疗。化疗效果不明显，可应用达卡巴嗪。放疗效果亦不满意。

预后大多很差。外阴部黑痣有恶变的可能，宜及早切除，范围在病灶外 1～2cm，深度达正常组织。

（3）外阴基底细胞癌：少见，多发生于年老女性。表现为大阴唇的小肿物，生长缓慢，很少转移，有局部破坏性。显微镜下见肿瘤细胞自表皮基底层长出，伸向间质，细胞境界不清、核大、形态一致。周边细胞呈栅状排列，周围可伴黏液变性。常伴有全身其他部位同时发生，或伴发其他恶性肿瘤，检查时应注意。手术治疗或局部氟尿嘧啶治疗，原则同上述外阴癌的治疗。

（4）外阴佩吉特（Paget）病：又称乳房外湿疹样癌，较罕见。易发生于顶泌汗腺分布区。常发生于 40～60 岁妇女，表现为界限清楚的红色斑片，基底有浸润，表面有渗出结痂或角化褪屑，伴瘙痒，似湿疹，易误诊。显微镜下可见表皮内有单个或呈巢状排列的 Paget 细胞。细胞大，圆形，内含一个大的胞核，细胞质丰富、淡染。本病发展缓慢，预后较乳腺 Paget 病好。治疗原则同上述外阴癌的治疗。

三、阴道良性肿瘤

1. 分类　阴道良性肿瘤主要有中胚叶来源的平滑肌瘤、纤维瘤和上皮来源的乳头状瘤、阴道腺病以及血管瘤等。

2. 临床表现　一般无临床症状。少数患者可因为肿瘤较大，导致白带增多、下坠感、膀胱直肠压迫症状以及性生活困难。肿瘤亦可发生出血、溃疡及继发感染。阴道血管瘤破裂时可出现大出血、休克症状。

3. 治疗　一般采用手术局部单纯切除即可。无症状的阴道腺病可不治疗，但因其有发展为透明细胞癌的可能，应严密随访观察。病灶较小的血管瘤可采用激光或电灼治疗，海绵状血管瘤可采用放疗。

四、阴道恶性肿瘤

（一）分类

阴道恶性肿瘤（vaginal malignant tumor）占女性生殖器官恶性肿瘤的 2%。最常见的类型是阴道鳞状细胞癌（squamous cell carcinoma of vagina），其次为阴道腺癌（adenocarcinoma of vagina），其他如恶性黑色素瘤（malignant melanoma）、平滑肌肉瘤、纤维肉瘤、胚胎性横纹肌肉瘤、内胚窦瘤等十分罕见。不同肿瘤的好发年龄亦有不同。阴道鳞状细胞癌及恶性黑色素瘤好发于老年妇女，平滑肌肉瘤好发于生育年龄，阴道腺癌好发于青春期，内胚窦瘤好发于婴幼儿期，胚胎性横纹肌肉瘤好发于生育期以前。

（二）临床表现

阴道恶性肿瘤在临床可表现为阴道出血及血性分泌物、阴道肿物、晚期可出现膀胱直肠受累的症状。

（三）诊断

阴道恶性肿瘤的诊断主要依据活检病理检查，为了更好地明确肿瘤的侵犯范围，必要时可行诊断性刮宫，直肠乙状结肠镜及膀胱镜检查，影像学检查如超声、MRI 和 CT 及静脉肾盂造影检查等。现采用国际妇产科联盟（FIGO）的阴道原发恶性肿瘤的分期（表 7-2）。

表 7-2　FIGO 阴道原发恶性肿瘤分期

Ⅰ 期	肿瘤局限于阴道壁
Ⅱ 期	肿瘤侵及阴道下组织但未达盆壁
Ⅲ 期	肿瘤侵达盆壁
Ⅳ 期	肿瘤超出小骨盆或侵及膀胱或直肠黏膜，膀胱黏膜水肿除外
Ⅳa 期	肿瘤侵及邻近器官
Ⅳb 期	肿瘤侵及远处器官

（四）治疗

阴道恶性肿瘤的治疗主要为放疗及手术，化疗仅起辅助作用。大多数患者可选择放疗。手术一般为根治性子宫切除加阴道部分切除术及盆腔淋巴结清扫术，阴道切缘应达病灶外1cm。对于年轻的患者可考虑同时行卵巢移位术，为放疗做准备。必要时术前及术后可辅以放疗。氟尿嘧啶、顺铂、阿霉素，环磷酰胺、长春新碱、博莱霉素等药物可用于辅助化疗，一般选择联合用药。

（五）预后

阴道恶性肿瘤的预后与分期、肿瘤类型、区域淋巴结的转移相关，随着目前个体化、综合疗法的采用，患者的 5 年生存率有了一定的提高。

（六）几种恶性肿瘤

1. 阴道鳞状细胞癌　是最常见的阴道恶性肿瘤。约占阴道恶性肿瘤的 93%。发病高峰为 50~70 岁妇女。现在认为一部分阴道鳞癌与 HPV（特别是 16、18 型）感染有关。局部慢性刺激及盆腔放疗史亦是发病因素之一。

主要表现为无痛性阴道出血及有臭味的排液。晚期累及膀胱、直肠时可出现尿频、尿急、排尿困难、里急后重，亦可引起腰骶部疼痛。好发于阴道上 1/3 前壁和阴道下 1/3 后壁。

活检病理检查为唯一可靠的鉴别方法。

治疗原则同上述阴道恶性肿瘤的治疗。预后与分期、细胞分化程度和部位（发生于阴道下 2/3 的预后差）相关。

2. 阴道腺癌　约占阴道恶性肿瘤的 5%。常见于青春期及年轻妇女。现在认为阴道腺癌与妊娠期孕妇雌激素暴露有关。

主要表现为无痛性阴道出血及排液。晚期累及周围脏器时可出现尿频、尿急、排尿困难、里急后重，亦可引起腰骶部疼痛。病灶表现多样，可为息肉或结节样，亦可为溃疡状。

活检病理检查为唯一可靠的确诊方法。

治疗原则同上述阴道恶性肿瘤的治疗。

预后与分期、细胞分化程度和是否有淋巴结转移相关，有孕期雌激素暴露史的患者预后相对较好。因可远期复发，故应注意长期随访。

3. 阴道平滑肌肉瘤　约占阴道恶性肿瘤的 2%。常见于 40～60 岁妇女。病因不清。好发于阴道中上段。

主要表现为阴道直肠痛，阴道出血及排液。

活检病理检查为唯一可靠的确诊方法。

治疗方法以手术为主，辅以化疗及放疗。化疗方案与其他部位的平滑肌肉瘤方案相同。

总体预后较差。病理显示细胞分裂活跃者复发率高，预后差。

（徐　哲）

第二节　宫颈癌

近 60 年来，以宫颈脱落细胞涂片为主要内容的宫颈癌筛查的普及和推广使宫颈癌的发生率和死亡率在世界范围内普遍下降了 70%，但近年来其稳居不降。与发达国家相比，发展中国家常因为缺乏经济有效的筛查，仅有少数妇女能够得到宫颈癌筛查服务。因此宫颈癌仍是一种严重危害妇女健康的恶性肿瘤，在发展中国家尤其如此。

一、宫颈癌的流行病学

发病率与死亡率：宫颈癌（cervical cancer）是最常见的妇科恶性肿瘤。据世界范围统计，其发病率在女性恶性肿瘤中居第二位，仅次于乳腺癌。全世界每年估计有 46.6 万的新发宫颈癌病例，其中 80% 患者发生在发展中国家。在不同国家或地区宫颈癌的发病率和死亡率存在着显著差异。在已建立了宫颈癌筛查的发达国家和一些发展中国家的流行病学资料显示，宫颈浸润癌的发病率和死亡率均已大幅度下降。我国自 20 世纪 50 年代末期就积极开展了宫颈癌的防治工作，如上海市纺织系统和江西靖安县等均取得了显著成效。全国宫颈癌的死亡率（中国人口年龄调整率）由 20 世纪 70 年代的 10.28/10 万下降到 20 世纪 90 年代的 3.25/10 万，下降了 69%。我国由于幅员辽阔、人口众多、经济发展和医疗水平尚不均衡，较难实施统一完善的普查计划，每年仍有新发宫颈癌病例约 10 万，占全球新发病例总数的 1/5。

二、宫颈癌的病因学

宫颈癌的病因学研究历史悠久，也提出了许多可能的病因。概括来讲主要包括两个方面：其一是行为危险因素，如性生活过早、多个性伴侣、多孕多产、社会经济地位低下、营养不良和性混乱等；其二是生物学因素，包括细菌、病毒和衣原体等各种微生物的感染。近年来，在宫颈癌病因学研究方面取得了突破性进展，尤其在生物学病因方面成绩显著，其中最主要的发现是明确人乳头状瘤病毒（human papillomavirus，HPV）是宫颈癌发生的必要条件。

1. 宫颈癌发生的必要条件——HPV感染　与宫颈癌最为密切的相关因素是性行为，因而人们很早就怀疑某些感染因子的作用。在20世纪60—70年代，人们将主要的目光投向单纯疱疹病毒（herpes simplex virus，HSV）Ⅱ型，尽管HSV在体外被证实具有一定的致癌性，且在宫颈癌标本中有一定的检出率，但临床活体标本能检出HSV的始终仅占极小部分，流行病学调查也不支持HSV与宫颈癌的关系。而其他的因子，如巨细胞病毒、EB病毒、衣原体等迄今尚未发现有力证据。

1972年Zur Hansen提出，HPV可能是最终导致生殖道肿瘤的性传播致病因子，1976年德国研究者在子宫颈癌中发现有HPV特异序列，以后的大量流行病学和分子生物学研究肯定了HPV在子宫颈癌发生中的作用。1995年国际癌症研究中心（IARC）专门讨论有关性传播HPV在子宫颈癌发生中的作用，认为HPV 16和18亚型与子宫颈癌的发生有关。进一步的问题是HPV是否是子宫颈癌的必需和充足病因？最有代表性的研究是Walboomers等于1999年对1995年IARC收集来自美洲、非洲、欧洲和亚洲22个国家冻存的浸润性子宫颈癌组织重新进行HPV试验，应用HPVL1MY09/MY11引物检出率为93%，对HPV阴性组织重新应用L1GP5＋/GP6＋引物，检出率为95.7%，使用14种高危HPV E7引物，检出率为98.1%，总检出率为99.7%。实验动物和组织标本研究还表明，HPV－DNA检测的负荷量与宫颈病变的程度呈正相关，而且HPV感染与宫颈癌的发生有时序关系，符合生物学致病机理。这些流行病学资料结合实验室的证据都强有力的支持HPV感染与宫颈癌发生的因果关系，均表明HPV感染是宫颈癌发生的必要条件。关于HPV在子宫颈癌发生中的作用或重要性，有研究者认为其重要性与乙型肝炎病毒与肝癌的关系相似，高于吸烟与肺癌的关系。

2. 宫颈癌发生的共刺激因子　事实证明，性活跃妇女一生感染HPV的机会大于70%，但大多为一过性的，通常在感染的数月至两年内消退，仅少数呈持续感染状态，约占15%左右。已经证实，只有高危HPV持续感染才能导致宫颈癌及其前期病变的发生，但他们之中也仅有极少数最后才发展为宫颈癌。因此可认为HPV感染是宫颈癌发生的必要条件，但不是充足病因，还需要其他致病因素协同刺激。现已发现一些共刺激因子与子宫颈癌的发生有关，有研究者总结宫颈癌发生的共刺激因子为：①吸烟；②生殖道其他微生物的感染，如HSV、淋球菌、衣原体和真菌等可提高生殖道对HPV感染的敏感性；③性激素影响：激素替代和口服避孕药等；④内源或外源性因素引起免疫功能低下。

国外有学者将宫颈癌的发生形象地用"种子－土壤"学说来解释，其中将HPV感染比喻为种子，共刺激因子为营养，宫颈移行带为土壤。

三、诊断

1. 临床表现

（1）症状：原位癌与微小浸润癌常无任何症状。宫颈癌患者主要症状是阴道分泌物增多、阴道流血，晚期患者可同时表现为疼痛等症状，其表现的形式和程度取决于临床期别、组织学类型、肿块大小和生长方式等。

1）阴道分泌物增多：是宫颈癌最早出现的症状，大多为稀薄、可混有淡血性的。若并发感染，可有特殊的气味。

2）阴道流血：是宫颈癌最常见的症状。早期患者大多表现为间歇性、无痛性阴道流血，或表现为性生活后及排便后少量阴道流血。晚期患者可表现长期反复的阴道流血，量也较前增多。若侵犯大血管，可引起致命性大出血。由于长期反复出血，患者常可并发贫血症状。

3）疼痛是晚期宫颈患者的症状。产生疼痛的主要原因主要是癌肿侵犯或压迫周围脏器、组织或神经所致。

4）其他症状：主要取决于癌灶的广泛程度及所侵犯脏器。癌肿压迫髂淋巴、髂血管使回流受阻，可出现下肢水肿。侵犯膀胱时，可引起尿频、尿痛或血尿，甚至发生膀胱阴道瘘。如两侧输尿管受压或侵犯，严重者可引起无尿及尿毒症，是宫颈癌死亡的原因之一。当癌肿压迫或侵犯直肠时，出现里急后重、便血或排便困难，甚至形成直肠阴道瘘。

（2）体征：宫颈原位癌、微小浸润癌和部分早期浸润癌患者局部可无明显病灶，宫颈光滑或为轻度糜烂。随宫颈浸润癌生长发展可出现不同体征，外生型者宫颈可见菜花状赘生物，组织脆易出血。内生型者由于癌细胞向周围组织生长，浸润宫颈管组织，使宫颈扩张，从而表现为宫颈肥大、质硬和颈管膨大。无论是外生型或内生型，当癌灶继续生长时，其根部血管被浸润，部分组织坏死脱落，形成溃疡或空洞。阴道壁受侵时可见赘生物生长。宫旁组织受侵时，盆腔三合诊检查可扪及宫旁组织增厚或结节状或形成冰冻骨盆。

晚期患者可扪及肿大的锁骨上和腹股沟淋巴结，也有患者肾区叩痛阳性。

2. 检查

（1）盆腔检查：不仅对诊断有帮助，还可决定患者的临床期别。

1）阴道检查：窥阴器检查以暴露宫颈及阴道穹隆及阴道壁时，应缓慢扩张并深入暴露宫颈和阴道，以免损伤病灶而导致大出血。阴道检查时应主要观察宫颈外形和病灶的位置、形态、大小及有无溃疡等。阴道指诊时应用手指触摸全部阴道壁至穹隆部及宫颈外口，进一步了解病灶的质地、形状、波及的范围等，并注意有无接触性出血。

2）双合诊：主要了解子宫体的位置、活动度、形状大小和质地，以及双附件区域、宫旁结缔组织有无包块和结节状增厚。

3）三合诊：是明确宫颈癌临床期别不可缺少的临床检查，主要了解阴道后壁有无肿瘤病灶的浸润、宫颈大小及形态、宫旁组织情况，应同时注意有无肿大的盆腔淋巴结可能。

（2）全身检查：注意患者的营养状况，有无贫血及全身浅表淋巴结的肿大和肝、脾肿大。

（3）实验室检查和诊断方法：极早期的宫颈癌大多无临床症状，需经宫颈癌筛查后最后根据病理组织学检查以确诊。

1）宫颈细胞学检查：是目前宫颈癌筛查的主要手段，取材应在宫颈的移行带处，此为宫颈鳞状上皮与柱状上皮交界处。

2）阴道镜检查：适用于宫颈细胞学异常者，主要观察宫颈阴道病变上皮血管及组织变化。对肉眼病灶不明显的病例，可通过阴道镜协助发现宫颈鳞 - 柱交界部位有无异型上皮变化，并根据检查结果进行定位活检行组织学检查，以提高宫颈活检的准确率。

3）宫颈活组织病理检查：是诊断宫颈癌最可靠的依据。适用于阴道镜检查可疑或阳性、临床表现可疑宫颈癌或宫颈其他疾病不易与子宫颈癌鉴别时。宫颈活检应注意在靠近宫颈鳞柱交界的区域（SCJ）和（或）未成熟化生的鳞状上皮区取活检可减少失误，因为这常常是病变最严重的区域。溃疡的活检测必须包括毗邻溃疡周边的异常上皮，因为坏死组织往往占据溃疡的中心。取活检的数量取决于病变面积的大小和严重程度，所谓多点活检通常需要 2~4 个活检标本。一般宫颈活检仅需 2~3mm 深，约绿豆大小，当怀疑浸润癌时，活检应更深些。

4）宫颈锥形切除术：宫颈锥形切除术（锥切）主要应用于宫颈细胞学检查多次异常而宫颈活组织学结果为阴性，或活组织学结果为原位癌但不能排除浸润癌的患者。其在宫颈病变的诊治中居于重要地位，很多情况下锥切既是明确诊断，同时亦达到了治疗目的。按照使用的切割器械不同，可分为传统手术刀锥切、冷刀锥切（cold knife conization，CKC）、激光锥切（laser conization，LC）和近年流行的环形电切术（loop electrosurgical excisional procedure，LEEP）。锥切术的手术范围应根据病变的大小和累及的部位决定。原则上锥切顶端达宫颈管内口水平稍下方，锥切底视子宫阴道部病变的范围而定，应达宫颈病灶外 0.5cm。在保证全部完整的切除宫颈病变的前提下，应尽可能多地保留宫颈管组织，这对未生育而又有强烈生育愿望的年轻患者尤为重要。术后标本的处理十分重要，应注意以下几方面：①锥切的宫颈标本应做解剖位点标记，可在宫颈 12 点处剪开或缝线作标记，并标明宫颈内外口；②锥切标本必须进行充分取材，可疑部位做亚连续或连续切片，全面地评价宫颈病变以免漏诊；③病理学报告应注明标本切缘是否受累、病变距切缘多少毫米、宫颈腺体是否受累及深度和病变是否为多中心等，均有助于宫颈病变的进一步治疗。

5）宫颈管搔刮术：是用于确定宫颈管内有无病变或癌灶是否已侵犯宫颈管的一种方法，其常与宫颈活检术同时进行从而及早发现宫颈癌。

6）影像学检查：宫颈癌临床分期通常不能准确地确定肿瘤范围，因此不同的影像学诊断方法，如CT扫描、MRI及正电子发射断层扫描术（PET），用于更准确地确定病灶范围，用于确定治疗计划。但这些检查一般不是都有条件进行，而且结果多变，因而这些检查结果不能作为改变临床分期的依据。MRI具有高对比度的分辨率和多方位的断层成像能力，对宫颈癌分期的准确率为81%～92%；MRI在宫颈癌的术前分期中极具价值：①可以通过宫颈本身信号改变直接观察肿瘤的有无及侵犯宫颈的深度；②可以判断宫旁侵犯的程度、宫颈周围器官（膀胱或直肠）是否受侵以及宫颈癌是否向上或向下侵及宫体或阴道；③可以提示肿大淋巴结的存在，进一步判断淋巴结转移的可能。

7）鳞状细胞癌抗原（squamous cell carcinoma antigen，SCCA）检测：SCCA是从宫颈鳞状上皮中分离出来的鳞状上皮细胞相关抗原TA-4的亚单位，由SCCA-1和SCCA-2抗原组成，是宫颈鳞癌较特异的肿瘤标志物，现已被广泛应用于临床。

四、宫颈癌的分期

采用国际妇产科联盟（FIGO）2009年的临床分期标准（表7-3）。临床分期在治疗前进行，治疗后不再更改。

表7-3 FIGO宫颈癌分期（2009年）

Ⅰ期	肿瘤局限于宫颈（忽略扩展至宫体者）
ⅠA	镜下浸润癌，深度≤5mm，宽度≤7mm
ⅠA₁	间质浸润深度≤3mm，宽度≤7mm
ⅠA₂	间质浸润深度3～5mm，宽度≤7mm
ⅠB	肉眼可见癌灶局限于宫颈，或者镜下病灶＞Ⅰa₂
ⅠB₁	肉眼可见癌灶最大径线≤4cm
ⅠB₂	肉眼可见癌灶最大径线＞4cm
Ⅱ期	肿瘤侵及宫颈外组织，但未达盆壁或未达阴道下1/3
ⅡA	无宫旁浸润
ⅡA₁	肉眼可见癌灶最大径线≤4cm
ⅡA₂	肉眼可见癌灶最大径线＞4cm
ⅡB	有宫旁浸润
Ⅲ期	肿瘤浸润达盆壁和（或）累及阴道下1/3和（或）引起肾盂积水或肾无功能
ⅢA	肿瘤累及阴道下1/3，没有扩展到盆壁
ⅢB	肿瘤扩展到骨盆壁和（或）引起肾盂积水或肾无功能
Ⅳ期	癌扩散超过小骨盆或临床已侵犯膀胱黏膜或直肠黏膜
ⅣA期	肿瘤侵犯膀胱黏膜或直肠黏膜和（或）超出小骨盆（邻近器官）
ⅣB期	转移至远处器官

五、宫颈癌的转移途径

宫颈上皮内因缺乏淋巴管和血管，而且基底膜又是组织学屏障，可以阻止癌细胞的浸润，因此宫颈原位癌一般不易发生转移。一旦癌细胞突破基底膜侵入间质，病程即是不可逆，癌细胞可到处转移。宫颈癌的转移途径主要是直接蔓延和淋巴转移，少数经血循环转移。

1. 直接蔓延 是最常见的转移途径，通过局部浸润或循淋巴管浸润而侵犯邻近的组织和器官。向下可侵犯阴道穹隆及阴道壁，因前穹隆较浅，所以前穹隆常常较后穹隆受侵早。癌细胞也可通过阴道壁黏膜下淋巴组织播散，而在离宫颈较远处出现孤立的病灶。向上可由颈管侵犯宫腔。癌灶向两侧可蔓延至宫旁和盆壁组织，由于宫旁组织疏松、淋巴管丰富，癌细胞一旦穿破宫颈，即可沿宫旁迅速蔓延，累及主韧带、骶韧带，甚至盆壁组织。当输尿管受到侵犯或压迫可造成梗阻，并引起肾盂、输尿管积水。晚期患者癌细胞可向前、后蔓延分别侵犯膀胱或直肠，形成癌性膀胱阴道瘘或直肠阴道瘘。

2. 淋巴转移　是宫颈癌最重要的转移途径。一般沿宫颈旁淋巴管先转移至闭孔、髂内及髂外等区域淋巴结，后再转移至髂总、骶前和腹主动脉旁淋巴结。晚期患者可远处转移至锁骨上及深、浅腹股沟淋巴结。

宫颈癌淋巴结转移率与其临床期别有关，研究表明 I 期患者淋巴结转移率为 15% ~20%、II 期为 25% ~40% 和 III 期 50% 以上。20 世纪 40 年代末 Henriksen 对宫颈癌淋巴结转移进行详细的研究，其将宫颈癌的淋巴结转移根据转移时间的先后分为一级组和二级组。

（1）一级组淋巴结

1）宫旁淋巴结：横跨宫旁组织的一组小淋巴结。

2）宫颈旁或输尿管旁淋巴结：位于输尿管周围横跨子宫动脉段附近淋巴结。

3）闭孔或髂内淋巴结：围绕闭孔血管及神经的淋巴结。

4）髂内淋巴结：沿髂内静脉近髂外静脉处淋巴结。

5）髂外淋巴结：位于髂外动、静脉周围的 6~8 个淋巴结。

6）骶前淋巴结。

（2）二级组淋巴结

1）髂总淋巴结。

2）腹股沟淋巴结：包括腹股沟深、浅淋巴结。

3）腹主动脉旁淋巴结。

3. 血行转移　宫颈癌血行转移比较少见，大多发生在晚期患者，可转移至肺、肝、心、脑和皮肤。

六、治疗

浸润性宫颈癌诊断明确后，选择最佳的治疗方案是临床医师面临的首要问题。最佳治疗方案的选择通常取决于患者的年龄、全身健康状况、肿瘤的进展程度、有无并发症和并发症的具体情况以及治疗实施单位的条件。因此，有必要先对患者进行全面仔细的检查评估，再由放疗科医生和妇科肿瘤医生联合对治疗方案做出决定。

治疗方案的选择需要临床判断，除了少数患者的最佳方案只能是对症治疗以外，大多数患者的治疗选择主要是手术、放疗或放化疗。对于局部进展患者的初始治疗大多学者建议选择放化疗，包括腔内放疗（Cs 或 Ra）和外照射 X 线治疗。手术和放疗之间的争论已经存在了几十年，特别是围绕 I 期和 II A 期宫颈癌的治疗。对于 II B 期及以上期别宫颈癌患者治疗，大多采取顺铂化疗和放疗联合的放化疗。手术 + 放疗组患者的严重并发症发生率（25%）大于放疗组（18%）和手术治疗组（10%）。

总体上讲，对于早期宫颈癌患者，手术和放疗的生存率是相似的。放疗的优点是几乎适用于所有期别的患者，而手术治疗则受限于临床期别，在国外的许多机构中，手术治疗被用于希望保留卵巢和阴道功能的 I、II A 期年轻宫颈癌患者。由于手术技巧提高和相关材料的改进，目前手术所导致的患者死亡率、术后尿道阴道瘘发生率均 <1%，这使得选择手术治疗的患者明显增加。其他因素也可能导致选择手术而不是放疗，包括妊娠期宫颈癌、同时并发存在肠道炎性疾病、因其他疾病先前已行放疗、存在盆腔炎性疾病或同时存在附件肿瘤，还有患者的意愿。但在选择放疗时必须考虑到放疗对肿瘤周围正常器官的永久损伤和继发其他恶性肿瘤的可能。

1. 手术治疗　是早期宫颈浸润癌首选的治疗手段之一和晚期及某些复发性宫颈癌综合治疗的组成部分。宫颈癌手术治疗已有一百余年历史。随着对宫颈癌认识的不断深入，手术理论与实践的不断完善及宫颈癌其他治疗手段尤其是放疗和化疗的不断进展，宫颈癌手术治疗的术式及其适应证也几经变迁，日趋合理，但其中对手术治疗的发展最重要的贡献者当数 Wertheim 和 Meigs 两位学者。当今开展的宫颈癌各种手术方式均为他们当年所开创术式的演变与发展。

（1）宫颈癌手术类型及其适应证：宫颈癌手术治疗的目的是切除宫颈原发病灶及周围已经或可能受累的组织、减除并发症。其原则是既要彻底清除病灶，又要防止不适当地扩大手术范围，尽量减少手术并发症，提高生存质量。目前国外多采用 Piver 1974 年提出的将宫颈癌手术分为五种类型。

1）筋膜外子宫切除术（Ⅰ型）：切除所有宫颈组织，不必游离输尿管。筋膜外全子宫切除的范围国内外不同学者在描述上尽管存在一定的差异，但不管如何，与适用于良性疾病的普通全子宫切除术的范围并不相同，主要差异在于普通全子宫切除术不需暴露宫旁段输尿管，而是沿子宫侧壁钳夹、切断宫颈旁组织及阴道旁组织，包括主韧带、宫骶韧带、宫颈膀胱韧带等，为避免损伤输尿管，须紧靠宫颈旁操作，这种操作方法必然会残留部分宫颈组织，而不能很完整地切除宫颈。筋膜外全子宫切除术主要适用于ⅠA$_1$期宫颈癌。

2）改良根治性子宫切除术（Ⅱ型）：这一术式基本上是 Wertheim 手术，在子宫动脉与输尿管交叉处切断结扎子宫动脉。部分切除主韧带和宫骶韧带，当上段阴道受累时切除阴道上段 1/3。选择性切除增大的盆腔淋巴结。这一术式主要适用于ⅠA$_2$期宫颈癌。

3）根治性子宫切除术（Ⅲ型）：基本上为 Meigs 手术。在膀胱上动脉分出子宫动脉的起始部切断并结扎子宫动脉，切除全部主韧带、宫骶韧带及阴道上 1/2。主要适用于ⅠB 和ⅡA 宫颈癌。

4）超根治性子宫切除术（Ⅳ型）：和Ⅲ型的主要区别是：a. 完整切除膀胱子宫韧带；b. 切断膀胱上动脉；c. 切除阴道上 3/4。这一手术泌尿道瘘的发生率较高，主要用于放疗后较小的中心性复发癌。

5）部分脏器切除术（Ⅴ型）：适用于远端输尿管或膀胱的中心性复发。相应部分切除后，输尿管可重新种植于膀胱。当根治术时发现远端输尿管受累时，也可采用该手术，当然也可放弃手术治疗改行放疗。

国内治疗宫颈癌手术的术式与国外略有不同，基本根据上海张惜阴教授提出的四级手术。

Ⅰ级：筋膜外全子宫及附件切除术（年轻患者保留一侧卵巢）。

Ⅱ级：扩大全子宫切除，阴道和宫旁各切除 1cm。

Ⅲ级：次广泛全子宫切除术，宫旁和阴道各切除 2～3cm。适用ⅠA 期宫颈癌，一般不行盆腔淋巴切除术，但特殊情况除外。

Ⅳ级：广泛性全子宫切除术及盆腔淋巴结清扫术，宫旁组织和阴道各切除至少 3cm 以上，适用于ⅠB～ⅡA 期宫颈癌。

目前宫颈癌根治术通常经腹施行，但也可经阴道施行：事实上经阴道根治术的历史早于经腹。经阴道子宫根治术特别适用于肥胖，并发心、肺、肾重要脏器疾病难以耐受腹部手术等。但操作难度大，主要依靠术者触觉完成手术，要完成淋巴结切除较为困难，目前临床应用较少。随着腹腔镜手术技术的日益成熟，目前腹腔镜宫颈癌根治术也在蓬勃开展，并且已经显现出其微创效优的特点。

（2）并发症：宫颈癌手术并发症可分为术中、术后及晚期并发症。

1）术中并发症

a. 术时出血：根治性全子宫切除术时出血最容易发生在两个步骤，第一为清扫淋巴结时损伤静脉或动脉，第二容易出血处是分离主韧带和游离输尿管隧道。对这类出血可看清出血点者，采用缝扎或结扎止血。对细小静脉或静脉壁细小破裂出血，最简单有效的方法是压迫止血。

b. 脏器损伤：容易损伤的脏器有输尿管、膀胱、直肠和闭孔神经，若操作仔细、技术和解剖熟悉，多能避免。一旦损伤发生可根据损伤部位和范围作修补术。闭孔神经损伤发生后应立即修补缝合。

2）术后并发症

a. 术后出血：多发生于术中出血漏扎或止血不严，若出血发生在阴道残端，可出现术后阴道出血。处理方法经阴道结扎或缝扎止血。若出血部位较高，或腹腔内出血，且出血量较多，则需开腹止血。对手术后数日发生的残端出血要考虑感染所致，治疗以抗感染为主。

b. 输尿管瘘：游离输尿管时损伤管壁或影响其局部血供加之术后感染、粘连、排尿不畅等，可形成输尿管阴道瘘或腹膜外渗尿等。近年来发生率已降至 1% 以下，防治措施除不断改进技术外，最重要的是手术细致，尽量避免损伤及预防感染，避免排尿不畅。

c. 盆腔淋巴囊肿：手术后回流的淋巴液潴留于后腹膜间隙而形成囊肿，发生率达12%～24%。淋巴囊肿一般较小，并无症状可随访观察。但较大的囊肿可引起患侧下腹不适，甚至造成同侧输尿管梗阻。需要时可在超声引导下行穿刺抽吸。淋巴囊肿的预防主要靠尽量结扎切断的淋巴管，也有人提出不缝合反折腹膜可减少其发生。

d. 静脉血栓及肺栓塞：是宫颈癌围术期最可能致死的一个并发症，任何时候都应对此提高警惕，术中、术后应予特别的关注，以防发生这种可能致死的并发症。术中是腿部或盆腔静脉形成血栓的最危险时期，应注意确保术中腿部静脉没有被压迫，仔细分离盆腔静脉可减少在这些静脉中形成血栓。

e. 感染：其发生率已明显下降，主要取决于广谱抗生素的临床应用和手术条件及技巧的提高。

3）晚期并发症

a. 膀胱功能障碍：Seski、Carenza、Nobili 和 Giacobini 等学者均认为术后膀胱功能障碍是支配膀胱逼尿肌的感觉神经和运动神经损伤的直接结果，手术做得越彻底，损伤的程度就越大，术后发生膀胱功能障碍的可能越大。膀胱功能障碍通常表现为术后排尿困难、尿潴留、尿道感染等，术后需长期给予持续的膀胱引流，但经对症治疗，几乎所有的患者都能恢复。通过控制手术范围和手术的彻底性，特别是对于早期宫颈癌患者，能够降低这个并发症。Bandy 及其同事报道了根治性子宫切除术（Ⅲ型）及术后是否予放疗对膀胱功能的远期影响，结果发现30%的患者术后需膀胱引流达到或超过30日，术后盆腔放疗者膀胱功能障碍的发生率明显高于未放疗者。

b. 淋巴囊肿：是较麻烦的并发症。在髂外静脉下方结扎进入闭孔窝的淋巴管有助于减少淋巴液流入这一最常形成淋巴囊肿的区域。腹膜后引流也可减少淋巴囊肿的发生，但避免盆腔腹膜的重新腹膜化就可以不再需要引流。如果出现淋巴囊肿，一般不会造成损害，而且如果时间足够长，淋巴囊肿通常会被吸收。Choo 及其同事报道认为直径 <4～5cm 的囊肿通常在 2 个月内吸收，处理上只需予以观察。当有证据表明存在明显的输尿管梗阻时需要手术治疗，手术需切除淋巴囊肿的顶，并将舌状下挂的网膜缝合到囊腔内面（内部造袋术），这样可以避免重新形成囊肿。经皮穿刺抽吸囊液常会继发感染，所以需谨慎使用。

2. 放射治疗　在过去的一个多世纪中，由于技术的进步，放疗已经成为与根治性手术一样重要的一种新治疗手段。对放疗耐受的宫颈癌病灶很少，已有大量的证据表明放疗能破坏原发病灶和淋巴结中的转移灶。近年来在许多中心仍保留根治性子宫切除术用于治疗相对比较年轻的、消瘦的、健康状况良好的患者。对于Ⅰ期和ⅡA期患者，手术和放疗这两种治疗手段都具有相对的安全性和较高的治愈率，这给了医生和患者一个真正的治疗选择。

1903 年，Margaret Cleaves 开始将放疗用于治疗宫颈癌。在 1913 年，Abbe 报道了 8 年的治愈情况。1914 年建立了放疗的斯德哥尔摩法，1919 年建立了巴黎法，1938 年建立了曼彻斯特法。在存在良好而完整的循环及充分的细胞氧合的情况下，可以获得电离辐射对肿瘤的最大效应。根治性放疗前对患者的准备应与子宫根治性手术一样仔细。应当予高蛋白、高维生素和高热量的饮食，尽可能使患者保持良好的全身状况。需控制过多的失血，血色素应维持在10g以上。

必须注意正常盆腔组织对放疗的耐受情况，在宫颈癌的治疗过程中，正常盆腔组织可能受到相对较高剂量的放射。穹隆部位的阴道黏膜可耐受的放射剂量为 20 000～25 000cGy，阴道直肠隔大约可耐受4～6 周的 6 000cGy，膀胱黏膜可接受最大达 7 000cGy 的剂量，结肠和直肠可耐受约 5 000～6 000cGy，而盆腔内小肠的耐受性较差，可接受的最大剂量为 4 000～4 200cGy。全腹放疗时，小肠的耐受性限制在 2 500cGy，这样的剂量显然也适合盆腔内小肠。放疗的一个基本原则是：任何脏器中的正常组织对放疗的耐受性与该脏器所受到的放射剂量成反比。外放疗与腔内放疗必须以不同的方式结合使用。必须根据每个患者及其特殊的病灶情况制订个体化的治疗计划。需要考虑肿瘤的大小及其分布情况，而不是肿瘤的分期。宫颈癌的成功治疗有赖于临床医师在治疗过程中对病灶的评估能力（也包括对盆腔空间几何的了解），并在必要时对治疗做出调整。因为腔内放疗容易到达宫颈及宫颈管，所以很适合于治疗早期宫颈癌。可以将镭或铯放置到很接近病灶的部位，使病灶表面剂量达到约15 000～20 000cGy，而且正常宫颈及阴道组织可以耐受特别高的放射剂量。

(1) 放疗的适应证及禁忌证：宫颈癌各期别均可行放射治疗，但ⅠA、ⅠB及ⅡA期癌的患者可以手术方法治愈，手术治疗有保留卵巢，保持阴道弹性等优点，对于年轻患者，医生及患者均乐于选择手术治疗。单纯放疗常常只用于那些不具备手术条件及不愿意接受手术治疗的患者，ⅡB期以上的患者为放射治疗的适应证。孤立性远隔转移的病灶或手术后复发也为放疗适应证。另外，早期患者术后若发现具有高危因素，应接受辅助性放疗或放化疗。禁忌证包括：患者骨髓抑制，白细胞小于 $3 \times 10^9/L$，及血小板 $<70 \times 10^9/L$ 者，急性或亚急性盆腔炎症未被控制者，已出现尿毒症或恶液质的晚期患者，肝炎急性期、精神病发作期及心血管疾病未被控制者。

(2) 宫颈癌的放疗方法：宫颈癌的转移方式以直接蔓延及淋巴转移为主，其盆腔淋巴结受累的概率ⅠB期为15%左右，Ⅱ期为30%，Ⅲ期为45%左右。故放疗范围应包括原发灶及转移灶。由于宫颈所处的解剖位置，适合于腔内放射源容器的安置，放射源所给予组织的放射剂量与组织距放射源的距离的平方成反比，故腔内治疗所能给予宫颈的放射剂量远远超过体外放疗，但所给予盆腔淋巴结的剂量却不足，所以宫颈癌的放射治疗应包括体外与腔内放疗的综合治疗。单纯体外放疗难以做到既达到根治剂量又不产生严重的放射性损伤，治疗效果远不如综合放疗。

1) 参考点及其意义：在宫颈癌的腔内治疗中，盆腔各点距放射源的距离不同，所获得的放射剂量各异，且差异梯度很大，计算困难，只能选择有实际临床意义的点作为评估剂量的参考点：称为A点和B点。A点定位于宫腔放射源的末端之上方2cm及放射源旁2cm的交叉点，代表宫旁血管区的正常组织受量。B点为A点线外侧3cm处，相当于闭孔区，代表盆壁淋巴结的受量。因受肿瘤形态及解剖变异的影响，定位不是十分确切，A、B两点的定义几经争议及修订，仍不完善，但尽管有不足之处，迄今仍沿用以评估及比较剂量。

2) 后装腔内放射治疗：后装腔内放射治疗系统按A点的剂量率不同可分为3类：高剂量率指A点剂量率为12Gy/h以上；中剂量率指A点剂量率2～12Gy/h之间；低剂量率为A点剂量率0.4～2.0Gy/h之间。高剂量率后装腔内放疗的优点为治疗时间短、机器治疗能力大、患者在治疗中无须护理从而免除患者长时间被迫体位静卧的痛苦、源容器的固定位置易维持和不至于因患者活动而移位等。而低剂量率后装放射治疗系统的治疗时间以小时计算，患者较长时间被动体位卧床不舒服，放射源容器可因此而移位等是其缺点，但放射生物效应好。由于每台治疗机，每个工作日只能治疗1个患者，不适合繁忙的治疗中心的工作需求。

3) 体外放疗：^{60}钴的γ线或加速器所产生的高能X线实施。体外放疗的目的是补充腔内放疗所给予的A点以外区域的剂量的不足。综合放疗时的体外照射以全盆大野开始，剂量20～30Gy，每周5次，每次1野，每次剂量2Gy，前后轮照，结束后中央挡铅成四野垂直照射，方法同前，体外放疗给予B点的总剂量40～50Gy。

单纯体外放疗作为宫颈癌的根治性治疗疗效不如综合放疗且并发症的发生率高，在有条件的医院已不再作为常规治疗，但作为晚期患者的姑息治疗，手术前后的补充治疗及对于阴道解剖不良而无法行腔内治疗者的唯一的放射治疗，以及手术后复发患者的挽救性治疗等有极其广泛的适应证。

体外照射的方法除垂直照射外，尚有四野交叉照射、六野交叉照射、钟摆照射及旋转照射等多种方法，这些方法的目的在于以体外放射为主要治疗时尽可能增加肿瘤受量并减少膀胱和直肠的受量。

4) 体外与腔内放疗的配合：并发感染、空洞型、宫旁侵犯或因肿瘤浸润而阴道狭窄的患者应以全盆大野照射开始治疗。随着放射的进行，肿瘤逐渐消退，阴道的伸展性可能改善，允许腔内治疗的进行。全盆照射的剂量可适当增加，但要相应调整腔内照射的剂量。腔内放疗与体外放疗所给予A点的总剂量在70Gy左右，根据患者及肿瘤情况个别化调整。

大菜花型宫颈癌，或局部呈现外突性大结节者则以腔内治疗开始，适当增加局部剂量或给予消除量，有条件者先给外突性肿瘤间质插植放疗，使肿瘤最大限度的脱落及消退，改善局部解剖，有利于腔内放疗的进行，改善治疗效果。

常规放疗结束后，可针对残余病灶适当补充三维适形照射。手术中发现不可切除的受累淋巴结，亦应银夹标记，常规治疗结束后，适当补充适形放射治疗。适形放疗为一种治疗技术，使得高剂量区分布的形状在三维方向上与靶区的形状一致，以物理手段改善靶区与周围正常组织和器官的剂量分布，有效地提高治疗增益。但三维适形照射是一种局部治疗措施，不能作为宫颈癌的常规治疗。

总之宫颈癌的放射治疗有其原则，但不应机械套用，而应根据患者及肿瘤情况，本着负责任的精神个别化的设计。

（3）放射治疗的效果及并发症

1）治疗效果：放射治疗效果受多种因素的影响，影响预后的因素包括肿瘤临床分期、局部肿瘤的大小、肿瘤生长方式、病理类型、肿瘤分化程度、淋巴结转移的有无、转移瘤的大小、是否并发不可控制的感染或贫血及患者的局部解剖等。不恰当的治疗方式当然也影响预后，同一期别的治疗效果各家报道有区别，5 年存活率大约 I 期为 90% 左右， II 期为 60% ~80%， III 期为 50% 左右。

2）近期放疗副反应及晚期并发症：近期反应包括乏力、食欲缺乏、尿频和便次增多等，对症处理可缓解。少数患者反应较重，可出现黏液血便，严重尿频、尿急，甚至并发白细胞减少或血小板减少，须暂停放疗，适当处理，恢复后再重新开始放疗。

晚期肠道并发症包括放射性直肠炎、乙状结肠炎、直肠阴道瘘、肠粘连、肠梗阻和肠穿孔等。放射性直肠炎为最常见，按程度可分为轻、中、重 3 度。发生率因治疗方式及放射总剂量不同而有差别，约 10% ~20%。轻度放射性直肠炎不必特殊处理，嘱患者注意休息，避免粗糙有刺激性的饮食，保持大便通畅即可。中度者则须消炎、止血、解痉等药物治疗，严重者甚至须手术干预。

晚期放射性泌尿系统并发症以放射性膀胱炎最常见，表现为反复发生的血尿，可造成严重的贫血，除消炎止血、解痉、矫正贫血等治疗外，可行局部止血处理，必要时行膀胱造瘘术。

3. 化疗　近年来对宫颈癌和化疗研究的进展，已成为各阶段宫颈癌重要的和不可缺少的治疗手段。化疗不仅作为晚期及复发癌的姑息治疗，而且有些化疗药物可作为放疗增敏剂与放疗同时应用或作为中、晚期患者综合治疗方法之一，以提高治疗效果。

（1）同步放化疗：1999—2000 年，美国新英格兰医学杂志及临床肿瘤杂志相继发表 5 个大样本随机对照临床研究，结果表明，同步放化疗提高了宫颈癌患者（包括 I B、II A 期根治性手术后具有高危因素者）的生存率和局部控制率，减少了死亡的危险。从此，世界各地相继采用同步放化疗治疗宫颈癌。Green 等对 1981—2000 年间 19 项采用同步放化疗与单纯放疗治疗宫颈癌的随机对照临床研究中共 4 580 例患者的临床资料进行 Meta 分析，其中同步放化疗患者根据化疗方案不同分为顺铂组和非顺铂组，结果表明，与单纯放疗比较，同步放化疗患者的总生存率明显提高，其危险比（HR）= 0.71，$P < 0.01$。其中，顺铂组 HR = 0.70，$P < 0.01$；非顺铂组 HR = 0.81，$P = 0.201$。临床 I 、 II 期宫颈癌患者所占比例高的临床研究中，患者获益更大（$P = 0.009$）。该 Meta 分析表明，与单纯放疗患者比较，同步放化疗患者的总生存率和肿瘤无进展生存率分别提高了 12%（95% CI = 8 ~16）和 16%（95% CI = 13 ~19）；同步放化疗对肿瘤的局部控制（OR = 0.61，$P < 0.01$）和远处转移（OR = 0.57，$P < 0.01$）均有益处。2002 年，Lukka 等对 9 项采用同步放化疗治疗宫颈癌的随机对照临床研究进行 Meta 分析，结果与 Green 等的结果一致。但目前也有一些学者持不同意见，认为宫颈癌患者同步放化疗后的 5 年生存率和局部控制率与单纯放疗比较无明显提高。

宫颈癌同步放化疗的并发症分为早期与晚期两种，早期毒副反应有全身感乏力，食欲减退、厌食、恶心、呕吐，白细胞减少，甚至血红蛋白、血小板下降，早期放射性直肠炎者感里急后重、腹泻、腹痛。2003 年，Kirwan 等收集 19 项采用同步放化疗治疗宫颈癌患者的研究中共 1 766 例患者的临床资料进行 Meta 分析，结果显示， I 、 II 度血液学毒副反应发生率，同步放化疗组高于单纯放疗组，差异有统计学意义； III 、 IV 度毒副反应发生率，同步放化疗组与单纯放疗组比较，白细胞减少症的发生率增加 2 倍（OR = 2.15，$P < 0.001$），血小板减少症增加 3 倍（OR = 3.04，$P = 0.005$），胃肠道反应增加 2 倍（OR = 1.92，$P < 0.001$）。19 项研究中，8 项研究有晚期并发症的记录，其中 7 组资料中同步放化疗组晚期并发症的发生率与单纯放疗组比较，差异无统计学意义。导致上述结果可能的原因：①评定并发症的标准不统一；②并发症资料不全；③近期并发症的定义不同；④并发症发生率的计算方法不同；⑤缺

少远期并发症资料；⑥随访时间过短。

（2）新辅助化疗：从20世纪80年代开始，新辅助化疗（neoadjuvant chemotherapy，NACT）逐渐应用于局部晚期宫颈癌，NACT指在主要治疗手段前给予的化疗，属辅助性化疗范畴。其主要意义：①缩小肿瘤体积，增加手术切除率和减少手术风险；②缩小肿瘤体积，提高放射治疗的敏感性；③消灭微转移，减少不良预后因素，降低复发风险，提高患者的生存率。根据 NACT 后主要治疗手段的不同，可分为 NACT + 子宫根治术 + ／ - 辅助性放疗和 NACT + 放射治疗两种治疗策略。

NACT 后可手术率为48% ~100%，且不增加手术并发症；9% ~18% 患者术后病理证实达完全缓解，淋巴结转移率比相同临床期别和肿瘤大小的患者明显下降；更重要的发现是 NACT 后 Ⅰ B_2 ~ ⅡB 和Ⅲ期患者的 5 年生存率分别为83%和45%，明显高于单纯放疗。但是否所有期别的局部晚期宫颈癌均能从 NACT 中得到生存期延长的益处目前还存在不同的意见。2001 年 Hwang 等对 80 例 Ⅰ B_2 ~ ⅡB 期局部晚期宫颈癌患者采用 VBP 方案化疗，3 个疗程后给予子宫根治术 + 后腹膜淋巴结切除术，并进行了 10 年随访，结果发现 NACT 有效率为93.7%，5 年和 10 年无瘤生存率分别为82.0%和79.4%，结果提示 NACT 似乎可提高 Ⅰ B_2 ~ ⅡB 期局部晚期宫颈癌患者长期生存率。Aoki 等对 21 例年龄小于 50 岁且具有高危因素的 Ⅰ B ~ ⅡA （MRI 提示宫颈深度浸润和肿块大小≥4cm）和 ⅡB 期患者给予 PVP 方案化疗，2 个疗程后给予子宫根治术，18 例术后接受放疗。并选择具有高危因素和 ⅡB 期、初次治疗接受子宫根治术和术后放疗的 21 例患者作为对照。结果 NACT 有效率为86%，NACT 组 5 年生存率为84.0%，明显高于对照组（58.9%）。2001 年 Benedetti - Panici 等报道了一组 441 例多中心、前瞻性、随机对照Ⅲ期临床研究，比较了 Ⅰ B_2 ~ Ⅲ期患者 NACT + 子宫根治术和单一放疗的疗效。结果发现 NACT 组 5 年总生存率和无瘤生存率分别为58.9%和55.4%，明显高于对照组的4.5%和41.3%；Ⅰ B_2 ~ ⅡB 期患者NACT组 5 年总生存率和无瘤生存率分别为64.7%和59.7%，明显高于对照组的46.4%和46.7%；而Ⅲ期患者 NACT 组 5 年总生存率和无瘤生存率与对照组比较差异无统计学意义。因此作者认为 NACT + 子宫根治术疗效与传统放疗相比，只有 Ⅰ B_2 ~ ⅡB 期患者才能得到生存期延长的益处。与单纯的放疗相比，目前多数文献认为，NACT + 子宫根治术能使 Ⅰ B_2 ~ ⅡB 局部晚期宫颈癌患者长期生存率得到提高，但对于Ⅲ期患者来说，尽管 NACT 可使手术率得到提高，但是否使其长期生存率得到提高目前尚有争论。

（3）早期宫颈癌术后的辅助性化疗：目前对具有高危因素的早期宫颈癌患者术后原则上推荐接受辅助性放疗，但由于放疗可导致患者卵巢、阴道等损伤，年轻患者往往难以接受。随着人们对化疗在宫颈癌治疗中地位的认识，近年来有学者对具有淋巴结转移、脉管内癌栓、间质浸润深度≥75%、手术切缘阳性、肿瘤细胞分化差，以及细胞学类型为非鳞状细胞癌等高危病例进行了术后化疗的临床研究，发现化疗可作为术后辅助治疗或补充治疗手段，有助于提高局部控制率，减少复发转移和改善患者的生存，特别是不愿接受盆腔放疗的年轻宫颈癌患者，采用术后化疗代替盆腔局部放疗，可有效保留阴道和卵巢的功能。

（4）姑息性化疗：Ⅳ期宫颈癌和复发宫颈癌患者预后差，其中放疗后复发者预后更差。其对化疗的临床有效率在10% ~20%之间。初始是放疗抑或非放疗，其化疗有效率存在明显不同。导致这种现象的原因可能为：①放疗破坏了复发癌灶的血液供应，药物难于达到较高浓度；②交叉抗拒；③患者存在的相关并发症，如肾功能不全、尿路梗阻等导致患者对化疗药物的耐受性差。

4. 复发转移宫颈癌的治疗　大多数复发转移宫颈癌发生在初次治疗后的 2 年内，其治疗十分困难，预后极差，平均存活期为 7 个月。复发转移宫颈癌治疗方式的选择主要依据患者本身的身体状况、转移复发部位、范围及初次治疗方法决定。目前，国内外对转移复发宫颈癌的治疗趋势是采用多种手段的综合治疗。无论初次治疗的方法是手术还是放疗，均由于解剖变异、周围组织粘连及导致的并发症，给治疗带来了一定的困难，并易造成更严重的并发症。因此，在再次治疗前除详细询问病史外，还应做钡灌肠、全消化道造影、乙状结肠镜以及静脉肾盂造影等，以了解复发转移病灶与周围组织的关系，评价以前的放射损伤范围和正常组织的耐受程度等，从而在考虑以上特殊情况后，选择最适宜的个体化治疗。

（1）放疗后局部复发宫颈癌的治疗：大多数放疗后盆腔局部复发的宫颈癌患者并不适合再次放疗，

对于这些患者来说盆腔脏器切除术（pelvic exenteration）是唯一的治疗方法。纵观几十年来的国外资料，由于手术不断改进如盆腔填充、回肠代膀胱以及阴道重建术等，使手术并发症及病死率明显下降，多数文献报道病死率小于10%，5年存活率明显改善，达30%～60%。影响手术后生存的主要因素有：初次治疗后无瘤生存期、复发病灶的大小和复发病灶是否累及盆侧壁，文献报道初次治疗后无瘤生存期大于6个月、复发病灶直径小于3cm和盆侧壁未累及的患者存活期明显延长。由于放疗后出现广泛纤维化，导致术前判断复发灶是否累及盆侧壁比较困难，有学者认为单侧下肢水肿、坐骨神经痛及尿路梗阻这三种临床表现预示复发病灶已累及盆侧壁，实行盆腔脏器切除术的失败率增加，建议施行姑息性治疗。另外，老年妇女并不是盆腔脏器切除术的反指征。尽管术前进行了严密的评估，但仍有1/3的患者术中发现有盆腔外转移、腹主动脉旁淋巴结转移，以及病灶已累及盆侧壁，因此临床医师应有充分的思想准备，并加强与患者及家属的沟通。也有作者建议对病灶直径小于2cm的中心性复发患者可采用子宫根治术（radical hysterectomy），但术后易发生泌尿系统的并发症。

（2）子宫根治术后局部复发宫颈癌的治疗：对于子宫根治术后局部复发的宫颈癌患者治疗方法有两种：一是选择盆腔脏器切除术，二是选择放射治疗。据文献报道其5年存活率为6%～77%。有关影响该类患者治疗后预后的因素主要为初次治疗后的无瘤生存期、复发灶的部位和大小。中心性复发患者的预后好于盆侧壁复发者，对于病灶不明显的中心性复发患者再次治疗后10年存活率可达77%，病灶直径小于3cm的中心性复发患者10年存活率为48%，而对于病灶直径大于3cm的中心性复发患者则预后很差。对于体积较小的复发患者往往可通过增加体外放射的剂量提高局部控制率，但对于体积较大的复发患者来说，增加放射剂量并不能改善其预后。因此，为提高子宫根治术后局部复发患者的存活率，关键是加强初次治疗后的随访，争取及早诊断其复发。

（3）转移性宫颈癌的治疗

1）全身化疗：对转移性宫颈癌患者而言，全身化疗可作为一种姑息性治疗措施。目前有许多有效的化疗方案，其中顺铂（DDP）是最有效的化疗药物。许多研究已证明以顺铂为基础的联合化疗治疗后其缓解率、未进展生存期均明显好于单一顺铂化疗者，但总的生存期两者则没有明显差异，因此目前对于转移性宫颈癌是选择联合化疗还是选择单一顺铂化疗尚有争论。另外，迄今尚无随机研究来比较化疗与最佳支持治疗（best supportive care）对此类宫颈癌患者生存期、症状缓解和生活质量（quality of life）影响的差异。

近来已有许多新药如紫杉醇（Taxol）、长春瑞滨（vinorelbine）、健择（Gemcitabine）、伊立替康（irinotecan）等与顺铂联合治疗局部晚期宫颈癌和（或）复发转移宫颈癌的Ⅱ期研究发现有效率为40%～66%，其中局部晚期宫颈癌的疗效明显好于复发转移宫颈癌，但与既往报道的以顺铂为基础的化疗疗效相比无明显提高。2001年5月美国ASCO会议报道GOG的初步研究结果，该研究比较了顺铂单药（50mg/m^2）与顺铂联合Taxol（顺铂50mg/m^2，Taxol 135mg/m^2）治疗28例复发和ⅣB期宫颈癌患者的有效率、无进展生存期和总的生存期，尽管最后结果提示顺铂＋Taxol组有效率、无进展生存率明显高于单一顺铂者，但两者总的生存期无明显差异。

2）放疗：作为局部治疗手段对缓解转移部位疼痛及脑转移灶的治疗具有明显作用，Meta分析结果显示短疗程放疗与长疗程化疗疗效相似，因此对于预计生存期较短的转移性宫颈癌患者给予短疗程放疗可提高生活质量。

5. 正在发展中的生物治疗

（1）血管生成抑制剂：用于生物治疗在阻止肿瘤生长和进展、甚至清除较小体积残余病灶方面可能有效。近年来，积累了一些有关血管生成在局部进展型宫颈癌中发挥作用的证据。在一个对111例患者的研究中，Cooper等发现肿瘤的血管生成（可由肿瘤的微小血管密度MVD来反映）是COX多因素分析中的一个重要的预后因素，它与较差的肿瘤局部控制及较差的总生存率有关。相反的，在166例行根治性子宫切除术的ⅠB期宫颈癌患者中，Obermair等发现当MVD＜20/HPF时，患者的5年生存率得到改善，为90%，而当MVD＞20/HPF，患者的5年生存率为63%。另外，已经发现VEGF受体的表达也与宫颈癌中的MVD成正比。

（2）治疗性 HPV 疫苗：至于预防性 HPV 疫苗，在 2003 年 WHO 召集了一群来自发展中国家和发达国家的专家来确定检测 HPV 疫苗效能的合适终点。普遍的共识是：效能终点应当是适合在公共健康机构开展 HPV 疫苗的、全球一致的、可测量的。因为从病毒感染到表现为浸润癌存在时间上的滞后，因此，一个替代终点应当可用来确定疫苗的效能。因为同一种高危型 HPV 病毒的持续感染是中度或者高度宫颈不典型增生和浸润性宫颈癌的易感因素，所以，决定将 CIN，而不是浸润癌，作为 HPV 疫苗的疗效终点。

七、预后

影响宫颈癌预后的因素很多，包括患者的全身状况、年龄、临床分期、组织学类型、生长方式，以及患者接受治疗的手段是否规范和治疗的并发症等。但临床分期、淋巴结转移和肿瘤细胞分化被认为是其独立的预后因素。

1. 临床分期　无论采用何种治疗手段，临床期别越早其治疗效果越好。国际年报第 21 期报道了 32 052 例宫颈癌的生存率，其中 I 期患者的 5 年生存率为 81.6%；Ⅱ 期为 61.3%；Ⅲ 期为 36.7%；Ⅳ 期仅为 12.1%。显示了随着宫颈癌临床分期的升高，其 5 年生存率明显下降。

2. 淋巴结转移　局部淋巴结浸润传统上被认为是宫颈癌预后不良的因素，是手术后患者需接受辅助性治疗的适应证。临床期别越高，盆腔淋巴结发生转移的可能性越大。目前的研究表明，无论是宫颈鳞癌还是腺癌，淋巴结转移对于患者总生存率、疾病特异性生存率（disease - specificsurvival）、局部复发率和无瘤生存期（disease - free interval）均是一个独立的预后因素。然而，有些学者报道淋巴结状态对于早期宫颈癌的预后无重要临床意义，淋巴结转移常与其他预后不良因素有关，如临床分期、肿块大小、脉管癌栓和宫旁浸润。

转移淋巴结的数目也与宫颈癌的复发率和无瘤生存期有关，并且许多研究发现它是 I、Ⅱ 期宫颈鳞癌的一个独立预后指标。有研究表明，一个淋巴结转移和无淋巴结转移的 I B ~ Ⅱ A 期宫颈癌患者的 5 年生存率是相似的，分别为 85% 和 87%。但转移淋巴结数目超过 1 个后，则其 5 年生存率较低。在许多淋巴结转移的 I B 期宫颈癌患者中，如有 4 个以上的转移淋巴结，则其预后更差。但也有研究发现盆腔淋巴结转移的数目与其预后无关。

转移淋巴结的位置也与宫颈癌的预后有关。Kamura 等发现，I B ~ Ⅱ B 期宫颈癌患者有 1 个部位或无淋巴结转移与 2 个及以上部位转移的生存率差异有显著性。

3. 组织学类型　迄今对于宫颈鳞癌、腺癌和腺鳞癌是否存在不同的预后和转归尚有争议。几项研究结果表明，I B ~ Ⅱ 期宫颈腺癌、腺鳞癌患者与鳞癌患者相比，前者局部复发率高、无瘤生存率和总生存率低。研究指出，腺癌患者的预后明显差于鳞癌，原因在于腺癌肿块体积大，增加了化疗的耐受及向腹腔内转移的倾向。有报道具有相同临床分期和大小相似的肿瘤的宫颈腺癌和鳞癌的淋巴结转移分别是 31.6% 和 14.8%、远处转移分别为 37% 和 21%、卵巢转移分别是 6.3% 和 1.3%。另外还发现，腺癌患者卵巢转移的发生与肿瘤的大小更有关，而与临床分期无关。鳞癌患者卵巢转移则与临床分期有关。但也有研究显示，宫颈腺癌和鳞癌患者在复发和生存率方面差异无显著性。有报道显示淋巴结转移和肿瘤浸润达到宫旁的腺癌患者预后较差，而无淋巴结转移的腺癌预后与鳞癌差异不明显。

4. 肿瘤细胞的分化　肿瘤细胞分化也是宫颈癌的一个重要预后因素，临床分期和治疗方法相同的患者，但由于其肿瘤细胞分化程度不一致，其治疗效果和预后也可不尽相同。Zamder 分析了 566 例宫颈鳞癌手术切除标本肿瘤细胞分化程度与其 5 年生存率的关系，若取材部位为肿瘤表面，则肿瘤细胞分化 I 级 5 年生存率为 96%；Ⅱ 级 84.0%；Ⅲ 级为 72.3%；而取材部位为肿瘤中心，则肿瘤细胞分化 I 级 5 年生存率为 85.6%；Ⅱ 级 79.8%；Ⅲ 级为 71.6%。结果表明肿瘤细胞分化越差，其 5 年生存率愈低。

（徐　哲）

第三节　子宫肌瘤

子宫肌瘤（uterine myoma）又称子宫平滑肌瘤，是女性生殖器最常见的良性肿瘤，由平滑肌及结缔组织组成。常见于 30～50 岁的妇女，20 岁以下少见。因子宫肌瘤多无或很少有症状，临床报道发病率远低于肌瘤真实发病率。

（一）发病相关因素

因子宫肌瘤好发于生育年龄，青春期前少见，绝经后萎缩或消退，提示其发生可能与女性激素相关。生物化学检测证实子宫肌瘤中雌二醇的雌酮转化明显低于正常肌组织；子宫肌瘤组织中雌激素受体（ER）的浓度明显高于周边正常肌组织，故认为子宫肌瘤组织局部对雌激素的高敏感性是子宫肌瘤发生的重要因素之一。此外，研究证实孕激素有促进子宫肌瘤有丝分裂活动、刺激子宫肌瘤生长的作用。细胞遗传学研究显示 25%～50% 的子宫肌瘤存在细胞遗传学的异常，包括 12 号和 17 号染色体长臂片段相互换位、12 号染色体长臂重排和 7 号染色体长臂部分缺失等。分子生物学研究结果提示子宫肌瘤是由单克隆平滑肌细胞增殖而成，多发性子宫肌瘤是由不同克隆细胞形成。但确切病因仍尚未明了。

（二）分类

1. 按肌瘤生长部位分类　分为宫体肌瘤（90%）和宫颈肌瘤（10%）。

2. 按肌瘤与子宫肌壁的关系分类

（1）肌壁间肌瘤（intramural myoma）：占 60%～70%，肌瘤位于子宫肌壁间，周围均被肌层包围。

（2）浆膜下肌瘤（subserous myoma）：约占 20%，肌瘤向子宫浆膜面生长，并突出于子宫表面，肌瘤表面仅由子宫浆膜覆盖。

1）带蒂浆膜下肌瘤：若瘤体继续向浆膜面生长，仅有一蒂与子宫相连，称为带蒂浆膜下肌瘤，营养由蒂部血管供应，若血供不足肌瘤可变性坏死。

2）游离性肌瘤：若带蒂浆膜下肌瘤蒂扭转断裂，肌瘤脱落可形成游离性肌瘤。

3）阔韧带肌瘤：若肌瘤位于侧壁向宫旁生长突出于阔韧带两叶间称为阔韧带肌瘤。

（3）黏膜下肌瘤（submucous myoma）：占 10%～15%。肌瘤向宫腔方向生长，突出于宫腔，仅为黏膜层覆盖。黏膜下肌瘤易形成蒂，在宫腔内生长犹如异物，常引起子宫收缩，肌瘤可被挤出宫颈外口而突入阴道。

各种类型肌瘤同时发生在同一子宫，称为多发性子宫肌瘤。

（三）病理

1. 巨检　即肉眼所见情况。肌瘤为实质性球形包块，表面光滑，质地较子宫肌层硬，压迫周围肌壁纤维形成假包膜，肌瘤与假包膜间有一层疏松网状间隙故易剥出。肌瘤长大或多个相融合时呈不规则形状。肌瘤的切面呈灰白色，可见旋涡状或编织状结构。肌瘤的颜色和硬度与纤维组织多少有关。

2. 镜检　即显微镜下所见情况。肌瘤主要由梭形平滑肌细胞和不等量纤维结缔组织构成。肌细胞大小均匀，排列成旋涡状或栅状，核为杆状。

（四）肌瘤变性

是肌瘤失去了原有的典型结构，常见的变性有以下 5 种。

（1）玻璃样变（hyaline degeneration）：又称透明变性，最常见。肌瘤剖面旋涡状结构消失，被均匀的透明样物质取代。

镜下见病变区肌细胞消失，为均匀透明无结构区。

（2）囊性变（cystic degeneration）：继发于玻璃样变。子宫肌瘤玻璃样变继续发展，肌细胞坏死液化，肌瘤内出现大小不等的囊腔，其间有结缔组织相隔，数个囊腔也可融合为一个大囊腔，内含清亮无色液体，也可凝固成胶冻状。此时子宫肌瘤变软，很难与妊娠子宫或卵巢囊肿区别。

镜下见囊腔壁为玻璃样变的肌瘤组织构成，内壁无上皮覆盖。

（3）红色样变（red degeneration）：多见于妊娠期或产褥期，为肌瘤的一种特殊类型坏死。发生机制可能与肌瘤内小血管退行性变引起血栓及溶血，血红蛋白渗入肌瘤内有关。患者可有剧烈腹痛伴恶心、呕吐、发热，白细胞计数升高。妇科检查发现肌瘤体积迅速增大、有压痛。肌瘤剖面为暗红色，如半熟的牛肉，有腥臭味，质软，旋涡状结构消失。

镜检见组织高度水肿，假包膜内大静脉及瘤体内小静脉有血栓形成，广泛出血伴溶血，肌细胞减少，细胞核常溶解消失，并有较多脂肪小球沉积。

（4）肉瘤样变（sarcomatous change）：肌瘤恶变即为肉瘤变，较少见，发病率仅为 0.4% ~0.8%，多见于年龄较大的妇女。短期内肌瘤迅速增大或伴不规则出血应考虑恶变。绝经后妇女肌瘤增大更应警惕恶变可能。恶变的肌瘤组织变软而且糟脆，切面灰黄似生鱼肉状，与周围组织界限不清。

镜下见平滑肌细胞增生，排列紊乱，旋涡状结构消失，细胞有异型性。

（5）钙化（degeneration with calcification）：多见于蒂部细小、血供不足的浆膜下肌瘤及绝经后妇女的肌瘤。常在脂肪变性后进一步分解为三酰甘油，再与钙盐结合，形成碳酸钙石，沉积在肌瘤内。X 线拍片可清楚看到钙化影。

镜下可见钙化区为层状沉积，呈圆形，有深蓝色微细颗粒。

（五）临床表现

1. **症状** 症状与肌瘤部位、有无变性相关，而与肌瘤大小、数目关系不大。常见症状如下。

（1）经量增多及经期延长：多见于大的肌壁间肌瘤及黏膜下肌瘤者。

1）肌瘤使子宫腔增大、子宫内膜面积增加，并影响子宫收缩，可有月经量增多、经期延长等症状。

2）子宫肌瘤可能使附近的静脉受挤压，导致子宫内膜静脉丛充血与扩张，从而引起月经过多。

3）黏膜下肌瘤伴坏死感染时，可有不规则阴道流血或血样脓性排液。长期经量增多可导致继发性贫血，乏力，心悸等症状。

（2）下腹包块：肌瘤较小时腹部摸不到包块，当肌瘤逐渐增大使子宫超过 3 个月妊娠大小时腹部较易触及。包块位于下腹正中或偏左或偏右，实性、可活动、无压痛、生长缓慢。巨大的黏膜下肌瘤脱出阴道外，患者可因外阴脱出肿物来就医。

（3）白带增多：肌壁间肌瘤使子宫腔面积增大，内膜腺体分泌增多，并伴有盆腔充血致使白带增多。子宫内膜腺肌瘤感染可有大量脓性白带，如有溃烂、坏死、出血时，可有血性或脓血性恶臭的阴道排液。

（4）压迫症状：不同部位的子宫肌瘤可以有不同的压迫症状。

1）子宫前壁下段肌瘤可压迫膀胱引起尿急、尿频。

2）子宫颈肌瘤可引起排尿困难、尿潴留。

3）子宫后壁肌瘤（峡部或后壁）可引起下腹坠胀不适、便秘等。

4）阔韧带肌瘤或宫颈巨型肌瘤向侧方发展嵌入盆腔内压迫输尿管使上泌尿路受阻，形成输尿管扩张，甚至发生肾盂积水。

（5）其他：常见下腹坠胀、腰酸背痛，经期加重。患者可引起不孕或流产。肌瘤红色变性时可有急性下腹痛，伴呕吐、发热及肿瘤局部压痛；子宫黏膜下肌瘤蒂扭转可有急性腹痛；子宫黏膜下肌瘤由宫腔向外排出时也可引起腹痛。

2. **体征** 与肌瘤大小、位置、数目及有无变性相关。

（1）大肌瘤：子宫肌瘤较大时下腹部可扪及实性不规则肿块。妇科检查子宫增大，表面不规则单个或多个结节状突起。

（2）浆膜下肌瘤：浆膜下肌瘤腹部可扪及实性球状肿块与子宫有蒂相连。

（3）黏膜下肌瘤：黏膜下肌瘤位于宫腔内者妇科检查时子宫均匀增大；脱出子宫颈外口者妇科检查时可以看到宫颈口有粉红色、表面光滑的肿物，宫颈四周边缘清楚，如伴有感染时可有坏死、出血及脓性分泌物。

（六）诊断

根据病史、症状及体征诊断多无困难。个别患者诊断困难可采用 B 型超声、宫腔镜、腹腔镜、子宫输卵管造影等协助诊断。有时 B 型超声提示子宫内光团时，宫腔镜检查可以诊断为黏膜下子宫肌瘤。

（七）鉴别诊断

子宫肌瘤应与下列疾病鉴别。

1. 妊娠子宫　子宫肌瘤囊性变时应与先兆流产鉴别。妊娠时有停经史，早孕反应，子宫随停经月份增大变软，借助尿或血 HCG 测定、B 型超声可确诊。

2. 卵巢肿瘤　多无月经改变，常位于子宫一侧。实性卵巢肿瘤应注意与带蒂浆膜下肌瘤鉴别。肌瘤囊性变注意与卵巢囊肿鉴别。注意肿块与子宫的关系，可借助 B 型超声、腹腔镜或探宫腔长度方向等检查协助诊断。

3. 子宫腺肌病　局限性子宫腺肌病类似子宫肌壁间肌瘤，质硬，也可有经量增多等症状。也可使子宫增大，月经量增多。但子宫腺肌病有继发性渐进性痛经史，子宫多呈均匀性增大，很少超过 3 个月妊娠大小，有时经前与经后子宫大小可有变化。B 型超声有助于诊断。有时两者可以并存。

4. 子宫恶性肿瘤

（1）子宫肉瘤：好发于老年妇女，生长迅速，侵犯周围组织时出现腰腿痛等压迫症状。有时从宫颈口有息肉样赘生物脱出，触之易出血。肿瘤的活组织检查有助于鉴别。

（2）子宫内膜癌：以绝经后阴道出血为主要症状，好发于老年妇女。子宫呈均匀增大或正常大小，质软。围绝经期妇女子宫肌瘤可以合并子宫内膜癌。诊刮或宫腔镜下子宫内膜病理检查有助于鉴别。

（3）宫颈癌：有不规则阴道出血及白带增多或不正常排液等症状。外生型宫颈癌较易鉴别，内生型宫颈癌则应与宫颈管黏膜下肌瘤鉴别。可借助于 B 型超声检查、宫颈细胞学刮片检查、宫颈活组织检查、宫颈管搔刮、分段诊刮及宫腔镜检查等鉴别。

5. 其他　卵巢巧克力囊肿、盆腔炎性包块、子宫畸形等疾病可根据病史、体征 B 型超声检查鉴别。

（八）治疗

治疗应根据患者年龄，生育要求，症状及肌瘤的部位、大小、数目全面考虑。

1. 随访观察　肌瘤小，无症状，一般不需治疗，尤其是近绝经期妇女。绝经后肌瘤多可逐渐消失。每 3~6 个月随访一次，肌瘤增大明显或出现症状，可进一步治疗。

2. 药物治疗

（1）适应证：肌瘤小于 8 周妊娠大小；症状轻；近绝经年龄；全身情况不宜手术。

（2）药物

1）雄激素：作用机制：①可以对抗雌激素，使子宫内膜萎缩；②直接作用于子宫平滑肌，使其收缩减少出血；③近绝经期可以提前绝经。

丙酸睾酮 25mg，肌内注射，每 5 日 1 次；经期 25mg/d，共 3d；每月总量不超过 300mg。

2）促性腺激素释放激素类似物（GnRH-α）：作用机制：采用大剂量连续或长期给药可抑制垂体分泌 FSH 和 LH，降低雌二醇到绝经水平，以缓解症状，并抑制肌瘤生长使其萎缩。但停药后可恢复到原来大小。用药 6 个月以上可以产生绝经期综合征、骨质疏松等不良反应，故长期用药受限。

戈舍瑞林 3.6mg 或亮丙瑞林 3.75mg，皮下注射，1 次/月，3~6 个月。适用于：①术前辅助治疗，降低手术难度，减少术中出血，待症状控制、贫血纠正、肌瘤缩小后手术；②近绝经期患者有提前过渡到自然绝经的作用。

3）其他药物：作为术前用药或提前绝经使用，但不宜长期使用，以防拮抗糖皮质激素的不良反应。可用米非司酮 12.5mg/d，口服。

3. 手术治疗

（1）适应证：子宫大于 10 周妊娠大小；月经过多继发贫血；有膀胱、直肠压迫症状；肌瘤生长较快；非手术治疗失败；不孕或流产排除其他原因。

（2）手术途径：经腹；经阴道；宫腔镜；腹腔镜。

（3）手术方式

1）肌瘤切除术：适用于 35 岁以下有生育要求的患者。多开腹或腹腔镜下切除；黏膜下肌瘤可经阴道或宫腔镜摘除。

2）子宫切除术：适应证：①肌瘤大；②个数多；③症状明显；④不要求保留生育功能；⑤疑有恶变。注意事项：①必要时术中冷冻切片组织学检查；②依具体情况决定是否保留双侧附件；术前行宫颈刮片细胞学检查排除宫颈恶性病变；③若患者较年轻，宫颈无病变，可行子宫次全切除术。

（九）子宫肌瘤合并妊娠

1. 发病率 子宫肌瘤合并妊娠占肌瘤患者 0.5% ~1%，占妊娠 0.3% ~0.5%。肌瘤小常被忽略，故实际发病率高于报道。

2. 肌瘤对妊娠及分娩的影响 与肌瘤大小及生长部位有关：①黏膜下肌瘤可影响受精卵着床导致早期流产；②肌壁间肌瘤过大可因机械压迫，宫腔变形或内膜供血不足引起流产；③妊娠后期及分娩时可因胎位异常、胎盘低置或前置、产道梗阻等难产而做剖宫产；④若肌瘤阻碍胎儿下降应行剖宫产，术中是否同时切除肌瘤，需根据肌瘤大小、部位和患者情况而定；⑤胎儿娩出后可因胎盘粘连、附着面大或排出困难及子宫收缩不良导致产后出血。

3. 妊娠对肌瘤的影响 妊娠期及产褥期易发生红色变性。表现为肌瘤迅速增大，剧烈腹痛，发热和白细胞计数升高，通常非手术治疗能缓解。妊娠合并肌瘤多能自然分娩，但要预防产后出血。

（刘　莹）

第四节　子宫内膜癌

子宫内膜癌（carcinoma of endometrium）又称子宫体癌（carcinoma of corpus uteri），是发生于子宫内膜的一组上皮性恶性肿瘤，绝大多数为腺癌，是女性生殖道常见三大恶性肿瘤之一，高发年龄为 58~61 岁，还有报道为 50~69 岁。占女性全身恶性肿瘤 7%，占女性生殖道恶性肿瘤 20%~30%。近年发生率在世界范围内呈上升趋势。

（一）发病相关因素

1. 雌激素依赖型 可能是在无孕激素拮抗的雌激素（E）长期作用下，发生子宫内膜增生症（单纯型或复杂型，伴或不伴不典型增生），甚至癌变。

2. 非雌激素依赖型 发病与雌激素无明显关系。这类子宫内膜癌的病理形态属少见类型，恶性程度高，分化差。

（二）病理

1. 巨检 不同组织学类型的内膜癌肉眼表现无明显区别。大体可分为弥散型和局灶型。

（1）弥散型：子宫内膜大部分被癌组织侵犯，并突向宫腔，常伴有出血、坏死，较少有肌层浸润。晚期癌灶可侵及深肌层或宫颈，若阻塞宫颈管，则可引起宫腔积脓。

（2）局灶型：多见于宫底部或宫角部，癌灶小，呈息肉或菜花状，易浸润肌层。

2. 镜检及病理类型

（1）内膜样腺癌：占 80%~90%。内膜腺体高度异常增生，上皮复层，并形成筛孔状结构。癌细胞异型明显，核大、深染、不规则，核分裂活跃。分化差的腺癌腺体少，腺结构消失，成实性癌块。按腺癌分化程度分为 I 级（高分化 G_1）、II 级（中分化 G_2）、III 级（低分化 G_3）。分级愈高，恶性程度愈高。

（2）腺癌伴鳞状上皮分化：腺癌组织中有时含鳞状上皮成分，分三类：①腺棘癌（腺角化癌）：伴化生鳞状上皮成分者；②腺鳞癌：伴鳞癌者；③腺癌伴鳞状上皮不典型增生者。

（3）浆液性腺癌：又称子宫乳头状浆液性腺癌（UPSC），占 1%~9%。癌细胞异型性明显，多为不规则复层排列，呈乳头状或簇状生长，复杂的乳头样结构，裂隙样腺体，约 1/3 伴砂粒体。恶性程度很高，易有深肌层浸润和腹腔、淋巴及远处转移，预后极差。无明显肌层浸润时，也可能发生腹膜播散。

（4）透明细胞癌：癌细胞呈实性片状、腺管状或乳头状排列，癌细胞胞质丰富透亮，核异型居中，或由鞋钉状细胞组成，恶性程度高，易早期转移。

（三）转移途径

多数子宫内膜癌生长较慢，局限于内膜或宫腔内时间较长，部分特殊病理类型（子宫乳头状浆液性腺癌，腺鳞癌）和低分化癌可发展很快，短期内出现转移。主要途径为直接蔓延、淋巴转移，晚期可有血行转移。

1. 直接蔓延　癌灶初期沿子宫内膜生长，向上可沿子宫角蔓延至输卵管；向下可累及宫颈管及阴道；向肌层浸润，可穿透子宫肌壁，累及子宫浆肌层，广泛种植于盆腹膜，直肠子宫陷凹及大网膜。

2. 淋巴转移　为子宫内膜癌主要转移途径。当癌肿累及宫颈、深肌层或分化不良时易早期发生淋巴转移。转移途径与生长部位有关。

（1）宫底部癌灶→阔韧带上部淋巴管网→骨盆漏斗韧带→卵巢→腹主动脉旁淋巴结。

（2）宫角→圆韧带→腹股沟淋巴结。

（3）子宫下段、宫颈管→宫旁、髂内、髂外、髂总淋巴结。

（4）子宫后壁→直肠淋巴结。

3. 血行转移　晚期患者经血行转移至全身各器官，常见部位为肺、肝、骨等。

（四）子宫内膜癌的分期

采用国际妇产科联盟（FIGO）2009 年制定的手术 - 病理分期（表 7 - 4）。

表 7 - 4　子宫内膜癌手术 - 病理分期（FIGO，2009）

期别	肿瘤范围
Ⅰ 期	肿瘤局限于宫体
Ⅰa	无或 <1/2 的肌层浸润
Ⅰb	≥1/2 的肌层浸润
Ⅱ 期	肿瘤侵犯宫颈间质，但无宫体外蔓延
Ⅲ 期	肿瘤局部播散
Ⅲa	肿瘤累及子宫浆膜和（或）附件
Ⅲb	阴道和（或）宫旁受累
Ⅲc	盆腔淋巴结和（或）腹主动脉淋巴结转移
Ⅲc₁	盆腔淋巴结转移
Ⅲc₂	腹主动脉淋巴结转移
Ⅳ 期	膀胱和（或）直肠转移，和（或）远处转移
Ⅳa	膀胱和（或）直肠转移
Ⅳb	远处转移，包括腹腔内和（或）腹股沟淋巴结转移

（五）临床表现

见表 7 - 5。

表 7 - 5　子宫内膜癌临床表现

症状	体征
阴道流血：①不规则阴道流血；②绝经后出血	早期：子宫正常大小 发展：子宫增大，质稍软 晚期：偶见癌组织自宫颈口脱出，质脆，易出血

症状	体征
阴道排液(25%)：①早期浆液性/浆液血性白带；②晚期并感染脓性脓血性排液，恶臭	合并宫腔积脓：子宫明显增大，质软，触痛明显
下腹疼痛：①宫腔积脓致下腹胀痛及痉挛样疼痛；②晚期癌瘤浸润周围组织压迫神经，可致下腹及腰骶部疼痛	向周围浸润：子宫固定，宫旁或盆腔扪及不规则结节块状物
全身症状：贫血、消瘦、恶病质、发热	

（六）诊断

结合病史、临床表现和辅助检查，诊断并不困难，病理组织学检查是确诊依据。

1. 病史及临床表现　对于绝经后阴道出血、绝经过渡期月经紊乱均应排除内膜癌。对以下情况妇女要密切随诊：①有子宫内膜癌发病高危因素，如肥胖、不育、绝经延迟者；②有长期应用雌激素、他莫昔芬或雌激素增高疾病史；③有乳癌、子宫内膜癌家族史者。必要时进行分段诊刮送病理组织学检查。

2. 影像学检查

（1）B型超声检查：子宫增大，宫腔内有实质不均回声区，或宫腔线消失，肌层内有不规则回声紊乱区。彩色多普勒显像混杂的斑点状或棒状血流信号，流速高、方向不定；频谱分析为低阻抗血流频谱。

（2）MRI和CT：协助判断病变范围。

3. 分段诊刮（fractional dilation and curettage）　是最常用最有价值的诊断方法。其优点是能获得子宫内膜的组织标本进行病理诊断，同时还能鉴别子宫内膜癌和宫颈管腺癌；也可明确子宫内膜是否累及宫颈管。

4. 宫腔镜检查　可以直接观察宫腔及宫颈管有无癌灶存在、大小及部位，直视下取材活检，减少对早期子宫内膜癌的漏诊。但是否促进癌细胞的扩散存在争议。

5. 实验室检查　细胞学检查是筛查方法，不能作确诊依据。血清CA125明显增高提示有子宫外播散。

6. 子宫内膜癌的诊断流程　见图7-1。

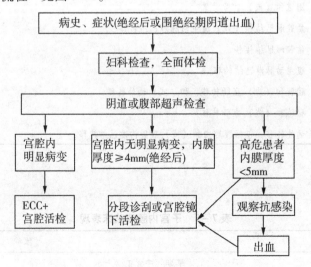

图7-1　子宫内膜癌诊断流程图

（七）鉴别诊断

1. 绝经过渡期功血　以月经紊乱，如经量增多、经期延长及不规则阴道出血为主要表现。妇科检查无异常发现，应做分段诊刮活组织检查确诊。

2. 老年性阴道炎　主要表现为血性白带，检查时可见阴道黏膜变薄、充血或有出血点、分泌物增加等，治疗后可好转。必要时诊刮排除子宫内膜癌。

3. 子宫黏膜下肌瘤或内膜息肉　有月经过多或经期延长症状，可行 B 超，宫腔镜及分段诊刮确诊。

4. 宫颈管癌　可有阴道排液增多，或不规则出血。宫颈管变粗、硬或呈桶状。B 超及分段诊刮可协助鉴别诊断。

5. 原发性输卵管癌　以间歇性阴道排液、阴道流血、下腹隐痛为主要症状，可有附件包块。B 超及分段诊刮可协助鉴别诊断。

6. 子宫肉瘤　子宫明显增大、质软。B 超及分段诊刮可协助鉴别诊断。

（八）治疗

主要治疗方法为手术治疗、放射治疗及药物（化学药物及激素）治疗。应根据癌变累及范围、组织学类型及患者全身情况选用和制订适宜的治疗方案。早期患者以手术为主，按手术 – 病理分期的结果及存在的复发高危因素选择辅助治疗。晚期则采用手术、放疗、药物等综合治疗。

1. 手术治疗　为首选的治疗方法。

（1）手术目的：①进行手术 – 病理分期，确定病变的范围，确定与预后相关的重要因素；②切除病变的子宫及其他可能存在的转移病灶。

（2）注意事项：①进行全面探查，对可疑病变部位取样作冷冻切片检查；②留取腹腔积液或盆腹腔冲洗液进行细胞学检查；③剖视切除的子宫标本，判断有无肌层浸润；④手术切除的标本常规进行病理学检查，癌组织还应进行雌、孕激素受体检测，作为术后选用辅助治疗的依据。

（3）术式选择

1）Ⅰ期：标准术式：筋膜外子宫全切 + 双侧附件切除术。具有以下情况之一者，需行盆腔及腹主动脉旁淋巴结切除或取样：①特殊病理类型（乳头状浆液性腺癌、透明细胞癌、鳞癌、未分化癌）；②子宫内膜样腺癌 G_3；③肌层浸润深度 ≥1/2；④癌灶累及宫腔面积 >50% 或有峡部受累。

由于子宫内膜乳头状浆液性腺癌恶性程度高，早期淋巴转移及盆腹腔转移的特点，Ⅰ期手术范围应与卵巢癌相同：分期探查 + 全子宫切除 + 双附件切除 + 盆腹腔淋巴结切除 + 大网膜切除 + 阑尾切除。

2）Ⅱ期：广泛子宫切除 + 双侧附件切除 + 盆腔淋巴结与腹主动脉旁淋巴结清扫。

3）Ⅲ期、Ⅳ期：手术范围与卵巢癌相同：肿瘤细胞减灭术。

2. 放疗　是治疗子宫内膜癌的有效方法之一，分腔内照射及体外照射两种。腔内照射多用后装腔内照射，高能放射源为 ^{60}Co 或 ^{137}Cs；体外照射常用 ^{60}Co 或直线加速器。

（1）单纯放疗：适应证：①老年或严重并发症不能耐受手术者；②Ⅲ、Ⅳ期无法手术切除的晚期内膜癌患者。剂量：①腔内照射总剂量为 45～50Gy；②体外照射总剂量为 40～45Gy。注意事项：①Ⅰ期 G_1，不能接受手术治疗者可选用单纯腔内照射；②其他各期均应采用腔内、腔外照射联合治疗。

（2）术前放疗：可以缩小癌灶，创造手术条件。对于Ⅱ、Ⅲ期患者，根据病灶大小，可在术前加用体外照射或腔内照射。放疗结束后 1～2 周进行手术。但自采用 FIGO 的手术 – 病理分期以来，术前放疗已很少采用。

（3）术后放疗：是内膜癌最主要的术后辅助治疗，可明显降低局部复发，提高生存率。对已有深肌层癌浸润、淋巴结转移、盆腔及阴道残留病灶的患者术后均需加用放疗。

3. 孕激素治疗　孕激素的应用以高效、大剂量、长期应用为宜，至少应用 12 周以上方可评定疗效。孕激素受体（PR）阳性者有效率可达 80%。

适应证为晚期或复发癌、不能手术切除者。其作用机制是直接作用于癌细胞，并与孕激素受体结合形成复合物进入细胞核，延缓 DNA 和 RNA 的复制，抑制癌细胞的生长。不良反应可有水钠潴留，水肿，药物性肝炎。停药后可恢复。常用药物：甲羟孕酮200～400mg/d，口服；己酸孕酮500mg，2次/周，肌内注射。

4. 抗雌激素制剂治疗　适应证同孕激素。作用机制是非甾体类抗雌激素药物，亦有弱雌激素作用。与雌激素竞争受体，抑制雌激素对内膜增生作用；并可提高孕激素受体水平；大剂量可抑制癌细胞有丝分裂。副反应可有潮热、急躁等类绝经期综合征表现。常用药物：三苯氧胺，又称他莫昔芬，20～40mg/d，可先用他莫昔芬2周使孕激素受体含量上升，然后再用孕激素治疗，或与孕激素同时应用。

5. 化疗　为晚期或复发子宫内膜癌的综合治疗措施之一；也可用于术后有复发高危因素患者的治疗以期减少盆腔外的远处转移。常用化疗药物有：顺铂、阿霉素、紫杉醇、环磷酰胺、氟尿嘧啶、丝裂霉素、依托铂苷等。可单独应用或联合应用，也可与孕激素合并使用。子宫乳头状浆液性腺癌术后应给予化疗，方案同卵巢上皮癌。

6. 保留生育功能治疗　对于病灶局限在内膜、高分化、孕激素受体阳性的子宫内膜癌，患者坚决要求保留生育功能，可考虑不切除子宫及双附件，采用大剂量孕激素治疗。但是，这种治疗目前仍处于临床研究阶段，不应作为常规治疗手段。治疗前应充分告知患者保留生育功能治疗的利弊，3个月进行一次宫腔镜检查及诊断性刮宫，判断疗效以决定后续治疗。

（九）子宫内膜癌的随访

治疗后应定期随访（表7-6）。

表7-6　子宫内膜癌的随访

复发率	随访时间	随访内容
术后2～3年内：75%～95%	2～3年内：1次/3月	盆腔检查（三合诊）
	3～5年内：1次/6月	阴道涂片细胞学检查
	第6年开始：1次/年	X线胸片（6个月～1年）
		血 CA125
		CT（必要时）
		MRI（必要时）

（十）预后

影响预后有以下三方面因素。

（1）恶性程度和病变范围：病理类型、组织学分级、肌层浸润深度、淋巴转移、子宫外病灶。

（2）全身状况。

（3）治疗方案选择。

（十一）预防

预防措施如下。

（1）普及防癌知识，定期防癌检查。

（2）注意高危因素，重视高危患者。

（3）正确掌握雌激素的应用指征和方法。

（4）围绝经期妇女月经紊乱和绝经后妇女阴道出血，先除外内膜癌，再对症处理。

（刘　莹）

第五节　卵巢肿瘤

卵巢恶性肿瘤发病占所有女性恶性肿瘤4%～6%，而死亡率却最高，5年生存率徘徊在30%～40%。卵巢肿瘤组织学类型非常复杂，可以来自卵巢表面上皮、间质、生殖细胞、性生殖索等。由于其解剖位置深居盆腔，不易被发现，诊断困难。20多年来人们不断在寻找病因及诊断和治疗方法。

卵巢肿瘤是常见的妇科肿瘤，各种年龄均可发病，如卵巢上皮性肿瘤（epithelial ovarian tumor）（又称卵巢上皮间质肿瘤，surface epithelial stromal ovarian tumor）以 50 ~ 55 岁居多，而生殖细胞肿瘤（germ cell tumor）及性索间质细胞肿瘤（sex cord stromal tumor）较上皮性肿瘤年轻。

（一）发病机制与高危因素

1. 持续排卵学说　1971 年，Fathala 首先提出排卵可使卵巢上皮受到损伤，因而导致恶变可能，如未生育过的妇女发病较多，而口服避孕药者发病较少。

2. 家族遗传因素　有卵巢癌、乳腺癌、子宫内膜癌或结肠癌家族史的妇女患卵巢癌的风险增加。遗传性家族性卵巢癌占所有新发卵巢癌病例的 5% ~ 10%。但如有一个一级亲属患卵巢癌时，则概率升高为 5%，当 2 个一级亲属患卵巢癌时，概率升高为 7%。卵巢癌可有散发性及家族性，后者约占 5%，但一级亲属有乳腺癌或卵巢癌等患者其风险升高。现研究认为与抑癌基因 BRCA1，2 突变有关。通常具有家族性卵巢癌（常染色体显性）的三大综合征之一：部位特异性卵巢癌、乳腺 - 卵巢癌、遗传性非息肉病性结直肠癌（hereditary nonpolyposis colorectal cancer，HNPCC 或 Lynch 综合征）。HNPCC 为常染色体显性癌症易感综合征。

3. 其他有关因素　接触滑石粉、初潮年龄较早、绝经年龄较晚、初次分娩年龄大于 35 岁、激素替代疗法、不育、诱发排卵药物、未经过哺乳，以及社会环境等，以上均有不同结果报道，有待进一步探讨。

4. 保护因素　有报道应用口服避孕药可减少卵巢癌的发病。也有提出进行预防性切除卵巢，但仍可发生同样组织类型的原发腹膜浆液性癌，这一情况不容忽视。

（二）组织学分类

世界卫生组织（World Health Organization，WHO）1995 年将卵巢肿瘤分类（表 7 - 7）。

表 7 - 7　卵巢肿瘤组织学分类（WHO，1995）

体腔上皮来源的肿瘤	浆液性肿瘤	
	黏液性肿瘤	良性
	子宫内膜样肿瘤	交界性
	透明细胞瘤（中肾样瘤）	恶性
	勃勒纳瘤	
	混合性上皮肿瘤	
	未分化癌	
性索间质肿瘤	颗粒细胞 - 间质细胞肿瘤	颗粒细胞瘤
		卵泡膜细胞瘤 - 纤维瘤
	支持细胞 - 间质细胞肿瘤（睾丸母细胞瘤）	
	两性母细胞瘤	
脂质（类脂质）细胞瘤		
生殖细胞肿瘤	无性细胞瘤	
	内胚窦瘤	
	胚胎癌	
	多胚瘤	
	绒毛膜癌	
	畸胎瘤　未成熟型	
	成熟型	囊性（皮样囊肿）
		实性
	单胚性和高度特异性型	卵巢甲状腺肿
		类癌

混合型

性腺母细胞瘤

非卵巢特异性软组织肿瘤（肉瘤、纤维肉瘤、淋巴肉瘤）

未分类肿瘤

转移性肿瘤

瘤样病变：包括滤泡囊肿，多发性滤泡囊肿，妊娠黄体化滤泡囊肿，黄体囊肿，异位妊娠，妊娠性黄体瘤，间质增生，重度水肿，子宫内膜异位及炎性病变等

（三）常见肿瘤病理特征

1. 上皮性肿瘤（epithelial tumor of the ovary）　是卵巢肿瘤中最常见的一种，其中恶性占原发卵巢恶性肿瘤 75% ~ 90%。多发生于 40 ~ 60 岁。交界性卵巢肿瘤是指介于良、恶性之间，肿瘤无间质浸润，而预后优于同期恶性肿瘤，其诊断主要依靠病理。发病较恶性者年龄稍轻。

（1）浆液性囊腺瘤（serous cystadenoma）：占卵巢良性肿瘤的 25%，常见于 30 ~ 40 岁。肿瘤大小不一，表面光滑，多为单侧，也可有双侧性，囊内充满淡黄色透明液体。单纯型者多为单房，囊壁光滑；乳头型者常为多房，囊壁内可见乳头，偶尔也可见向囊外生长，此时必须详查有无恶性存在。镜下囊壁为单层立方或柱状上皮，间质内可见砂粒体，是浆液性囊腺瘤的特点，恶性时也可见。恶变率 35% ~ 50%。

（2）浆液性交界性肿瘤（serous borderline tumor）：肿瘤无间质浸润，呈乳头状生长，上皮细胞不超过 3 层，细胞呈出芽状簇集，细胞核异型性中度以下，核分裂象 ≤1 个/HP。有微乳头和（或）筛状结构时，如伴卵巢外浸润性种植，预后较差。

（3）浆液性腺癌（serous adenocarcinoma）（乳头状腺癌，或乳头状囊腺癌）：是最常见的原发性卵巢恶性肿瘤，占所有卵巢恶性肿瘤的 40% ~ 60%，有 25% 囊性，66% 囊实性，8% 左右完全实性。其特点为大量质脆的乳头状突起，可位于肿瘤内壁，也可穿透瘤壁，向外继续生长，呈菜花状。此时很容易侵犯周围器官，并形成广泛癌性种植。可见坏死或出血，囊液往往是浆液血性。镜下瘤细胞可堆积显著，呈乳头状突起，有恶性细胞的间质侵袭；或细胞小，分化差，核深染有分裂象；分化差者乳头状结构少或无，腺样结构少，异型性明显，间质和包膜受严重侵犯。砂粒体（psammoma bodies）是此癌特点。

（4）黏液性囊腺瘤（mucinous adenoma）：占卵巢良性肿瘤的 20%，多发生于生育年龄，少数儿童也可见。大多为单侧，以多房性为主，可生长至较大程度，以至引起压迫症状。瘤内容物为胶冻样，属黏多糖类，切面可见大小数目不等的房，房间隔也可较厚，囊壁衬以单层分泌黏液的高柱状上皮细胞，富有胞质，胞核位于基底部。恶变率为 5% ~ 10%。

（5）黏液性交界性肿瘤（mucinous borderline tumor）：可分为宫颈内膜型及肠型，前者常为单房，囊壁有乳头状突起，后者常为多房，可见到囊壁内增厚区。镜下上皮不超过 3 层，伴有乳头和上皮簇，细胞轻或中度非典型，核分裂象 ≤5 个/10HP，无间质浸润。宫颈内膜型预后优于肠型。

（6）黏液性腺癌（mucinous adenocarcinoma）和囊腺癌（mucinous cystadenocarcinoma）：约占卵巢恶性肿瘤 10% ~ 20%。经常良性、交界性及恶性同时存在一个肿瘤内。可为实性或囊性，囊腔中有浑浊黏液性液体，或呈血性，常境界不清，有出血或坏死。细胞异型性明显，间质受侵。

（7）内膜样腺癌（endometrioid adenocarcinoma）：良性较少，占卵巢恶性肿瘤 10% ~ 20%。组织形态与子宫内膜腺癌极相似。肿瘤包膜光滑或有外生乳头，实性或部分实性，有时有内生乳头，瘤内可有清亮液体或血性，约有 1/3 内膜样腺癌同时伴有子宫内膜腺癌，结构与卵巢内膜样癌相似。

（8）透明细胞癌（clear cell carcinoma）：占原发卵巢恶性肿瘤 6%，外观似其他腺癌，可找到透明细胞或鞋钉样细胞。

（9）Brenner 瘤：较少见，99% 良性。多见于 40 ~ 50 岁，单侧多，实性，圆形或椭圆形，表面灰白

色，细胞圆形或多边形，常见明显核沟，呈咖啡豆样外观。15%～30%双侧卵巢伴有另外一种肿瘤，常见为黏液性或浆液性囊腺瘤。

2. 性索间质肿瘤（sex cord – stromal tumors）

（1）颗粒细胞瘤（granulosa cell tumor）

1）幼年型：好发生在 30 岁以前，45% 发生在 10 岁以下。单侧性多，平均直径 12cm，体积较大，切面实性或囊实性。瘤细胞胞质丰富，黄素化明显。细胞核圆，深染，缺乏成人型颗粒细胞瘤的核沟。约 5% 临床表现恶性，但复发较快，约在诊断后 2 年之内。

2）成人型：占所有卵巢肿瘤的 1.5%～2%，占卵巢恶性肿瘤的 10%，潜在恶性。1/3 发生在生育年龄，其余发生在绝经后。单侧多，大小差别很大。多为实性或囊实性，表面光滑。镜下特点可见 Call – Exner 小体，细胞核具典型的核沟，像咖啡豆样。复发间隔时间长，甚至于在 10 年后，且扩散主要在腹腔内。

（2）泡膜细胞瘤（thecoma）：占全部卵巢肿瘤的 0.5%～1%，恶性少于 1%。是卵巢具有内分泌功能肿瘤中最常见者。几乎全为单侧，切面灰或黄色，质密，呈旋涡状。细胞大小不等，不同程度上与卵泡内膜层细胞相似。如部分细胞具有黄体的泡膜黄体细胞形态，则称为黄体化泡膜细胞瘤。

（3）纤维瘤（fibroma）：占所有卵巢肿瘤的 2%～5%，良性，单侧多，质硬。大小不等，小者可为卵巢表面一小结节，大者可充满腹腔，出现压迫症状，中等大小时易扭转。内分泌功能症状较泡膜细胞瘤低，但有时可混有泡膜细胞瘤成分。纤维细胞间可有胶原纤维。

Meig 综合征：1%～5% 纤维瘤可合并腹腔积液或胸腔积液，肿瘤切除后胸、腹腔积液即消失。但其他卵巢良性肿瘤也可合并胸、腹腔积液，如黏液性囊腺瘤、Brenner 瘤等，故 Meig 综合征定义指所有卵巢良性肿瘤合并胸、腹腔积液者。

（4）性索瘤具有环管状结构（sex cord tumors with anular tubles）：约占性索间质肿瘤 10%，介于颗粒细胞瘤及支持间细胞瘤（Sertoli – Leydig）之间，并可向这两种细胞分化，多为良性。在双侧卵巢呈多发性小瘤时，常伴有 Peutz Jeghers 综合征，即口唇色素斑与多发性胃肠道息肉，应注意有无并发宫颈腺癌。

（5）两性母细胞瘤（gynandroblastoma）：占性索间质肿瘤 10%，恶性程度不高。由于细胞成分比例不同，雌激素或雄激素分泌的比例也不同，随之而带来不同的症状。

3. 生殖细胞肿瘤（germ cell tumor）

（1）无性细胞瘤（dysgerminoma）：是卵巢恶性生殖细胞肿瘤中最常见者，约占卵巢恶性肿瘤 0.9%～2%。发病约 20 岁，单侧多。表面光滑分叶状，切面实性质脆。可分为大细胞及小细胞两类，后者分化较差，可见核分裂或瘤细胞排列成索条状。混合型常合并其他生殖细胞肿瘤成分。前者多直接蔓延或经淋巴转移，后者多血行转移。

（2）卵黄囊瘤（yolk sac tumor）：又名内胚窦瘤，占卵巢恶性肿瘤 1%，在生殖细胞肿瘤中发病仅次于无性细胞瘤。单侧多，圆形或卵圆形，表面光滑，大小不等，有包膜但常自然破裂。切面灰白色，或有出血坏死及大小不等的囊性区。多数肿瘤可找到血管套样结构，即 schiller – duval（S – D）小体。高度恶性，生长快，转移率高，短期内复发，预后差。因有卵黄囊成分，血中可测出 AFP 阳性，且以之为肿瘤标志物。

（3）胚胎癌（embryonal carcinoma）：占卵巢恶性生殖细胞肿瘤 3%，单侧多，直径约在 20cm，包膜薄易有出血及坏死。肿瘤内可见类似合体滋养细胞的多核巨细胞，故 HCG 可阳性。还可同时合并其他恶性生殖细胞肿瘤。

（4）多胚胎瘤（polyembryoma）：是一种罕见的卵巢原始生殖细胞肿瘤，特点为具有一突出的胚胎样体，在不同程度上很类似早期的胚胎。由于其具有滋养细胞成分，故血中 HCG 呈阳性。

（5）绒毛膜癌（choriocarcinoma）：原发卵巢非妊娠性绒癌极罕见，多呈实性，常与邻近器官粘连。由细胞滋养细胞及合体滋养细胞组成，但无绒毛，有大片出血坏死，常合并畸胎瘤或胚胎癌。因分泌 HCG，可形成幼年假性早熟，月经不规律，成人男性化，与卵巢妊娠难鉴别；但原发卵巢非妊娠性绒癌应未婚，无性生活史，对侧卵巢无妊娠黄体。

（6）畸胎瘤（teratoma）

1）成熟性畸胎瘤：又称皮样囊肿，占所有卵巢肿瘤的10%～30%，是卵巢良性肿瘤中最常见者。可发生于任何年龄，多为20～30岁，5%～24%双侧。可发生扭转，因肿瘤多有蒂，又有一定重量，此时常出现急性腹痛。肿瘤中等大小，直径10cm左右，外观圆形或椭圆形，包膜薄，光滑，呈白、灰、棕黄等色。囊内可见来自三层胚叶的各种组织，如鳞状上皮、毛发、牙齿及皮脂样物。囊壁内常有一处较突起，即所谓"头节"，各种胚叶组织最易于此处找到，是切片时应注意之处。恶变率为2%～3%，易在"头节"附近。

2）未成熟畸胎瘤：所有畸胎瘤中不到1%，占原始生殖细胞肿瘤的20%。瘤体较大，可呈分叶状，包膜不坚实，常已自行破裂或在手术切除中破裂。切面多样化，因系由三种胚层不同组织组成，可找到各种成分。Norris根据不成熟组织的程度和数量，尤其原始神经组织，提出分级的标准，对预后及治疗均有意义。

3）卵巢甲状腺肿（Struma ovarii）：很少见，占卵巢畸胎瘤的2%～2.7%。诊断标准是甲状腺组织要占卵巢肿瘤成分的50%以上，或虽低于此比例，但临床有甲状腺功能亢进症状，而证明不是由于颈部甲状腺肿引起。有10%～30%的卵巢甲状腺肿合并甲亢，患者年龄多在30～50岁，肿瘤多单侧、多房、囊性或结节状。剖面红木色，含有胶质，镜下可找到成熟的甲状腺组织。临床表现除可合并有甲亢症状外，还有27.3%合并腹腔积液，量多少不等。恶变率为1%～5%。

4. 继发性肿瘤（secondary carcinoma）　几乎任何类型恶性肿瘤均可转移至卵巢，约占所有卵巢恶性肿瘤8%，大部分来自胃癌或肠癌，多为双侧。镜下可见印戒细胞，称Krukenberg瘤。

（四）临床分期

国际妇产科联盟（International Federation of Gynecology and Obstetrics，FIGO）在2009年制定的原发卵巢癌的分期见表7-8。

表7-8　FIGO的原发卵巢癌的分期（2009年）

分期	肿瘤特点
Ⅰ期	生长局限于卵巢
Ⅰa	生长局限于一侧卵巢，无腹腔积液，表面无肿瘤，包膜完整
Ⅰb	生长局限于双侧卵巢，无腹腔积液，表面无肿瘤，包膜完整
Ⅰc	Ⅰa或Ⅰb期肿瘤，一侧或两侧卵巢表面有肿瘤或包膜破裂；或腹腔积液中找见癌细胞；或腹腔洗液可见癌细胞
Ⅱ期	生长累及一侧或双侧卵巢，伴盆腔转移
Ⅱa	累及或转移到子宫或输卵管
Ⅱb	累及其他盆腔组织
Ⅱc	Ⅱa或Ⅱb期肿瘤，一侧或两侧卵巢表面有肿瘤或包膜破裂；或腹腔积液中找见癌细胞；或腹腔洗液可见癌细胞
Ⅲ期	肿瘤累及一侧或双侧卵巢伴盆腔外腹膜转移，和（或）腹膜后或腹股沟淋巴结转移。肝表面转移为Ⅲ期。肿瘤局限于小骨盆，组织学证实有小肠或大网膜的转移
Ⅲa	肉眼肿瘤局限于小骨盆，淋巴结无转移，但组织学证实有小肠或大网膜的微小种植灶
Ⅲb	一侧或两侧卵巢肿瘤，组织学证实有腹膜表面种植灶，直径<2cm；无淋巴结转移
Ⅲc	腹腔种植直径>2cm，或腹膜后或腹股沟淋巴结转移
Ⅳ期	累及一侧或两侧卵巢，伴远处转移；如有胸腔积液，且细胞学阳性者为Ⅳ期；肝实质内转移为Ⅳ期

注：Ⅰc及Ⅱc细胞学阳性，应注明是腹腔积液或腹腔冲洗液，如包膜破裂，应注明是自然破裂或手术操作时破裂。

（五）临床表现

1. 卵巢良性肿瘤　体积较小时常无症状，多在妇科检查时才发现；中等大小时，可能自行触及肿物；生长较大或有并发症时，会出现腹胀、腹痛，甚至压迫症状。妇科检查时往往能触及子宫一侧或双侧的肿物，囊性或实性，界限清楚，与子宫能分开。

常见并发症如下。

（1）蒂扭转：成熟性囊性畸胎瘤最易发生，由于瘤蒂长，肿瘤中等大小活动度大，与周围无粘连，又有一定重量而重心偏在一侧，发生率约为10%。部分患者有体位或腹压改变等诱因，突然一侧下腹急性剧痛，常伴有恶心、呕吐等症状；也有腹痛发作较轻，与蒂扭转的程度有关；有时蒂扭转后又自然复位，患者腹痛也即缓解，故可出现频发性腹痛，或有腹痛又缓解或再次腹痛的病史。蒂扭转发生后，妇科检查常能查及肿物与子宫相连部即蒂处有压痛，稍晚期整个肿瘤均有压痛。卵巢肿瘤蒂由骨盆漏斗韧带、卵巢固有韧带及输卵管等组成。扭转不能恢复时，首先静脉回流受阻，瘤内高度充血，瘤体可呈紫褐色；如有瘤内血管破裂出血，动脉血流受阻，则可出现坏死；再严重时肿瘤可破裂甚至继发感染。

（2）破裂：不仅是良性卵巢肿瘤的并发症，恶性者也可发生，破裂率约为3%。分外伤性及自发性两种，前者发生在各种外部压力之后，如腹部受外伤或挤压，操作过于用力的妇科检查、穿刺、分娩、性生活等，均可引起。后者多发生在恶性肿瘤，生长过快，囊壁的局部血液供应不足，囊液或肿瘤组织可自瘤壁的薄弱部位破出。肿瘤破裂的破口大小。可引起不同程度的腹痛。破口大有较多瘤内容物进入腹腔，可出现肌紧张、压痛、反跳痛，甚至可叩出移动性浊音。破口小，内容物溢出不多，则症状较轻，仅轻微腹痛，或略感下腹不适。妇科检查有时发现原曾查及的肿瘤缩小甚至不再能查到，有时患者也自述原能自行摸到的肿块不再能摸到。凡疑有破裂的诊断，应尽速急诊手术。

（3）感染：多发生在肿瘤蒂扭转或破裂之后，发生率1%～3%。成熟性囊性畸胎瘤可与肠管发生粘连，甚至可自粪便中排出瘤内容物，继发大肠埃希菌感染。如肿瘤合并妊娠，产后也能发生感染。邻近器官有感染灶，也可扩散引起感染，如输卵管脓肿即可涉及邻近的卵巢肿瘤，而形成输卵管卵巢脓肿。临床表现为腹膜炎症现象，发热、白细胞计数升高、腹痛、腹肌紧张、肿物有压痛等。

2. 卵巢恶性肿瘤　卵巢深居于盆腔在子宫两侧，一般不易被发现，一旦生长肿瘤出现明显症状时多已转移扩散，严重影响预后。过去认为卵巢恶性肿瘤早期症状不多，实际上常忽略了一些不大引起重视的主诉，即所谓卵巢癌三联症（年龄40岁以下、腹部不适及卵巢功能障碍）。

（1）年龄：卵巢上皮癌多发生在40岁以上，此时如出现不适，应特别警惕。但恶性生殖细胞肿瘤发病平均年龄为19岁，15岁以前幼女发现肿瘤，80%为恶性。

（2）腹部不适感：包括消化不良、腹部发胀、腹围增粗、感觉裤腰紧小，尤其在进食后肠胃胀气。约2/3卵巢癌患者合并有腹腔积液，有明显腹胀患者往往已有腹腔积液，尤其在肥胖妇女，常被误认为是因肥胖脂肪增多所致，故不应忽视。

（3）卵巢功能障碍：月经量增多或月经紊乱。如有内分泌功能肿瘤，可表现为雌激素或雄激素分泌过高。前者如颗粒细胞瘤等可引起幼女性早熟，生育年龄不规则出血，或绝经后出血；雄激素分泌过高可表现为男性化，月经少或闭经，如支持细胞瘤等。上皮性癌中卵巢内膜样癌常有阴道不规则出血症状。

（4）腹痛：除以上三联症外，腹痛也是常见症状。腹痛不严重时，往往以为其他原因引起，一旦急腹痛出现，多已有并发症，如破裂、出血或蒂扭转。卵巢恶性肿瘤破裂多为自发性，如卵黄囊瘤，生长迅速，3/4以上患者易发生上述情况。由于卵巢癌易发生局部扩散及表面种植，肠管浆膜面的种植及盆腔内的脏器粘连，或已有肠转移，均可引起肠梗阻，因而出现急性腹痛，甚至伴有恶心、呕吐，不能排气等严重症状，均应引起警惕。

（5）消瘦：合并腹腔积液患者，多伴有胃肠粘连症状，进食不好；而且大量腹腔积液及癌组织的生长，消耗大量蛋白质，均可引起消瘦，严重时出现恶病质。

（六）诊断

1. 病史及临床表现　仔细询问病史，应注意有无家族史。

2. 妇科检查　必须做三合诊，未婚妇女可做肛查，注意阴道后穹情况。

（1）子宫旁侧肿物：呈实性或囊实性，不规则，活动度较差，肿物直径>5cm，或继续增长，具备以上一项，即应引起注意。

（2）绝经后触及卵巢征：正常卵巢为3cm×2cm×1.5cm大小，绝经后继续萎缩，绝经1～2年各径线均减少1cm左右，绝经2年后平均为1.5cm×0.75cm×0.5cm。所以绝经3年后，如仍能触及卵巢，即非正常现象。

（3）幼女或青春期发现盆腔肿物。

（4）三合诊发现阴道后穹结节：应明确其性质。

（5）双侧卵巢肿物：卵巢癌中70%为双侧，而良性卵巢肿瘤仅5%左右。

（6）腹腔积液：卵巢上皮癌患者约2/3合并有腹腔积液，I期患者也可出现腹腔积液。产生原因可能由于癌细胞表面或种植部分直接分泌渗出，或腹膜下淋巴流通的改变等。根据腹部膨隆，叩诊有移动性浊音，不难查出，但需与非卵巢恶性肿瘤引起的腹腔积液仔细鉴别诊断。如肝硬化、结核性腹膜炎等，均可询及有关的过去病史，而在三合诊时，后穹不会查及有结节或乳头样物。

3. 辅助检查

（1）B型超声检查：以经阴道彩色多普勒诊断最有力。除注意肿物囊性、实性或囊实性外，边界是否完整，单房或多房，腔内有无乳头状突起，或回声不均，而且测定血流阻力非常有助于诊断。如无条件，腹部超声也有一定价值，尤其还能协助诊断有无腹腔积液。

（2）CT检查：能通过更多的切面比较准确地显示病变范围及其与周围组织的关系，特别是了解肝、脾及淋巴结的转移灶，但对早期诊断帮助不大。

（3）磁共振成像（MRI）：在软组织对比优于CT，可以任选扫描的平面和方向，但不能作定性诊断。

（4）细胞学检查：通过后穹穿刺做细胞学涂片检查有无癌细胞，阳性率与穿刺技术、染片及识片经验等均有关。也有人主张合并腹腔积液患者作妇科检查困难，不易查清有无肿瘤，可在抽取腹腔积液后再查，并可送腹腔积液找癌细胞。癌细胞是否能找到，与检测方法是否用细胞离心器、送检时间等均有关。

（5）腹腔镜：可在直视下观察盆腔器官直至膈部位，必要时取活检送病理。用腹腔镜代替二次探查术仍有局限性，有粘连者要谨慎。

4. 肿瘤标志物

（1）CA125：以35U/mL为标准，血清放免法（RIA）检测阳性率高于80%，临床符合率达90%。与浆液性乳头状腺癌更符合，而黏液性腺癌则阳性率较低。虽然子宫内膜异位症、子宫内膜癌、宫颈腺癌及子宫腺肌症等均有一定例数可检测出CA125，但仍是卵巢上皮癌诊断及追踪检测的一项重要指标。

（2）甲胎蛋白（AFP）：绝大多数卵黄囊瘤AFP阳性，但也有少数阴性的报道。在阳性患者，AFP是治疗后追踪的一项有用标志。

（3）HCG：生殖细胞肿瘤中卵巢原发绒癌阳性，胚胎癌也可阳性，这与肿瘤中所含组织成分有关，含滋养细胞成分即可阳性。

（4）CEA：主要是消化系统肿瘤标志物，卵巢腺癌血清中阳性率文献报道各有高低，在42%～48%左右，与所用CEA是单抗还是多抗有关。当肿瘤组织CEA单抗免疫组化染色阳性，而血清CEA也阳性时，作为追踪观察有一定意义。

（七）鉴别诊断

卵巢肿瘤不大时多无症状，妇科检查尤其双合诊及三合诊，不难发现在子宫一侧或双侧而不是子宫的肿物，重要的是如何鉴别诊断。

1. 卵巢良性及恶性肿瘤的鉴别诊断　见表7－9。

表7－9　卵巢良、恶性肿瘤临床特点

特点	良性肿瘤	恶性肿瘤
病史	逐渐长大，病程较长	长大较快，病程较短
外形	表面光滑	表面不光或结节状

特点	良性肿瘤	恶性肿瘤
性质	囊性多	囊实性或实性
活动度	良好	固定或活动较差
双侧性	5%	70%
阴道后穹检查	多无异常	多可触及结节状或乳头状物
腹腔积液	偶见	常见
全身情况	良好	较易出现恶病质

2. 卵巢良性肿瘤的鉴别

(1) 卵巢瘤样病变：最常见有滤泡囊肿，多囊卵巢及黄素囊肿；以单侧为多，壁薄直径很少大于5cm。多囊卵巢直径不大，常是双侧卵巢增大，并伴有闭经。黄素囊肿有时体积也可较大，多并发于葡萄胎、侵蚀性葡萄胎或绒癌。此时血 HCG 阳性，有时不易下降。

(2) 盆腔炎性肿物：多有盆腔炎病史，或经急性或亚急性盆腔炎后，形成炎性肿物甚至脓肿；而卵巢肿瘤合并感染往往先有肿瘤病史，以后再出现炎症。输卵管积水可能由于病程长，症状轻，炎症病史常不十分清楚。检查时外形椭圆，壁薄，有压痛，活动度略差于卵巢肿瘤。若已形成输卵管脓肿，则压痛明显，伴有体温升高，白细胞计数高。均应手术切除。

(3) 子宫肌瘤：浆膜下子宫肌瘤，尤其是已形成蒂；或肿瘤有继发变性的红色退变或囊性变时，不易与卵巢肿瘤鉴别。除肌瘤多伴有月经症状外，子宫常增大。检查时肿瘤还随宫颈及宫体移动，与子宫关系密切，或有蒂也不如卵巢肿瘤蒂长，必要时可用探针探宫腔，明确大小及方向，B 超多可协助诊断。

(4) 妊娠子宫：早期妊娠时，子宫增大变软，峡部更软。检查时甚至感觉子宫体与子宫颈不相连，易将宫体误诊为卵巢囊肿，而将宫颈误诊为整个宫体。详细了解病史，有无停经及早孕反应，不难鉴别，必要时可查 HCG 或作 B 超。中期甚至晚期妊娠的巨大子宫，有时因病史不明，也会误诊为巨大卵巢肿瘤，认真做腹部检查，检测胎心，或必要时做 B 超，有助鉴别。

(5) 充盈膀胱：妇科检查前未排空尿，或其他原因引起慢性尿潴留，而患者又自述能排尿，常会造成误诊。检查时一定注意先排空膀胱，必要时可导尿后再做检查。

(6) 腹腔积液：巨大卵巢囊肿尤其黏液性囊腺瘤，与腹腔积液应仔细鉴别。非肿瘤所致腹腔积液，常可在详细询问病史时了解，如肝病、心脏病，或胃肠道病史等，而巨大卵巢肿瘤过去多有肿物史。巨大卵巢肿瘤患者平卧时膨隆的腹部表现为中央隆起，腹腔积液则腹部两侧突，形如蛙腹。腹部叩诊有无移动性浊音，妇科检查能否触及肿物等，均是诊断依据。必要时可做 B 超或 X 线胃肠造影，明确是否有占位性病变。卵巢纤维瘤可合并有腹腔积液。

3. 卵巢恶性肿瘤的鉴别

(1) 非卵巢恶性肿瘤引起的腹腔积液：对任何有腹腔积液患者均应详细了解病史。先应作三合诊，注意盆腔或阴道后穹有无肿物、结节或乳头状物，非肿瘤性腹腔积液不应触及。转移至卵巢的恶性肿瘤，也可伴发腹腔积液，如 Krukenberg 瘤或乳腺癌等。要注意全身检查，如大便潜血，肿瘤标志物，必要时做胃镜、乙状结肠镜或肠系造影等。

(2) 子宫内膜异位症：虽然盆腔或后穹隆也可触及结节，但多有痛经史而无恶病质、低热、消瘦等。卵巢内膜异位囊肿是内膜异位较常发生部位，B 超、CT 等均不易鉴别，且血清 CA125 均可阳性，必要时可作腹腔镜检，协助鉴诊。

(3) 生殖器结核：患者可有低烧、消瘦、食欲缺乏等症状，类似恶性肿瘤的恶病质，但多有不孕或其他部位结核病史，常有月经过少或闭经，盆腔检查也可触及包块或后穹隆有结节，肿瘤标志物检查多阴性。有时需短时间抗结核治疗观察疗效，必要时甚至开腹探查，根据病理检查确诊。

(4) 盆腔非生殖器肿瘤：腹膜后肿瘤有来自间叶组织的脂肪瘤，来自神经组织的神经纤维瘤等。

做妇科检查时应注意其位置与子宫的关系，部位多较高，贴于后壁，比较固定。肠系膜恶性肿瘤活动度较差，一般较硬。

（5）原发腹膜浆液性乳头状癌：其临床表现及病理均非常相似，且CA125也阳性。B超有助诊断。术时常发现卵巢正常而腹膜面有大量癌组织，或在卵巢表面有少量癌组织，或侵及子宫周围及阴道后穹等处。病理检查时应注意卵巢间质有无癌。

（八）治疗

1. 卵巢良性肿瘤　确诊后即应手术治疗，有扭转破裂等并发症时应急诊手术，一般附件肿物大于6～7cm时，多应手术明确其性质，术中有可疑，应做冷冻切片。各种瘤样病变很少≥5cm直径，不明确时应定期追踪检查。生育年龄妇女的非赘生性肿物常一过性存在，有时月经前后对比也非常重要。绝经期前后，应特别警惕有无卵巢恶性肿瘤。

手术范围要根据年龄、生育要求及对侧卵巢情况决定：①年轻患者，单侧良性卵巢肿瘤应做患侧附件切除，除非对侧卵巢有明显其他病变时，才考虑做肿瘤剔除术。双侧卵巢均有肿瘤时，根据情况争取做肿瘤剔除术，以保留部分正常卵巢组织，继续行使功能。②绝经前后，尽量行全子宫及双附件切除。③其他年龄可根据情况进行一侧附件切除，或双侧附件及子宫全切除，但均需仔细检查对侧卵巢，尤其是畸胎瘤患者，可疑时应做对侧卵巢剖视活检。巨大卵巢肿瘤，尤其是黏液性囊腺瘤，应尽量完整取出，避免肿瘤破裂，溢出囊液。切口宜大，必要时可在术中先穿刺放液，待体积缩小后再取出，但应用纱垫防护穿刺部位周围组织，避免囊液外溢。

2. 卵巢恶性肿瘤　治疗的目的和原则：对卵巢上皮癌治疗目标是早期争取治愈；晚期控制复发，延长生存期。主要的治疗方式为手术加紫杉醇和铂类药物的联合化疗。对卵巢生殖细胞恶性肿瘤治疗的目标是治愈，主要的治疗方式为手术和以PEB/PVB为主要方案的化疗，保留生育功能是该类肿瘤治疗的原则。对性索间质性肿瘤的目标也是治愈，手术是主要的治疗手段，对年轻的早期患者可实施单侧卵巢切除术，保留生育功能。对发生转移的患者还没确定最佳的治疗方案。要强调治疗医生的资质，最好是由经过正规训练的妇科肿瘤专科医生实施卵巢癌的治疗。

（1）手术

1）分期手术：以纵形切口为宜，长度应达到肿瘤能完整全部切除，并能暴露肝区及横膈等处以完成必要的检查或转移瘤的切除，一般均需达脐旁甚至更上。如有腹腔积液应尽量吸出送检癌细胞；如无腹腔积液，不论临床分期如何，均需用300mL生理盐水分别注入盆腔、两侧结肠旁沟等处，即送检找癌细胞。探查时应上达横膈，必要时做活检，或刮片查找有无癌细胞；继而做肝、脾、大网膜、肠管、肠系膜、腹腔壁腹膜、侧壁及后腹膜，尤其是后陷窝等处的检查。大网膜一般需切除，是否作全子宫双附件或一侧附件切除，根据病变及患者是否需保留生育功能。腹主动脉旁及盆腔淋巴结，若有长大可疑均应送病检，但盆腔淋巴结多需在盆腔腹膜打开后方能查清。病理检查证实后，才能真正判断临床分期。

2）保留生育功能的手术：对上皮性卵巢癌患者，年轻渴望生育符合下列情况可考虑只做单侧附件切除。交界性（除外透明细胞或移行细胞癌）Ⅰa期、对侧卵巢外观正常或活检阴性、腹腔细胞学阴性、高危区域（子宫直肠窝、结肠侧沟、肠系膜、横膈、大网膜、腹膜后淋巴结等）探查活检均阴性，且能按要求随诊。性索间质肿瘤Ⅰa期年轻患者可行单侧附件切除或确定分期手术，Ⅰa/Ⅰb已完成生育计划的患者，行确定分期手术。恶性生殖细胞肿瘤保留生育功能手术适应证，可不受期别限制，对Ⅱ、Ⅲ、Ⅳ期者，切除转移灶及腹膜后淋巴结，仍可保留子宫及对侧卵巢，术后给予化疗。

3）肿瘤细胞减灭术：卵巢恶性肿瘤扩散方式主要为直接蔓延、淋巴转移、癌细胞阵发性播散入腹腔等，血行播散较少。基于以上情况彻底的肿瘤细胞减灭术是治疗卵巢癌最重要的首选方法。主要包括：①充分够大腹壁直切口。②腹腔冲洗液或腹腔积液癌细胞检查。③全面探查盆腹腔，特别注意大网膜、横膈、消化道、肝、脾等，估计上腹腔病灶切除的可能性，对决定盆腔肿瘤切除范围很重要。如横结肠下可切除网膜全部病灶，则行结肠下网膜切除术。如病灶已波及胃、结肠、网膜，则应从胃大弯下缘切除全部大网膜。④全子宫双附件及盆腔转移灶尽量切除。⑤肠转移处理应积极而又谨慎，必要时行部分肠管切除及吻合，甚至考虑造口术。⑥阑尾切除，尤其在黏液性卵巢癌应切除，其他组织类型是否各期均行切除，尚有争议。⑦腹主动脉旁及盆腔淋巴清扫，临床分期越晚转移率越高，一般应作为手术一部分，但如广泛转移，很难完成这部分手术。

满意的细胞减灭术：尽最大努力切除原发灶及一切转移瘤，使残余癌直径 <1cm。

不满意的细胞减灭术：手术后残存癌直径 >1cm。

4）术前化疗（neoadjuvant chemotherapy）：又称中间性细胞减灭术（interval cytoreductive surgery），一些患者术前腹腔积液较多，肿瘤边界欠清，合并胸水，或全身情况难以耐受较大手术等，不少人主张先化疗 1~3 个疗程，可促进细胞减灭术成功。化疗可行腹腔内、胸腔内、动脉插管或静脉，根据患者具体情况，药物可用单药或联合。这一方案也还有争议。

5）再次细胞减灭术：首次治疗临床完全缓解患者又复发，再次肿瘤细胞减灭术能否改善生存，主要取决于肿瘤细胞本身生物学特性，以及再次减灭术是否成功。二次细胞减灭术应技术优良，尽量切除残余癌灶，然后再有敏感化疗药物方案，方能有效。

6）二次探查术（简称二探）：是指卵巢癌在满意的细胞减灭术后，经过至少 6 个疗程化疗，临床及各项辅助检查均未发现复发迹象，再次剖腹探查术。目的在于了解盆腹腔有无复发；应否停止化疗或再行少数疗程作为巩固；是否改变化疗方案，或治疗方法。如切除或病检有癌，则不应称为二探，而是二次手术。二探手术应包括腹腔冲洗液细胞学检查，全面自横膈而下的细致探查及活检、盆底、双侧盆壁、结肠侧沟、膀胱窝、直肠窝、大网膜可疑结节及可疑腹膜后淋巴结活检（如初次手术未切除更应切除淋巴结）。卵巢上皮性交界性瘤Ⅰa、Ⅰb 期，恶性生殖细胞肿瘤及性索间质肿瘤可不考虑二探。文献报道二探阴性仍有 30% 复发，不能作为停止化疗的依据，而二探阳性又有对化疗疗效不满意者，故对是否进行二探仍有不同意见。

（2）化疗：继手术治疗之后，化疗已是卵巢恶性肿瘤次要的治疗方法。上皮性卵巢癌是最常见者，且诊断时多已晚期，除交界性及浸润性ⅠaG_1，术后可不用化疗外，其他均应进行。非上皮性卵巢恶性肿瘤虽无交界性，其他各期也类似。对于交界性上皮性肿瘤是否化疗仍有争议，但对Ⅰ期卵巢癌如具备下列一个以上高危因素，即应给予化疗：①未行手术分期，分期不明确。②组织类型为透明细胞癌或移行细胞癌。③中分化或低分化肿瘤。④卵巢肿瘤表面有肿瘤生长。⑤肿瘤破裂或包膜不完整。⑥肿瘤周围有粘连。⑦腹腔积液或腹腔冲洗液细胞学检查阳性。

1）化疗前全面检查：应进行全身查体，除血压、脉搏、呼吸之外，应测体重及身高，有些化疗药物要根据体表面积计算。其次血生化检查了解肝肾功能，心肺功能和必要的心电图及 X 线胸片等。血、尿、便常规包括白细胞分类及血小板外，还应查血了解电解质钾、钠、氯及镁。各种肿瘤标志物，及 B 超等检查，能及时了解化疗前后对肿瘤的作用，必要时考虑 CT 或 MRI，有助于了解转移部位。有条件可行 PET-CT，帮助术前诊断及肿瘤定位。

2）常用化疗方案：①上皮性卵巢癌：首选紫杉醇（taxol，T，又名泰素）和铂类药物联合化疗，包括顺铂（cisplatin，P）及卡铂（carboplatin）。其他有环磷酰胺（cyclophosphamide，C）、依托泊苷（etoposide，VP16，E）、阿霉素（adriamycin，A）、吡柔比星（pirarubicin，THP）、表柔比星（epirubicin）等。常用化疗方案有 PT，PAC，PC 或 PE。②非上皮性卵巢恶性肿瘤：常用顺铂配伍博来霉素（bleomycin，BLM 或平阳霉素），长春新碱（vincristine，VCR）及更生霉素（kanamycin，KSM）等。一般早期 3~4 个疗程，晚期 6 个疗程。

3）给药途径：有静脉注射、胸腹腔注射、动脉化疗、肌内注射或肿瘤局部注射等。卵巢癌最常用为前二种。静脉注射属全身系统化疗，除治疗卵巢癌原发病灶外，更注重治疗和防止肝、脾、肺等远处转移。胸腹腔化疗可增加药物与肿瘤直接接触的时间和机会，有利于控制胸腹腔积液，杀伤转移病灶及种植和浸润的较小癌灶，还可减轻粘连，降低药物副反应。动脉化疗更适于肝实质转移或盆腔大块肿瘤的治疗。局部注射仅用于极个别的浅表转移，如阴道和皮肤。一般药物均可静脉注射；胸、腹腔及动脉常用药有：顺铂，卡铂，VP-16；紫杉醇及博来霉素也可用于胸腹腔，后者多用于肌内注射。全身系统化疗和局部用药相结合，常可收到较好效果，但药物剂量应合并计算。

4）新的化疗药物：有拓扑特肯（topotecan），2－2'－二脱氧胞嘧啶核苷（吉西他滨 gemcitabine），喜树碱Ⅱ（irinotecan hydrochloride，CPTⅡ）及贝伐单抗。

（3）放射治疗：卵巢恶性肿瘤中以无性细胞瘤对放疗非常敏感，由于对生育功能损害，限制了其应用，目前有被化疗代替趋势。有以下列情况者可考虑：①超过Ⅰa期；②有淋巴结转移者；③手术不能切除或切除不彻底；④术后复发；⑤对化疗不敏感者。卵巢上皮癌血、脑转移患者，放疗、化疗及手术综合治疗有一定疗效。

3. 卵巢交界性肿瘤　以手术为主，年轻患者Ⅰa期可行保守性手术，要保留生育功能者，对侧卵巢是否剖视尚有争议。初次手术多应按分期手术进行。如初次手术只进行了卵巢活检，或经腹腔一侧卵巢切除，或横切口未仔细探查，需具体情况分析，个别对待。多数人不主张化疗，也有报道有效者。

4. 卵巢肿瘤合并妊娠　以成熟性畸胎瘤最常见，约有10%的此瘤合并妊娠，因其不影响卵巢功能，其次为浆液性或黏液性囊腺瘤。早期妊娠时，妇科检查不难发现，但遇肿瘤嵌在盆腔，则可引起流产。如发现时小于5cm，不能排除妊娠期黄体囊肿，可密切观察其消长情况，因此时手术易诱发流产。中期妊娠后，诊断较困难，有肿瘤病史者应注意，且此时易发生扭转。妊娠中期尤以14~16周时，最宜施行手术，可根据情况行单侧附件切除或肿瘤剔除术，术后应注意保胎防止流产。晚期妊娠时肿瘤比较大，能影响胎位异常。分娩时因肿瘤位置低，可阻塞产道，或肿瘤本身受压，容易发生破裂。妊娠28周以后，手术较难进行，且易引起早产，最好能等待至产后进行。妊娠晚期，如肿瘤已被推至盆腔外，无阻塞产道之可能，可在产后手术；如肿瘤阻塞产道，可根据情况行剖宫产同时切除肿瘤。妊娠合并卵巢肿瘤蒂扭转、破裂或疑为恶性，均应尽快手术。

卵巢恶性肿瘤仅占妊娠合并卵巢肿瘤的5%，但危害性严重，早期常无症状，中晚期腹部异常增大时，应与葡萄胎、多胎妊娠或羊水过多等鉴别。年轻孕妇常见为无性细胞瘤，其次为胚胎癌，未成熟畸胎瘤，卵黄囊瘤等，40岁左右则以上皮性卵巢癌较多。手术处理原则与非妊娠期相同。生殖细胞肿瘤Ⅰa期可作保守性一侧附件切除。分娩结束后，一般可在产后6周进行必要的检查，需要时可二探术以决定是否做进一步的手术，然后辅以化疗或放疗。任何并发症如扭转、破裂、出血或感染出现时，均应立即手术，处理时应以母亲为第一位，胎儿为第二位，是否剖宫产应以产科情况决定。若肿瘤在此时方发现，则应同时手术切除，根据分期决定手术范围。

（九）预防及追踪

卵巢癌病因不明，很难提出有效的预防办法，关键是如何早期诊断早期治疗，如对有可疑症状而又不明显的妇女要提高警惕；常规定期做盆腔检查，尤其有绝经后可触及卵巢者；找出更特异性的血清学诊断；对有癌家族史者，包括卵巢、乳腺、直肠等处的癌，更应注意监测。

（刘　莹）

第六节　输卵管良性肿瘤

输卵管肿瘤占女性生殖系统肿瘤的0.5%~1.1%，其中良性肿瘤罕见。来源于副中肾管或中肾管。大致可分为：①上皮细胞肿瘤：腺瘤、乳头瘤；②内皮细胞肿瘤：血管瘤、淋巴管瘤；③间皮细胞肿瘤：平滑肌瘤、脂肪瘤、软骨瘤、骨瘤；④混合性畸胎瘤：囊性畸胎瘤。

一、输卵管腺瘤样瘤（adenomatoid tumor of fallopian tube）

为最常见的一种输卵管良性肿瘤。以生育期年龄妇女为多见。80%以上伴有子宫肌瘤，未见恶变报道。腺瘤样瘤由 Golden 和 Ash 于1945年首先报道并命名，它的组织发生一直有争议，近几年的免疫组化和超微结构研究均支持肿瘤起源于多能性间叶细胞。

输卵管良性肿瘤无特异症状，多数患者是以其并发疾病如子宫肌瘤，慢性输卵管炎的症状而就诊，易被其他疾病所蒙蔽，临床极少有确诊病例，常在妇科手术时无意中被发现者居多，造成大体标本检查易忽略而漏诊，导致检出率低。肿瘤体积较小，直径约1~3cm，位于输卵管肌壁或浆膜下。大体形态为实性，灰白色或灰黄色，与周围组织有分界，但无包膜。镜下可见紧密排列的腺体，呈隧道样、微囊样或血管瘤样结构，被覆低柱状上皮。核分裂象罕见。间质由纤维、弹力纤维及平滑肌组成。肿瘤可以浸润性的方式生长到管腔皱襞的支持间质中去。诊断有困难时组织化学和免疫组化可帮助诊断，AB 阳性，CK、Vim、SMA、Galretinin 阳性即可确诊。治疗为手术切除患侧输卵管。预后良好。

二、输卵管乳头状瘤（papilloma of fallopian tube）

输卵管乳头状瘤多发生于生育期妇女，与输卵管积水并发率较高，偶尔亦与输卵管结核或淋病并存。

肿瘤直径一般 1～2cm。一般生长在输卵管黏膜，突向管腔，呈疣状或菜花状，剖面见肿瘤自输卵管黏膜长出。镜下典型特点：见乳头结构，大小不等，表面被覆无纤毛细胞或少数纤毛细胞，细胞扁平，立方或柱形，核有中等程度的多形性但是核分裂象很少见，组织学上需要将这种良性病变与输卵管腺癌进行鉴别。输卵管周围及管壁内可见少量的嗜碱性粒细胞和淋巴细胞为主的炎症细胞浸润。

肿瘤早期无症状，患者常常并发输卵管周围炎，常因不孕、腹痛等原因就诊，随肿瘤发展逐渐出现阴道排液，无臭味，并发感染时呈脓性。管腔内液体经输卵管伞端流向腹腔即形成盆腔积液，当有多量液体向阴道排出时，可出现腹部绞痛。盆腔检查可触及附件形成的肿块，超声检查和腹腔镜可协助诊断，但最后诊断有赖于病理检查。治疗为手术切除患侧输卵管，如有恶变者按输卵管癌处理。

三、输卵管息肉（polyp of fallopian tube）

输卵管息肉可发生于生育年龄和绝经后，一般无症状，多在不孕患者行检查时发现。输卵管息肉的发生不明，多位于输卵管腔内，与正常黏膜上皮有连续，镜下可无炎症证据。宫腔镜检查和子宫输卵管造影均可发现，但前者优于后者。乳头瘤和息肉的鉴别是前者具有乳头结构。

四、输卵管平滑肌瘤（leiomyoma of fallopian tube）

较少见。查阅近年国内外文献共报道 20 例左右。输卵管平滑肌瘤的发生与胃肠道平滑肌瘤相似，而与雌激素无关。同子宫平滑肌瘤，亦可发生退行性病变。临床上常无症状，多在行其他手术时偶尔发现。肿瘤较小，单个，实质，表面光滑。肿瘤较大时可压迫管腔而致不育及输卵管妊娠，亦可引起输卵管扭转而发生腹痛。处理可手术切除患侧输卵管。

五、输卵管成熟性畸胎瘤（mature teratoma of fallopian tube）

比恶性畸胎瘤还少见。文献上仅有少数病例报道，大多数为良性，其来源于副中肾管或中肾管，认为可能是胚胎早期，生殖细胞移行至卵巢的过程中，在输卵管区而形成。一般病变多为单侧，双侧少见，常位于输卵管峡部或壶腹部，以囊性为主，少数为实性病变，少数位于输卵管肌层内或缚于浆膜层，肿瘤体积一般较小，1～2cm，也有直径达 10～20cm 者，镜下同卵巢畸胎瘤所见，可含有三个胚层成熟成分。

患者年龄一般在 21～60 岁。常见症状为盆腔或下腹部疼痛、痛经、月经不规则及绝经后流血，由于无典型的临床症状或无症状，因此术前很难做出诊断。输卵管畸胎瘤可并发输卵管妊娠，治疗仅行肿瘤切除或输卵管切除。

六、输卵管血管瘤（angioma of fallopian tube）

罕见。有学者认为女性性激素与血管瘤有关。但一般认为在输卵管内的扩张海绵样血管是由于扭转、损伤或炎症引起。

血管瘤一般较小。肿瘤位于浆膜下肌层内，分界不清，可见很多不规则小血管空隙，上覆扁平内皮细胞。血管被疏松结缔组织及管壁平滑肌纤维分隔。临床通常无症状，常在行其他手术时发现，偶可因血管瘤破裂出血而引起腹痛。处理可作患侧输卵管切除术。

（刘　莹）

第七节　输卵管恶性肿瘤

一、原发性输卵管癌

原发性输卵管癌（primary cancinoma of fallopian tube）是少见的女性生殖道恶性肿瘤。发病高峰年龄为 52～57 岁，超过 60% 的输卵管癌发生于绝经后妇女，占妇科恶性肿瘤的 0.1%～1.8%。在美国每年的发病率 3.6/10 万。其发生率排列于子宫颈癌、卵巢癌、宫体癌、外阴癌和阴道癌之后居末位。在临床上常容易与卵巢癌发生混淆，而造成临床和病理诊断上的困难。子宫与输卵管皆起源于副中肾管，原发性输卵管癌由于早期诊断困难，其 5 年生存率一直较低，过去仅为 5% 左右。目前随着治疗措施的改进，生存率为 50% 左右。

肉眼所见的原发性输卵管癌与卵巢癌的比例在 1∶50 左右。最近，上皮性卵巢癌的卵巢外起源学说认为输卵管浆液性癌可能是卵巢高级别浆液性癌的先期病变，所谓的"原发性"上皮性浆液性卵巢癌很可能是原发性输卵管癌的继发性种植病变。很多卵巢高级别浆液性癌病例经严格标准的输卵管病理取材，可见到输卵管上皮内癌或早期癌病变。临床上见到的单纯输卵管癌可能是由于输卵管炎症粘连阻碍了输卵管癌播散形成浆液性卵巢癌。因此，输卵管癌的真正发病率可能远高于传统概念上的数字，预计将来输卵管癌和卵巢癌的诊断及分期病理标准可能将会发生变化。

（一）病因

病因不明，慢性输卵管炎通常与输卵管癌并存，多数学者认为慢性炎症刺激可能是原发的诱因。由于慢性输卵管炎患者相当多见，而原发输卵管癌患者却十分罕见，因此两者是否有病因学联系尚不清楚。另外，患输卵管结核者有时亦与输卵管癌并存，这是否由于在输卵管结核基础上，上皮过度增生而导致恶变，但两者并发率不高。此外，遗传因素可能在输卵管癌的病因中扮演着重要角色，输卵管癌可能是遗传性乳腺癌 - 卵巢癌综合征的一部分，与 BRCA1、BRCA2（乳癌易感基因）变异有关。输卵管癌患者易并发乳腺癌、卵巢癌等其他妇科肿瘤，发病年龄及不孕等一些特点也与卵巢癌、子宫内膜癌相似，常有 c - erbB - 2、p53 基因变异，故认为其病因可能与卵巢癌、子宫内膜癌的一些致病因素相关。

（二）临床分期

见表 7 - 10。

表 7 - 10　输卵管癌 TNM 和 FIGO 的分期系统及诊断标准

FIGO 分期		TNM 分类
	原发肿瘤无法评估	T_x
	无原发肿瘤证据	T_0
0	原位（浸润前癌）	Tis
I	肿瘤局限于输卵管	T_1
I A	肿瘤局限于一侧输卵管，浆膜表面无穿破，无腹腔积液	T_{1a}
I B	肿瘤局限于双侧输卵管，浆膜表面无穿破，无腹腔积液	T_{1b}
I C	肿瘤局限于单或双侧输卵管，但已达到或穿破浆膜表面，或腹腔积液中或腹腔冲洗液有恶性细胞	T_{1c}
II	肿瘤累及一侧或双侧输卵管并有盆腔内扩散	T_2
II A	扩散和（或）转移到子宫和（或）卵巢	T_{2a}
II B	扩散到其他盆腔脏器	T_{2b}
II C	II A 或 II B 腹腔积液或腹腔冲洗液中有恶性细胞	T_{2c}
III	肿瘤累及一侧或双侧输卵管并有盆腔以外腹膜种植和（或）区域淋巴结阳性	T_3 和（或）N_1
III A	显微镜下见盆腔外腹膜转移	T_{3a}

FIGO 分期		TNM 分类
ⅢB	肉眼见盆腔外腹膜转移，转移灶最大径线≤2cm	T_{3b}
ⅢC	腹膜转移最大直径＞2cm 和（或）区域淋巴结阳性	T_{3b} 和（或）N_1
Ⅳ	腹腔外远处转移（腹膜转移除外）	M_1

注：肝包膜转移属于 T_3 或Ⅲ期；肝实质转移属于 M_1 或Ⅳ期；出现胸水必须有细胞学阳性证据才列为 M_1 或Ⅳ期。

（三）诊断

1. 病史

（1）发病年龄：原发性输卵管癌 2/3 发生于绝经期后，以 40～60 岁的妇女多见。其发病年龄高于宫颈癌，低于外阴癌而与卵巢上皮癌和子宫内膜癌相近。Peters 和 Eddy 报道的输卵管癌的发病年龄分别为 36～84 岁和 21～85 岁。

（2）不育史：原发性输卵管癌患者的不育率比一般妇女要高，约 1/3～1/2 病例有原发或继发不育史。

2. 临床表现　临床上常表现为阴道排液、腹痛、盆腔包块，即所谓输卵管癌"三联征"。在临床上表现为这种典型的"三联征"患者并不多见，约占 11%。输卵管癌的症状及体征常不典型或早期无症状，故易被忽视而延误诊断。

（1）阴道排液或阴道流血：阴道排液是输卵管癌最常见且具有特征性的症状。其排泄液为浆液性稀薄黄水，有时呈粉红色血清血液性，排液量多少不一，一般无气味。液体可能由于输卵管上皮在癌组织刺激下所产生的渗液，由于输卵管伞端闭锁或被肿瘤组织阻塞而通过宫腔从阴道排出。当输卵管癌有坏死或浸润血管时，可产生阴道流血。水样阴道分泌物占主诉的第三位，分泌物多时个别患者误认为尿失禁而就医。有时白带色黄类似琥珀色（个别患者在输卵管黏膜内含有较多胆固醇，但胆固醇致白带色黄的机制不清），有时为血水样或较黏稠。

（2）下腹疼痛：为输卵管癌的常见症状，约有半数患者发生。多发生在患侧，常表现为阵发性、间歇性钝痛或绞痛。阴道排出水样或血样液体，疼痛可缓解。经过一阶段后逐渐加剧而呈痉挛性绞痛。其发生的机制可能是在癌肿发展的过程中，管腔伞端被肿瘤堵塞，输卵管腔内容物潴留增多，内压增加，引起输卵管蠕动增加，克服输卵管部分梗死将积液排出。

（3）下腹部或盆腔肿块：妇科检查时可扪及肿块，亦有患者自己能扪及下腹部肿块，但很少见。肿块可为癌肿本身，也可为并发的输卵管积水或广泛盆腔粘连形成的包块。常位于子宫的一侧或后方，活动受限或固定不动。

（4）外溢性输卵管积液：即患者经阴道大量排液后，疼痛减轻，盆腔包块缩小或消失的临床表现，但不常见。当管腔液被肿瘤堵塞，分泌物郁积至一定程度，引起大量的阴道排液，随之管腔内压力减少，腹痛减轻，肿块缩小，由于输卵管积水的病例也可出现此现象，因此该症状的出现对关注输卵管疾病有价值，但并不是输卵管癌的特异症状。

（5）腹腔积液：较少见，约 10% 的病例伴有腹腔积液。其来源有二：①管腔内积液经输卵管伞端开口流入腹腔；②因癌瘤种植于腹膜而产生腹腔积液。

（6）其他：当输卵管癌肿增大或压迫附近器官或癌肿广泛转移时可出现腹胀、尿频、肠功能紊乱及腰骶部疼痛等，晚期可出现腹腔积液及恶病质。

3. 辅助检查

（1）细胞学检查：若阴道脱落细胞内找到癌细胞，特别是腺癌细胞，而宫颈及子宫内膜检查又排除癌症存在者，则应考虑输卵管癌的诊断。但按文献报道阴道脱落细胞的阳性率都较低，在 50% 以下，其原因可能是因为腺癌细胞在脱落和排出的过程中易被破坏变形，也可能与取片方式有关。对于有大量阴道排液的患者，癌细胞可能被排出液冲走，导致细胞学阴性，需重复涂片检查。可行阴道后穹隆穿刺和宫腔吸出液的细胞学检查，亦可用子宫帽或月经杯收集排出液，增加阳性率，以提高输卵管恶性肿瘤的诊断。当肿瘤穿破浆膜层或有盆腹腔扩散时可在腹腔积液或腹腔冲洗液中找到恶性细胞。

（2）子宫内膜检查：黏膜下子宫肌瘤、子宫内膜癌、宫体癌、宫颈癌均可出现阴道排液增多的症状，因此宫腔探查及全面的分段诊刮很必要。若宫腔探查未发现异常，颈管及子宫内膜病理检查阴性，则应想到输卵管癌的可能。若内膜检查发现癌灶，虽然首先考虑子宫内膜癌，但亦不能排除输卵管癌向宫腔转移的可能。

（3）宫腔镜及腹腔镜检查：通过宫腔镜检查，可观察子宫内膜情况的同时，还可以看到输卵管开口，并吸取液体做脱落细胞学检查；通过腹腔镜检查可直接观察输卵管及卵巢情况，对可疑的病例，可通过腹腔镜检查以明确诊断，早期输卵管癌可见到输卵管增粗，如癌灶已穿破输卵管管壁或已转移至周围脏器，并伴有粘连，则不易与卵巢癌鉴别。

（4）B 型超声检查及 CT 扫描：B 型超声检查是常用的辅助诊断方法，B 型超声及 CT 扫描均可确定肿块的部位、大小、形状和有无腹腔积液，并了解盆腔其他脏器及腹膜后淋巴结有无转移的情况。

（5）血清 CA125 测定：到目前为止，CA125 是输卵管癌仅有的较有意义的肿瘤标志物，CA125 可作为诊断和随诊原发性输卵管癌的指标。亦有报道 CA125 结果阳性的病例术后临床分期均为Ⅲ、Ⅳ期，术后一周检查 CA125 值明显降低，甚至达正常范围，提示 CA125 可能对中、晚期输卵管癌术后监测有参考意义，并对预后判断有指导意义。

（6）子宫输卵管碘油造影：对输卵管恶性肿瘤的诊断有一定的价值，但有引起癌细胞扩散的危险，也难以区分输卵管肿瘤、积水、炎症，故一般不宜采用。

4. 鉴别诊断

（1）继发性输卵管癌：要点有以下三点：①原发性输卵管癌的病灶，大部分存在于输卵管的黏膜层，继发性输卵管癌的黏膜上皮基本完整而病灶主要在间质内；②原发性输卵管癌大多数都能看出乳头状结构，肌层癌灶多为散在病灶；③原发性输卵管癌的早期癌变处可找到正常上皮到癌变的过渡形态。

（2）附件炎性肿块：输卵管积水或输卵管卵巢囊肿都可表现为活动受限的附件囊性包块，在盆腔检查时很难与原发性输卵管癌区分并且两者均有不孕史，如患者年龄偏大，且有阴道排液，则应要考虑输卵管癌，并进一步作各项辅助检查，以协助诊断。

（3）卵巢肿瘤：无输卵管癌的典型症状，输卵管癌多表现为阴道排液，而卵巢癌常为不规则阴道流血。盆腔检查时，卵巢良性肿瘤一般可活动，而输卵管癌的肿块多固定；卵巢癌表面常有结节感，若伴有腹腔积液者多考虑卵巢癌，还可辅以 B 型超声及 CT 等检查以协助鉴别。

（4）子宫内膜癌：多以不规则阴道流血为主诉，可因有阴道排液而与输卵管恶性肿瘤相混淆。通过诊刮病理以鉴别。

（四）治疗

输卵管癌的治疗原则应与卵巢癌一致，即进行手术分期、肿瘤细胞减灭术、术后辅助治疗等。至于早期患者是否应行淋巴结清扫术，现仍有争议。输卵管癌的治疗以手术治疗为主，化学治疗等为辅的原则，应强调首次治疗的彻底性。

1. 手术治疗　彻底的手术切除是输卵管癌最根本的治疗方法。手术原则应同于上皮性卵巢癌。早期患者行全面的分期手术，包括全子宫、双侧附件、大网膜切除和腹膜后淋巴结清扫；晚期病例行肿瘤细胞减灭术，手术时应该尽可能切净原发病灶及其转移病灶。由于输卵管癌的播散方式与卵巢癌相同，即盆腹腔的局部蔓延和淋巴结转移。输卵管癌的双侧发生率为 17%～26%，子宫及卵巢转移常见，盆腹膜转移率高，故手术应该采用正中切口，进行以下操作：仔细评估整个盆、腹腔，全面了解肿瘤的范围；全子宫切除，两侧输卵管卵巢切除；盆腔、腹主动脉旁淋巴结取样；横结肠下大网膜切除；腹腔冲洗；任何可疑部位活检，包括腹腔和盆腔腹膜。

（1）早期输卵管癌的处理

1）原位癌的处理：患者手术治疗如前所述范围切除肿瘤。输卵管原位癌手术切除后不提倡辅助治疗。

2）FIGO Ⅰ期、FIGO Ⅱ期的处理：此期患者应该进行手术分期。若最终的组织学诊断为腺癌原位癌或Ⅰ期,分化Ⅰ级,手术后不必辅助化疗。其他患者,应该考虑以铂为基础的化疗。偶然发现的输卵管癌(例如,患者术前诊断为良性疾病,术后组织学诊断含有恶性成分)应该再次手术分期,若有残留病灶,要尽可能行细胞减灭术,患者应该接受以铂类为基础的化疗。

(2) 晚期输卵管癌的处理

1) FIGOⅢ期的处理:除非另有论述,所有输卵管癌都指腺癌,和卵巢癌类似,应该采用以铂类为基础的化疗。患者接受减灭术后应该行以铂类为基础的化疗。若患者初次诊断时因为医学禁忌证而未行理想的减灭术,应该接受以铂为基础的化疗,然后再重新评估。化疗3个周期以后,再次评估时可以考虑二次探查,如有残留病灶,应该行二次细胞减灭术。然而,这种治疗未经任何前瞻性研究证实。

2) FIGOⅣ期的处理:患者若有远处转移,必须有原发病灶的组织学证据。手术时应尽可能切出肿瘤病灶,如果有胸膜渗出的症状,术前要抽胸水。患者如果情况足够好,像卵巢癌那样,应该接受以铂类为基础的化疗。其他患者情况不能耐受化疗,应该对症治疗。

(3) 保留生育功能的手术:少数情况下,患者年轻、希望保留生育功能,只有在分期为原位癌的情况下,经过仔细评估和充分讨论,可以考虑保守性手术。然而,如果双侧输卵管受累的可能性很大,则不提倡保守性手术。确诊的癌症,不考虑保守手术。

2. 化学治疗 化疗应与手术治疗紧密配合,是主要的术后辅助治疗,输卵管癌的化学治疗与卵巢癌相似。紫杉醇和铂类联合化疗在卵巢癌的成功应用现在也用于输卵管癌的化疗。很多回顾性分析提示,对于相同的组织学类型,这个方案的疗效优于烷化剂和铂类的联合。因此,目前紫杉醇和铂类联合的化疗方案是治疗输卵管癌的一线用药。

3. 内分泌治疗 由于输卵管上皮源于副中肾管,对卵巢激素有反应,所以可用激素药物治疗。若输卵管癌肿瘤中含有雌、孕激素受体,可应用抗雌激素药物如他莫昔芬及长期避孕激素如己酸孕酮、甲羟孕酮等治疗。但目前对激素的治疗作用还没得到充分的肯定。

4. 放射治疗 放疗仅作为输卵管癌的综合治疗的一种手段,一般以体外放射为主。对术时腹腔积液内找到癌细胞者,可在腹腔内注入^{32}P。对于Ⅱ、Ⅲ期手术无肉眼残留病灶,腹腔积液或腹腔冲洗液细胞学阴性,淋巴结无转移者,术后可辅以全腹加盆腔放疗或腹腔内同位素治疗。对不能切除的肿瘤患者,放疗可使癌块缩小,粘连松动,以便争取获得再次手术机会,但残留病灶者效果不及术后辅助化疗。盆腔照射量不应低于5 000~6 000cGy/4~6周;全腹照射剂量不超过3 000cGy/5~6周。有学者认为在外照射后再应用放射性胶体^{32}P则效果更好。在放疗后可应用化疗维持。

5. 复发的治疗 在综合治疗后的随诊过程中,如出现局部盆腔复发或原有未切除的残留癌灶经化疗后可考虑第二次手术。

(五) 预后

原发性输卵管癌预后差,但随着对输卵管癌的认识、诊断及治疗措施的提高和改进,其5年生存率明显提高。因此对晚期的患者术后积极地放、化疗,虽不能根除癌瘤,但能延长生存期。输卵管癌的预后更多地取决于期别,因此分期和区分肿瘤是原发性抑或转移性更为重要。转移性输卵管癌远远多于原发性输卵管癌。

影响预后的因素:

1. 临床分期 是重要的影响因素,期别愈晚期预后愈差。随期别的提高生存率逐渐下降。Peter等研究了115例输卵管癌患者,发现管壁浸润越深,预后越差,术后残留病灶大者预后差。

2. 初次术后残存瘤的大小 也是影响预后的重要因素。Eddy分析了38例输卵管癌病理,初次手术后未经顺铂治疗的患者中,肉眼无瘤者的5年生存率为29%,残存瘤大于或等于2cm者仅为7%。初次手术后用顺铂治疗的病例,肉眼无瘤者的5年生存率为83%,残存瘤大于或等于2cm者的为29%。

3. 输卵管浸润深度 肿瘤仅侵犯黏膜层者预后好,相反穿透浆膜层则预后差。

4. 辅助治疗 是否接受辅助治疗对其生存率的影响有显著性差别,接受了以顺铂为主的化疗患者其生存时间明显高于没有接受化疗者。

5. 病理分级 关于肿瘤病理分期对预后的影响尚有争议,近年来多数研究报道病理分期与预后无明显关系，其对预后的影响不如临床分期及其他重要。

（六）随访

目前还没有证据表明密切监护对于改善输卵管癌无症状患者的预后、提高生活质量有积极意义。然而，对于治疗后长期无瘤生存患者复发时早期诊断被认为可以提供最好的预后。随访的目的：①观察患者对治疗后的近期反应；②及早认识，妥善处理治疗相关的并发症，包括心理紊乱；③早期发现持续存在的病灶或者疾病的复发；④收集有关治疗效果的资料；⑤对早期患者，提供乳腺癌筛查的机会；保守性手术的患者，提供筛查宫颈癌的机会。

总的来说，随访的第一年，每3个月复查一次；随访间隔逐渐延长，到5年后每4~6个月复查一次。每次随访内容：详细复习病史，仔细体格检查（包括乳房、盆腔和直肠检查）排除任何复发的征象。虽然文献对CA125对预后的影响仍不清楚，但仍应定期检查血CA125，特别是初次诊断发现CA125升高的患者。影像学检查例如盆腔超声检查、CT、MRI应当只在有临床发现或者肿瘤标记物升高提示肿瘤复发时才进行检查。所有宫颈完整患者要定期行涂片检查。所有40岁以上或有强的乳腺癌家族史的年轻患者，每年都要行乳房扫描。

二、其他输卵管恶性肿瘤

（一）原发性输卵管绒毛膜癌（primary tubal choriocarcinoma）

本病极为罕见，多数发生于妊娠后妇女，和体外受精（IVF）有关，临床表现不典型，故易误诊。输卵管绒毛膜癌大多数来源于输卵管妊娠的滋养叶细胞，少数来源于异位的胚胎残余或具有形成恶性畸胎瘤潜能的未分化胚细胞。来源于前者的绒癌发生于生育期，临床症状同异位妊娠或伴有腹腔内出血，常误诊为输卵管异位妊娠而手术；来源于后者的绒癌，多数在7~14岁发病，可出现性早熟症状，由于滋养叶细胞有较强的侵袭性，能迅速破坏输卵管壁，在早期就侵入淋巴及血管而发生广泛转移至肺脏、肝脏、骨及阴道等处。

肿瘤在输卵管表面呈暗红色或紫红色，切面见充血、水肿、管腔扩张，腔内充满坏死组织及血块。镜下见细胞滋养层细胞及合体滋养层细胞大量增生，不形成绒毛。

诊断主要依据临床症状及体征，结合血、尿内绒毛膜促性腺激素（hCG）的测定，X线胸片等检查，但最终确诊有待病理结果。本病应与以下疾病鉴别：

1. 子宫内膜癌　可出现阴道排液，但主要临床症状为不规则阴道流血，诊刮病理可鉴别。

2. 附件炎性包块　有不孕或盆腔包块史，妇检可在附件区触及活动受限囊性包块。

3. 异位妊娠　两者均有子宫正常，子宫外部规则包块，均可发生大出血，但宫外孕患者hCG滴度增高程度低于输卵管绒癌，病理有助确诊。

治疗同子宫绒毛膜癌。可以治愈。先采用手术治疗，然后根据预后因素采用化疗。如果肿瘤范围局限，希望保留生育功能者可以考虑保守性手术，如输卵管绒毛膜癌来源于输卵管妊娠的滋养叶细胞，其生存率约50%，如来源于生殖细胞，预后很差。

（二）原发性输卵管肉瘤（primary sarcoma of fallopian tube）

罕见，其与原发性输卵管腺癌之比为1：25。迄今文献报道不到50例。主要为纤维肉瘤和平滑肌肉瘤。肿瘤表面常呈多结节状，可见充满弥散性新生物，质软，大小不等的包块。本病可发生在任何年龄妇女，临床症状同输卵管癌，主要为阴道排液，呈浆液性或血性，继发感染时排出液呈脓性。部分患者亦以腹胀、腹痛或下腹部包块为症状。由于肉瘤生长迅速常伴有全身乏力，消瘦等恶病质症状。此病需与以下疾病相鉴别：

1. 附件炎性包块　均可表现腹痛、白带多及下腹包块，但前者有盆腔炎症病史，抗感染治疗有效。

2. 子宫内膜癌　有阴道排液的患者需要与子宫内膜癌鉴别，分段诊刮病理可确诊。

3. 卵巢肿瘤　多无临床症状，伴有腹腔积液，B型超声可协助诊断。

治疗参考子宫肉瘤治疗方案，以手术为主，再辅以化疗或放疗，预后差。

（三）输卵管未成熟畸胎瘤（immature teratoma of fallopian tube）

极少见。可是本病却可以发生在有生育要求的年轻女性，虽然治愈率高，但进展较快，因此早期诊断早期治疗十分重要，输卵管未成熟畸胎瘤预后较差。虽然直接决定患者的预后因素是临床分期，但肿瘤组织分化程度、幼稚成分的多少和预后有密切关系。治疗采用手术治疗，然后根据相关预后因素采用化疗。如果要保留生育功能，任何期别的患者均可以行保守性手术。化疗方案采用卵巢生殖细胞肿瘤的化疗方案。

（四）转移性输卵管癌（metastatic carcinoma of fallopian tube）

较多见，约占输卵管恶性肿瘤的80%~90%。其主要来自卵巢癌、子宫体癌、子宫颈癌，远处如直肠癌、胃癌及乳腺癌亦可转移至输卵管。临床表现因原发癌的不同而有差异。镜下其病理组织形态与原发癌相同。其诊断标准如下：

（1）癌灶主要在输卵管浆膜层，肌层、黏膜层正常或显示慢性炎症。若输卵管黏膜受累，其表面上皮仍完整。

（2）癌组织形态与原发癌相似，最多见为卵巢癌、宫体癌和胃肠癌等。

（3）输卵管肌层和系膜淋巴管内一般有癌组织存在，而输卵管内膜淋巴管很少有癌细胞存在。

治疗按原发癌已转移的原则处理。

（刘　莹）

第八章

妊娠期症状

第一节　恶心与呕吐

恶心是一种可以引起呕吐冲动的胃内不适、紧迫欲吐的感觉，常伴有迷走神经兴奋症状，如皮肤苍白、头晕、流涎、血压降低及心动过缓等。呕吐是通过胃的强有力收缩迫使胃内容物或一部分小肠内容物经口排出的病理生理反射。恶心常为呕吐的前驱感觉，但两者可伴随或单独出现。

恶心与呕吐是早孕期妇女常见症状之一，病因可能是由于体内高浓度孕激素、HCG的作用使胃肠平滑肌张力降低，贲门括约肌松弛，胃内容物逆流至食管下部导致恶心、呕吐。此外，也可与神经系统功能障碍、自主神经功能失调有关。

一、病史要点

（1）询问月经周期、末次月经时间，明确有无停经。

（2）恶心、呕吐的发生、终止时间与停经月份有无相关性。

（3）食欲不振、恶心呕吐的发生是否与进食、饮酒、药物使用、精神刺激等因素有关。

（4）是否有阴道出血及阴道出血的时间、量、颜色；有无腹痛，如有腹痛应注意询问腹痛的部位、性质、持续时间及有无诱因；有无腹泻、便秘等症状。

（5）是否伴有发热、头痛、头晕、耳鸣、眩晕。

（6）发病的缓急，呕吐是否为喷射状，呕吐物的性状和量，既往有无肝炎、胃肠疾病，不良妊娠史。

二、体检及妇科检查重点

（1）体格检查应注意患者的一般情况，有无脱水征，皮肤、巩膜是否黄染，浅表淋巴结有无肿大，瞳孔是否等大、等圆，视盘有无水肿，有无颈强直，腹部有无压痛、反跳痛、肌紧张、包块，有无病理反射。

（2）妇科检查注意子宫大小是否与停经月份相符，有无压痛；两侧有无包块及压痛。

三、重要辅助检查

（1）血HCG定量检测。

（2）血液生化检查：血常规、肝肾功能、电解质检查，必要时行血气分析等。

（3）尿液检查：行尿常规检查，注意有无酮体及其含量。

（4）B超检查：子宫大小与停经月份是否相符；宫腔内有无胚囊、胚芽、胎心搏动；附件区有无包块。

（5）其他特殊检查：根据诊断需要决定检查项目。如患者有黄疸表现，应做肝炎病毒标志物检查，排除并发病毒性肝炎的可能；怀疑胃癌，应做大便常规、大便隐血、纤维胃镜检查取活检；如怀疑与脑部炎症有关，可行脑脊液检查；怀疑并发颅内占位性病变，应做头颅 CT 检查。

四、鉴别诊断

（一）早孕反应

孕妇在早孕时出现头晕、倦怠、择食、食欲不振、轻度恶心呕吐等症状，称为早孕反应。早孕反应与体内孕激素及 HCG 增多、胃酸分泌减少以及胃排空时间延长可能有关。

（1）约半数妇女于停经 6 周左右出现早孕反应。

（2）早孕反应一般对工作和生活影响不大，不需特殊治疗，多在妊娠 12 周前后自然消失。

（3）反应稍重者呕吐不限于晨间，并有食欲减退、疲乏无力、体重下降，但营养状况尚好，无代谢障碍，经休息、对症治疗及饮食调整多可缓解。

（4）尿妊娠实验阳性；尿酮体阴性。

（二）妊娠剧吐

妊娠剧吐是早孕反应严重，恶心呕吐频繁，不能进食，影响工作、生活及身体健康，甚至威胁孕妇生命的一种病态。

妊娠剧吐与血中 HCG 水平增高关系密切，还可能与大脑皮质及皮质下中枢功能失调，致使下丘脑自主神经系统功能紊乱有关。

（1）停经 6 周左右 B 超显示宫内妊娠以排除葡萄胎。

（2）妊娠剧吐多见于年轻初产妇，一般在停经 6 周左右出现，初为早孕反应，尔后逐渐加重，直至呕吐频繁，不能进食。

（3）患者不能进食进饮，且不论摄食与否，常频发剧烈呕吐，每日呕吐次数在 10 次以上，难以用药物或其他方法控制。

（4）患者出现严重脱水及营养不良，明显消瘦，极度疲乏，精神萎靡，皮肤、黏膜苍白、干燥，眼球下陷，甚至出现血压下降。

（5）妊娠剧吐持续 4～8 周，经过积极治疗，大部分患者在孕 12 周后可好转。重症妊娠呕吐患者，病程可长达数周以上，以致严重营养缺乏。维生素 C 缺乏可致血管脆性增加，有出血倾向，严重者可有视网膜出血。

（6）持续脱水、饥饿与酸中毒可导致肝功能受损，出现黄疸，血胆红素、转氨酶升高，甚至出现黄色肝萎缩、昏睡状态。

（7）血液浓缩及尿量减少，尿中含有蛋白质及酮体，脉搏细速，可达每分钟 100～120 次，呼吸急促，体温持续 38℃ 以上。

（8）尿酮体强阳性。

（9）脉搏、呼吸、体温以及血生化检测有明显异常，治疗无效者在终止妊娠后症状可自行消退。

（10）个别妊娠剧吐严重而罕见者可因 B 族维生素摄入不足发生 Wernicke 脑病，引起神经精神症状，如精神障碍、眼球运动异常、共济失调三联征，表现为眼球震颤、视力障碍、步态和站姿受影响，木僵昏迷，有少数经治疗后仍死于肺水肿、呼吸肌麻痹等。

（三）葡萄胎

葡萄胎是指妊娠后胎盘绒毛滋养细胞异常增生，形成大小不一水泡，水泡间相连成串，形如葡萄而得名。葡萄胎分为完全性和部分性两类，其中大多数是完全性葡萄胎，且具有较高的恶变率；少数为部分性葡萄胎，恶变罕见。葡萄胎的发生可能与营养因素、病毒感染、卵巢功能不健全或已衰退、孕卵缺陷、细胞遗传异常、种族因素、原癌基因的过度表达及抑癌基因变异失活有关。

（1）妊娠呕吐较正常妊娠出现早，持续时间长，且症状严重。

（2）常在停经 2～4 个月后（平均为孕 12 周）发生不规则阴道流血，开始量少，以后逐渐增多，且常反复大量流血，有时可自然排出水泡状组织，此时往往出血较多。

（3）子宫异常增大、变软。由于绒毛水肿及宫腔积血，约 2/3 葡萄胎患者的子宫大于相应正常妊娠月份的子宫。

（4）由于大量 HCG 的刺激，患者双侧或一侧卵巢往往形成卵巢黄素化囊肿。

（5）葡萄胎在妊娠中期即可出现高血压、水肿、蛋白尿等妊娠期高血压疾病。

（6）可出现轻度甲状腺功能亢进症，T_3、T_4 增高或出现甲亢体征。

（7）血 HCG 异常升高，大于 100ku/L，甚至高达 1 500～2 000ku/L，且持续不降。孕期超过 12 周时血 HCG 水平仍极高。

（8）超声多普勒不能探及胎心。B 超显示子宫多数明显大于停经月份，子宫腔内充满弥漫分布的光点和小囊样无回声区，无妊娠胚囊、胎儿结构及胎心搏动。

（四）神经症性呕吐

神经症性呕吐包括胃神经症、癔症。

（1）临床表现为食后即吐，量不多，呕吐声音大而吐出物多为唾液。

（2）患者可伴有精神、神经或躯体等方面的许多症状，但无相应的病理体征。

（3）呕吐可发生在任何时期，与妊娠月份无关，与进食及精神因素有关。

（4）此类患者多有不健康的个性特征，如性格内向、敏感多疑、主观急躁和自制力差。

（五）妊娠并发胃癌

早期胃癌常无典型的症状，有恶心、呕吐、嗳气、反酸、腹胀、隐痛、食欲不振及消瘦等症状，若上述症状在妊娠早期出现，常被误认为是早孕反应。

（1）呕吐症状不明显，在整个妊娠期持续食欲不振，孕妇呈进行性消瘦，可伴有中上腹痛。

（2）胃癌晚期可发生幽门梗阻、胃潴留，此时呕吐大量隔宿食物。

（3）大便隐血实验持续阳性。

（4）纤维胃镜检查及活检可确诊。

（六）妊娠并发病毒性肝炎

妊娠期新陈代谢明显增加，营养消耗加速，肝内糖原储备降低，不利于肝炎恢复；妊娠期增加的雌激素需在肝内灭活，妨碍了肝对脂肪的转运和胆汁的排泄；胎儿代谢产物在母体肝内解毒。这些均加重了肝脏负担，故孕期易感染病毒性肝炎。

（1）有与病毒性肝炎患者接触史或不洁饮食史、不洁注射或不洁输液史等。

（2）有恶心、呕吐症状，可伴有低热、头昏、乏力、食欲不振、厌油、腹胀、右上腹痛、腹泻。以上症状的发生与妊娠时间早晚无相关性。

（3）查体可发现皮肤、巩膜黄染，肝大，肝区叩击痛。

（4）辅助检查主要是肝功能异常，血清肝炎病毒标志物检查阳性。

（七）妊娠并发脑膜炎、脑炎、脑水肿、颅内占位性病变

均可引起颅内压增高而发生呕吐。呕吐呈喷射性。呕吐前多无恶心，但有剧烈头痛，可伴有不同程度的意识障碍。体格检查可有神经系统阳性体征。脑脊液检查有助于对妊娠并发脑炎的诊断。头颅 CT 或 MRI 检查可用于妊娠并发颅内占位性病变的诊断。

（贺艳飞）

第二节　早期妊娠腹痛

疼痛是由痛觉神经束梢传入的神经冲动，经脊髓丘脑束投射到皮质感觉分析区而产生的一种主观感觉症状。腹痛是妊娠期最常见的症状，其病因复杂，多数为器质性，也可为功能性；多由腹腔内器官病变引起，也可由腹腔外器官病变所致。因此，在诊断时要全面考虑，详细分析病史、临床表现及各项检查结果才能得出正确的诊断。临床上按起病急骤与病程长短可分为急性腹痛和慢性腹痛两大类。妊娠早

期急性腹痛主要是由妊娠并发症或并发症，如异位妊娠，流产，妊娠并发卵巢肿瘤蒂扭转，妊娠并发阑尾炎、胰腺炎、胆囊炎、胆石症所引起。

一、病史要点

（1）月经史：包括末次月经时间、月经周期，以确定有无停经史。

（2）有无不良妊娠史及生育史，既往史有无子宫肌瘤、卵巢肿瘤、胃溃疡、胆囊炎。

（3）应了解腹痛开始时间及持续时间、腹痛部位，腹痛最早出现的部位或最显著的部位常提示为病变部位，但必须注意妊娠期增大的子宫会使腹腔脏器移位，故应注意病变部位与子宫的关系。还应注意腹痛的性质与程度，间歇性或痉挛性疼痛多见于子宫收缩；持续性疼痛一般为腹腔内脏器炎症，如阑尾炎、胆囊炎等；持续性疼痛阵发性加重或撕裂样剧烈疼痛多见于异位妊娠、卵巢肿瘤蒂扭转。

（4）注意腹痛诱因与伴随症状：如体位突然改变可诱发卵巢肿瘤蒂扭转；用力不当的妇科检查可诱发卵巢肿瘤破裂；暴饮暴食是急性胰腺炎的诱因。还应注意腹痛的伴随症状，有无发热、白带增多、阴道流血、恶心呕吐，有无晕厥、肛门坠胀、放射性疼痛和休克。若腹痛伴发热、恶心、呕吐，多见于腹腔脏器炎症；腹痛伴晕厥、肛门坠胀、放射性疼痛和休克多见于腹腔内出血。

（5）其他：如既往有无相似的发作史等。

二、体检及妇科检查重点

（1）一般检查：测量体温、脉搏、呼吸、血压，注意有无贫血貌和休克体征。

（2）检查腹部有无压痛、肌紧张及反跳痛；疼痛的部位、范围、程度；腹部有无包块及包块的大小、形状和活动度；肠鸣音亢进或减弱；腹部有无移动性浊音。

（3）阴道壁是否充血、出血、有无赘生物及分泌物性状，若有异常，需取白带检查。

（4）宫颈有无着色、宫口是否开大、宫颈有无举痛，宫颈口有无出血或被组织物堵住，注意鉴别血液是来自宫腔还是宫颈。

（5）宫体大小是否与停经月份相符，质地，有无压痛。

（6）两侧有无增厚、压痛、有无包块及其质地、大小、形状、活动度，表面是否光滑、周围有无粘连。

三、重要辅助检查

（1）血 HCG 可进行定量检测。

（2）血液检查：注意血红蛋白含量、红细胞计数、白细胞总数和分类，有无电解质紊乱、肝酶是否升高等。

（3）阴道后穹穿刺：抽出不凝固血液提示腹腔内出血，考虑异位妊娠；抽出脓液提示盆腔脓肿；抽出浑浊液体检查为渗出液则为炎症。

（4）B超检查：盆腔 B 超检查注意子宫大小与停经月份是否相符；宫腔内有无胚囊、胚芽、胎心搏动；附件区有无包块；盆腔有无积液；考虑并发有胆囊和胰腺疾病时作上腹部 B 超检查，注意观察胆囊大小、有无结石和胰腺的形态。

（5）其他检查：根据诊断需要决定检查项目。如患者有黄疸表现，应做肝炎病毒标志物检查，排除并发病毒性肝炎的可能；怀疑有胰腺炎应检查血、尿淀粉酶。

四、鉴别诊断

（一）异位妊娠

异位妊娠是指受精卵着床于子宫腔以外的妊娠，最常见的是输卵管妊娠。

（1）患者有停经、阴道流血、腹痛三大症状：停经时间多不超过 6~8 周，20%~30% 的患者可无明显的停经史。阴道流血不规则，量少，淋漓不净。

（2）腹痛特点：腹痛往往是输卵管妊娠患者就诊的主要症状。输卵管妊娠发生流产或破裂之前，腹痛常表现为一侧下腹部隐痛或酸胀感。当发生输卵管妊娠流产或破裂时，表现为一侧下腹部撕裂样疼痛。

（3）伴随症状：输卵管妊娠流产或破裂时可伴有恶心、呕吐，当腹腔内出血较多时，可出现晕厥、肛门坠胀，甚至肩胛部放射性疼痛。失血过多时可出现休克。

（4）体检及妇科检查在腹腔有内出血时，可有贫血貌及休克体征；腹部检查下腹部有压痛、反跳痛，尤以病侧为甚，但肌紧张不明显。若出血量＞500mL者移动性浊音可为阳性。妇科检查可发现阴道有少量血液，宫颈举痛，阴道后穹饱满、有触痛，子宫正常或略大，较软。内出血较多时子宫可有漂浮感，一侧附件区可触及包块，压痛明显，包块大小、形状、质地不一，边界多不清楚。

（5）辅助检查：①血 HCG 阳性，但滴度远低于同期正常妊娠。②在腹腔有内出血时，阴道后穹穿刺可抽到暗红色的陈旧性不凝血。③B 超检查宫腔内无孕囊，腹腔内出现异常液性暗区，或附件包块内见有妊娠囊及胚芽、原始胎心搏动。④必要时宫腔诊刮可协助排除宫内孕。腹腔镜检查可确诊。

（二）流产

凡妊娠不足 28 周、胎儿体重不足 1 000g 而终止妊娠者称为流产。妊娠 12 周内流产系早期流产。流产的主要症状是腹痛和阴道流血。

1. 腹痛性质　流产引起的腹痛为阵发性宫缩痛。

2. 腹痛与阴道流血的关系　早期流产往往是先有阴道流血，后出现腹痛。晚期流产则多为先有腹痛，后有流血。

（三）妊娠并发急性阑尾炎

妊娠并发阑尾炎是妊娠期较常见的外科并发症，但妊娠本身并不诱发阑尾炎。由于妊娠期子宫增大，阑尾位置发生改变，使得妊娠中晚期阑尾炎症状、体征不典型，给诊断增加了困难。同时由于妊娠期盆腔器官充血，阑尾也充血，加之大网膜被增大的子宫推移，不能及时包裹和局限发炎的阑尾，从而加速妊娠期阑尾炎的病程发展，容易引起阑尾穿孔及弥漫性腹膜炎，流产和早产发生率亦明显增加。

（1）早期妊娠并发急性阑尾炎，临床可表现为转移性右下腹痛，伴恶心、呕吐、发热，体温一般在 38℃ 左右。

（2）检查发现右下腹麦氏点压痛、反跳痛和肌紧张。早期妊娠并发急性阑尾炎其症状、体征与非妊娠时急性阑尾炎相似。妊娠中晚期急性阑尾炎的压痛和肌紧张较不明显，且位置上移。

（3）血常规检查白细胞升高。

（四）妊娠并发卵巢肿瘤蒂扭转

妊娠并发卵巢肿瘤蒂扭转是常见的产科急腹症，由于妊娠期或产褥期子宫位置改变，约 10% 的卵巢肿瘤可并发蒂扭转。

1. 腹痛　本病典型症状是突然发生一侧下腹剧痛，常伴恶心、呕吐，一般无发热。

2. 病史及诱因　患者妊娠前多有下腹部包块史。突然改变体位或向同一方向连续地转动，常为卵巢肿瘤蒂扭转的诱因。

3. 腹部检查　早期妊娠并发卵巢肿瘤蒂扭转，有时可扪及下腹包块，有压痛。

4. 妇科检查　早期妊娠可触及附件区包块，边界清晰，张力较大，触痛明显。

5. B 超检查　可发现肿块的部位、大小、形态及性质。

（五）妊娠并发急性胆囊炎、胆石症

急性胆囊炎、胆石症可发生于妊娠期任何阶段，尽管其发病率不高，但由于妊娠期孕激素水平增高，胆囊及胆管平滑肌松弛，胆囊排空缓慢，胆汁淤积，加之雌激素水平增高，胆汁中胆固醇成分增多，胆盐分泌减少，故妊娠是胆囊炎和胆结石的重要诱因。

（1）常在进食高脂餐后发病。

（2）主要临床表现为突然发生的右上腹剧烈绞痛，阵发性加重，疼痛常向右肩或右背部放射，伴恶心、呕吐、发热。

（3）检查右上腹有压痛和肌紧张，Murphy 征阳性，并常在右上腹扪及肿大而有触痛的胆囊，感染严重时可出现黄疸。

（4）辅助检查可见血白细胞计数升高；腹部 B 超显示胆囊增大，囊壁增厚，大部分患者还可见到胆囊结石影像。

（六）妊娠并发急性胰腺炎

妊娠并发急性胰腺炎较少见，但急性胰腺炎并发胰腺坏死，预后不良，孕妇病死率高达 37%，应予重视。急性胰腺炎可分为急性水肿型和出血坏死型，发病与胆管疾病、四环素、氯噻嗪类利尿药使用等有关。

1. 常在饮酒和高脂肪、高蛋白质饮食后突然发作上腹部疼痛，疼痛先从上腹中部或偏左开始，后扩散至整个左上腹及中上腹；疼痛呈持续性剧烈的刀割样或刺痛，阵发性加重，并放射至左肩部或腰部；常伴恶心、呕吐、发热或黄疸，并发感染者出现寒战和高热；严重者出现低血压、休克，甚至死亡。

2. 检查左上腹可有明显压痛、反跳痛和肌紧张，肠鸣音减弱或消失；腹部移动性浊音阳性；严重者腹部穿刺可抽出血性液体。

3. 辅助检查包括血清淀粉酶在起病后 6 ~ 12h 开始升高，48h 开始下降，持续 3 ~ 5d，血清淀粉酶超过正常值 5 倍即可诊断为本病；尿淀粉酶升高较晚，在发病后 12 ~ 14h 开始升高，下降较慢，持续 1 ~ 2 周，定时测定尿淀粉酶含量对急性胰腺炎亦很有价值。血清脂肪酶常在病后 24 ~ 72h 开始上升，升高超过 1.5IU，持续 7 ~ 10d，对病后就诊较晚的急性胰腺炎患者有诊断价值，且特异性也较高；腹部超声对胰腺肿大、脓肿及假囊肿有诊断意义，并可除外胆囊炎、胆结石所致的腹痛。

（七）妊娠并发急性胃肠炎

急性胃肠炎多因摄入细菌与毒素而引起。

（1）暴饮暴食或食入不洁食物后发病。

（2）上腹或全腹部持续性钝痛、阵发性痉挛性疼痛，疼痛常阵发性加剧，用解痉药后疼痛可缓解。

（3）一般先出现恶心、呕吐，随之出现腹泻，呕吐、腹泻严重者可诱发宫缩。

（4）上腹部或脐周有轻度压痛，无反跳痛及肌紧张；肠鸣音亢进。

（5）实验室检查：呕吐物及粪便可查到致病菌。

（贺艳飞）

第三节　早期妊娠阴道出血

阴道出血是妇产科疾病中最常见的症状。妊娠期阴道出血多由妊娠本身异常或并发外阴、阴道、宫颈、子宫等部位病变引起，也可发生于生殖道创伤。妊娠早期阴道出血的常见病因有流产、葡萄胎、异位妊娠、生殖道创伤、宫颈和阴道病变。

一、病史要点

1. 月经史　既往月经周期情况、经量、经期、末次月经时间、阴道出血量多少，有无血凝块，并且与平时月经量比较以确定有无停经史。

2. 出血情况　出血时间、量及颜色，有无组织物排出。还应该注意出血持续时间。生育年龄的妇女在停经一段时间后出现阴道流血，则应考虑与妊娠有关的疾病，如流产、异位妊娠、葡萄胎、绒癌等。性生活后即出现阴道鲜血，应想到阴道损伤、早期宫颈癌、宫颈息肉或黏膜下子宫肌瘤的可能。

3. 伴随症状　早孕反应及其程度；有无疼痛或腹痛，如有腹痛，注意询问腹痛的部位、性质、持续时间。

4. 其他　性生活史，外伤史。

二、体检及妇科检查要点

1. 体检　注意检查患者的一般情况，体温、脉搏、呼吸、血压，有无贫血貌及贫血程度，有无休克体征，腹部有无压痛，肌紧张、反跳痛及包块。

2. 妇科检查　应该在消毒条件下进行，注意出血来源，检查外阴、阴道有无裂伤、赘生物，宫颈有无着色、举痛、糜烂、溃疡，宫颈口有无血液流出，宫口是否扩张，子宫大小、质地、活动度，附件有无包块及压痛。

三、重要辅助检查

（1）血常规、凝血象。

（2）为鉴别异位妊娠、葡萄胎、绒癌时应作血 HCG 定量检测。

（3）B超检查：子宫大小与停经月份是否相符；宫腔内有无胚囊、胚芽、胎心搏动；附件区有无包块；盆腔有无积液。

四、鉴别诊断

（一）与妊娠有关的出血

1. 流产　妊娠不足28周、胎儿体重不足1 000g终止妊娠者，称为流产。流产是早期妊娠最常见的并发症。育龄妇女出现停经后阴道流血首先考虑有无流产。流产发生在12周以前者为早期流产，发生在妊娠12周至不足28周称晚期流产。流产转归过程有先兆流产、难免流产、不全流产或完全流产，特殊类型如稽留流产。其相互之间的鉴别如下。

（1）先兆流产：是流产的最初阶段。包括：①患者有停经及早孕反应史。②有少量阴道流血。③可伴轻微腹胀或腰酸。④妇科检查见宫颈口未开，子宫大小与停经周数相符。⑤血、尿妊娠实验阳性。⑥B超示宫腔内有胚囊及胎心搏动。

（2）难免流产：由先兆流产发展而来，指流产已不可避免。①阴道流血量增多。②阵发性下腹痛加重。③妇科检查见宫颈口已扩张，有时可见胚胎组织或胚囊堵塞于宫颈口，子宫大小与停经周数相符或略小。④B超示宫腔内有异常回声。

（3）不全流产：指妊娠物已部分排出体外，尚有部分残留于宫腔内。①阴道流血多，可因流血过多而发生失血性休克。②有阵发性下腹痛。③妇科检查见宫颈口已扩张，有血液自宫颈口流出，有时可见胎盘组织堵塞于宫颈口或部分妊娠产物已排出于阴道内，而部分仍留在宫腔内，子宫小于停经周数。④B超示宫腔内有异常回声。

（4）完全流产：指妊娠产物已全部排出。①患者有停经及早孕反应史。②阴道流血少，逐渐停止。③腹痛逐渐消失。④妇科检查见宫颈口闭，子宫接近正常大小。⑤B超示宫腔内无异常。

（5）稽留流产：指胚胎或胎儿已死亡，滞留在宫腔内尚未自然排出。①胚胎或胎儿死亡后子宫不再增大，反而缩小，早孕反应消失。②不出血或反复阴道流血，量时多时少。③无明显腹痛。④妇科检查见子宫小于停经周数。⑤B超可见子宫、胚胎均小于停经月份，无胎心搏动。

以上各种类型流产的鉴别要点，见表 8 - 1。

表 8 - 1　各种类型流产的鉴别诊断

项目	先兆流产	难免流产	不全流产	完全流产	稽留流产
阴道流血	量少	逐渐增多	持续性大量流血	逐渐停止	不出血或出血量少
腹痛	轻或无	阵发性下腹痛，较重	较轻	逐渐消失	不明显
宫颈口	闭	已扩张，可见组织物堵塞于宫颈口	有血液自宫颈口流出，也可见组织物堵塞于宫颈口	关闭	未开

项目	先兆流产	难免流产	不全流产	完全流产	稽留流产
子宫大小	与停经周数相符	与停经周数相符或略小	小于停经周数	接近正常大小	较停经周数小
妊娠转归	可继续妊娠或发展为难免流产	发展为不全流产或完全流产	妊娠停止	妊娠停止	妊娠停止
B超检查	宫腔内有胚囊及胎心搏动	宫腔内有异常回声	宫腔内有异常回声	无异常	子宫、胚胎均小于停经月份，无胎心搏动

2. 异位妊娠　异位妊娠是指受精卵在宫腔以外着床发育。异位妊娠以输卵管妊娠最为常见，由于输卵管管腔狭小，管壁薄且缺乏黏膜下组织，其肌层远不如子宫肌壁厚，妊娠时又不能形成完好的蜕膜，不能适应胚胎的生长发育，因此输卵管妊娠发展到一定时期，将导致流产或破裂，胚胎常在早期死亡，血HCG水平降低，子宫蜕膜随之剥脱而出现不规则阴道流血，一般出血量少，淋漓不净。但应警惕异位妊娠伴有宫内孕流产引起的出血。

3. 葡萄胎

（1）停经后阴道流血是最常见的症状，多数患者在停经2～4个月后（平均为孕12周）发生不规则阴道流血，呈暗红色，多少不定，时断时续或连绵不断，开始时量少，以后逐渐增多，且随时可有反复大量流血，有时可自然排出水泡状组织，此时往往出血较多。如在排出物中见到水泡状物即可诊断。

（2）妊娠呕吐较正常妊娠出现早，持续时间长，且症状严重。

（3）检查可见子宫异常增大、变软，明显超出妊娠月份。

（4）一侧或双侧卵巢囊性包块。

（5）血HCG异常升高，明显超过正常妊娠水平。

（6）B超检查显示子宫明显增大，宫腔内回声丰富，充满闪亮密集光点如雪花纷飞状。无妊娠胚囊、胎儿结构及胎心搏动。超声多普勒不能探及胎心。

（二）妊娠并发子宫黏膜下肌瘤、宫颈息肉、蜕膜息肉

子宫肌瘤是女性生殖器官最常见的良性肿瘤，子宫肌瘤并发妊娠占肌瘤患者的0.5%～1%，占妊娠的0.3%～0.5%。尽管发病率较低，但妊娠并发子宫肌瘤对妊娠、分娩均有影响。带蒂的黏膜下肌瘤可突出于宫颈外口。宫颈息肉是由于慢性炎症刺激，宫颈管黏膜局部增生，逐渐向宫颈外口突出而形成的赘生物。蜕膜息肉是由于妊娠后蜕膜在高浓度雌-孕激素作用下局部增生形成，增生严重者可逐渐向宫颈外口突出而形成赘生物。黏膜下肌瘤、宫颈息肉、蜕膜息肉均可出现接触性阴道流血，伴感染时还可出现不规则阴道流血，鉴别要点如下：

（1）宫颈息肉为鲜红色，一般无触血；蜕膜息肉源自宫腔，呈暗红色，质软、脆，触血明显。

（2）黏膜下肌瘤一般呈红色，伴感染时可呈暗灰色，质中偏硬。

（三）妊娠并发宫颈癌

宫颈癌是女性生殖系统最常见的恶性肿瘤，宫颈癌并发妊娠较少见。宫颈癌在妊娠前已存在，早期宫颈癌并发妊娠可无症状，尔后逐渐出现症状。

（1）性交出血是妊娠并发宫颈癌最早出现的症状。

（2）随着宫颈癌细胞对血管的侵蚀，逐渐出现不规则少量阴道出血，肿瘤继续发展，阴道出血增多。

（3）晚期癌组织坏死、脱落，继发感染，有大量脓液或米汤样恶臭的白带。

（4）妇科检查：早期宫颈癌外观与宫颈糜烂不易区别。晚期宫颈癌呈菜花状或溃疡型。

（5）宫颈刮片细胞学或TCT检查，必要时阴道镜检查及镜下宫颈活检确诊。

（四）与创伤有关的阴道出血

妊娠期阴道壁结缔组织疏松变软，阴道黏膜充血水肿，血供丰富，呈紫蓝色。由于妊娠子宫增大，压迫盆腔静脉及下腔静脉，部分孕妇可以有阴道壁静脉曲张。孕期大阴唇内血管增多，血供丰富，结缔组织疏松变软，部分孕妇可出现外阴静脉曲张。

（1）外伤或性交时动作粗暴导致阴道壁或阴道后穹裂伤时，可立即出现阴道流血、血肿。

（2）妇科检查发现裂伤部位有鲜红色渗血，或活动性出血即可明确诊断。

（贺艳飞）

第四节　中、晚期妊娠腹痛

腹痛由腹部或腹外器官疾病所引起，可分为急性与慢性，病变性质可分为器质性或功能性。妊娠中、晚期腹痛的原因复杂，主要与妊娠相关疾病有关，并常以急性腹痛的形式表现出来。此外，许多内科、外科的疾病亦可导致腹痛，易引起混淆。

一、病史要点

1. 孕龄　如卵巢肿瘤蒂扭转多见于妊娠早、中期。胎盘早剥发生于妊娠20周以后，子宫破裂常发生于妊娠晚期，急性阑尾炎则在妊娠中期多见。

2. 诱因及影响因素　胎盘早剥常有妊娠期高血压疾病、高血压或外伤史。子宫破裂可能有子宫手术史所致的瘢痕子宫或引产时导致的过强子宫收缩。妊娠并发急性胆囊炎、胰腺炎常由于高脂饮食所致。

3. 腹痛的部位　妊娠相关疾病常表现为下腹及腰骶部疼痛。胎盘早剥时腹痛部位与胎盘附着位置密切相关，当后壁胎盘剥离时可表现为腰骶部疼痛。卵巢肿瘤蒂扭转引起的腹痛常始于一侧季肋部。胃及十二指肠、胰腺病变的疼痛常位于上腹部或剑突下。由于妊娠期子宫增大，使腹部脏器位置发生改变，妊娠并发阑尾炎在不同孕龄的腹痛位置不同。

4. 腹痛的性质　早产或临产的腹痛由规律性的宫缩引起，表现为下腹及腰骶部阵发性、节律性胀痛。重型胎盘早剥时腹痛常为持续性，宫缩无明显间歇。

5. 腹痛的伴随症状　是否伴有阴道流血、排液，有无发热，消化道症状如恶心、呕吐、腹泻等。

应重点询问妊娠期引起腹痛的常见妇产科疾病如胎盘早剥、子宫破裂、妊娠并发子宫肌瘤及卵巢肿瘤蒂扭转、肌瘤红色变性的相关病史和症状，排除上述疾病，才考虑外科急腹症及其他疾病。

二、体检及产科检查重点

1. 一般项目　首先检查患者脉搏、血压、呼吸、体温等生命体征，注意有无内出血、休克等表现。如病情危急，应立即抢救。

2. 腹部检查　腹部是检查的重点。Alder试验有助于鉴别腹部压痛来自子宫本身或子宫外病变。其方法为检查者将手指放于最大压痛点上，令患者取左侧卧位，因子宫亦倒向左侧，如压痛消失或减轻，说明疼痛来自子宫；如仍有压痛，提示疼痛来自子宫以外病变的可能性大。

3. 其他部位检查　有牙龈出血、鼻出血等凝血功能障碍的体征，提示凶险的内出血存在，如重型胎盘早剥。有皮肤、黏膜黄染，有助于肝、胆、胰腺疾病等的诊断。

4. 通过触诊　了解胎儿大小与孕龄是否相符，子宫张力，宫底高度，有无局部压痛、阵发性宫缩或子宫激惹状态。胎盘早剥时胎盘附着于子宫的部位有明显压痛，随血肿增大，宫底随之升高。观察阴道分泌物性状，是否为脓性、血性分泌物或为羊水。

5. 胎儿监护　早产或临产的腹痛由规律性的宫缩引起。电子胎儿监护可监测宫缩情况，协助早产或临产的诊断。同时评估胎儿在宫内的状态，有助于判断疾病轻重并选择处理方式。

三、辅助检查

1. B超　B超是最重要的辅助检查，有助于胎盘早剥、子宫破裂的诊断，也可以鉴别卵巢肿瘤蒂扭转、肌瘤红色变性。

2. 血、尿常规，凝血功能试验　血常规检查见白细胞总数及中性粒细胞升高提示有感染存在。红细胞及血红蛋白减少提示出血量较多，有失血性贫血或休克存在。有凝血功能异常，提示已进入DIC阶段。血、尿淀粉酶升高应考虑急性胰腺炎。

四、鉴别诊断

（一）功能性腹痛的诊断

妊娠中、晚期常见的功能性腹痛因不规则的间歇性子宫收缩引起，又叫子宫"Braxton-Hick"征。宫缩抑制剂（如硫酸沙丁胺醇）可以抑制。另一种是由增大的子宫牵拉圆韧带引起的疼痛。因子宫右旋，故腹痛常在左侧，体查发现沿圆韧带走向有压痛存在。局部热敷或体位改变可以减轻疼痛。此外，孕中期子宫可致急性尿潴留，表现为耻骨联合上区胀痛。功能性腹痛无器质性改变，孕妇一般情况好。

（二）DIC、凝血功能障碍的诊断

胎盘早剥是发生凝血功能障碍最常见的原因。临床上常表现有皮下、牙龈、黏膜下或注射部位出血，阴道出血不凝，甚至出现血尿、咯血、呕血。一旦怀疑DIC存在，应立即作DIC筛选试验，包括血小板计数、凝血酶原时间（PT）、部分凝血活酶时间（APTT）、纤维蛋白原测定和血浆鱼精蛋白副凝试验（3P试验）。无实验室条件时，可行全血凝块观察及溶解试验。取2~5mL血液置一试管内，倾斜固定，若血液在6min内不凝固，或凝血块在1h内又溶解，提示血凝异常。

（三）腹痛的病因诊断

1. 胎盘早剥　妊娠20周后或分娩期，正常位置的胎盘在胎儿娩出前，部分或全部从子宫壁剥离，称为胎盘早剥。发生率为0.46%~2.10%。

（1）病史：可有妊娠期高血压疾病、慢性高血压、慢性肾炎、糖尿病史，外伤史，羊水过多，胎膜早破。轻型胎盘早剥有少量阴道出血，腹痛轻微，血压正常。重型胎盘早剥则起病急，腹痛明显，有恶心、呕吐、面色苍白、脉搏细速等休克表现，阴道出血量与贫血程度不成正比。

（2）体检：重型胎盘早剥时子宫坚硬如板状，腹肌紧张，压痛明显，子宫收缩无间歇，胎心消失，胎位不清，破膜后可见血性羊水，可有休克、凝血功能障碍等表现。

（3）辅助检查：B超检查可见胎盘附着于正常位置，胎盘后血肿、胎盘增厚；产后胎盘检查，胎盘母体面凝血块压迹。重型胎盘早剥应作凝血功能检查。

2. 子宫破裂　妊娠期子宫破裂较临产时少见，多在妊娠晚期，常见于下列情况：子宫瘢痕破裂、子宫壁有病理改变、外伤以及中、晚期妊娠引产发生强烈宫缩导致的子宫破裂等。而残角子宫妊娠破裂可见于孕中期。

（1）病史：突然发作的下腹剧烈疼痛，烦躁不安，阴道出血，可随即出现休克及失血症状，胎动消失。

（2）体检：完全型子宫破裂，则全腹压痛、反跳痛，腹壁可清楚扪及胎儿肢体；不完全型子宫破裂，局部压痛明显，如破裂发生在子宫侧壁阔韧带之间，可在宫体一侧触及有压痛包块，胎心不规则或消失。

（3）辅助检查：主要根据临床表现确诊，必要时进行B超检查，协助诊断。

3. 早产或临产　早产或临产的腹痛由规律性的宫缩引起。

（1）病史：阵发性的子宫收缩且渐强渐频繁，可有少量阴道出血，即"见红"，无其他严重不适。

（2）体检：子宫收缩时可扪及发硬的子宫壁，随即松弛，无压痛，伴宫颈容受或扩张，脉搏及血压正常。

（3）辅助检查：胎儿电子监护可以准确监测宫缩情况，协助早产或临产的诊断。

4. 子宫肌瘤红色变性 妊娠期子宫肌瘤迅速生长而发生血管破裂，出血弥漫于组织内，肌瘤剖面呈暗红色，称为肌瘤红色变性。

（1）病史：孕前或早孕期发现有肌瘤者，突发阵发性下腹疼痛，伴恶心、呕吐，若瘤蒂较长，疼痛可见于上腹部。痛点固定，无转移。可致早产。

（2）体检：有腹膜刺激征，但胎位、胎心正常。如为肌瘤，子宫大于妊娠月份，病变局部压痛明显，拒按，有反跳痛。腹部检查或肛查时可扪及肿胀的瘤体。

（3）辅助检查：血常规检查白细胞升高，B超检查可见子宫肌瘤。剖腹探查并行肿瘤病理检查可确诊。

5. 妊娠并发子宫肌瘤或卵巢肿瘤蒂扭转 妊娠期以中等大小、瘤蒂较长、活动度大、重心偏一侧的瘤块易发生蒂扭转。如子宫带蒂的浆膜下肌瘤或卵巢畸胎瘤、黄素囊肿等。

（1）病史：既往有附件包块、子宫肌瘤或有一侧下腹痛或孕前月经过多史。突发下腹绞痛，可伴恶心、呕吐。

（2）体检：子宫本身无压痛，或有牵扯痛。一侧下腹压痛及反跳痛，但常局限于附件包块上及其周围。有时肿块位于子宫后，其局部体征可被增大的子宫掩盖，给诊断带来困难。

（3）辅助检查：血常规白细胞总数轻度升高。B超可确定肿瘤来自子宫或附件，并判断其性质。

6. 妊娠并发急性阑尾炎 发病率为 0.1% ~2.9%，多在孕中期发病。由于妊娠期随子宫增大，阑尾位置向上、向外移位。孕 3 个月末，阑尾位于髂嵴下 2 横指；孕 5 个月末在髂嵴水平；孕 8 个月在髂嵴上 2 横指；足月时可达胆囊区。由于阑尾移位且妊娠期肾上腺皮质激素水平较高，使组织对炎症反应迟钝，不易早期发现阑尾炎。因此易造成误诊、诊断延误，加之大网膜、小网膜上移，使炎症不易局限，病情发展较快，阑尾穿孔和腹膜炎发生率较高。

（1）病史：转移性右下腹痛伴恶心、呕吐等消化道症状，疼痛常为持续性钝痛或胀痛；当阑尾化脓或坏死时为剧痛；由蛔虫或粪石所致的梗阻，疼痛多为阵发性。孕晚期因阑尾移位于子宫右后方，不易与肾结石或卵巢肿瘤蒂扭转区别。部分患者有慢性阑尾炎病史。

（2）体检：腹痛部位和压痛点常较高。有时子宫可位于阑尾前方，掩盖压痛、反跳痛和肌紧张等腹膜刺激征。肛查时直肠右前壁有触痛。Bryan 试验：右侧卧位时子宫右移致疼痛，提示为阑尾炎；腰大肌试验：左侧卧位，将右下肢向后过伸，致右下腹疼痛者，也提示阑尾炎。

（3）辅助检查：血白细胞计数 $>15 \times 10^9/L$ 有诊断价值，B超、腹腔镜检查可帮助确诊。

7. 妊娠并发肠梗阻 妊娠并发肠梗阻发病率 0.018% ~0.160%，高发时期在孕中期子宫进入腹腔时和近足月胎头入盆时。60% ~70% 由肠粘连引起，其次为肠套叠、恶性肿瘤。

（1）病史：可有腹部手术史。大部分患者的腹痛呈持续性或阵发性脐周绞痛，可波及全腹。常伴腹胀、呕吐，无排气和排便。但乙状结肠扭转或肠套叠者可见血便。

（2）体检：可见肠型及肠蠕动波。听诊时可闻及高亢的肠鸣音或气过水声。叩诊可发现移动性浊音阳性。

（3）辅助检查：X线腹透或摄片可见积气和液平面。B超可发现病变部位近端有屈曲扩张的数个蜂窝状的无回声区，当发生绞窄时可见腹腔积液。当怀疑结肠梗阻时可行钡剂灌肠检查以助诊断。

8. 妊娠并发肾、输尿管结石

（1）病史：上尿路结石主要表现为与活动有关的血尿和疼痛，结石越小症状越严重。从无明显临床症状，到上腹部或腰部钝痛，到典型的肾绞痛即疼痛剧烈、呈阵发性，患者辗转反侧，可伴恶心、呕吐。疼痛可沿输尿管放射到同侧阴唇、大腿内侧。

（2）体检：腹肌紧张、肾区叩痛、输尿管结石部位深压痛。

（3）辅助检查：尿常规可有镜下血尿，当并发感染时有脓尿，细菌培养阳性。泌尿系 X 线平片、B超常可确诊。

9. 妊娠并发肾盂肾炎 肾盂肾炎是妊娠晚期常见并发症之一。其原因有：①输尿管、肾盂、肾盏扩张，致使残余尿量增加。②膀胱、输尿管反流增加，细菌可逆行性感染。③增大的子宫及胎头的压迫，导致排尿不畅。④妊娠期尿液中碳水化合物增加，有利于细菌繁殖。⑤受妊娠期激素变化的影响，输尿管蠕动减慢。⑥由于子宫右旋致右输尿管受压，因此右肾常发病。

（1）病史：急性肾盂肾炎起病急，高热、寒战、腰部疼痛和膀胱刺激征，伴上腹部、腰部持续性钝痛或胀痛，程度不等，可沿输尿管向下腹及会阴部放射。

（2）体检：肾区有压痛，脊肋角处有叩击痛。

（3）辅助检查：尿常规见成团的脓细胞，细菌培养阳性，血白细胞计数升高。

10. 上腹部疼痛

（1）子痫前期肝被膜下出血：妊娠期高血压疾病发展到子痫前期时，患者除感头痛、眼花、恶心、呕吐外，有时伴有上腹部疼痛。而子痫前期可引起肝细胞坏死，表现为右上腹疼痛，肝区有压痛和反跳痛。严重时致肝被膜下出血或被膜破裂出血，可引起疼痛并向右肩放射及内出血表现。查体：右上腹压痛，巩膜黄染，腹腔积液征。辅助检查：肝酶升高、血小板减少、血红蛋白降低、异形红细胞或有溶血表现，腹部 B 超检查，结合妊娠期高血压疾病病史常可确诊。

（2）急性胰腺炎：妊娠中晚期多见，病死率高达 5%~37%。有胆管疾病和肥胖史，表现为突发性上腹部持续性剧痛，阵发性加重，向后背或肋下放射，伴恶心、呕吐、发热，严重时有意识障碍甚至休克。查体：上腹部可有明显压痛、反跳痛、肌紧张，但有时腹部体征不典型。辅助检查：血、尿淀粉酶水平升高，分别大于 500IU/L 和 300IU/L、血清钙下降。腹腔穿刺液淀粉酶 >1 200IU/L。CT 和 MRI 可辅助诊断，B 超检查示胰胆管结石可提示胆源性胰腺炎。

（3）胆结石、胆囊炎：妊娠期发病率为 0.8%，由于孕期胆汁中胆固醇增高，胆盐分泌相对减少，有利于胆结石形成，诱发胆囊炎，因此 70% 的胆囊炎并发胆石症。患者多有高脂餐或疲劳史，常夜间发作。表现为右季肋部疼痛，可放射到右肩、背部，伴消化道症状，常反复发作。胆结石的疼痛为特征性的"胆绞痛"，即剧痛和缓解交替。当发展为胆囊炎时疼痛呈持续性，阵发性加重。伴恶心、呕吐、寒战、发热。体检发现胆囊区压痛、肌紧张，Murphy 征可阳性、Robson 点有压痛。B 超对胆囊有阳性发现。

（4）胃、十二指肠溃疡：由于胃酸分泌减少，胃蠕动减慢，孕期该病较少见。发病者多有胃炎、胃溃疡既往史。表现为上腹部或剑突下刀割样或烧灼样疼痛，伴恶心、呕吐、反酸、嗳气。胃溃疡疼痛多于餐后 0.5~2h 发作；十二指肠溃疡疼痛见于餐后 3~4h 或饥饿时，进食可缓解。查体：上腹部局限性压痛。当发生穿孔时，腹痛剧烈，有化学性腹膜炎的严重腹膜刺激征。辅助检查：大便隐血阳性，胃镜检查可确诊。穿孔时，X 线透视可发现膈下游离气体。

（5）急性胃肠炎：有暴饮暴食或不洁饮食史。表现为上腹部或脐周钝痛，阵发性加剧，伴呕吐、腹泻。解痉药物可缓解疼痛。体温升高，腹部有压痛，但无反跳痛和肌紧张，肠鸣音活跃。大便检查有白细胞甚至红细胞，培养可找到病原体。

（6）病毒性肝炎：食欲减退、乏力、恶心、腹胀等妊娠不能解释的消化道症状。有肝区痛及压痛伴黄疸。肝炎病毒标志物检查阳性。

（7）急性羊水过多：多见于孕中期。短期内子宫急剧增大推移腹部脏器，因腹壁皮肤张力过大而疼痛，检查腹壁有触痛。伴呼吸困难、下肢及外阴部水肿。严重时有少尿、无尿。B 超检查可确诊。

11. 其他　妊娠期腹痛较少见的有子宫壁静脉曲张破裂，表现为上腹部突发撕裂样疼痛并随体位改变，有肛门坠胀感，查体见上腹部压痛、反跳痛，子宫持续收缩，有腹腔内出血体征。铅中毒、急性血卟啉病、糖尿病酮症酸中毒引起的疼痛剧烈，无明确定位，但腹部体征不明显。

（贺艳飞）

第五节　中、晚期妊娠阴道出血

阴道出血（vaginal bleeding）是除正常月经外，妇女生殖道任何部位，包括子宫、宫颈、阴道和外阴发生的出血，经阴道流出，统称为"阴道出血"。妊娠期大多数孕妇凝血因子增多，而纤溶系统的活性下降，血液处于高凝状态，容易引起弥散性血管内凝血（DIC）。引起阴道出血的原因甚多，大多数出血来自于子宫腔。出血量多少不一，反复多次的阴道出血可致贫血，出血严重者可发生休克，胎儿有缺氧、宫内窘迫，甚至死亡。

一、病史要点

1. 孕龄　妊娠 28 周以前阴道出血，多为流产，妊娠晚期出血除先兆临产外，多为病理性的。
2. 出血的部位　是阴道出血、尿血还是便血。
3. 血液的颜色及混杂物　是鲜红、暗红还是淡红色混有羊水。
4. 出血次数及出血量的估计　少量、多次出血可导致严重的贫血，短时间大量出血可以出现休克。准确估计出血量对治疗有很大的帮助。
5. 诱因及伴随症状　如剧烈运动或腹部、外阴部外伤史，性生活史。出血时有无腹痛及外阴部疼痛，全身出血倾向如鼻出血、牙龈出血，有无黄疸。

应重点询问孕中、晚期阴道出血的常见妊娠并发症的相关病史和症状，如前置胎盘、胎盘早剥、羊水栓塞等。还应考虑到内科出血性疾病，如再生障碍性贫血、严重的肝肾功能损害及局部原因引起的出血，如创伤、生殖系统的炎症甚至肿瘤等。

对于出血量大的患者，应在短时间内作出判断，立即进行止血、输血、纠正凝血功能障碍等抢救，以挽救母儿的生命。

二、体检及产科检查重点

检查患者血压、脉搏、呼吸、体温，注意有无失血性休克的表现，如反应迟钝、面色苍白、脉搏快弱、呼吸增快、血压下降或检测不到等。应除外皮肤、黏膜黄染和鼻出血、牙龈出血等凝血功能障碍的表现。

1. 产科检查　通过触诊、测量宫高及腹围，了解胎儿大小与孕龄是否相符；检查子宫肌张力，宫底高度，有无局部压痛、阵发性宫缩及子宫激惹状况。胎盘早剥时胎盘附着于子宫的部位有明显压痛，随血肿增大，宫底随之升高。
2. 阴道检查或肛门检查　了解阴道出血量、颜色，是否混有羊水或宫颈黏液。窥阴器检查可以发现阴道、宫颈局部的病变和损伤；如阴道检查时破膜发现血性羊水，提示胎盘早剥；肛门检查可以了解宫口扩张及胎先露情况。当疑行前置胎盘时，应慎行阴道检查，禁作肛门检查。
3. 胎儿监护　早产或临产的腹痛由规律性的宫缩引起。胎儿电子监护可以监测宫缩情况，协助早产或临产的诊断。同时评估胎儿在宫内的状态，有助于判断疾病轻重并选择处理方式。

三、重要辅助检查

1. B 超　B 超诊断前置胎盘的准确率可达 95% 以上，也有助于鉴别胎盘早剥、子宫破裂。
2. 血常规、凝血功能试验、骨髓穿刺、病理检查　见红细胞及血红蛋白减少提示出血量较多，有失血性贫血或休克存在。有凝血功能异常，提示已进入 DIC 阶段。阴道、宫颈局部活组织病理检查可明确病变性质。阴道分泌物检查有助于鉴别感染的病原体。

四、鉴别诊断

（一）贫血的诊断

贫血是指外周血液在单位体积中的血红蛋白浓度（Hb）、红细胞计数（RBC）和（或）血细胞比容低于正常最低值，其中以血红蛋白浓度较重要。妊娠期 Hb < 100g/L 可诊断贫血。贫血的分类与病因学诊断通过血常规、骨髓穿刺检查可基本确立诊断。特殊检查包括血清铁、铁蛋白及骨髓铁染色等，有助于缺铁性贫血的诊断；血清胆红素检查有助于溶血性贫血的诊断。

（二）失血性休克的诊断

急性、大量出血，失血量超过全身总血量20%时出现失血性休克，常见于前置胎盘出血、胎盘早剥出血。患者可表现为兴奋，烦躁不安，出冷汗，尿量减少等。如出现神志淡漠，反应迟钝，面色苍白，脉搏快弱，呼吸浅快，血压进行性下降（收缩压<11.97kPa），尿少，则已进入休克抑制期。

（三）凝血功能障碍的诊断

见中晚期妊娠腹痛章节。

（四）出血部位的诊断

阴道出血需确定生殖道出血的部位，如宫腔（胎盘、脐带、子宫蜕膜）、宫颈、阴道、外阴等。此外，尚需与便血、肉眼血尿相鉴别，便血是消化道出血从肛门排出，可为鲜红色、暗红色或柏油样黑便，或粪便带血。其中直肠、肛管疾病（如非特异性直肠炎、痔、肛裂或肛瘘）引起的便血常与阴道出血相混淆。前者便血量较少，往往排出鲜红色的血便，或于便后滴下或射出鲜红色血液。而血尿与小便有关，常有外伤史或伴有尿路刺激症状。肛指检查、尿常规、大便常规及隐血试验可与之鉴别。

（五）病因诊断

1. 早产或临产　早产或临产是导致阴道出血的常见原因，由于子宫收缩，宫颈在容受及扩张过程中，可造成宫颈内口附近的胎膜与子宫壁分离，毛细血管破裂，少量血液经阴道流出，即"见红"。

（1）病史：孕妇有规律的下腹部阵痛、腰酸、下坠感，伴少量阴道流血或血性分泌物。

（2）体征：子宫规律性收缩并逐渐增强，间隔5～6min，持续30s以上。肛门检查示宫颈管容受，宫口逐渐扩张。阴道出血量少，混有黏稠的宫颈黏液。

（3）辅助检查：B超检查除外胎盘因素。

2. 前置胎盘　正常胎盘附着于子宫体部的后壁、前壁或侧壁。孕28周后胎盘附着于子宫下段，甚至其下缘达到或覆盖宫颈内口处，低于胎儿先露部，称前置胎盘。当不足28周时称胎盘前置状态。它是妊娠中、晚期阴道出血的主要原因之一，发病率为0.24%～1.51%，其发生与子宫内膜病变和损伤史如人工流产、引产、刮宫、剖宫产等，胎盘面积过大如双胎妊娠、胎盘形态异常如副胎盘等有关。部分前置胎盘可并发胎盘植入。

（1）病史：表现为妊娠中、晚期或临产时无诱因、无痛性的反复阴道流血。既往多有内膜损伤或宫腔病变史。出血有时发生于睡梦中。出血量多少、出血的早晚及次数与前置胎盘的类型有关。完全性前置胎盘初次出血时间早，次数频繁，量较多；边缘性前置胎盘初次出血发生较晚，量较少；部分性前置胎盘介于两者之间。

（2）体征：子宫大小与孕周相符。胎先露高浮或跨耻征阳性，可有胎位异常。子宫无明显压痛。宫缩为阵发性，间歇期可完全放松。有时在耻骨联合上方可闻及胎盘杂音。反复流血可引起贫血，贫血程度与阴道出血量成正比；大量出血可导致休克如脉搏细弱、血压下降或测不到。

（3）辅助检查：B超诊断前置胎盘的准确性可达95%以上，并可区别其类型；窥阴器检查可除外宫颈、阴道病变；产后检查胎盘形状及胎膜时发现胎盘边缘有陈旧性血块附着，提示为胎盘的前置部分，胎膜破口距胎盘边缘<7cm则为边缘性前置胎盘。

3. 胎盘早剥　详见中、晚期妊娠腹痛章节。

4. 子宫破裂　详见中晚期妊娠腹痛章节。

5. 脐带帆状附着　脐带呈帆状附着于胎膜上，脐带血管通过羊膜与绒毛膜之间进入胎盘。当胎盘血管越过子宫下段或胎膜跨过宫颈内口时，成为前置血管。当胎膜破裂时造成血管破裂出血，胎儿的病死率极高。

（1）病史：破膜时，出现无痛性阴道出血，随即胎动、胎心消失。

（2）体征：阴道出血与宫缩无关。出血量较多，伴胎心率不规则甚至消失，胎儿死亡。

（3）辅助检查：B超检查示胎盘附着于正常位置，取阴道血涂片检查，如找到有核红细胞或幼红细胞，则可确诊。

6. 轮廓状胎盘　指胎盘的胎儿面边缘部分或全部围了一圈，呈黄白色环状，脐血管终止于环的内缘。由于轮廓状胎盘发育异常，胎盘边缘血窦易破裂导致出血。出血多发生在妊娠晚期，为无痛性、反复发作的阴道出血。与前置胎盘相比，其出血量少，不随孕周的增加而增加。这种胎盘结构异常可致该处的胎膜早破，诱发临产。

7. 妊娠并发出血性疾病　妊娠常见的出血性疾病有再生障碍性贫血、白血病、严重肝功能损害、脾功能亢进等。某些药物如阿司匹林、双嘧达莫、肝素、吲哚美辛等亦可致血管、血小板或凝血功能障碍。

（1）病史：孕前病史如月经量较多，外伤后常引起瘀斑、血肿；孕期表现为阴道出血，量可多可少，无下腹疼痛。

（2）体检：皮肤黏膜出血，有瘀点、瘀斑，阴道出血不易凝固成血块等。

（3）辅助检查：B超检查示胎盘正常，血常规、凝血功能及骨髓穿刺检查有助于诊断。

8. 生殖道损伤

（1）病史：外伤或粗暴性交史。

（2）体检：生殖道裂伤，窥阴器检查可见阴道壁、宫颈裂伤和出血表现。

（3）辅助检查：B超检查示胎盘正常，阴道检查可确诊。

9. 阴道、宫颈病变　如宫颈炎、子宫颈息肉、子宫颈癌及阴道癌等。蜕膜息肉也可出血，它是因子宫峡部蜕膜组织局部过度生长、肥厚，突出宫颈外口形成。

（1）病史：既往有阴道、宫颈的炎症、溃疡、糜烂史，阴道静脉曲张，宫颈息肉，黏膜下肌瘤，宫颈癌等病史。

（2）体检：窥阴器检查可见阴道、宫颈病变，阴道出血部位来自于阴道或宫颈病变部位。宫颈炎常表现为宫颈糜烂、宫颈肥大、宫颈息肉、腺囊肿等。子宫颈息肉常为单发性，表面光滑，红色，直径在2cm以下。蜕膜息肉呈长条形，色暗红，质软而脆，有接触性出血。

（3）辅助检查：阴道壁或宫颈分泌物涂片找到细菌、真菌、滴虫等可提示炎症；宫颈刮片作细胞学检查或病变部位活组织病理检查可确诊肿瘤；B超检查可排除胎盘病变。

（贺艳飞）

第六节　胎动频繁

胎动频繁是指孕妇自觉胎动次数远大于近期同一时段的胎动次数，电子胎心监护也提示胎动次数异常增多，胎心率持续≥180次/min，且可伴有减速。引起胎动频繁的主要病因有急性胎儿窘迫、发热、低血糖、各种刺激。

一、病史要点

对胎动频繁患者主要询问：

（1）自觉胎动频繁开始的具体时间。

（2）胎动频繁是否为持续性。

（3）自我计数的12h胎动次数。

（4）胎动频繁与患者的体位是否有关。

（5）其他：孕妇就诊时有无高热；近期有无发热及阴道分泌物增多、有异味；有无腹痛及阴道流血。既往不良孕产史，是否生育过畸形儿；家族性遗传病史；孕前或孕期有无反复发生阴道炎症的病史；有无阴道排液及其性状；既往有无子宫肌瘤病史、子宫手术史或子宫畸形诊断；孕前是否患高血压、糖尿病、慢性肾炎、肺部疾病等。

二、体检及产科检查重点

（1）阴道分泌物的性状。

（2）宫颈容受及宫口扩张情况。

（3）有阴道出血者应窥视阴道流血的量，是否来自宫颈或宫腔。

（4）有无前羊膜囊，若羊膜已破，应观察流出羊水的性状（Ⅰ°、Ⅱ°、Ⅲ°粪染）。

三、重要辅助检查

（1）胎心监护。

（2）血、尿常规，出、凝血时间，肝、肾功能，夫妇双方的血型，血糖，血 C 反应蛋白。

（3）B 超检查：有无胎心搏动，胎儿生长情况，有无畸形，胎儿颈部、四肢、躯干周围有无脐带缠绕，羊水指数，有无前羊膜囊，胎盘附着部位及分级，有无胎盘后血肿。

四、鉴别诊断

（一）急性胎儿窘迫

（1）急性胎儿窘迫初期，交感神经兴奋，肾上腺分泌大量儿茶酚胺，通过神经体液调节作用，使胎心率加快，胎动增加。

（2）病史：急性胎儿窘迫多因产科并发症而引起，以脐带受压、羊水过少、宫缩过强、滞产等较为常见。此外，前置胎盘、胎盘早剥、仰卧位低血压综合征及胎儿心血管系统功能不全等均为发病原因。

（3）体格检查及诊断

1）胎心听诊，胎心率 >160 次/min 或 <120 次/min 提示胎儿窘迫；胎心电子监护胎心基线下降或变异减少，伴有不良减速，胎动后反应不良或无反应。

2）羊水性状监测，羊水Ⅱ°以上粪染提示胎儿缺氧。

3）5 项生物物理监测，Manning 评分≤6 分者胎儿储备功能不佳，围生儿死亡率及发病率随评分下降而增加（表 8-2）。

表 8-2 Manning 评分法

项目	2 分（正常）	0 分（异常）
无应激试验（20min）	≥2 次胎动伴胎心加速 ≥15 次/min，持续≥15s	<2 次胎动；胎心加速 <15 次/mm，持续 <15s
胎儿呼吸运动（30min）	≥1 次，持续≥30s	无；持续 <30s
胎动（30min）	≥3 次，躯干和肢体活动（连续出现计 1 次）	≤2 次躯干和肢体活动；无活动肢体完全伸展
肌张力	≥1 次，躯干和肢体伸展复屈，手指摊开、合拢	无活动；肢体完全伸展；伸展缓慢，部分复屈
羊水量	羊水暗区垂直直径≥2cm	无或最大暗区垂直直径 <2cm

4）彩色超声多普勒检测胎儿脐动脉血流，当搏动指数（PI）≥110%，脐动脉收缩期最高血流速与舒张期最低血流速的比值（S/D）≥3.0，则提示胎儿窘迫。

5）胎儿心电图 P-R 间期延长，胎心减慢；ST 段及 T 波改变。

6）胎儿头皮血 pH 值 <7.20 或乳酸检测。

（二）发热

（1）体温过高的孕妇，新陈代谢增强，母体耗氧量增强，致胎盘氧扩散量相对减少。

（2）病史：孕妇体温升高，大多伴有头昏、头痛、乏力、食欲下降等非特异性症状以及主要病变系统的局部症状。

（3）体格检查：孕妇体温升高，脉搏与呼吸一般随体温升高而加速，尤其是贫血患者心率增速更为明显。

（4）诊断：血、尿常规，红细胞沉降率，出、凝血时间，细菌学检查（血、阴道分泌物、痰液、尿），血清学检查，B 超（肝、胆、胰、脾、肾及产科 B 超），胎盘及胎膜的病理学检查。

（三）低血糖

（1）病因：降糖药物用量不当、内源性高胰岛素血症、营养不良、肝脏疾病、心力衰竭、败血症、胃手术后的胃肠道性低血糖、特发性低血糖、早期糖尿病。

（2）短期内血糖迅速下降，临床上出现交感神经受刺激及肾上腺素过多征象，胎儿受母体激素反应的影响，交感神经兴奋，导致胎动增加。

（宋全玲）

第七节　胎动消失

胎动消失是指孕妇自觉胎动停止，电子胎心监护也未捕捉到胎动的证据。引起胎动消失的主要病因有胎儿窘迫、死胎、应用镇静剂或注射硫酸镁后的反应。

一、病史要点

对胎动消失的患者主要询问：

（1）胎动消失之前，有无腹痛及其腹痛的诱因、部位、性质、范围、持续时间和有无间歇期，或大量阴道流血。

（2）胎动消失之前，是否有大量阴道排液之后自觉阴道有脱出物。

（3）胎动消失之前，是否感觉胎动频繁及其持续时间。

（4）近期有无胎动减少及胎动减少的时间。

（5）胎动消失的具体时间，消失后 $1 \sim 2d$ 内有无恢复。

（6）其他：是否在短时间内用过镇静剂或静脉注射硫酸镁；孕期是否并发妊娠胆瘀、妊娠期高血压疾病、糖尿病等可能引起胎儿窘迫的疾病。既往有无不良孕产史，是否生育过畸形儿；家族性遗传病史；既往有无子宫肌瘤病史、子宫手术史或子宫畸形（双子宫、双角子宫、子宫纵隔、心形子宫等）诊断；孕前是否患高血压、糖尿病、慢性肾炎、肺部疾病等。

二、体检及产科检查重点

（1）胎盘早剥导致严重胎儿窘迫，胎动消失。若剥离面超过胎盘面积的 $1/2$，胎儿可因缺氧而死亡。孕妇有持续性腹痛、板状腹、压痛明显，面色苍白、脉弱、血压下降等休克征象。隐性胎盘早剥阴道流血少或无。

（2）有剖宫产史的孕妇，尤其前次手术为古典式者，子宫体部切口瘢痕在孕晚期可自行破裂，胎儿及羊水排至腹腔。体检发现板状腹，压痛、反跳痛明显。在腹部扪不到子宫轮廓，有时可清楚扪及排至腹腔内的胎儿及收缩的子宫。

（3）阴道及外阴有无脐带脱垂：当脐带先露、脐带隐性脱垂时，胎膜一旦破裂，脐带可脱至阴道或外阴，致胎儿严重缺血、缺氧，胎动消失，随之胎心消失。

三、重要辅助检查

（1）胎心听诊：胎动消失之初仍可探及胎心，若缺血缺氧得不到改善，胎心随之消失。

（2）胎心电子监护：初期胎心基线率降低，变异消失，或伴晚期减速、正弦图形，表明胎儿缺氧已至失代偿。病情进一步加重，胎心消失。

（3）B超检查：未见胎动，有或无胎心搏动。为明确病因，应同时注意胎儿生长情况，有无畸形，有无脐带绕颈、绕身或绕肢，羊水指数，有无前羊膜囊，胎盘附着部位及分级，有无胎盘后血肿。

（4）超声多普勒在脐带部位探及的脐动脉收缩期最高血流速与舒张期最低血流速的比值（S/D）异常增高，或血流图于舒张末期消失，甚至未探及脐血流声。

（5）血、尿常规，出凝血时间，夫妇双方的血型，血糖，必要时作糖耐量试验，检查肝肾功能。

四、鉴别诊断

（一）胎儿窘迫

（1）有30%～50%的围生儿死亡与胎儿窘迫或胎儿窘迫并发其他因素有关。胎动是判断胎儿是否缺氧的临床指标，胎动正常是胎儿情况良好的表现，胎动减少或消失则提示胎儿缺氧严重。

（2）病史：胎儿窘迫的病因有母体循环血液中氧含量不足（并发心、肺、肾等疾病，重度贫血）；或子宫过度膨胀（多胎妊娠、羊水过多）；宫缩过强；胎盘绒毛气体交换功能受损（前置胎盘、胎盘早剥、帆状胎盘前置血管破裂、羊膜绒毛膜炎、胎盘广泛梗死等）；脐带血运受阻（脐带脱垂、脐带绕颈缠身、脐带受压等）；胎儿心血管系统功能障碍。孕妇自我监测胎动，若12h少于10次，则提示胎儿缺氧，胎动减少往往可历时2～3d，但亦可能在较短时间内消失。胎动完全停止到胎心消失一般不超过24～48h。

（3）体格检查及诊断

1）胎心听诊，胎心率＞160次/min或＜120次/min提示胎儿窘迫；胎心电子监护出现胎心基线率降低、变异减弱或消失，伴不良减速（如：重度频繁变异减速、晚期减速）。

2）12h胎动自我计数少于10次，提示胎儿缺氧。

3）羊水性状监测，羊水Ⅱ度以上粪染，提示胎儿缺氧。

4）5项生物物理监测≤6分者胎儿储备功能不佳，围生儿死亡率及发病率随评分下降而增加。

5）彩色超声多普勒检测胎儿脐动脉血流，当搏动指数（PI）≥110%，脐动脉收缩期最高血流速与舒张期最低血流速的比值（S/D）≥3.0，提示胎儿窘迫。

6）胎儿心电图P－R间期延长，胎心减慢；ST段及T波改变。

7）胎儿头皮血血气分析（pH值＜7.20）或乳酸检测。

（二）死胎

1. 病因　胎盘脐带因素，包括前置胎盘、胎盘早剥、帆状胎盘血管前置、急性绒毛膜羊膜炎、脐带打结或扭转、脐带脱垂、出血性血管内膜炎等；胎儿因素，包括畸形、多胎、胎儿生长受限或感染等；母体因素，包括妊娠期高血压疾病、过期妊娠、糖尿病、慢性肾炎、心血管疾病、感染、子宫强直收缩、子宫肌瘤及其他子宫病变等。

2. 病史　胎儿死亡后，孕妇自觉胎动停止，子宫增大停止，乳房逐渐变小，胀感消失。如果胎儿死亡时间较长，患者常感周身乏力、食欲不振、腹部下坠感等。

3. 体格检查　胎心听诊未闻及胎心搏动。若由于胎盘早剥、子宫破裂胎儿死亡，孕妇有板状腹，压痛、反跳痛明显等症状。

4. B超检查　B超显示胎心搏动和胎动消失是诊断死胎最灵敏和可靠的手段，如死亡较久可见胎头塌陷。

（三）应用镇静剂或注射硫酸镁后

（1）镇静剂应用不当，胎儿中枢神经系统受抑制，反射功能降低及对外界刺激反应减弱等，胎动可暂时减少甚至消失。

（2）硫酸镁应用后，对肌肉有松弛作用，可使胎儿活动减少甚至胎动暂时消失。

（四）子宫破裂

子宫破裂常见于有古典式剖宫产手术史的孕妇，由于孕晚期子宫膨大、宫内压增加，子宫体部瘢痕可发生破裂。原瘢痕处有压痛已提示局部肌层有分裂，若胎膜未破，胎心可无改变。一旦完全破裂，胎儿及羊水排入腹腔，孕妇有急腹症表现，腹部可扪及胎体、胎肢，胎心大多消失。子宫瘢痕破裂出血一般较少。

子宫破裂也有少数因缩宫素或前列腺素使用不当所致。过去在产程中因胎位异常、头盆不称造成的子宫破裂现已少见。

（宋全玲）

第九章

妊娠并发症

第一节 妊娠并发心脏病

一、概述

妊娠合并心脏病（pregnancy associated with cardiacdisease）（包括孕前已有心脏病及妊娠后发现或发生心脏病）在 25～44 岁妇女的死亡原因中占第三位。在我国孕产妇死因顺位中高居第二位，占直接产科死因的首位。妊娠期心脏病的发生率约为 1%。

二、诊断要点

由于妊娠期生理性血流动力学的改变、血容量及氧交换量的增加，可以出现一系列类似心脏病的症状和体征，如心悸、气短、踝部水肿、乏力、心动过速等。心脏检查可以有轻度心界扩大、心脏杂音。妊娠还可使原有心脏病的某些体征发生变化，增加了诊断的难度。因此妊娠期心脏病和心力衰竭的诊断，必须结合妊娠期解剖和生理改变仔细分析，再作出正确诊断。绝大多数心脏病检查方法是无创的，可以在妊娠期应用。多数病例中，可利用的常规检查包括心电图、超声心动扫描和胸片。在无 X 线指示下，也可行右心导管检查术。有时也需要行左心导管检查术。

以下为有意义的诊断依据：

Ⅰ. 妊娠前有心悸、气促或心力衰竭史，或既往体检诊断有器质性心脏病，或曾有风湿热病史。

Ⅱ. 有劳力性呼吸困难，频发夜间端坐呼吸，咯血，频发胸闷胸痛等临床症状。

Ⅲ. 有发绀、杵状指、持续性颈静脉怒张。心脏听诊还有舒张期杂音或粗糙的 3/6 级以上全收缩期杂音。有心包摩擦音、舒张期奔马律、交替脉。

Ⅳ. 心电图显示严重的心律失常，如心房颤动、心房扑动、Ⅲ度房室传导阻滞、ST 段及 T 波异常改变等。

Ⅴ. X 线检查心脏显著扩大，尤其心腔扩大者。

Ⅵ. 超声心动图检查显示心腔扩大、心肌肥厚、瓣膜运动异常、心内结构异常等。

（一）心功能的分级

衡量心脏病患者的心功能状态，纽约心脏病协会（NY‐HA）1994 年开始采用两种并行的心功能分级方案。一种是依据患者对一般体力活动的耐受程度，将心脏病患者心功能分为 Ⅰ～Ⅳ级：

Ⅰ级（心功能代偿期）：进行一般体力活动不受限制。

Ⅱ级（心功能代偿不全Ⅰ度）：进行一般体力活动稍受限制，活动后心悸、轻度气促，休息时无症状。

Ⅲ级（心功能代偿不全Ⅱ度）：一般体力活动显著受限制，休息时无不适，轻微日常工作即感不适、心悸、呼吸困难，或既往有心力衰竭史。

Ⅳ级（心功能代偿不全Ⅲ度）：不能进行任何体力活动，休息时仍有心悸、呼吸困难等心力衰竭表现。

此方案的优点是简便易行，不依赖任何器械检查，衡量患者的主观心功能。因此多年来一直应用于临床。其不足之处是，主观症状和客观检查不一定一致，有时甚至差距很大。

第二种是根据心电图、负荷试验、X线、超声心动图等客观检查结果评估心脏病的严重程度。此方案将心脏功能分为 A~D 级：

A 级：无心血管病的客观依据。

B 级：客观检查表明属于轻度心血管病患者。

C 级：属于中度心血管病患者。

D 级：属于重度心血管病患者。

其中轻、中、重没有作出明确规定，由医师根据检查进行判断。两种方案可单独应用，也可联合应用，如心功能Ⅱ级 C、Ⅰ级 B 等。

（二）妊娠合并心脏病的主要并发症

1. 心力衰竭　原有心功能受损的心脏病患者，妊娠后可因不能耐受妊娠各期的血流动力学变化而发生心力衰竭。

2. 亚急性感染性心内膜炎　妊娠各时期发生菌血症的危险性增加，如泌尿道或生殖道感染。此时已有缺损的心脏则易发生急性感染性心内膜炎，是心脏病诱发心力衰竭的原因之一。

3. 缺氧和发绀　发绀型先心病平时已有缺氧和发绀，妊娠期周围循环阻力下降，可使发绀加重。左向右分流的无发绀型先心病，如合并肺动脉高压，分娩时失血等原因引起血压下降，可发生暂时性右向左分流，引起缺氧和发绀。

4. 静脉栓塞和肺栓塞　妊娠时血液呈高凝状态，心脏病患者静脉压增高及静脉血液淤积，易引起栓塞。静脉血栓形成和肺栓塞发生概率较非孕妇女高 5 倍，是造成孕产妇死亡的主要原因之一。

（三）心力衰竭的早期诊断

（1）轻微活动后即出现胸闷、心悸、气促。

（2）休息时心率 >110 次/分，呼吸 >20 次/分。

（3）常发夜间端坐呼吸，或到窗口呼吸新鲜空气。

（4）肺底部出现少量持续性湿啰音，咳嗽后不消失。

（四）典型心力衰竭诊断

1. 左心室衰竭症状及体征

（1）劳累后呼吸困难，夜间阵发性呼吸困难，端坐呼吸，咳嗽，咳白色泡沫样痰，严重者咳粉红色泡沫痰。

（2）呼吸次数增加，心率加快，初期肺野可闻哮鸣音，后出现肺底湿性啰音，可逐渐发展为全肺大、中、小水泡音，发绀，有心脏病体征。

2. 右心室衰竭症状及体征

（1）食欲减退，上腹部胀痛，恶心，饮水减少，尿少。

（2）颈静脉充盈，肝大，下肢水肿，有心脏病体征。

3. 全心衰竭　为以上临床表现同时存在。

4. 左心房衰竭　在二尖瓣狭窄时，左心房压力明显增高，肺充血水肿，但非左心室衰竭引起，称左心房衰竭。表现有呼吸困难，急性肺水肿的表现与急性左心衰竭相同。

（五）对心脏病患者妊娠耐受能力的判断

1. 可以妊娠　心脏病变较轻，心功能Ⅰ~Ⅱ级，既往无心力衰竭史，亦无其他并发症者，妊娠后经密切监护，适当治疗多能耐受妊娠和分娩。

2. 不宜妊娠　心脏病较重、心功能Ⅲ~Ⅳ级、既往有心力衰竭史、有肺动脉高压、左室射血分数≤0.6 心搏量指数≤3.0L/m² 右向左分流型先心病、严重心律失常、风湿热活动、联合瓣膜病、心脏病并发细菌性心内膜炎、急性心肌炎的患者，孕期极易发生心力衰竭，不宜妊娠。年龄在35岁以上，心脏病病程较长者，发生心力衰竭的可能性极大，不宜妊娠。若已妊娠，应在妊娠早期行治疗性人工流产。

三、治疗方案

心脏病孕产妇的主要死亡原因是心力衰竭和感染。心脏病育龄妇女应行孕前咨询，确定能否妊娠。允许妊娠者从早孕期开始，定期进行产前检查。在心力衰竭易发的三段时期（妊娠32~34周、分娩期及产后3日内）须重点监护。

（一）妊娠期

1. 终止妊娠　凡不宜妊娠的心脏病孕妇，应在12周前行人工流产。若妊娠已超过12周，终止妊娠需行较复杂手术，其危险性不亚于继续妊娠和分娩，应积极治疗心衰，使之渡过妊娠与分娩为宜。对顽固性心衰病例，为减轻心脏负荷，应与内科医师配合，严格监护下行剖宫取胎术。

2. 定期产前检查　能及早发现心衰的早期征象。在妊娠20周前，应每2周行1次产前检查。20周后，尤其是32周以后，发生心衰的机会增加，产前检查应每周1次。发现早期心衰征象应立即住院治疗。孕期经过顺利者，亦应在孕36~38周提前住院待产。

3. 心力衰竭的早期治疗

（1）避免过度劳累及情绪激动，保证充分休息，每日至少睡眠10小时。

（2）孕期应适当控制体重，整个孕期体重增加不宜超过10kg，以免加重心脏负担。高蛋白、高维生素、低盐、低脂肪饮食。孕16周后，每日食盐量不超过4~5g。

（3）治疗各种引起心衰的诱因。预防感染，尤其是上呼吸道感染；纠正贫血；治疗心律失常，孕妇心律失常发病率较高，对频繁的室性期前收缩或室性心动过速，须用药物治疗；防治妊娠期高血压疾病和其他并发症。

（4）心力衰竭的治疗：与未孕者基本相同。但孕妇对洋地黄类药物的耐受性较差，需注意毒性反应。为防止产褥期组织内水分与强心药同时进入人体循环引起毒性反应，常选用作用和排泄较快的制剂，如地高辛0.25mg，每日2次口服，2~3日后可根据临床效果改为每日1次。妊娠晚期心衰的患者，原则是待心衰控制后再行产科处理，应放宽剖宫产指征。如为严重心衰，经内科各种措施均未能奏效者，若继续发展将导致母儿死亡时，也可边控制心衰边紧急剖宫产，取出胎儿，减轻心脏负担，以挽救孕妇生命。

（二）分娩期

心功能良好者除有产科指征外，基本上应阴道分娩，产程中应做到以下几点：

（1）镇痛：尽量解除患者思想顾虑与紧张情绪，给予精神上安慰，产程中有专人守候、观察，使患者保持安静。对宫缩时疼痛较重者，于宫口开大3cm后，可肌内注射哌替啶100mg或地西泮10mg镇痛，亦可考虑给以硬膜外镇痛。

（2）严密观察产妇的心率、脉搏、呼吸变化：第一产程每小时测量1次，第二产程5~10分钟测量1次。注意产程中心功能变化，必要时给予吸氧。脉率在110次/分以上可考虑给快速强心药物，毛花苷C 0.2~0.4mg加在5%~10%葡萄糖溶液10~20mL内静脉缓慢推注，观察心率变化，必要时4~6小时可重复1次，24小时总量不超过1mg。

（3）宫口开全后应行会阴侧切及阴道助产术以缩短第二产程，勿让产妇用力屏气，减轻心脏负担。

（4）凡产程进展不顺利（宫缩无力、宫口开大停滞）或心功能不全进一步加重者，应立即终止产程，采取剖宫产术。

（5）胎儿娩出后，腹部加2.5kg重沙袋，防止腹压骤降，周围血液涌向内脏，增加心脏负担。

（6）胎儿娩出后，立即给产妇皮下注射吗啡5~10mg，以镇静、减慢心率。

（7）产后子宫收缩不良，可用催产素 10～20U，肌内注射。避免使用麦角新碱。产后出血多者应输血，注意输血速度防止心衰。

（8）产程中及产后应给抗生素预防感染。

（三）产褥期

（1）产褥早期尤其产后 72 小时内仍应密切观察产妇的心率、呼吸、血压及体温变化，防止心衰及感染。

（2）产后保证产妇充足休息，给小剂量口服镇静剂（苯巴比妥、地西泮等）。

（3）应用抗生素预防感染，特别是感染性心内膜炎的发生。

（4）心功能Ⅰ～Ⅱ级者可以哺乳，但产妇应避免劳累。心功能Ⅲ级以上不宜哺乳，应及时给退奶药。

（5）不宜再妊娠需做绝育术者，心功能良好可于产后 1 周手术。如有心力衰竭，待心衰控制后行绝育术。

（6）产前产时应用强心药的产妇，产后心率超过 100 次/分，仍须继续应用强心药物。

（四）心脏手术的指征

妊娠期血流动力学的改变使心脏储备能力下降，影响心脏手术后的恢复，加之术中用药及体外循环对胎儿的影响，一般不主张在孕期手术，尽可能在幼年、孕前或延至分娩后再行心脏手术，如果妊娠早期出现循环障碍，孕妇不愿做人工流产，内科治疗效果又不佳且手术操作不复杂，可考虑手术治疗。手术时机宜在妊娠 12 周以前进行，手术前注意保胎及预防感染。

（五）心力衰竭的治疗

孕妇一旦发生心力衰竭，应立即收住院。药物治疗从加强心肌收缩力，减轻心脏前、后负荷三方面着手。

1. 加强心肌收缩力

（1）洋地黄类药物：凡孕妇发生急性心力衰竭且病情危重者，可用快速作用的洋地黄类药物如毛花苷 C。心力衰竭发生缓慢，情况不危急时，可用作用较慢的洋地黄类药物，如地高辛。

（2）使用适当剂量的多巴胺，可增加心输出量、肾小球滤过率及肾血流量，从而使尿量增加；而对动脉压及心率可无明显改变，故有利于对心力衰竭的控制，可适用于某些心力衰竭而不宜使用洋地黄类药物的患者或用药后效果不明显者。

2. 减轻心脏前负荷

（1）限制盐及液体的入量。

（2）应用利尿剂。

（3）应用减轻心脏前负荷的血管扩张药物：硝酸异山梨酯、硝酸甘油。

3. 减轻心脏后负荷　通过扩张小动脉减低体循环阻力，从而减轻心脏的后负荷，常用药物有酚妥拉明、硝普钠、肼屈嗪。

4. 其他治疗　配合以上药物应用，同时应注意以下几方面的治疗措施。

（1）严格卧床休息。

（2）半坐卧位，或抬高床头。

5. 必要时用镇静药物　可用吗啡 10mg 皮下注射，或哌替啶 50mg 肌内注射，减轻患者精神紧张，使呼吸减慢变浅，胸腔负压减低，回心血量减少，因而可以减轻肺水肿。亦可给氯氮䓬（利眠宁）、地西泮、苯巴比妥口服。

6. 吸氧　咯泡沫痰者，可使氧气通过 75% 酒精后吸入，或高压吸氧，使肺泡内压力升高，减少渗出。

7. 病因治疗　一般妊娠期心脏病发生心力衰竭，尽量不在孕期作心脏手术，故难以行病因治疗，只有在控制心衰后，适时终止妊娠，以减轻心脏负荷。对引起心力衰竭的诱因，如贫血、呼吸道感染、妊娠高血压疾病等应同时给以相应的治疗。

（宋全玲）

第二节　妊娠并发病毒性肝炎

一、疾病或症状概述

妊娠合并肝炎（pregnancy associated with hepatitis）是我国孕产妇死亡的主要原因之一。肝炎的病因很多，以病毒性肝炎最常见。虽然巨细胞病毒、麻疹、EB 病毒、单纯疱疹病毒等都能引起肝炎，但不属于通常所说的"病毒性肝炎"的范畴。我们常说的"病毒性肝炎"是由肝炎病毒导致。目前明确的肝炎病毒有甲型（hepatitis Avirus，HAV）、乙型（hepatitisB virus，HBV）、丙型（hepatitisC virus，HCV）、丁型（hepatitis D virus，HDV）和戊型（hepatitis Evirus，HEV）肝炎病毒。此外，1995 年从美国一名非甲 - 非戊型肝炎患者中检测到一种病毒，称为庚型肝炎病毒（hepatitis Gvirus，HGV）；1997年又发现一种可能与输血后肝炎相关的病毒，称为输血传播病毒（transfusion transmitted virus，TTV）。

HAV 和 HEV 以肠道途径传播为主（粪 - 口传播）。HBV、HCV、HDV 主要通过输血、注射、皮肤破损、性接触等途径传播。HGV 主要经血液传播，可能与 HBV 和 HCV 有共同的传播途径。有关 TTV 的资料很少。TTV 和 HGV 的致病性目前尚不明确。

妊娠合并病毒性肝炎的发生率约为 0.8% ~ 17.8%，约为非孕妇的 6 ~ 9 倍，而且重症肝炎的发生率明显高于非孕妇女。妊娠的任何时期都可能感染肝炎病毒，以妊娠晚期的发病率较高。妊娠早期合并病毒性肝炎，可使妊娠反应加重，严重者可出现酮症酸中毒；病毒性肝炎发生于妊娠晚期，可使妊娠高血压疾病、妊娠期糖尿病、产后出血等并发症的发生率增加；若病毒性肝炎发展为重症肝炎，常发生DIC 等严重并发症，直接威胁孕产妇生命。对胎儿而言，虽然妊娠合并病毒性肝炎未发现能增加胎儿畸形的发生率，但流产、早产、胎膜早破、死胎、死产和新生儿死亡较非肝炎孕妇高，围生儿死亡率明显增高。因此，对妊娠合并病毒性肝炎进行积极治疗，有利于减少围生期并发症，降低孕产妇和围生儿死亡率。

二、诊断要点

在妊娠的这一特殊时期，病毒性肝炎的诊断比非孕期困难，尤其在妊娠晚期，因可伴有其他因素引起的肝功能异常，故不能单凭 ALT 升高作出诊断，而应根据流行病学资料、症状、体征及实验室检查进行综合判断，其中特异血清病原学检查才是确诊的依据。

（一）病史

有与肝炎患者密切接触史、输血史或输注血液制品史。

（二）临床表现

出现不能用妊娠反应或其他原因解释的消化道症状，如食欲减退、厌油、乏力、上腹部不适、恶心、呕吐、肝区疼痛等，后出现黄疸、发热、皮肤瘙痒，妊娠早、中期可触及肿大的肝脏，肝区有触痛或叩击痛等体征。妊娠晚期因子宫底升高，肝触诊较困难。严重病例，即急性重型肝炎，常以急性黄疸型肝炎起病，表现为进行性黄疸、高热、持续呕吐，病情一般在 10 天内迅速恶化，出现嗜睡、烦躁不安、谵妄等精神神经症状，而后进入昏迷，可伴有抽搐，还可伴随少尿、无尿及氮质血症等肝肾综合征表现，常有明显的出血倾向，病情发展迅猛，病程较短，常在 7 ~ 10 天因肝功能衰竭而死亡。

（三）实验室检查

1. 肝功能试验　主要检测反映肝实质损害的血清酶，临床常用的有丙氨酸氨基转移酶（alanine aminotrans - ferase，ALT）和门冬氨酸氨基转移酶（aspartic acid amin - otransferase，AST），虽特异性不强，但如能除外引起升高的其他因素，而且当其数值很高（大于正常值 10 倍以上）、持续时间较长时，对肝炎的诊断价值很大。另外，谷胱甘肽 - S - 转移酶（GST）在重症肝炎时升高最早，有助于早期诊断。果糖 1，6 - 二磷酸酶是糖原合酶之一，各型慢性肝炎血清中含量明显升高。

2. 周围血象　急性期白细胞常稍低或正常，淋巴细胞相对增多，偶可有异常淋巴细胞，但一般不超过 10%，慢性肝炎白细胞常减少。急性重症肝炎则白细胞总数及中性粒细胞百分比均可显著增加。部分慢性肝炎患者血小板可减少。

3. 其他　患者可能出现凝血酶原时间延长，血胆红素、血氨升高，血尿素氮下降，尿胆红素阳性。其中凝血酶原时间及其活动度的测定可用于判定重症肝炎，如注射维生素 K 后仍明显异常，常表示肝细胞组织严重受损，预后不良。此外，胆固醇、胆固醇脂明显降低，也常提示预后不良。血氨测定有助于肝性脑病的诊断。

（四）血清学及病原学检测

1. 甲型肝炎

（1）血清学检查：检测患者血清中抗 HAV - IgM 是目前诊断甲肝最可靠最灵敏的方法，其阳性提示急性期。在发病第 1 周抗 HAV - IgM 即可阳性，1～2 个月抗体滴度和阳性率下降，于 3～6 个月后消失，因此对早期诊断十分重要，特异性高。但要注意类风湿因子阳性的标本可能出现假阳性反应，因此，最好同时检测类风湿因子。抗 HAV - IgM 阴性可排除甲肝。抗 HAV - IgG 在急性期后期和恢复早期出现，持续数年或以上，主要用于了解过去感染情况及人群中免疫水平，对流行病学调查更有意义。抗 HAV - IgM 阴性、抗 HAV - IgG 阳性提示以往感染 HAV。

（2）病原学检查：在潜伏期后期和急性早期，可检测到 HAV 病毒与抗原。可使用免疫电镜检测 HAV 颗粒，但由于设备限制，且粪便中 HAV 仅持续 7～10 天，故不作常规检测。还可用 cDNA - RNA 分子杂交技术和聚合酶链反应（PCR）检测 HAV - RNA，用放射免疫（RIA）和酶联免疫吸附试验（ELISA）检测 HAV - Ag。

2. 乙型肝炎

（1）HBV 血清学标志物的检测：HBV 有三种抗原 - 抗体系统，通过检测可确诊乙肝并鉴定有无传染性。

1）HBsAg 与抗 - HBs 的检测：HBsAg 阳性是 HBV 感染的特异性标志，是急性肝炎最早期的指标，用于急、慢性肝炎的诊断。其滴定度随病情恢复而下降，慢性肝炎、无症状携带者可长期检出 HBsAg，但其滴度与病情无平行关系。约 5% 的急性感染者症状出现后 HBsAg 仍阴性，某些慢性病毒携带者（低水平 HBsAg 携带者）或 HBV 感染潜伏期，HBsAg 水平低于检测水平的下限，HBsAg 可呈阴性，此时需检测抗 HBcIgM 和 HBV - DNA。有研究发现单项 HBsAg 阳性、并已 6 个月以上、无肝炎症状和体征、各项肝功能检查正常者，仅有 7.4% 在血中检出 HBV，因此绝大多数 HBsAg 单项阳性者并不是 HBV 携带者，不能说明有传染性，不需要用抗病毒药物治疗，但也有人认为还应实施早期治疗，以延缓、减轻肝脏病变的发展。

血清中抗 HBs 阳性，提示有过 HBV 感染，它是一种保护性抗体，一般在乙肝恢复期或痊愈期后出现，也出现于接种乙肝疫苗后，表示机体有免疫力，不易再次患乙型肝炎。

2）HBeAg 与抗 - HBe 的检测：HBeAg 是核心抗原的成分，是体内 HBV 复制活跃及传染性强的可靠指标。急性乙肝时 HBeAg 呈短暂阳性，如持续阳性提示转为慢性，在慢性 HBV 感染时 HBeAg 阳性常表示肝细胞内有 HBV 活动性复制；当 HBeAg 转阴，伴抗 - HBe 转阳常表示 HBV 复制停止。

抗 HBe 出现于急性乙肝的恢复期，可持续较长时期。抗 - HBe 的出现表示仍存在病毒的低水平复制，传染性弱，但不能保证完全没有传染性。

3）HBcAg 与抗 - HBc 的检测：HBcAg 位于病毒颗粒的核心，不暴露在表面，存在于感染的肝细胞核内，应用电镜和免疫酶染色技术可检出肝细胞核内的 HBcAg。一般认为血清内无游离的 HBcAg，故不能直接从血清中测定 HB - cAg，但可从血中找 Dane 颗粒，用去垢剂脱去 Dane 颗粒的蛋白外壳，暴露出 HBcAg，以已知的抗 - HBc 用酶标法可检测 HBcAg。HBcAg 阳性表示 HBV 在体内复制。

抗 - HBc 包括抗 HBcIgM 和抗 HBcIgG。抗 - HBc 出现于急性乙型肝炎的急性期，恢复后可持续数年或更长，滴度则逐渐下降，是较 HBsAg 更敏感的 HBV 复制的指标，在血液中 HBsAg 量很少，不能被检出时，抗 - HBc 仍可检出。单项抗 - HBc 阳性表示过去可能感染过 HBV，需与其他标志结合起来判断。分别测抗 HBcIgM 和 HBcIgG 更有意义。抗 HBcIgM 常在 HBsAg、HBeAg 之后就可在血清中测到，是 HBV 抗体系统中较早出现的抗体。其滴度升高，表示患者处于 HB 早期或急性期；对于 HBsAg 已转阴性的患者（"窗口期"），抗HBcIgM 阳性可确诊为急性乙肝。HBcIgM 不是保护性抗体，其存在并不表示对 HBV 再感染有抵抗力，而是反映肝炎处于活动期，或最近病毒在复制，是 HB 急性感染期的重要指标，提示血液传染性较强。抗 HBc - IgG 出现时间较迟于 HBcIgM，主要见于恢复期和慢性感染。

（2）HBV - DNA 的检测：应用 DNA 分子杂交和 PCR 技术测定，HBV - DNA 阳性表示体内有 HBV 复制，对本病确诊和抗病毒药物疗效观察有参考意义。它在血中的含量直接反映病毒复制的活跃程度。含量越高，表示体内病毒越多，病毒复制越活跃，传染性越强。但其多少与肝脏损伤程度不一致。

（3）其他标志物的检测

1）DNA 多聚酶（DNAP）：为 HBcAg 核心成分，DNAP 阳性为 HBV 存在的直接标志之一，是反映病毒复制的一项指标，还可用于评价抗乙肝病毒药物的疗效。

2）前 S_1 抗原及抗体：前 S_1 抗原在急性感染的潜伏期即可检出，恢复期后转阴，是急性乙型肝炎早期诊断指标。还可作为判断慢性患者病情活动性和传染性的一项指标。抗前 S_1 抗体是 HBV 感染过程中最早出现的抗体，是一种保护性抗体，可作为病毒清除，感染将结束的最早标志。

3）前 S_2 抗原及抗体：前 S_2 抗原可作为判断 HBV 复制的指标，可对 HBV 复制作出定量推断，其动态监测有助于判断肝炎治疗的预后。前 S_2 抗体在急性乙肝恢复早期出现，并发挥保护性抗体的作用，对观察病情进展、预后均有一定作用。

3. 丙型肝炎　目前还不知道 HCV 抗原的全部免疫学特征，而且由于病毒变异和血清标志水平低微，HCV - Ag 的检测困难。现有报道检测 HBC 核心抗原用于早期诊断 HCV 感染，但需更多研究以验证。目前一般通过抗体和 RNA 检测作诊断。

（1）抗 HCV 检测：抗 HCV 抗体于感染后 8～10 周出现，持续时间较长，用于诊断急、慢性和既往 HCV 感染。如抗体阳性不能区分是现正感染或是既往感染，不能确定感染已痊愈还是仍携带病毒具有传染性，故需联系临床，并通过检测 HCV - RNA 来确定。

（2）HCV - RNA 检测：HCV - RNA 在感染后 1～2 周即出现，抗体出现后逐渐下降，可用于诊断急、慢性感染，评价病毒复制情况及抗病毒疗效观察。

4. 丁型肝炎　HDV 是缺陷性嗜肝病毒，只能依附 HBV 感染而复制和表达。而丁型肝炎无特殊临床特征，遇下列情况应考虑：HBsAg 携带者急性肝炎发作，急性肝炎有双相转氨酶升高，乙型慢性活动性肝炎但无 HBV 复制，原有乙肝合并重型肝炎或肝衰竭，主要诊断根据血清内病毒 RNA、HDAg、抗 HDV 抗体和肝组织内 HDAg 和病毒 RNA 测定。但以血清学方法检测抗原和抗体最常用。

（1）HDAg：当患急性肝炎时，血清 HDAg 出现于潜伏期后期和急性期早期，以后很快消失。慢性感染时，免疫印渍法测定仍可检出。可用于诊断急性感染，监测慢性感染。

（2）抗 HDV：分别测定抗 HDV IgM 和抗 HDV IgG。急性感染时，临床症状出现数天后，抗 HDV IgM 出现阳性，一般持续 2～4 周，抗 HDV IgG 随后阳性。两者抗体的滴度一般不高。慢性 HDV 感染时，抗 HDV IgM 持续阳性，并伴有高滴度的抗 HDV IgG。测定 HDV IgM 不仅有助于早期诊断，其滴度的下降和增高，往往表示疾病缓解或进展，因此用于诊断急、慢性感染、监测慢性感染、抗病毒疗效观察。抗 HDV IgG 用于诊断急、慢性感染及既往 HDV 感染

（3）HDV - RNA：用分子杂交技术、核酸印迹试验或 PCR 法可测定血清和肝脏内病毒核酸的存在，用于诊断 HDV 感染、抗病毒疗效观察、测定 HDV 基因型。

5. 戊型肝炎

（1）病毒检测：从潜伏末期和急性期初期的患者粪便中，急性和恢复期血清处理后，可用免疫电镜检测到病毒样颗粒。

（2）特异性抗体测定：患者急性期血清内含有高滴度的 IgM 抗体，在恢复期患者血清内可测出低

水平的 IgG 抗体。

6. 庚型肝炎　HGV – RNA 阳性诊断急、慢性感染；抗 HGV 用于既往 HGV 感染的检测。

三、治疗方案

对妊娠合并病毒性肝炎的患者，首先应根据肝炎的类型及病情，权衡能否继续妊娠，在妊娠的不同时期给予相应的处理。治疗原则与非孕期相同。无症状的肝炎病毒携带者一般不用治疗，只需定期随访、复查肝功、注意饮食休息、避免使用影响肝功的药物。对于发病的肝炎患者，目前尚无特效治疗，应根据病情、疾病所处的阶段进行治疗。用药宜少而精，否则不但对肝脏无益，还会带来不利影响。继续妊娠者要尽量避免可能影响胎儿的药物。治疗期间应警惕肝功能恶化，转为重症肝炎。

（一）轻症肝炎的治疗

1. 一般处理　注意休息和适当营养。肝炎急性期应卧床休息；慢性肝炎及无症状的乙肝病毒携带者，应适当休息、避免过量活动。饮食应清淡易消化，宜低脂肪、低蛋白、高糖类、清淡饮食，保证有足够热量供应，但避免体重增加过多，以免继发脂肪肝。禁用对肝功能有损害的药物。

2. 保肝治疗

（1）大量维生素和葡萄糖：如维生素 B 族、维生素 C、E、K 等。维生素 C 能促进肝细胞再生，改善肝功能；维生素 K 有促进凝血酶原、纤维蛋白原和某些凝血因子合成的作用。慢性肝炎活动期的患者，可给予 10% 葡萄糖液 1 000mL 加胰岛素 20U 和氯化钾 2 ~ 3g，静脉滴注，2 周为一疗程；亦可用丹参注射液 12 ~ 16mL，加入 10% 葡萄糖 500mL 中静脉滴注，2 周为一疗程。对改善肝脏血液循环，促进肝功能恢复有一定作用。

（2）保护肝细胞药物

1）水飞蓟宾（silybin 益肝灵）：它可能通过保护肝细胞膜的稳定性，刺激肝蛋白质的合成，从而有利于肝细胞的修复和再生。它毒性很低，对消化道症状如食欲缺乏、厌油以及神经系统症状如失眠多梦等有一定改善效果；对血清转氨酶、胆红素及血清蛋白电泳图谱也有改善作用。服法：2 片（70mg），每日 3 次，疗程 1 个月甚至 1 年以上。

2）齐墩果酸：可减轻肝细胞坏死和炎症反应，明显降低升高的转氨酶，促进肝细胞再生，在治疗慢性迁延性肝炎时，对其症状、体征和肝功能均有明显的改善作用，口服：50mg，每日 3 次。

山豆根注射液（肝炎灵注射液）2mL（含总生物碱 35mg），每日一或两次，肌内注射，对肝细胞有明显的修复作用，对 ALT、AST 增高者降酶效果显著，一般在 2 ~ 4 周转氨酶即可恢复正常，对 HBsAg、HBeAg 也有一定的转阴作用。

其他：如核苷酸、辅酶 A、辅酶 Q 等也有治疗作用。

（3）微量元素的补充与纠正：肝脏对许多微量元素的吸收、贮藏和代谢起着重要的调节作用，患肝炎时肝脏对微量元素的调节与代谢发生异常，从而使体内多种酶系统的代谢发生障碍或受到抑制，导致体内一系列代谢紊乱和病理改变，以致加重肝病的病程。患者常有铁、锌、镁、维生素 A 缺乏，可予口服复合微量元素以补充或纠正。另外，可通过多食含上述几种营养素丰富的食物如动物肝脏、蛋类。乳类、绿叶蔬菜含镁、维生素 A 丰富，牡蛎、黄豆等含锌丰富。

（4）可酌情输新鲜血、血浆和清蛋白，纠正低蛋白血症，改善凝血功能。

3. 抗病毒治疗　免疫核糖核酸是体内具有免疫活性的核酸，可诱生内源性干扰素，促进巨噬细胞吞噬病毒，抑制病毒复制，提高机体免疫力。用法：4mg 肌内注射，每日 1 次。一个月后隔日 1 次。3 个月为一疗程。

干扰素具有抗病毒和免疫调节双重作用，主要用于病程 6 个月以上，有活动性病毒复制［血清 HBeAg/HBV 阳性（非 PCR 法）］和活动性肝病血清 ALT 升高，肝活检示活动性慢性肝炎的患者。对转氨酶正常的慢性 HBV 携带者治疗无效。用法：50 万 ~ 100 万 U 肌内注射，每日 1 次，3 ~ 6 个月为一疗程。要注意的是干扰素治疗对慢性乙肝，可引起肝病暂时加剧，常发生于治疗后 2 ~ 3 个月，转氨酶升高 2 ~ 5 倍，一般无症状，偶可出现黄疸、恶心、疲劳等，严重时可出现肝衰竭，不适用于严重进展性肝病及伴其他内科疾病（感染、免疫抑制）者。

拉米夫定（lamivudine，LMD）能抑制 DNA 多聚酶，与 dCTP 竞争结合于生长的 DNA，引起病毒 DNA 链终止，对血清 HBV – DNA 呈现显著而快速的抑制作用；同时它还能使肝细胞膜上的靶抗原表达减少，降低细胞毒性 T 细胞对感染肝细胞的攻击。常用剂量：口服 100mg/d，疗程一年以上。服药 2～4 周后血清 HBV DNA 水平明显下降，阴转率可达 90%，肝活检复查，炎症坏死病变明显改善，肝纤维化程度减轻，但过早停药，多数患者可复发。近年来有研究证实了 LMD 在妊娠期用于治疗 HBV 感染可明显降低病毒负荷，降低 HBV 母—胎传播的危险性，且对孕妇及胎儿无明显不良影响。

4. 中药 具有疏肝理气、清热解毒、健脾利湿和活血化瘀作用的中药，有改善肝细胞功能及临床症状的作用，如：茵陈蒿汤可清热利湿、消退黄疸；丹栀逍遥散用以疏肝健脾；常用的中成药有联苯双脂、黄疸茵陈冲剂、肝炎灵针剂、强力宁针剂、云芝多糖胶囊、香菇多糖等。

5. 产科处理

（1）妊娠早期：轻型急性肝炎因经保肝治疗后，可继续妊娠。慢性活动性肝炎患者，妊娠后肝脏负担加重，可使病情急性发作，对母婴均有威胁，故宜适当治疗后行人工流产。

（2）中、晚期妊娠：尽量避免终止妊娠，以免手术操作或药物对肝脏的影响。孕期除应注意饮食营养、休息外，应加强孕期保健，及时发现有无并发症的发生，有无胎儿异常；定期复查肝功和肝炎病毒相关的相关检测；密切注意肝病有无加重迹象。如病情仍继续进展，则可考虑终止妊娠。晚期妊娠患肝炎时，重症肝炎发生率高，病死率高，对母儿危害大，更应严密观察病情，积极治疗，监测胎儿情况（行胎动计数、NST 等检查），有计划地适时分娩以减少孕产妇和胎儿死亡。

（3）分娩期：肝脏是合成凝血因子的场所，肝炎可引起凝血因子合成障碍导致产妇易发生产后出血。因此，应注意防治产后出血。分娩前数日（有人主张临近预产期一周）可肌内注射维生素 K$_1$，每日 20～40mg，临产后加用 20mg 静脉注射。产前准备好新鲜血液，作好抢救休克和新生儿窒息的准备。有条件阴道分娩者，加强产时监护，保证能量供给，应防滞产，缩短第二产程，可行产钳或胎吸助产，可适当放宽剖宫产指征。胎盘娩出后立即静注催产素以减少出血。

（4）产褥期

1）预防产后感染：选用对肝脏损害小的广谱抗生素如氨苄西林、头孢菌素等预防感染。

2）母乳喂养：甲型肝炎在急性传染期有较强的传染性，应停止母乳喂养，新生儿给予免疫血清球蛋白 1mL 肌内注射，并且与产妇隔离，待康复后可以母乳喂养。若甲型肝炎产妇分娩时已属恢复期，可以哺乳，新生儿不需要用免疫球蛋白。

乙型肝炎急性期应停止母乳喂养，但对慢性乙肝病毒携带者，是否可以母乳喂养意见不一，反对者认为 HBV 携带者母乳中可检测到 HBV – DNA，进行母乳喂养有传染给婴儿的危险；赞成者认为婴儿感染 HBV 多发生于宫内或分娩中，与是否母乳喂养关系不大；虽然母乳中检测到 HBV – DNA，但有可能是淋巴细胞整合 HBV 基因的结果，只要对婴儿加强免疫保护，母乳喂养是安全的。有研究资料也证实了母乳喂养并不增加婴儿 HBV 感染率，也不增加免疫失败率。因此，乙肝表面抗原阳性携带者可以母乳喂养。但 HBeAg 阳性产妇不宜母乳喂养。母乳喂养者要做好预防工作，新生儿出生后 24 小时内，最好是 12 小时内注射高效价乙肝免疫球蛋白，然后按规定注射乙肝疫苗，并随访婴儿抗乙肝抗体的产生情况。哺乳前母亲应用肥皂流水洗手；如果乳头皲裂出血，应暂停哺乳。不宜母乳喂养者回乳时不用对肝脏有损害的雌激素，可用中药，如口服生麦芽或芒硝外敷乳房等。

丙型肝炎急性期应停止母乳喂养，但对 HCV 抗体阳性而无肝炎表现，是否可以母乳喂养也有争议。多数学者认为，虽然在母乳或初乳中能检测到 HCV，但通常并不认为母乳喂养是 HCV 母婴传播的危险因素。有研究发现无症状者母乳喂养是安全的，但是有症状尤其是血液中病毒含量高的妇女，不宜母乳喂养，以避免病毒通过乳汁传播。

丁型肝炎急性期应停止母乳喂养，目前对丁型肝炎产妇母乳喂养的资料报道较少。

戊型肝炎产妇在急性期伴有黄疸时应停止母乳喂养，待康复后可以母乳喂养。

（二）重症肝炎的治疗

重症肝炎是病毒性肝炎的严重临床类型，患者常迅速发生严重肝功能不全，常伴全身微循环障碍、代谢紊乱、易发生多器官功能衰竭。其病理学基础是肝细胞大量坏死，因此，凡是具有防止肝细胞坏死、促进肝细胞再生作用的药物都有利于病情的恢复。

1. 一般处理　绝对卧床休息，予高碳水化合物、低脂肪、低蛋白（每日≤20g 或 <0.5g/kg）的流质或半流质饮食，昏迷者禁食蛋白质，鼻饲及留置尿管。同时密切观察病情变化，监测指标包括血压、心率、呼吸、中心静脉压、出入量、水及电解质变化、酸碱平衡、肝功能、凝血功能、胎儿宫内情况等。

2. 支持治疗

（1）葡萄糖及热量的供给：重肝患者每日摄入热量应维持在 67～134kJ/kg，因患者消化道症状严重，肠黏膜常充血水肿，不能完全靠饮食获取热量，必须以静脉营养为主。为保证足够热量且输液量不宜过多的治疗原则，营养液应由 10%～15% 或更高浓度的葡萄糖液配合特制氨基酸、血浆或清蛋白组成，葡萄糖液中可加少量胰岛素和高血糖素以利糖的利用和抗细胞坏死；应注意补充足够的维生素（C、B、K）和辅酶A；液体量限制在 1 500～2 000mL左右为宜。

（2）保持水、电解质和酸碱平衡：因患者肝脏对醛固酮灭活能力降低，常出现液体潴留，输液过多易诱发肺水肿、脑水肿，有腹腔积液或肾功能不全者更须适当限制液体入量，一般可参考24小时尿量加1 000mL补液。重症肝炎患者常出现酸碱失衡和电解质紊乱。其中酸碱失衡以碱中毒为主，代谢性酸中毒一般在晚期出现。因此，必须动态注意监测电解质和作血气分析，据结果随时加以矫正。

（3）血浆的应用：包括新鲜血浆和冰冻鲜血浆，能减轻肝细胞损伤，促进肝细胞再生，而且含有多种凝血因子及某些免疫因子。其治疗重型肝炎的主要作用包括：①增强患者免疫调节能力；②补充多种凝血因子，防止出血；③扩充血容量，降低血液黏稠度，改善微循环；④补充蛋白质，提高血浆渗透压，促进利尿，减少水肿的发生；⑤增强机体抗感染能力。用法：最初3天内，每日200～400mL，以后根据病情，可隔日或每周2～3次，每次200～400mL。

（4）清蛋白的应用：人体清蛋白除有促进肝细胞的再生的作用外，还可直接供给机体利用，减少体内原有蛋白质的消耗，从而减轻肝细胞负担，防止肝细胞坏死；防止低蛋白血症的发生；维持机体正常的血浆渗透压，加强利尿，减少腹腔积液的发生；对已有腹腔积液或组织水肿者，可通过提高渗透压达到治疗水肿的目的；此外，清蛋白可缓冲酸碱平衡调节，维持pH值的稳定；还具有免疫和抗凝血的功能，与支链氨基酸合用，可加强肌蛋白合成，维持机体的正氮平衡。用量：10～20 克/次，静脉滴注。

（5）氨基酸的应用：重肝患者常出现血氨增高、血清与脑脊液芳香族氨基酸增高，致使支链氨基酸/芳香族氨基酸比值失调。以支链氨基酸为主的氨基酸制剂治疗可以纠正重肝患者的上述氨基酸比例失调，防治肝性脑病；为患者补充支链氨基酸，有利于其对血浆及清蛋白的利用；可解除 NH_3 中毒；还有利于保护肝细胞，促进肝功能的恢复。剂量：六合氨基酸注射液（肝醒灵注射液）或支链氨基酸3H注射液，每日 250～500mL 均匀而缓慢静脉滴注。

3. 防治肝细胞坏死，促进肝细胞再生

（1）胰高糖素－胰岛素联合治疗：能改善氨基酸和氨的异常代谢，增加肝血流量，防止肝细胞坏死和促进肝细胞再生。常用剂量：每日胰高糖素 1～2mg，胰岛素 10U 加入 10% 葡萄糖液 500mL 中缓慢静脉滴注，2～3 周为一疗程。但有研究发现似不能改善重型肝炎的预后，其有效性有待进一步探讨。

（2）门冬氨酸钾镁注射液：可促进肝细胞再生及坏死细胞吸收，降低高胆红素血症，使黄疸消退，还对氨有解毒作用。用法：10% 门冬氨酸钾镁 40mL 加 10% 葡萄糖液中缓慢静脉滴注。因本品含有钾离子，故肝肾综合征出现高血钾时慎用。

（3）肝细胞再生因子静脉滴注或人胎肝细胞悬液静脉滴注，此外，前列腺素 E_1 疗法初步报告疗效较好，但尚须更多临床实践来证明。

（4）改善微循环：莨菪类药物有改善微循环障碍的作用，可采用东莨菪碱或山莨菪碱加于葡萄糖液内静脉滴注。丹参、低分子右旋糖酐也有改善微循环的作用。

4. 人工肝支持治疗与肝移植 人工肝支持系统如血液透析、血浆置换、培养肝细胞型生物人工肝等,可部分除去血液中的有害物质,并补充部分因肝衰竭不能产生的物质,代偿肝脏功能。有报道用人工肝血浆交换法治疗妊娠合并重症肝炎,可显著改善患者的临床症状和生化指标,提高生存率。肝移植是终末期肝病的最终治疗手段,国内外已有孕产妇肝移植成功的报道,但费用昂贵。

5. 防治并发症

(1) 肝性脑病的防治

1) 预防和治疗氨中毒:①减少氨由肠道吸收:应注意饮食与通便,禁止或限制蛋白质摄入量 (0.5g/kg);保持大便通畅,减少氨及毒素的吸收,出现便秘宜及时用轻泻剂(如镁乳)。口服肠道不易吸收的广谱抗生素 [如新霉素每日 2g 和(或)甲硝唑 0.2g,每日 4 次] 抑制大肠杆菌,减少游离氨及其他毒素的形成;可口服乳果糖 15～20g,一日 3 次,或食醋 30mL 加温水 100mL 保留灌肠,酸化肠道以利血氨逸入肠腔,形成氨盐而排出体外;禁用含氨药物。②降低血氨:偏酸中毒时,可用乙酰谷氨酰胺 0.6g 加入葡萄糖液内静脉滴注,每天 1 次;偏碱中毒时可用精氨酸每天 10～20mg,加入葡萄糖液内静脉滴注;门冬酸钾镁能促进氨和二氧化碳代谢,并补充钾、镁离子,有利于恢复肝细胞功能,用法:20mL 加入 10% 葡萄糖液 250mL 静脉滴注,每天两次,但肾功能不全或高血钾者禁用。③给予脲酶拮抗剂(如乙酰氧肟酸等)以减少尿素分解产氨。

2) 纠正氨基酸比例失衡:可予复方支链氨基酸制剂每日 250～500mL 静脉滴注,提高血中支链氨基酸、亮氨酸、异亮氨酸的比例,竞争性减少芳香族氨基酸通过血脑屏障,从而减少神经抑制介质 5 - 羟色胺的形成,有利于防治肝性脑病。

3) 抗假神经传导介质:左旋多巴进入脑组织,经多巴脱羧酶的作用转变为多巴胺后,与胺类物质相拮抗而恢复正常的神经传导功能,促使患者苏醒。用法:左旋多巴每次 100～150mg 加入 10% 葡萄糖液内静脉滴注,每日 2～3 次;或每日 2～4g,分 4 次口服。用本药过程中,禁用维生素 B_6 和氯丙嗪,可同时使用卡比多巴以减低左旋多巴的不良反应。

4) 高压氧:近年有推荐高压氧 20 个大气压治疗肝性脑病,有助于肝性脑病的症状的恢复。

(2) 弥散性血管内凝血 (DIC) 的治疗

1) 去除 DIC 发生诱因,改善肝功能。

2) 应用抗血小板凝集的药物:低分子右旋糖酐:每次 500mL 静脉滴注,24 小时不应超过 1 000mL;丹参有抗凝血、促纤溶、抗血栓形成、抗血小板聚集等作用,无出血危险,且不良反应小。用法:复方丹参注射液 20～30mL 加入 5% 葡萄糖液内静脉滴注,根据病情每日 1～2 次。川芎具有抗血栓形成、抗血小板聚集、改善微循环、促纤溶活性作用,用法:2～3mg/(kg·d)分 2 次静滴,可与小剂量肝素合用。肝素:由于肝脏灭活能力下降,故剂量宜小,一般先 25mg 静滴 30～60 分钟,然后根据凝血功能及病情调整用量。由于肝炎肝脏凝血因子合成不足,加上 DIC 消耗了大量凝血物质,故在使用肝素时必须补充新鲜血或抗凝血酶Ⅲ。在临产或分娩结束 12 小时内发生的 DIC,不能用肝素,以免胎盘剥离面发生致命性的大出血,应该给予输新鲜血为主的补充疗法。

3) 补充凝血因子及有关止血药物:新鲜血浆:重型肝炎时除Ⅷ因子外其他因子都减少,故应及时补充新鲜血浆,以 6 小时以内的新鲜血浆为好。用法:200mL/次,每周 2～3 次。血浆纤维蛋白原低于 100mg% 的患者,除输血浆外,可给纤维蛋白原 1.0～1.5g,用注射用水稀释至 100mL,1 小时内静脉滴完。本品半衰期 3 天以上,故短期内多不需重复。此外,凝血酶原复合物(肝肾综合征患者禁用)、维生素 K_1、纤溶抑制剂如 6 - 氨基己酸、抗血纤溶芳酸等也有利于止血。

4) 输血小板:用肝素后 12～24 小时患者仍出血,而血小板低,或血小板功能受 FDP 的影响发生障碍时,可输 8～16 单位的浓缩血小板。

(3) 肝肾综合征的防治:晚期重症肝炎易并发急性肾衰竭,称"肝肾综合征"。主要表现为少尿、无尿、低血钠、腹腔积液及尿毒症酸中毒,出现少尿后大多在 7 天内死亡。常用防治方法如下。

1) 减少肾衰的诱因,谨慎利尿,抽取腹腔积液要适当,防止上消化道出血,注意水、电解质平衡，防止休克，预防和控制感染，避免使用使肾血管强烈收缩和对肾实质有损害的药物。早期可用聚丙烯脂膜血液透析加前列腺素以度过急性肾功衰阶段。严格限制液体入量，以免增加肾脏负荷，一般每日液量为500mL加前一日尿量为宜。

2）改善肾脏微循环，增加肾血流：多巴胺20～80mg加入10%葡萄糖液500mL静滴；也可用654-240～60mg，加10%葡萄糖液250mL静滴；近年来有报道使用前列腺素E_1（200mg加入葡萄糖液缓慢静滴），可改善肾脏微循环障碍。

3）利尿剂的使用：早期应用渗透性制尿剂，如20%甘露醇1.0g/kg，静脉快速注入，如用后无利尿效应即停用；呋塞米（速尿）60～80mg静脉注射，必要时2～4小时重复1次，2～3次后无效则停用。

4）积极防治高血钾：监测血液生化指标和血气分析，一旦出现高血钾，应立即静滴高渗葡萄糖和胰岛素，同时用利尿剂，以防出现室颤等严重后果。

（4）防治感染：重症肝炎患者抵抗力低下，极易并发感染，致病情恶化。因此无论有无感染征象均给予对肝、肾功能影响小的广谱抗生素，如氨苄西林6～8g/d。若病原菌已明确，则选用对病原菌敏感的抗生素。同时应注意加强护理和消毒隔离，避免长期应用激素，若发生感染，除应用抗生素外，可采用全身支持疗法，如用免疫增强剂-胸腺素等，以增强机体抵抗力。

（5）产科处理：早孕合并重症肝炎病情稳定后行人工流产。对妊娠中、晚期的患者处理尚有争论。多数学者认为创伤与出血将增加肝脏负担，产后病情会急剧恶化，故主张积极给予保守治疗，病情稳定后选择恰当时机终止妊娠，以提高母儿存活率。如经治疗后病情继续恶化，则应终止妊娠。终止妊娠的方式倾向于剖宫产，因能较快结束分娩，相对减轻了肝脏负担。剖宫产术时采取局麻、气管内或硬膜外麻醉（有出血倾向者禁忌），尽量缩短麻醉时间，减少有损肝脏的麻药用量，禁用吗啡类镇痛药。短时间内分娩能顺利结束者也可阴道分娩，应尽量缩短第二产程。胎儿娩出后立即应用宫缩药防止产后出血。术后仍应加强支持疗法，尤其补充人体清蛋白，既有利于防止肝细胞坏死，又有利于伤口愈合。继续广谱抗生素防感染。

（宋全玲）

第三节　妊娠并发贫血

一、疾病或症状概述

贫血（anemia）是妊娠期妇女最常见的并发症，国外报道发病率可高达50%，在发展中国家某些地区更为严重。妊娠期贫血以缺铁性贫血最常见，其次为巨幼细胞性贫血，再生障碍性贫血、溶血性贫血则少见。贫血孕妇的抵抗力低，严重的贫血者可发生贫血性心脏病，妊娠和分娩的风险明显增加。贫血孕妇的胎儿由于发育不良、早产或其他妊娠并发症，围产儿死亡率增加。因此，应探讨积极有效的方法防治贫血。

二、诊断要点

妊娠期血容量增加，血浆的增加多于红细胞增加，使血液相对稀释。按照世界卫生组织标准，一般以孕妇外周血血红蛋白低于110g/L、血细胞比容<0.33为妊娠期贫血的诊断标准，而我国常以血红蛋白低于100g/L、红细胞计数<3.5×10^{12}/L或血细胞比容<0.30为诊断标准。贫血的类型要根据临床表现和实验室检查作出诊断。

三、治疗方案

（一）缺铁性贫血

缺铁性贫血是铁缺乏的晚期表现，妊娠期由于血容量的增加、胎儿、胎盘发育等需要，一般单胎妊娠总耗铁达 1 000mg 左右，平均每天需铁 4mg，这是一般营养不能达到的。正常成人每日从食物中摄入 10～15mg 铁，但能吸收的仅有 1～1.5mg。孕妇若妊娠前体内储铁不足，又未补充铁剂，则易发生缺铁性贫血。

1. 诊断要点

（1）病史：可能有慢性失血、长期偏食、胃肠功能紊乱导致的营养不良等病史。

（2）症状和体征：隐性缺铁阶段可无任何贫血表现，轻度贫血可出现皮肤、口唇黏膜、睑结膜苍白；重度贫血还可出现乏力、头晕、心悸、气短、食欲下降、皮肤毛发干燥、口腔炎等，甚至可发生贫血性心脏病和充血性心力衰竭。

（3）实验室检查

1）外周血呈小红细胞低血红蛋白性贫血，按我国标准：血红蛋白 <100g/L、红细胞计数 <3.5× 10^{12}/L，血细胞比容 <0.30，红细胞平均体积（MCV）<80fl，红细胞平均血红蛋白浓度（MCHC）<0.32。白细胞和血小板一般无特殊变化。值得注意的是妊娠妇女与非孕妇相比，红细胞的形态学变化较不明显，即使达中度贫血，红细胞的形态也可能无明显变化。

2）铁代谢检查：血清铁 <5.37μmol/L，总铁结合力 >64.44μmol/L，转铁蛋白饱和度 <15%。血清铁下降可出现在血红蛋白下降以前，是缺铁性贫血的早期表现。

3）骨髓象：诊断困难时可作骨髓检查，缺铁性贫血的骨髓象为红细胞系统增生活跃，以中、晚幼红细胞增生为主；含铁血黄素及铁颗粒减少或消失；粒细胞和巨核细胞系统多无明显变化。

2. 治疗方案　治疗原则为去除导致贫血的原因和补充铁剂。

（1）一般治疗：加强营养，进高蛋白和含铁丰富的食物，如：猪（牛）肝、豆类、蛋、海带、黑木耳等；改变不良饮食习惯，避免偏食；治疗引起贫血的疾病，如寄生虫病，胃肠功能紊乱等。

（2）药物治疗：补充铁剂，一般首选口服铁剂，其中以亚铁制剂常用，因其易吸收，且价格低廉。铁剂的肠溶制剂和缓解制剂，虽然可减轻胃肠道不良反应，但降低了铁的吸收，且价格昂贵，一般用于不能耐受普通亚铁制剂的患者。空腹时亚铁盐吸收完全，但胃肠反应重而常不能坚持用药，餐后服用胃肠反应小但铁剂吸收减少，应根据患者情况权衡服药时间。进食鱼、肉可加强铁的吸收，同时也可减轻铁剂胃肠反应，而进食谷类、乳品、茶、制酸剂可抑制铁的吸收。常用药有：硫酸亚铁 0.3g，每日 3 次，同时服维生素 C 200mg（胃酸缺乏者可同时服 1% 稀盐酸 10mL）有利于铁的吸收。富马酸亚铁含铁较高，对胃肠刺激性较小，但仍有上腹不适、腹泻或便秘等不良反应，用法：0.2～0.4g，每日 3 次。服亚铁类反应严重者，可换服 10% 枸橼酸铁 10～20mL，每日 3 次，因其为三价铁，不易吸收，治疗效果较差，不宜用于重度贫血患者。多糖铁复合物不含游离铁离子，不良反应较少，用法：每次 150mg，每日 1～2 次；铁控释片—福乃得为硫酸亚铁及多种维生素的合成剂，适合妊娠妇女，用法：每日 1 片，服用 4～6 周。蛋白琥珀酸铁 1 600mg/d 也有较好疗效。

对妊娠后期重度缺铁性贫血须迅速纠正者或因胃肠道反应严重而不能耐受口服铁剂治疗者，应给予胃肠外铁剂治疗。用药时应先计算所需剂量，根据总剂量分次应用，否则容易导致过量。右旋糖酐铁是最常用的注射铁剂，给药从小剂量开始，首次肌内注射 50mg，若无不良反应，可增加至 100mg，每日或隔日 1 次肌内注射，直至血红蛋白恢复正常。一般每注射 300mg 可使血红蛋白提高 10g/L。另外常用的还有山梨醇铁，日剂量 50～100mg，肌内注射吸收迅速，局部反应小但全身反应较重，每 200mg 可使血红蛋白提高 10g/L。注射铁剂的缺点是注射局部疼痛，还有人会发生全身不良反应，如头痛、头晕、呕吐、腹泻等，偶可发生过敏性休克，因此应严格掌握用药指征，用药时应注意观察，出现明显不良反应时应及时停药并给予相应处理。有报道静脉用铁剂（蔗糖铁）治疗缺铁性贫血效果优于口服铁剂且无严重不良反应。

国外有报道用牛乳铁蛋白 100mg，每天 2 次，能提高血红蛋白和总血清铁水平，效果优于硫酸亚铁，且无任何不良反应。此外，有报道加用叶酸比单独用铁剂效果更好。

疗效观察：患者服用铁剂后，自觉症状可以很快改善。网织红细胞一般于服药后 3～4 天上升，7 天左右达高峰；血红蛋白 2 周后明显上升，1～2 个月达正常水平。在血红蛋白恢复正常后，铁剂治疗仍需继续 3~6 个月（或监测血清铁蛋白 >50μg/dl 才停药）以补充体内应有的储存铁量。若网织红细胞或血红蛋白不上升或上升缓慢，当查明原因，考虑有无药量不足、吸收不良、出血尚未纠正、诊断有误等因素，予以纠正。

（3）输血：当血红蛋白 <60g/L，红细胞 $<1.5 \times 10^{12}$/L 时，尤其是面临分娩需尽快纠正贫血者，应少量、多次、慢速输血。因重度贫血的孕妇常伴心功不全，输血可能诱发或加重心衰、肺水肿，有条件者应输浓缩红细胞，可减轻输血的危险而很快改善贫血的症状。

（4）产时和产后处理：应尽量减少出血。临产前后可酌情给予维生素 K_1、卡巴克络（安络血）及维生素 C 等。严密监护，防止产程延长及产妇疲惫，必要时可阴道助产以缩短第二产程。胎儿前肩娩出后，可静脉注射宫缩剂（如缩宫素 10U），或胎儿娩出后阴道或肛门置入卡前列甲酯栓 1mg，以防止产后出血。如产后出血略多，即使未达到产后出血标准或无休克表现，也应当重视，及早输血。产程中注意无菌操作，产后可应用抗生素，以防感染。

（二）巨幼红细胞性贫血

巨幼红细胞性贫血是由叶酸或维生素 B_{12} 缺乏引起 DNA 合成障碍所致的贫血。妊娠期其发病率远远低于缺铁性贫血，因各地生活条件和饮食习惯的不同，发病率有较大差异，国外报道为 0.5%~2.6%，国内为 0.7%~7.8%。妊娠期巨幼红细胞性贫血绝大多数（约 95%）是由叶酸缺乏引起的，仅少数由维生素 B_{12} 缺乏所致。

1. 诊断要点

（1）临床表现：妊娠期叶酸缺乏引起的巨幼细胞性贫血大多发生在妊娠后期或产褥期，一般以妊娠的 32~38 周或产后数天为明显，后者与分娩时失血有关。若发生在妊娠 30 周以前，大多是由于双胎、感染、摄入减少、溶血或服用影响叶酸吸收的药物有关。叶酸和维生素 B_{12} 缺乏的症状、血象和骨髓象相似，但维生素 B_{12} 缺乏常有神经系统症状，而叶酸缺乏无神经系统症状，主要表现有：

（2）血液系统：贫血起病较急，多为中、重度，多发生于年龄较大的经产妇。可有乏力、头晕、眼花、心悸、皮肤黏膜苍白、干燥、水肿等表现，部分患者因同时有白细胞和血小板减少而出现感染和出血倾向。

（3）消化系统：食欲缺乏、恶心、呕吐、腹胀、腹泻；严重者可出现急性舌炎，舌痛、感觉异常，呈"牛肉样舌"，病情迁延者舌乳头萎缩，呈"镜面舌"。

（4）神经系统：维生素 B_{12} 缺乏者常见末梢神经炎，表现为手足麻木、感觉异常，少数患者可出现锥体束征、共济失调、行走困难等。有的患者出现精神症状，如：迟钝、嗜睡、忧郁、妄想等。

（5）实验室检查

a. 周围血象：呈大红细胞性贫血，血细胞比容降低。红细胞平均体积（MCV）100fl（$95\mu m^3$），平均血红蛋白含量（MCH）>32pg，红细胞大小不等，以大红细胞为主，网织红细胞大多减少，白细胞常为轻、中度减少，中性多核分叶较正常多；血小板常减少。轻症者血象常不典型，尤其在与缺铁并存时，常表现为正常红细胞性或小细胞性贫血；有时白细胞和血小板减少显著时易与再生障碍性贫血混淆。

b. 骨髓象：红细胞系示巨幼红细胞增生，见到巨中期髓细胞亦有助于诊断，核发育明显落后胞质即"幼核老浆"现象。严重者可出现类红血病或类白血病反应，但巨核细胞数量不减少。

c. 生化检查：血清胆红素可稍高；血清叶酸 <6.8mmol/L（3ng/mL），红细胞叶酸 <227nmol/L（100ng/mL）提示叶酸缺乏；血清维生素 B_{12} <74pmol/L 提示维生素 B_{12} 缺乏。血清铁及转铁蛋白饱和度正常或高于正常。

2. 治疗方案

（1）口服叶酸 10~20mg/d，同时补充维生素 C 有助叶酸吸收。吸收不良者可肌内注射 10~30mg/d，至症状消失，血象完全恢复正常。因有约 1/4 患者同时缺铁，可同时给予铁剂，使血红蛋白合成更快。对单纯维生素 B_{12} 缺乏者不宜单用叶酸治疗，否则会加重维生素 B_{12} 的负担，出现或加重神经系统症状。

（2）维生素 B$_{12}$缺乏者予维生素 B$_{12}$ 100μg 肌内注射，每日一次，两周后改为每周两次，用四周，以补充造血所需，并使体内有足够存储量。

（3）血红蛋白 <60g/L，可少量间断输新鲜血或浓缩红细胞。

（4）产时和产后处理同缺铁性贫血。

（宋全玲）

第四节　妊娠并发糖尿病

一、概述

糖尿病（diabetes）是一组以血浆葡萄糖（简称血糖）水平升高为特征的代谢性疾病群。妊娠合并糖尿病是妊娠期最常见的内科并发症之一，近年来发病率有逐年升高的趋势。包括在原有糖尿病的基础上合并妊娠亦称为糖尿病合并妊娠（diabetes associated with pregnancy），以及妊娠期糖尿病（gestational diabetes mellitus，GDM），后者占80%~90%。妊娠期间由于胎盘分泌的系列激素有对抗胰岛素的作用，主要为胎盘催乳素（HPL）、黄体酮及雌激素等，而且，随着妊娠的进展，这些激素的分泌量逐渐增多，导致周围组织对胰岛素的敏感性下降，也即产生胰岛素抵抗作用。所以怀孕本身就容易导致糖尿病的发生。HPL 不但有拮抗胰岛素的作用，还有降脂的作用，使脂肪分解为碳水化合物和脂肪酸。在胰岛素缺乏的情况下，这些碳水化合物不能被利用，导致相对的血内游离脂肪酸增加，故孕妇容易发生酮症酸中毒。糖尿病对母儿都会有很大影响，孕妇易发生妊娠高血压疾病、羊水过多、早产或流产、感染、巨大儿等，孕早期血糖高可致胎儿畸形、新生儿可发生呼吸窘迫综合征、低血糖、低血钙、红细胞增多症、高胆红素血症等。因此，孕期对糖尿病的管理很重要，将血糖控制在正常范围，可以大大减少围产儿的病死率。

二、诊断要点

（一）糖尿病合并妊娠

（1）妊娠前已确诊为糖尿病。

（2）妊娠前从未进行过血糖检查，孕期有以下表现者亦应高度怀疑为孕前糖尿病，待产后进行血糖检查进一步确诊

1）孕期出现多饮、多食、多尿，体重不升或下降，甚至并发酮症酸中毒，伴血糖明显升高，随机血糖在 11.1mmol/L（200mg/dl）以上者。

2）妊娠 20 周之前，空腹血糖（FBG）升高达 7.0mmol/L（125mg/dl）以上。

（二）妊娠期糖尿病（GDM）

妊娠期发生或首次发现的糖尿病，1979 年 WHO 将 GDM 列为糖尿病的一个独立类型，包含了一部分妊娠前已患有糖尿病但孕期首次被诊断的患者。GDM 多见，约占90%。

1. GDM 筛查对象　早在 1964 年，O'sullivaxl 等提出 GDM 的筛查限于高危人群，不久发现选择性筛查诊断 GDM 的敏感性仅为 65% 左右，此后在美国糖尿病协会（ADA）召开的第一、二、三届国际 GDM 研讨会上提出普遍筛查的原则。直到 1997 年 ADA 的专家委员会出于经济效益的考虑对发生率极低的人群作出可以不筛查的修改，此意见被第四届国际 GDM 研讨会认可。2001 年 ADA 建议 GDM 筛查时间和筛查对象应根据孕妇有无糖尿病高危因素的存在，采取个体化筛查方案。

具有 GDM 高危因素的孕妇，首次孕期检查时即应进行 50g GCT，血糖正常者，妊娠 24 周后重复 50g GCT。GDM 的高危因素如下：肥胖、糖尿病家族史、多囊卵巢综合征患者，早孕期空腹尿糖阳性、反复 VVC、巨大儿分娩史、GDM 史、无明显原因的多次自然流产史、胎儿畸形史、死胎史以及足月新

生儿 RDS 分娩史等。年龄在 25 岁以下无 GDM 高危因素的孕妇，发生 GDM 的可能性极小，可以不必常规进行 GDM 的筛查。低危人群包括：年龄 <25 岁，孕前 BMI <25kg/m²，无直系家族 DM 史和非 DM 高发种族。

2. 筛查方法　由于孕妇特有的糖代谢特点和生理变化 - 空腹血糖低和 50% 的尿糖可能阳性，故空腹血糖和尿糖不宜作为筛查方法。

国际上筛查和诊断的方法仍未统一，基本上有两种：

一步法：对高危对象（包括年龄、体重、既往史、家族史）及每次产前检查晨尿的尿糖 ≥（＋＋）者，直接行口服葡萄糖耐量试验（OGTT），这在欧洲一些国家较普遍。

二步法：第一步在孕 24～28 周行 50g 葡萄糖负荷试验（GCT），1 小时测血糖值，≥7.8mmol/L（140mg/dl）时行第二步，作 OGTT 确诊。此法在国际上应用广泛（包括中国）。至于 50g GCT 的阈值各国各医院的标准不尽相同，约在 7.2～8.3mmol/L（130～150mg/dl）之间（表 9-1）。

表 9-1　50g GCT 不同阈值的敏感性和特异性

	敏感性	特异性
130mg/dl	100%	77%
140mg/dl	90%	86%
150mg/dl	80%	87%

（1）50g 葡萄糖负荷试验（GCT）的方法：随机口服 50g 葡萄糖（溶于 200mL 水中，5 分钟内服完），服糖 1 小时抽取静脉血查血糖。血糖 ≥7.8mmol/L（140mg/dl）为 50g GCT 异常，应进一步行 75g 葡萄糖耐量试验（OGTT）。1 小时血糖 ≥11.1mmol/L（200mg/dl）的孕妇，应首先检查空腹血糖（FBG），FBG≥5.8mmol/L（105mg/dl），不必再做 OGTT。FBG 正常者，应尽早做 OGTT。

应指出，50g GCT 是随机进行的，即无论进餐与否，进餐后时间也不受影响。但研究证实餐后 1 小时以内和其余时间比较仍有差异。因此，如进餐后尽量在 1 小时以后进行。

（2）75g OGTT 方法：50g GCT 1 小时血糖 ≥7.8～11.1mmol/L（140～200mg/dl）或者 50g GCT 1 小时血糖≥11.1mmol/L（200mg/dl），但 FBG 正常者，应及时做 OGTT。

OGTT 前三天正常饮食，每日碳水化合物在 150～200g 以上，禁食 8～14 小时后查 FBG，然后将 75g 或 100g 葡萄糖溶于 300mL 水中，5 分钟服完，服葡萄糖后 1 小时、2 小时、3 小时分别抽取静脉血，查血浆葡萄糖值。

目前临床上的诊断标准仍不统一，国际上常用的诊断标准有美国糖尿病资料小组（NDDG）、美国糖尿病协会（ADA）及 WHO 标准（表 9-2）。国内绝大多数医院使用 75g 糖 NDDG 的标准。空腹、服葡萄糖后 1 小时、2 小时、3 小时四项血糖值分别为 5.8mmol/L（105mg/dl）、10.6mmol/L（190mg/dl）、9.2mmol/L（165mg/dl）、8.1mmol/L（145mg/dl）。

表 9-2　OGTT 的不同标准

糖负荷（g）		血糖值 mmol/L（mg/dl）			
		空腹	1h	2h	3h
NDDG	100	5.8（105）	10.6（190）	9.2（165）	8.1（145）
ADA	100	5.3（95）	10.0（180）	8.6（155）	7.8（140）
ADA	75	5.3（95）	10.0（180）	8.6（155）	
WHO	75	7.0（126）		11.1（200）	
瑞典等北欧国家	75	7.0（126）		9.0（162）	

3. GDM 的诊断　符合下列标准之一，即可诊断 GDM。

（1）两次或两次以上 FBG≥5.8mmol/L（105mg/dl）。

（2）OGTT 四项值中两项达到或超过上述标准。

（3）50g GCT 1 小时血糖≥11.1mmol/L（200mg/dl），以及 FBG≥5.8mmol/L（105mg/dl）。

妊娠期糖耐量受损或减低（GIGT）：OGTT 四项值中任何一项异常。

4. GDM 的分级

（1）A1 级：FBG <5.8mmol/L（105mg/dl），经饮食控制，餐后 2 小时血糖 <6.7mmol/L（120mg/dl）。

（2）A2 级：FBG≥5.8mmol/L（105mg/dl）或者经饮食控制，餐后 2 小时血糖≥6.7mmol/L（120mg/dl），需加用胰岛素。

三、治疗方案

（一）饮食疗法

大多数 GDM 患者仅需要合理的饮食管理即可维持血糖在正常范围。由于妊娠期孕妇除自身需要能量外尚需满足胎儿宫内生长发育的需要，所以糖尿病孕妇每日热量不能限制过严。最理想的饮食为既不引起饥饿性酮体产生，又能严格限制碳水化合物摄入而不引起餐后高血糖，每日总热量 126~147J/kg（30~35kcal/kg），每增加 1 孕周，热量供给增加 3%~8%，肥胖者在此基础上适当减少，而消瘦者适当增加。膳食配比：每日总热量中碳水化合物占 50%~55%，蛋白质占 25%，脂肪占 20%。少量多餐原则，每日分 5~6 餐，早餐占全天总热量的 10%，午餐及晚餐各占 30%，上、下午及睡前加餐各占 10%。水果最好在两餐之间，每日量最多不超过 200g。蔬菜每日不少于 500g，绿色蔬菜不少于 50%。

在饮食方案中特别应注意：

（1）由于清晨体内产生的胰岛素拮抗激素浓度最高，早餐后血糖最难控制，故早餐量不宜过多。由于糖尿病孕妇体内处于胰岛素抵抗状态因而可能存在高胰岛素血症，为避免午夜或清晨出现低血糖，晚上临睡前必须进食 1 次。

（2）饮食中要提供充足的微量元素如镁、锌、铬等，这些微量元素对胰岛素的生物合成、体内能量代谢及改善糖耐量等方面起着重要作用。

（3）提高膳食可溶性纤维含量，减少单糖及双糖摄取，最好使用多糖。单糖主要是葡萄糖和果糖，双糖主要包括麦芽糖、蔗糖和乳糖，食后吸收速度快，导致血糖迅速升高。多糖主要包括淀粉和纤维素，多糖消化吸收过程相对缓慢，可以避免餐后血糖骤升。可溶性食物纤维如半纤维素、果胶等有降低空腹血糖、血脂及改善葡萄糖耐量的功效。这类食物包括：魔芋、整粒豆、燕麦麸、香蕉、杏等。玉米和大麦可溶性食物纤维含量高于稻米。

（4）食物中饱和脂肪酸的高比例是 GDM 患者代谢异常的一个独立危险因素。有资料显示：骨骼肌细胞膜上的脂质层中长链不饱和脂肪酸和饱和脂肪酸高比值与胰岛素敏感性以及葡萄糖刺激的胰岛素分泌有关。比较摄取低脂肪食物的 GDM 患者与摄取多量不饱和脂肪酸的 GDM 患者体内的脂肪酸结构，发现后者脂肪酸结构更合理。因此，饮食中增加不饱和脂肪酸含量可降低糖耐量异常的发生率，有效降低 GDM 患者以后发展成 II 型糖尿病的危险。

（二）运动疗法

运动处方目前被认为是对 GDM 患者较为有效的非药物性干预措施，已得到广泛的关注和认可。妇女孕前和孕期保持经常运动可以减少 GDM 发生率。从 20 世纪 90 年代开始，GDM 运动疗法已从其可行性的研究转移到运动维持正常血糖的机制和运动处方的研究上。其治疗 GDM 的机制在于：运动可以调节胰岛素受体，改善胰岛素抵抗性，提高胰岛素敏感性及反应性。运动激活胰岛素信号传导途径中关键效应器磷脂酰肌醇 3 激酶活性，增加胰岛素受体酪氨酸磷酸化及提高糖原合成酶活性，促进细胞内糖的代谢，增加葡萄糖利用率，降低血糖，减少腹壁脂肪，降低游离脂肪酸水平。运动还可以降低三酰甘油、低密度脂蛋白及升高高密度脂蛋白等多种有益作用，减缓动脉粥样硬化的形成，改善心肺功能，促进全身代谢。

运动量及运动方法因人而异。Jois 等试验证明：上肢功率计是一种有效的治疗方法，甚至可以取代某些患者的胰岛素治疗。运动强度一般用最大耗氧量（VO$_{2max}$）减半法和靶心率法来衡量，所谓靶心率法是指运动时以心率不超过靶心率为限，靶心率（次/分）=（220 - 年龄）×70%。最安全的运动方式应不引起胎儿窘迫或子宫收缩。以低至中等强度的有氧运动为主，避免强度过大的运动。所谓有氧运动是指全身大肌群的运动，可以消耗葡萄糖、动员脂肪、刺激心肺的运动。常见的运动形式有：行走、慢跑、爬楼梯、游泳、骑自行车、跳舞、打太极拳、打球等。孕妇可根据自己的喜好和条件选择以下运动如功率自行车、跑步机、划船器、上肢功率计及哑铃等，也可以每餐后进行适当的散步。无论接受哪种运动治疗最好分 3 个阶段进行，即运动前的准备——热身运动、正式的运动锻炼以及运动后的放松活动。运动前的热身运动可以进行 5 分钟的步行或四肢的舒展运动；逐步增加运动强度，使心血管适应，并提高关节、肌肉的活动效应；运动结束后再进行 5 分钟的放松运动如慢走、自我按摩等。正式运动时间一般为 20 分钟/次，每天 3 次。

运动过程中要注意：

（1）由于运动过程中机体产生去甲肾上腺素类儿茶酚胺增加，可能诱发子宫收缩而引起早产，因此有早产倾向或其他严重并发症者不适于进行运动。上肢运动一般不会产生子宫收缩。

（2）注意监测孕妇的血糖，最好在运动前和运动后监测 2 次，若运动过程中出现头晕、眼花等不适，要考虑低血糖可能，应停止运动。

（3）注意监测孕妇的心率及血压，以心率 <120 次/分或自我感觉无明显不适为宜。

（三）胰岛素治疗

1. 胰岛素应用的适应证　经饮食及运动疗法血糖仍控制不满意，空腹血糖 ≥5.8mmol/L 或（和）餐后 2 小时血糖 ≥6.7mmol/L；或控制饮食后出现酮症，增加热量血糖控制又超标者应及时应用胰岛素。

2. 胰岛素的用法及用量　孕期胰岛素用量较难掌握，早孕期由于妊娠呕吐可产生低血糖，胰岛素用量有时需要减少，随着孕周增加，体内胰岛素拮抗激素分泌增多，胰岛素用量应逐渐增多，可比非孕期增加 50% ~100%，甚至更高。胰岛素用量高峰时期在孕 32 ~33 周，部分患者于孕晚期胰岛素用量减少，特别在夜间，这可能与胎儿热量需要增加有关，而不一定是胎盘功能减退。胰岛素用量个体差异较大，尚无统一标准，应高度个体化，与孕妇体重及孕周有关，一般约为 0.1 ~1.0U/（kg·d），体重以理想体重计算，绝大多数 GDM 患者所需胰岛素剂量是 0.6U/（kg·d）以上。开始使用时，剂量宜低不宜高，可先用总量的 1/3 作为试探量。因为短时间的高血糖对母儿并无严重危害，而严重的低血糖可导致母儿死亡。剂量分配应为早餐用胰岛素总量的 1/2，午餐及晚餐各用总量的 1/4，根据血糖轮廓结果调整胰岛素用量。通常血糖水平每升高 1mmol/L，加用胰岛素 3 ~4U，每次调整后应观察 2 ~3 天再判断疗效。尽量使用人胰岛素，因为人胰岛素生物利用度高，所需剂量较动物胰岛素约低 20%，而且人胰岛素的抗原性弱，不良反应较少。胰岛素分短效、中效及长效胰岛素。一般不用长效胰岛素，用中效胰岛素降低夜间及空腹状态下高血糖，每餐前 30 分钟用短效胰岛素调整进餐后引起的血糖升高。如果孕妇每日应用胰岛素的剂量较大，需分量多次注射，血糖仍不易控制时，可以使用胰岛素泵。胰岛素泵是根据人体生理胰岛素分泌模式昼夜不停地输入基础量胰岛素，进餐时再根据血糖值由泵输入餐前大剂量胰岛素。

目前许多学者关注超短效胰岛素类似物在 GDM 的应用。超短效胰岛素类似物因其作用快，能更好地减低餐后血糖峰值，使餐后 3 小时血糖恢复至基线水平，使 3 小时葡萄糖曲线下总面积小于应用短效胰岛素治疗者，使得胎儿较少暴露于高血糖。因此，从理论上讲应用超短效胰岛素类似物治疗 GDM 患者可能对胎儿更有利。有研究表明，中效胰岛素联合应用超短效胰岛素类似物降低餐后血糖的效果更佳，且不增加低血糖的发生。超短效胰岛素类似物不通过胎盘，在母体内几乎不形成抗体，故对胎儿较为安全。

3. 产程中及产后胰岛素的应用　临产后，应停用所有皮下注射的胰岛素，根据血糖情况采用小剂量短效胰岛素持续静脉点滴（表 9 - 3），每 2 小时测血糖 1 次，维持血糖在 4.4 ~6.7mmol/L（80 ~120mg/dl）。血糖升高时检查尿酮体的变化，根据血糖水平，决定静脉点滴胰岛素的用量。

表 9 - 3　小剂量短效胰岛素在产程中的持续静脉点滴

血糖（mg/dl）	血糖（mmol/L）	胰岛素量（U/h）	点滴液体（125mL/h）
<100	<5.6	0	5%葡萄糖乳酸林格液
100～140	5.6～7.8	1.0	5%葡萄糖乳酸林格液
140～180	7.8～10	1.5	生理盐水
181～220	10～12.2	2.0	生理盐水
>220	12.2	2.5	生理盐水

产后胰岛素应用：GDM A2 级者，产后复查 FBG，FBG≥7.0mmol/L（125mg/dl），检查餐后血糖，根据血糖水平决定胰岛素用量。一般产后胰岛素用量应为产前用量的 1/3～1/2，并结合产后血糖水平调整胰岛素的用量。GDMA2 或孕前糖尿病患者产后输液可按每 3～4g 葡萄糖加入 1U 胰岛素比例，输液过程中，动态监测血糖水平。产后应用抗生素预防感染。应鼓励糖尿病患者产后母乳喂养。

4. 酮症酸中毒的处理　应用小剂量胰岛素 0.1U/（kg·h）静脉点滴。每 1～2 小时监测血糖 1 次，血糖 >13.9mmol/L 者应将胰岛素加入 0.9% 氯化钠溶液中静滴，血糖≤13.9mmol/L 后，改为 5% 葡萄糖或糖盐，加入胰岛素（按 2～4g 葡萄糖加入 1U 胰岛素）持续静点，直至酮体阴性，再继续静滴 12～24 小时。然后继续应用皮下注射胰岛素，调整血糖。

补液和静点胰岛素治疗后，应注意监测血钾，及时补充钾。严重的酮症患者，应检查血气，了解有无酮症酸中毒。

（四）妊娠期监测

1. 孕产期血糖控制的标准　孕妇的血糖控制在理想水平将明显降低母儿近期及远期并发症。根据孕期糖代谢的变化特点要求血糖控制的水平和一般 DM 不同。理想的血糖控制水平：空腹 3.3～5.0mmol/L（60～90mg/dl），餐前应在 3.3～5.8mmol/L（60～105mg/dl），餐后 2 小时 4.4～6.7mmol/L（80～120mg/dl），对 DM 合并妊娠可适当放宽，空腹 <5.8mmol/L（105mg/dl）和餐后 2 小时 7.8mmol/L（140mg/dl），还应根据平时血糖水平，不应使血糖很快下降以至发生低血糖酮症。

2. 孕妇的监测

（1）微血管的改变：检查眼底、肾功能，定期测定血压和尿蛋白，及早发现子痫前期。

（2）血糖的监测

1）糖化血红蛋白（HbAlc）水平测定：诊断时的水平可以推测近 2～3 个月的血糖水平，对判断 GDM 的类型和程度有用，对 DM 合并妊娠更有参考价值。在孕期每 1～2 个月重复测定，可判断治疗效果。

2）动态血糖监测：24 小时血糖轮廓试验：空腹十三餐前十三餐后 2 小时，尤其提倡孕妇自行血糖监测（self - monitoring of blood glucose，SMBG），优于间断的门诊监测。尿糖监测对 GDM 是无用的，但在治疗中应注意尿酮体的监测。

3. 胎儿监测

（1）胎儿畸形监测：孕前和孕早期（9 周内）血糖控制不利是导致畸形的主要因素。HbAlc 的测定，了解取血前数周至 2～3 个月的血糖水平。B 超：孕中期，尤应注意心脏结构。

（2）胎儿生长发育的监测：DM 合并妊娠，尤其有微血管病变的应注意胎儿宫内生长受限（FGR）。GDM 发病晚，血糖控制不及时，胎儿发育过度常见。

B 超定期监测，尤其是胎儿皮下脂肪厚度的测定对发现巨大儿有帮助，目前比较公认的胎儿腹围、双肩径的测定较有意义。临床检查宫高、腹围、体重也有助于胎儿体重的估计。

（3）胎儿宫内状况监测：除孕妇自数胎动外，应加强胎心监护。根据病情，孕 28 周后即可开始定期行 NST 监测，通常如血糖控制理想，从孕 34 周开始每周 1 次，孕 36 周后每周 2 次，必要时行胎儿生物物理评分（BPS）、催产素激惹试验（OCT）或脐动脉血流 A/B 比值测定。

（4）胎肺成熟度监测：由于胎儿处于高胰岛素血症状态，它具有拮抗糖皮质激素促进胎肺Ⅱ型细胞表面活性物质合成及诱导释放的作用，使胎儿肺表面活性物质产生分泌减少，导致胎儿肺成熟延迟。如孕周核对正确，血糖控制理想，胎肺在 38 周后基本成熟。如血糖不稳定，需提前终止妊娠者应行羊膜腔穿刺，不成熟者可羊膜腔内注射地塞米松 10mg 促胎肺成熟，如急症分娩胎肺不成熟者新生儿可用固尔苏促使胎肺成熟。

（五）分娩时机及方式

1. 分娩时机 无妊娠并发症的 GDM A1 以及 GIGT，如胎儿监测无异常，孕 39 周左右收入院，严密监测下，接近预产期终止妊娠。应用胰岛素治疗的 DM 以及 GDM A2 者，如果血糖控制良好，孕 37～38 周收入院，孕 38～39 周终止妊娠。并发先兆子痫、羊水过多、胎盘功能不全；过去有死胎、死产史者，或糖尿病伴微血管病变者，孕 34 周后收入院，胎儿肺成熟后及时终止妊娠。

2. 分娩方式 糖尿病本身不是剖宫产的指征，决定阴道分娩者，应制订产程中分娩计划，产程中密切监测孕妇血糖、宫缩及胎心变化，避免产程过长。

3. 选择性剖宫产手术指征 糖尿病伴微血管病变、合并重度先兆子痫或胎儿宫内发育受限（FGR）、胎儿窘迫、胎位异常、剖宫产史、既往死胎、死产史。孕期血糖控制不好，胎儿偏大者（产前估计胎儿体重在 4 500g 以上）为避免产伤，应剖宫产分娩。

（六）GDM 产后随访

GDM 患者产后发生 DM 的高危因素有妊娠期异常高血糖；空腹血糖高；肥胖；GDM 诊断孕周早；孕期需要胰岛素治疗者。产后 2 个月应对 GDM 进行再分类。

产后 2 个月取静脉血检查空腹血糖及口服 759 葡萄糖后 2 小时血糖。

空腹血糖≥6.99mmol/L（126mg/dl）或 2 小时血糖≥11.1mol/L（200mg/dl），诊为糖尿病合并妊娠。

空腹血糖＜6.99mmol/L（126mg/dl），2 小时血糖 7.77～11.1mol/L（140～200mg/dl），诊为糖耐量受损。

空腹血糖＜6.99mmol/L（126mg/dl），2 小时血糖＜7.77mol/L（140mg/dl），诊为 GDM。

（杨 琦）

第五节 妊娠并发阑尾炎

一、概述

急性阑尾炎（acute appendicitis）是指由于阑尾腔阻塞后，细菌入侵阑尾壁而引起的急性化脓性疾病，是一种极常见的急腹症。占普外科住院者总数的 15%～25%，发病年龄以青壮年为多。妊娠年龄段恰好是急性阑尾炎高发年龄，因此妊娠合并阑尾炎成为妊娠期常见急腹症之一。典型的阑尾炎表现为转移性右下腹痛及右下腹压痛、反跳痛。妊娠期间，随着子宫的增大，盲肠和阑尾向上向外移位，临床表现不典型，给诊断造成困难，国内统计资料表明，孕妇合并急性阑尾炎者占住院产妇的 0.3%～1%。

二、临床分类

阑尾炎按病程分为急性和慢性两种。急性阑尾炎多见于青年人。发病初期常常在上腹部或脐周围一阵阵疼痛，数小时至十几个小时后，疼痛变为持续性，并转移到右下腹。这种疼痛称为转移性右下腹痛，是诊断阑尾炎的重要依据。也有少数阑尾炎一开始就固定在右下腹痛。接着在腹痛以后可出现恶心、呕吐、腹泻或便秘、发热等症状。右下腹（阑尾部位）有肌紧张、压痛、反跳痛。阑尾炎严重时可形成阑尾周围脓肿，甚至阑尾发生坏死、穿孔，引起急性腹膜炎。急性阑尾炎经非手术治疗后，常常转变为慢性阑尾炎。此外，阑尾腔内粪块、异物，阑尾先天性粘连或扭曲等均可引起慢性阑尾炎。患者经常感到右下腹隐痛，可因剧烈活动而加重。有时还伴有消化不良。右下腹有固定压痛点。慢性阑尾炎有时诊断比较困难。妊娠合并阑尾炎主要表现为急性阑尾炎或慢性阑尾炎急性发作，是妊娠急腹症之一。

三、病理分型

（一）急性单纯性阑尾炎（acute simple appendictis）

病变早期，炎症起于黏膜及黏膜下层，逐渐扩展至肌层及浆膜层，阑尾轻度肿胀，浆膜充血，附有少量纤维蛋白性渗出。阑尾黏膜可能有小溃疡和出血点，腹腔内少量炎性渗出。阑尾壁各层均有水肿和中性白细胞浸润，以黏膜和黏膜下层最显著。阑尾周围脏器和组织炎症尚不明显。

（二）急性化脓性（蜂窝织炎性）阑尾炎

阑尾显著肿胀、增粗，浆膜高度充血，表面覆盖有脓性渗出。阑尾黏膜面溃疡增大，腔内积脓，壁内也有小脓肿形成。腹腔内有脓性渗出物，发炎的阑尾被大网膜和邻近的肠管包裹，限制了炎症的发展。

（三）急性穿孔性（坏疽性）阑尾炎

阑尾壁的全部或一部分全层坏死，浆膜呈暗红色或黑紫色，局部可能已穿孔。穿孔的部位大多在血运较差的远端部分，也可在粪便直接压迫的局部，穿孔后或形成阑尾周围脓肿，或并发弥漫性腹膜炎。此时，阑尾黏膜大部已溃烂，腔内脓液呈血性。

（四）阑尾周围脓肿

炎性阑尾被大网膜及周围组织粘连包裹，形成炎性包块。占急性阑尾炎的 4% ~ 10%。

妊娠合并阑尾炎具有独特的病理特点：

（1）孕妇合并阑尾炎患者，炎症容易扩散，细菌产生的毒素可通过血液经胎盘、脐带影响胎儿，使胎儿缺氧，重者可致胎儿死亡。同时发炎的阑尾也可直接刺激子宫，引起子宫收缩，造成早产或流产。

（2）妊娠期间孕妇盆腔器官充血，阑尾炎症发展迅速，故阑尾穿孔及坏死率较高，我国学者报道为 30% 以上。

（3）随着妊娠月数的增加，增大的子宫可压迫推移盲肠、阑尾及升结肠，使其血运出现障碍，蠕动减弱，粪便易于积存，故阑尾腔一旦发生梗阻，就不易自行缓解。

（4）妊娠晚期由于增大的子宫将大网膜推向一侧，阻挡了大网膜的移动，使其不能去包裹发炎的阑尾，故阑尾穿孔后炎症不易局限，且往往酿成严重的弥漫性腹膜炎。

（5）孕妇分娩或早产后，由于子宫收缩，可使原来已受局限的炎症又迅速扩散。

四、治疗原则

妊娠期合并急性阑尾炎一旦确诊，无论妊娠期限和病情程度如何，均应立即进行手术治疗。对妊娠期高度可疑合并急性阑尾炎者，亦是剖腹探查的指征。此外，尚需考虑流产、早产及婴儿存活的问题。

（1）早期妊娠：孕 12 周以内合并急性阑尾炎，不论其临床表现轻重，均应手术治疗。此时对子宫干扰不大，不会影响继续妊娠。若待妊娠中晚期复发时再行手术，既增加手术难度，对母子也有危险。

（2）中期妊娠：孕 13 ~ 27 周合并急性阑尾炎，其临床表现轻且拒绝手术者，可采用非手术治疗，静脉给予大剂量青霉素或氨苄西林。若病情进展不能控制，应手术治疗。此时胚胎已固着，手术对子宫干扰不大，不易流产，可继续妊娠。一般认为，妊娠 4 ~ 6 个月是手术切除阑尾较佳时机。

（3）妊娠晚期（28 ~ 36 周）：合并急性阑尾炎，应手术治疗，即使因手术刺激引起早产，绝大多数婴儿能存活。手术对孕妇影响亦不大。妊娠期合并急性阑尾炎时胎儿能否存活不取决于阑尾切除手术，而是决定于延误诊断或延误手术切除。妊娠不是阑尾手术的禁忌，手术未必一定引起早产。为了预防流产和早产，术后常规应用镇静剂、沙丁胺醇（舒喘灵）或黄体酮等保胎治疗也是十分必要的。

（4）若妊娠子宫妨碍手术，必要时先行剖宫产，再行阑尾切除术。

五、治疗方法

（一）手术治疗

1. 手术原则

（1）急性单纯性阑尾炎，行阑尾切除术，切口一期缝合。

（2）急性化脓性或坏疽性阑尾炎，行阑尾切除术；如腹腔内已有脓液，可清除脓液后关闭腹膜，切口置乳胶片作引流。

（3）阑尾周围脓肿，如无局限趋势，行切开引流，视术中具体情况决定是否可切除阑尾；如阑尾已脱落，尽量取出，闭合盲肠壁，以防造成肠瘘。如脓肿已局限在右下腹，病情又平稳时，不要强求作阑尾切除术，给予抗生素，并加强全身支持治疗，以促进脓液吸收、脓肿消退。

2. 手术方式

（1）普通的阑尾切除：采用右下腹斜行切口（McBumey 切口）进入腹腔，顺盲肠壁上结肠纵带而下达到盲肠末端，即可找到阑尾。用纱布垫保护切口，将阑尾提出切口外，分段将其系膜切断结扎，阑尾基部以丝线结扎后，在其稍远侧钳夹切断阑尾，断端碘酒、酒精消毒，荷包缝合埋入盲肠壁。

（2）特殊的阑尾切除：阑尾较长伴管端粘连固定时，可先切断根部、处理残端后，再对系膜分段切断、结扎，即阑尾逆行切除。对阑尾壁炎性水肿、质脆无法钳夹而盲肠正常者，利用盲肠的荷包将阑尾内翻入盲肠腔，外加间断缝合。若盲肠壁水肿无法缝合，可在阑尾根部结扎切断后，用阑尾系膜或邻近组织单纯覆盖。若阑尾位于盲肠后、腹膜外，不打开腹膜囊，于腹膜外切除阑尾。

（3）切口引流：对阑尾穿孔或污染严重者，或阑尾周围脓肿切开后，均需在清除脓液后行切口引流，根据感染情况行腹膜外烟卷引流或腹腔引流。

（4）腹腔镜手术：对孕周＜34 周的孕妇，腹腔镜下阑尾切除或引流均可进行。对术前诊断腹腔粘连严重者，或＞37 周的孕妇，则选择开腹手术较合适。LA 中阑尾系膜和残端的妥善处理是手术成败的关键。Pire 报道阑尾系膜的处理采用钛夹夹闭或 Roeder 结结扎并配合电凝止血，多数学者也采用钛夹夹闭阑尾系膜血管和残端。但是如果阑尾炎症重，水肿的阑尾系膜中的血管和阑尾根部不易用钛夹夹闭，容易发生出血和残端瘘。许多学者报道用内凝法处理阑尾系膜和阑尾残端黏膜，效果良好。杨志奇等报道的 114 例 LA 中，采用内凝法内凝阑尾系膜，温度控制在 140～180℃，然后剪断系膜，对阑尾残端的处理用自制圈套器结扎阑尾根部后切除，阑尾残端黏膜内凝破坏其分泌功能，不做荷包缝合包埋，无一例发生术后阑尾系膜出血和阑尾残端瘘。

（二）非手术治疗

1. 补液抗炎　青霉素或头孢类或红霉素类配伍甲硝唑：5% 葡萄糖加青霉素 800 万 U 静滴，每 8～12 小时 1 次，甲硝唑 0.5g 静滴，每天 1 次，补液 2 000～2 500mL/d；或头孢噻肟钠 4.0 每 8～12 小时 1 次，青霉素或头孢过敏者可用大环内酯抗生素 0.5，每日 1～2 次。

2. 中医治疗

（1）针刺：穴位为足阳明经的足三里，上巨虚及阑尾穴，并按患者是否有高热、剧痛、呕吐等症状分别配合针刺曲池、合谷、天枢等穴，用强刺激法，每日 2～3 次，刺激足三里及合谷穴有诱发宫缩导致流产的威胁，故妊娠合并阑尾炎症状严重，抗炎治疗效果不佳，不考虑保胎情况时可使用。

（2）中药方剂：大部分泻下作用，不利保胎，故症状严重保胎无望时可考虑使用。外敷适用于阑尾脓肿，可选用"四黄散"；内服主要是清热解毒、行气活血及通里攻下，可选"大黄牡丹皮汤"加减：大黄 10g，芒硝 9g，连翘、银花各 12g，红藤 15g，元胡 10g，木香、桃仁各 9g，丹皮 12g。水煎服，每日 1 剂。本方清热通腑，行气活血。

（三）保胎治疗

（1）镇静剂：艾司唑仑（舒乐安定）5mg 口服，1 天 1 次。

（2）沙丁胺醇 2.4 毫克/次，1 天 3 次，首剂加倍。

（3）硫酸镁：首剂 5g 静脉推注，以后 10 ~ 15g 静脉滴注，每小时 1.5g 泵入，24 小时总量不超过 25g。

（4）黄体酮（孕酮）：黄体酮 20 ~ 40mg/d，肌内注射，或甲羟孕酮 5mg 口服，1 天 2 ~ 4 次。

妊娠合并阑尾炎的治疗需依据孕期及不同阑尾炎类型而定。对孕中晚期患者，治疗期间是否采用激素促胎肺成熟目前尚有争议。在未明确早产诊断同时又不能排除阑尾炎诊断前，不主张使用激素。对于手术治疗者，一般采用硬脊膜外麻醉。而手术采用开腹或腹腔镜，除了医院条件及医师水平决定，还应考虑孕期、阑尾炎类型及患者的临床表现。对阑尾根部坏死穿孔，阑尾残端无法进行可靠处理、阑尾与邻近肠管或其他脏器粘连严重，解剖关系不清、阑尾为腹膜外位或盲肠壁内异位，解剖困难、阑尾恶性肿瘤、发生了严重的副损伤，如损伤邻近肠管等及子宫超过孕 34 周，穿刺可能损伤子宫者，宜选择开腹手术。无论手术或非手术治疗，积极抗炎均是必需的。宜选择对胎儿不良反应小 B 类抗生素。只有兼顾孕妇和胎儿，才能对妊娠合并阑尾炎提供合理有效的治疗，提高产科质量。

（杨　琦）

参考文献

[1] 冯琼，廖灿．妇产科疾病诊疗流程．北京：人民军医出版社，2014.

[2] 冯力民，廖秦平．妇产科疾病学．北京：高等教育出版社，2014.

[3] 华嘉增，朱丽萍．现代妇女保健学．上海：复旦大学出版社，2012.

[4] 张慧琴．生殖医学理论与实践．上海：世界图书出版社，2014.

[5] 李继俊．妇产科内分泌治疗学．北京：人民军医出版社，2014.

[6] 连利娟．林巧雅妇科肿瘤学．北京：人民卫生出版社，2013.

[7] 华克勤，丰有吉．实用妇产科学．北京：人民卫生出版社，2013.

[8] 王清图，修霞，戴淑玲，许华强．产内科疾病的诊断与治疗．北京：人民卫生出版社，2013.

[9] 邓姗，郎景和．协和妇产科临床思辨录．北京：人民军医出版社，2015.

[10] 谢幸，苟文丽．妇产科学．北京：人民卫生出版社，2014.

[11] 曹泽毅．中华妇产科学．北京：人民卫生出版社，2014.

[12] 曹泽毅，乔杰．妇产科学．北京：人民卫生出版社，2014.

[13] 李卫红．妇产科新医师手册（第三版）．北京：化学工业出版社，2018.

[14] 兰丽坤，王雪莉．妇产科学（第四版）．北京：科学出版社，2017.

[15] 丰有吉，沈铿．妇产科学．北京：人民卫生出版社，2013.

[16] 郎景和．妇产科学新进展．北京：中华医学电子音像出版社，2017.

[17] 王子莲．妇产科疾病临床诊断与治疗方案．北京：科学技术文献出版社，2010.

[18] 史常旭，辛晓燕．现代妇产科治疗学．北京：人民军医出版社，2010.

[19] 郁琦，罗颂平．异常子宫出血的诊治．北京：人民卫生出版社，2017.

[20] 向阳，郎景和．协和妇产科查房手册．北京：人民卫生出版社，2016.

[21] 卞度宏．妇产科症状鉴别诊断．上海：上海科学技术出版社，2010.

[22] 李蓉，乔杰．生殖内分泌疾病诊断与治疗．北京：北京大学医学出版社，2013.

[23] 张学兰，唐小丽，余孔贵，严晓华，孙文霞．现代临床妇产科学与儿科学．北京：科学技术文献出版社，2014.

[24] 李旭．临床妇科肿瘤学．北京：人民卫生出版社，2017.

[25] 谈勇．中医妇科学．北京：中国中医药出版社，2016.

[26] 邢维萱．中医妇科学．北京：科学出版社，2018.

[27] 陈慧侬，李卫红．名老中医陈慧侬教授妇科医案集．北京：化学工业出版社，2018.